国家卫生健康委员会全科医学规划教材
供全科医生学历继续教育、转岗培训、农村订单定向医学生培养使用

全科医学案例解析

第2版

主　审　杜雪平

主　编　孙艳格

副主编　易春涛　李　健

人民卫生出版社
·北　京·

图书在版编目(CIP)数据

全科医学案例解析 / 孙艳格主编. —2版. —北京：人民卫生出版社，2023. 10 (2025.1重印)
国家卫生健康委员会全科医学规划教材
ISBN 978-7-117-34174-5

Ⅰ. ①全… Ⅱ. ①孙… Ⅲ. ①家庭医学－案例－职业培训－教材 Ⅳ. ①R499

中国版本图书馆CIP数据核字(2022)第241865号

人卫智网	www.ipmph.com	医学教育、学术、考试、健康，购书智慧智能综合服务平台
人卫官网	www.pmph.com	人卫官方资讯发布平台

全科医学案例解析
Quanke Yixue Anli Jiexi
第2版

主　　编：孙艳格
出版发行：人民卫生出版社（中继线 010-59780011）
地　　址：北京市朝阳区潘家园南里19号
邮　　编：100021
E - mail：pmph @ pmph.com
购书热线：010-59787592　010-59787584　010-65264830
印　　刷：三河市宏达印刷有限公司
经　　销：新华书店
开　　本：710×1000　1/16　　印张：36.5
字　　数：799千字
版　　次：2017年9月第1版　　2023年10月第2版
印　　次：2025年1月第2次印刷
标准书号：ISBN 978-7-117-34174-5
定　　价：89.00元
打击盗版举报电话：010-59787491　E-mail：WQ @ pmph.com
质量问题联系电话：010-59787234　E-mail：zhiliang @ pmph.com
数字融合服务电话：4001118166　E-mail：zengzhi @ pmph.com

编　委（按姓氏笔画排序）

丁　兰　首都医科大学附属复兴医院月坛社区卫生服务中心
王　洁　上海市长宁区卫生健康委员会
伍永红　重庆市沙坪坝区双碑社区卫生服务中心
刘　瑶　复旦大学附属中山医院
孙艳格　首都医科大学附属复兴医院月坛社区卫生服务中心
李　健　深圳市人民医院/四川泰康医院
杨　梅　成都市武侯区晋阳社区卫生服务中心
吴　华　深圳市宝安区人民医院
张　敏　上海市徐汇区斜土街道社区卫生服务中心
武　琳　首都医科大学附属复兴医院月坛社区卫生服务中心
易春涛　上海市徐汇区枫林街道社区卫生服务中心
周毅江　广西医科大学第二附属医院/高新工业园社区卫生服务中心
姜　岳　清华大学第一附属医院
徐　蕾　上海市长宁区妇幼保健院（所）
徐　薇　北京市东城区和平里社区卫生服务中心
徐莉苹　上海市徐汇区枫林街道社区卫生服务中心
郭　实　福州市台江区瀛洲街道社区卫生服务中心
韩文苓　首都医科大学附属复兴医院月坛社区卫生服务中心
曾　坪　重庆市九龙坡区中医院

编写秘书
潘　敏　首都医科大学附属复兴医院月坛社区卫生服务中心

出版说明

为了贯彻落实党的二十大精神，充分发挥教育、科技、人才在全面建设社会主义现代化国家中的基础性、战略性支撑作用，全面推进健康中国建设，加快全科医学人才培养，健全公共卫生体系，加强重大疫情防控救治体系和应急能力建设，加强重大慢性病健康管理，提高基层防病治病和健康管理能力，在对上版教材深入调研和充分论证的基础上，人民卫生出版社组织全国相关领域专家对“全科医学规划教材”进行第三轮修订。

本轮教材的修订和编写特点如下：

1. 旨在为基层培养具有高尚职业道德和良好专业素质,掌握专业知识和技能,能独立开展工作,以人为中心、以维护和促进健康为目标,向个人、家庭与社区居民提供综合性、协调性、连续性的基本医疗卫生服务的合格全科医生。

2. 由国内全科医学领域一线专家编写，编写过程紧紧围绕全科医生培养目标；注重教材编写的“三基”“五性”“三特定”原则；注重整套教材的整体优化与互补。

3. 为积极应对人口老龄化的国家战略，结合全科医学发展、全科医生能力培养、重大传染病防控等方面的需求，本次修订新增2种教材（社区卫生服务管理、全科老年病临床实践），共计11种教材。

4. 充分发挥富媒体优势，配备电子书，通过随文二维码形式与纸质内容紧密结合，满足全科医生移动阅读的需求；同时，开发中国医学教育题库子题库——全科医学题库，满足当前全科医生多种途径培养和考核的需求。

5. 可供全科医生学历继续教育、转岗培训、农村订单定向医学生培养等各类全科医生培训使用。

本轮教材修订是在全面实施科教兴国战略、人才强国战略，培养和建设一支满足人民群众健康需求和适应新时代医疗要求的全科医生队伍的背景下组织编写的，力求编写出符合医学教育规律、服务医学教育改革与发展、满足基层工作需要的优秀教材，希望全国广大全科医生在使用过程中提供宝贵意见。

新形态教材使用说明

▪ 本套教材以新形态教材形式出版，即融合纸书内容与数字服务的教材，读者阅读纸书的同时可以通过扫描书中二维码阅读电子书。

如何激活电子书?

第①步：扫描封底蓝色二维码

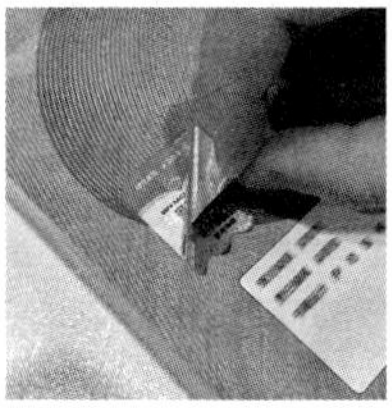

1. 找到图书封底的蓝色二维码贴标
2. 揭开第一层，扫描底层二维码

第②步：微信扫一扫，点击“立即领取”

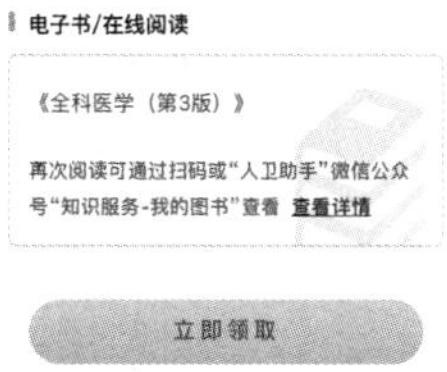

1. 微信“扫一扫”扫描二维码
2. 在新页面点击“立即领取”

第③步：授权并登录

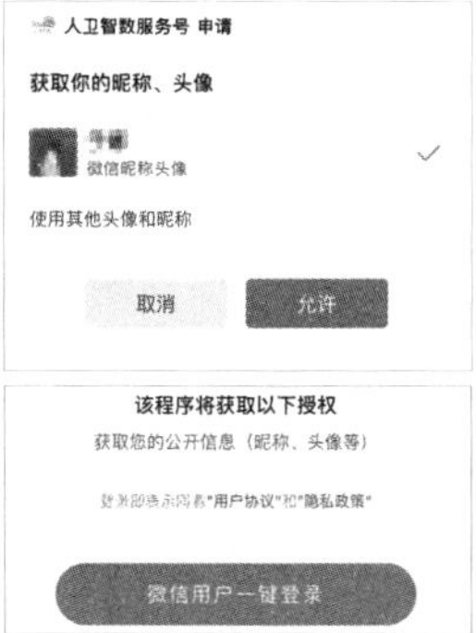
人卫智数服务号 申请
获取你的昵称、头像
微信昵称头像
使用其他头像和昵称
取消
允许
该程序将获取以下授权
获取您的公开信息（昵称、头像等）
微信用户一键登录

1. 根据页面提示，选择“允许”，允许人卫智数服务号获取相应信息
2. 在新页面点击“微信用户一键登录”
3. 新用户需要输入手机号、验证码进行手机号绑定

第④步：点击“查看”开始阅读

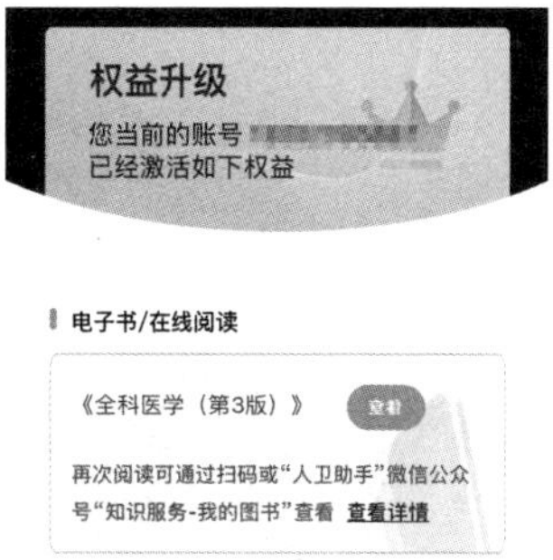

1. 点击“查看”即可阅读电子书
2. 再次阅读电子书可通过“人卫助手”微信公众号、微信小程序、App，在“我的图书”查看

主编简介

孙艳格

主任医师，副教授，硕士研究生导师。现任首都医科大学附属复兴医院月坛社区卫生服务中心副主任。兼任中华医学会骨质疏松与骨矿盐疾病分会社区与基层工作学组副组长，中国女医师协会健康管理专业委员会常务委员，北京妇产学会社区与基层分会主任委员，北京妇产学会内分泌分会青年委员会副主任委员。

从事社区卫生工作10余年，获北京市卫生系统“215”高层次卫生技术人才社区学科骨干、全国“群众满意的社区医生”称号；主持和参加科研课题多项，科研成果《分级诊疗制度下骨质疏松症社区规范化管理》获北京医学科技奖社区卫生奖，作为副主编参编书籍3部。

副主编简介

易春涛

主任医师，教授。现任上海市徐汇区枫林街道社区卫生服务中心主任。兼任中国医师协会全科医师分会常务委员、中国老年保健协会家庭医生分会副会长、上海市医师协会全科医师分会副会长等。

从事社区教学工作15年，主持市（区）级课题5项，副主编全科医生培训规划教材等专著2部，参编专著8部；2014年、2020年获上海医学科技奖社区卫生奖，2017年获中国医师协会“十佳全科专业带教老师”，2020年获第三届吴阶平全科医生奖，2022年获第十三届“中国医师奖”。

李　健

主任医师，教授，硕士研究生导师。现任南方科技大学教授。兼任深圳市医学会全科医学分会副主任委员，中国医药教育协会基层医药教育专业委员会副主任委员，四川泰康医院全科医学科主任。曾任深圳市人民医院全科医学科主任、四川省人民医院全科医学中心主任。

从事全科医学教学工作20余年。获美国医学博士，在欧美学习及行医多年。2012年卒中筛查项目获卫生部一等奖，PCMH中美合作项目负责人，国内外发表论文30余篇，SCI影响因子累计40分。2015年榜样中国评选活动中评为“全科及其他科十大名医”，2018年深圳市高水平医院建设“登峰计划”引进人才。

前　言

全科医生是综合程度较高的医学人才，主要在基层承担预防保健、常见病多发病诊疗和转诊、康复和慢性病管理、健康管理等一体化服务，被称为居民的“健康守门人”。

作为一名合格的全科医生，临床服务能力是必须具备的核心能力。典型案例的学习是提高临床服务能力的有效途径。《全科医学案例解析》第1版获得了广大全科医生的好评。《全科医学案例解析》第2版在第1版的基础上，扩大了案例的范围，不仅有来自基层的案例，还有来自三级医院全科医学科的案例。本书依据《住院医师规范化培训内容与标准（试行）》要求，以全科医生需要掌握的疾病和健康问题为重点，内容涉及全科医学、预防保健、中医、康复、社区护理等范畴，知识面广，内容丰富。

为了加强全科医生临床思维的培养，本书介绍案例的同时，以问题导引的形式展现了全科医生临床思维的过程。首先，介绍案例基本情况，提出全科医生需要考虑的问题，包括：可能的诊断是什么？不能忽略哪些严重疾病？应该进行哪些关键的实验室检查？其次，结合患者进一步检查的情况，对患者进行评估，并针对评估进一步提出相关问题，如疾病的诊断标准、严重程度分级、治疗方案、转诊与随访等。最后，结合案例，提出全科医生在疾病诊疗过程中应注意的问题。整个案例既有相关专业知识点，又突出全科医学“以人为中心，全方位、连续性照顾”的特点，同时体现全科临床思维的整个过程，兼具实用性和学术性。

本书编委均来自三级医院全科医学科和基层医疗卫生服务机构，编写过程凝聚了全体编委宝贵的知识和丰富的经验，相信本书能够为广大全科医生提供帮助。

由于学识和经验有限，难免存在不足，还请广大读者提出宝贵意见，以便再版时完善。

孙艳格

2023年6月

目 录

第一章 心血管系统案例

心血管系统案例

第一节 高血压案例

高血压案例一

【案例概要】

患者，男，69岁，已婚，大专学历，退休工人。

（一）主观资料（S）

间断头晕7年，加重1个月。

7年前无明显诱因出现头晕，无头痛、黑矇，无恶心、呕吐，无视物旋转及视力下降，无肢体活动异常，无耳鸣，于单位医务室测血压为160/90mmHg，后多次于安静状态下测血压均大于140/90mmHg，最高达180/100mmHg，但未予重视，未规律服用降压药，亦未监测血压。3年前因头晕反复发作、血压明显升高就诊于某三级医院，开始服用降压药治疗，曾先后更换多种降压方案（具体不详），目前规律服用“苯磺酸左旋氨氯地平5mg，1次/d”，未定期监测血压。近1个月来头晕加重，无头痛、恶心、呕吐、视物旋转等症状，来社区卫生服务中心门诊就诊，测血压160/98mmHg。目前患者精神差，情绪紧张，大小便正常，睡眠欠佳。

否认冠心病、脑血管病、血脂异常、慢性气管炎、慢性肾脏疾病史；吸烟史：约每日20支，30年；饮酒史：每日饮白酒100ml；自述饮食清淡，每日控制盐量1啤酒盖左右（6~8g）；平日缺乏运动；家庭和睦，经济情况良好；父亲患有高血压。

问题1. 根据现有资料，考虑可能的问题是什么？为什么？

考虑高血压可能。

高血压定义：未使用降压药物的情况下，非同日3次测量诊室血压，收缩压（SBP）≥140mmHg和/或舒张压（DBP）≥90mmHg。患者既往有高血压史，目前正在使用降压药物，测血压160/98mmHg，应诊断为高血压。

问题2. 有没有绝对不能忽视的问题？

高血压急症是不能忽略的问题。高血压急症是指原发性或继发性高血压患者在某些诱因作用下，血压突然并显著升高（一般SBP≥180mmHg和/或DBP≥120mmHg），同时伴有进行性心、脑、肾等重要靶器官功能不全表现。目前测血压160/98mmHg，没有高血压急症。

问题3. 接下来需要做哪些检查？

首先要进行体格检查。另外，要进行以下辅助检查：

1. 基本项目 血生化（血钾、血钠、空腹血糖、血脂、血尿酸和肌酐）、血常规、尿液分析（尿蛋白、尿糖和尿沉渣镜检）、心电图等。

2. 推荐项目 尿白蛋白/肌酐、尿蛋白定量、糖化血红蛋白、口服葡萄糖耐量试验、高敏C反应蛋白（CRP）、超声心动图、颈动脉超声、眼底检查及胸部X线片等。

3. 选择项目 主要涉及基层医疗机构不能做，但临床需要依此进行危险分层的检查，以及与继发性高血压有关的检查。例如：原发性醛固酮增多症（血压中重度增高、夜尿增加或有乏力症状），可查肾素活性或肾素浓度，血和尿醛固酮，以及24小时尿钠、尿钾；库欣综合征（满月脸、水牛背、向心型肥胖伴高血压）可查血和尿皮质醇；嗜铬细胞瘤（阵发性血压增高、心悸）可查游离甲氧基肾上腺素及甲氧基去甲肾上腺素，血或尿儿茶酚胺；肾动脉狭窄所致高血压（年轻、血压增高较明显）可查肾素、肾动脉及心脏超声或肾动脉及大血管造影；睡眠呼吸暂停（夜间打鼾或有呼吸暂停伴高血压）可进行睡眠呼吸监测；有合并症的高血压患者，进行相应的心脏超声、肾功能或认知功能筛查等检查。CT或MRI多用于原发性醛固酮增多症和嗜铬细胞瘤的检查。

（二）客观资料（O）

1. 体格检查 体温36.2℃，脉搏82次/min，呼吸18次/min，血压160/98mmHg，身高175cm，体重82kg，腰围96cm，体重指数（BMI）26.8kg/m^2。神志清楚，体型偏胖，双侧鼻唇沟对称，伸舌无偏斜，颈软，气管居中，甲状腺不大，未闻及血管杂音。双肺叩清音，呼吸音清，未闻及干、湿啰音，未闻及胸膜摩擦音。心前区无隆起，心尖搏动位于左侧第五肋间锁骨中线内0.5cm，范围2cm，无震颤及心包摩擦感；叩诊心界大小正常，心率82次/min，律齐，$A_2>P_2$，各瓣膜听诊区未闻及杂音及额外心音，未闻及心包摩擦音。腹软，无压痛、反跳痛，未闻及腹部血管杂音。双下肢无水肿。四肢肌力、肌张力正常，生理反射存在，病理反射未引出。

2. 辅助检查

血常规：无异常。尿常规：无异常。血电解质：钾、钠、氯、钙、磷无异常。血脂：TC 6.5mmol/L，LDL-C 4.3mmol/L，TG 1.6mmol/L，HDL-C 1.2mmol/L。肾功能：BUN 5.4mmol/L，Cr 68μmol/L，肝功能：ALT 12U/L，AST 19U/L。血糖：FBG 5.5mmol/L。

心电图：窦性心律，正常心电图。

颈动脉超声：双侧颈动脉膨大处多发强回声斑块，右侧颈外动脉起始处强回声斑块。

问题4. 目前诊断是什么？依据是什么？

目前诊断：高血压3级（很高危）。血压水平分类和定义见表1-1。

表1-1 血压水平分类和定义 单位：mmHg

分类	收缩压		舒张压
正常血压	<120	和	<80
正常高值	120~139	和/或	80~89

续表

分类	收缩压		舒张压
高血压			
1级高血压（轻度）	140~159	和/或	90~99
2级高血压（中度）	160~179	和/或	100~109
3级高血压（重度）	≥180	和/或	≥110
单纯收缩期高血压	≥140	和	<90

注：当收缩压和舒张压分属于不同级别时，以较高的分级为准。

问题5. 疾病严重程度如何确定？

符合高血压3级（很高危）。高血压患者心血管风险水平分层见表1-2。

表1-2 高血压患者心血管风险水平分层

项目	血压/mmHg		
	1级高血压	2级高血压	3级高血压
其他危险因素和病史	收缩压140~159 或舒张压90~99	收缩压160~179 或舒张压100~109	收缩压≥180 或舒张压≥110
无	低危	中危	高危
1~2个其他危险因素	中危	中危	很高危
≥3个其他危险因素或靶器官损害	高危	高危	很高危
临床并发症或合并糖尿病	很高危	很高危	很高危

问题6. 需要和哪些疾病鉴别？

要除外继发性高血压。以下是可能导致继发性高血压的原因：

1. 肾血管性疾病　最新统计表明，肾血管性高血压是最常见的、潜在可纠正的继发性高血压病因。主要表现是肾动脉狭窄。肾血管超声检查，必要时肾血管造影检查可确定诊断。

2. 肾实质性疾病　肾实质性疾病是继发性高血压的第二常见原因。尿常规、血肌酐及肾小球滤过率异常可提示存在肾实质性疾病。

3. 原发性醛固酮增多症　原发性醛固酮增多症是继发性高血压的第三常见原因。原发性醛固酮增多症的主要临床特征是其他原因不能解释的低钾血症。然而，一半以上患者血钾浓度正常。当出现轻度高钠血症、耐药性高血压和/或伴肾上腺偶发瘤的高血压时，也应怀疑有原发性醛固酮增多症。对可疑患者可行24小时尿醛固酮测定筛查，必要时醛固酮浓度与肾素活性的比值可以帮助识别出此类患者。

4. 口服避孕药　口服避孕药通常会使血压在正常范围内偏高，但也可诱发高血压。

5. 嗜铬细胞瘤　如果有阵发性血压升高伴有头痛、心悸和出汗三联征时，应怀疑有嗜铬细胞瘤。应做儿茶酚胺特别是甲氧基肾上腺素检查，以及肾上腺CT检查。

6. 库欣综合征　典型体格检查包括满月脸、向心性肥胖、近端肌无力和瘀斑。怀疑者应做24小时尿皮质醇测定，必要时，可做地塞米松抑制试验。

7. 睡眠呼吸暂停综合征　睡眠呼吸暂停综合征典型症状是在睡眠时大声打鼾。其他可能出现的诸多症状包括头痛、白天嗜睡和疲劳。怀疑者应做睡眠监测检查。

8. 主动脉缩窄　主动脉缩窄是儿童出现继发性高血压的主要原因之一，但首次发现可能是在成人期。典型的表现是上肢血压高、下肢血压低。上下肢血压测定有助于筛查，主动脉造影可确诊。

9. 内分泌紊乱　甲状腺功能亢进患者血压可增高，高血压患者应做甲状腺功能检查。原发性甲状旁腺功能亢进患者血压也可增高。其血压增高与高钙血症有关。怀疑者应检查甲状旁腺功能。

10. 恶性肿瘤　某些恶性肿瘤可引起高血压。对怀疑者应做恶性肿瘤筛查。

11. 化疗药物　许多化疗药物可导致继发性高血压和肾损伤。注意药物的副作用有利于识别化疗药物所致的继发性高血压。

12. 心理精神疾病　心理因素与原发性高血压发病有关，然而，有些心理精神疾病本身也可引起继发性高血压，例如：忧郁症、焦虑症及惊恐症等。这些患者心理精神疾病治愈后，高血压也可消失。

（三）问题评估（A）

1. 目前诊断　高血压3级（很高危）；血脂异常；颈动脉硬化伴斑块形成。

2. 目前存在的健康问题

（1）危险因素：老年男性，超重（向心性肥胖），吸烟，饮酒，缺乏运动，血脂异常，颈动脉硬化伴斑块形成。

（2）血压控制：不达标，需调整治疗方案。

（3）预防措施：积极控制多种危险因素，治疗血脂异常、颈动脉硬化伴斑块形成等合并症，延缓疾病发生发展，预防心脑血管并发症。

（4）健康教育：没有监测血压的意识，需高血压健康教育，烟草依赖，酗酒，需戒烟戒酒教育。

3. 并发症或其他临床情况　有颈动脉硬化伴斑块形成，目前未发现其他并发症。

4. 患者依从性和家庭可利用的资源　患者经济收入稳定，文化水平较高，能够充分理解全科医生的治疗方案和指导建议，有一定依从性；患者家庭和睦，可利用。

问题7. 针对该疾病目前的治疗方法有哪些？

1. 高血压全科治疗概述

（1）高血压治疗的基本原则体现全科医学理念：高血压是一种“心血管综合征”，常伴有其他危险因素、靶器官损害或临床疾病，需综合干预（综合性）。

（2）抗高血压治疗：包括非药物和药物两种方法，大多需长期，甚至终身治疗（连续性）；需规范治疗，长期控制血压（规范化）。

（3）高血压治疗的主要目的：是最大程度地降低心脑血管并发症。因此，应在治疗高血压的同时，干预其他心血管危险因素（如吸烟、高胆固醇血症及糖尿病等），适当处理亚临床靶器官损害及并存的各种临床情况。

（4）降压目标：一般应将血压降至140/90mmHg以下；65~79岁的老年人，首先应降至<150/90mmHg，如能耐受，可进一步降至<140/90mmHg，≥80岁的老年人应降至<150/90mmHg。舒张压低于60mmHg的冠心病患者，应在密切监测血压的情况下逐渐实现血压达标。

（5）治疗策略：高血压的治疗通常是在非药物治疗的基础上，使用抗高血压药物，使血压达标。一般2级和3级高血压患者，应开始药物治疗；1级高血压患者，可先行非药物治疗数周，血压不达标，再开始降压药物治疗。1级高血压高危、很高危高血压患者，应立即开始降压药物治疗。1级高血压中危及中危以下患者：先行非药物治疗，根据情况决定是否开始药物治疗。

非药物治疗主要指生活方式干预，祛除不利于身体和心理健康的行为和习惯。其既可预防高血压的发生，也可治疗高血压，对任何高血压患者，都是有效的基础治疗方法，主要措施包括：①低钠饮食，钠盐摄入每日少于6g，增加钾盐摄入；②控制体重，保持BMI<24kg/m^2，腹围（男）<89cm；③戒烟，彻底戒烟；④限酒，每日酒精摄入男性不超过25g，女性不超过15g；⑤体育运动，每日至少30分钟以上锻炼，每周5~7日；具体方式因人而异，推荐每周3次以上有氧运动，每次45分钟以上；⑥心理健康，减轻精神压力，保持心理平衡。

2. 高血压药物治疗　高血压药物治疗的5项基本原则：

（1）小剂量：初始采用小剂量，根据病情逐步增加剂量。

（2）长效制剂：尽量应用长效制剂，药效持续24小时，每日给药一次。

（3）联合用药：低剂量单药疗效不满意时，启动联合用药。2级以上高血压起始即可采用小剂量两种药联合治疗，如固定复方制剂。

（4）个体化：根据患者具体情况和个人意愿选择适合患者的降压药。

（5）经济学：高血压是终身治疗，需考虑成本/效益。

应用这5项基本原则平稳降压，大多数高血压患者应在数周至数月内将血压逐渐降至目标水平。年轻、病程较短的高血压患者，降压速度可适当加快，老年人、病程较长或已有靶器官损害或并发症的患者，降压速度则应适当减慢。常用降压药物的选择和用药警惕见表1-3。

3. 高血压管理　对原发性高血压患者，按照《国家基本公共卫生服务规范》要求，每年要提供至少4次面对面随访。

表1-3 常用降压药物的选择和用药警惕

降压药物	优先选择	用药警惕
钙通道阻滞剂（CCB）		
二氢吡啶类	各类高血压、稳定型心绞痛	快速心律失常、心衰慎用
非二氢吡啶类（维拉帕米）	心绞痛、室上性心动过速	房室传导阻滞、心力衰竭慎用
血管紧张素转换酶抑制剂（ACEI）	糖尿病、蛋白尿、心力衰竭	高血钾、双肾动脉狭窄禁用
血管紧张素Ⅱ受体阻滞剂（ARB）	糖尿病、蛋白尿、心力衰竭	高血钾、双肾动脉狭窄禁用
肾素抑制剂		
阿利吉仑	新药	注意高血钾、血管性水肿
利尿剂（DU）		
噻嗪类（氢氯噻嗪）	心力衰竭	痛风禁用，高血尿酸慎用
袢利尿剂（呋塞米）	心力衰竭	注意低血钾
醛固酮拮抗剂（螺内酯）	心力衰竭	肾衰竭、高血钾禁用
β受体阻滞剂（BB）	心绞痛、心动过速	房室传导阻滞、哮喘、慢性阻塞性肺疾病慎用
α受体阻滞剂（AB）	前列腺增生、高血脂	直立性低血压禁用，心力衰竭慎用
α/β受体阻滞剂（ABB）		
拉贝洛尔、卡维地洛、阿罗洛尔		注意直立性低血压、哮喘
中枢作用药		
利血平	目前只作为二线药	注意心动过缓、消化性溃疡
可乐定	目前只作为二线药	注意低血压、嗜睡
血管扩张药		
米诺地尔	雄激素性脱发	注意多毛症
肼屈嗪	目前只作为二线药	注意狼疮综合征

问题8. 转诊指征。

1. 连续出现血压控制不满意，原因不明。

2. 药物不良反应难以控制。

3. 出现新并发症或原有并发症加重。

4. 因设备原因无法进行检查。

2周内主动随访转诊情况，上下互动进行高血压管理。

（四）问题处理计划（P）

1. 进一步检查计划 尿微量白蛋白、血同型半胱氨酸、口服葡萄糖耐量试验（OGTT）；24小时动态血压监测、超声心动图、踝臂指数、眼底检查等。

2. 治疗计划

（1）非药物治疗

①合理饮食：减少盐的摄入，每日食盐量5g/d以下；建议油脂量20~30g/d。②规律有氧运动：每日进行中等强度的有氧运动，以耐力性运动为主的运动，可选择步行、打太极拳等；运动时间30分钟以上即可达到锻炼目的。③减轻体重：饮食运动治疗，减低体重，尽量达到理想体重，BMI<24kg/m^2，腰围<90cm。④戒烟、限酒：吸烟是心脏性猝死及冠心病最主要的危险因素之一，应立即戒烟；不提倡高血压患者饮酒，如饮酒，白酒摄入量男性应<50ml/d、葡萄酒<100ml/d、啤酒<300ml/d。⑤健康教育：帮助患者理解高血压，积极配合治疗。

（2）药物治疗：氨氯地平贝那普利片5mg/10mg复方制剂，1片，1次/d；阿托伐他汀10mg，1次/d；阿司匹林100mg，1次/d（高血压3级首选联合用药，如固定复方制剂，CCB+ACEI或ARB是优先推荐的联合治疗方案之一；血脂异常且颈动脉硬化斑块需加他汀类药物，阿托伐他汀是常用的强效他汀类药物；高血压伴动脉硬化应加阿司匹林预防卒中等心脑血管并发症）。

3. 纳入高血压规范化管理 建议患者每日规律用药，自我监测家庭血压，记录每日血压变化，根据血压记录调整降压方案。

【案例提示】

1. CCB、ACEI、ARB、DU和BB这五类降压药均可作为初始和长期用药，常相互联合形成联合治疗方案。优先推荐的联合治疗方案：①CCB+ARB；②CCB+ACEI；③CCB+利尿剂；④CCB+β受体阻滞剂；⑤利尿剂+ARB；⑥利尿剂+ACEI。如果二联用药还不能控制血压，可考虑三联用药。最常用的三联用药方案是CCB+ACEI（ARB）+利尿剂。四药联合方案主要适用于难治性高血压患者，可以在上述三药联合基础上加用第四种药物如螺内酯、可乐定或α受体阻滞剂等。

2. 高血压的治疗目的是降低心脑血管事件风险。与高血压相关的心脑血管危险因素主要有血脂异常、动脉硬化和血糖异常。高血压相关危险因素的处理主要包括调脂治疗、抗血小板治疗和血糖控制。目前调脂治疗以低密度脂蛋白（LDL-C）为靶点，他汀类调脂药为推荐首选药。

3. 对以下高血压患者推荐小剂量阿司匹林进行预防性抗血小板治疗：①高血压合并稳定性冠心病、心肌梗死、缺血性卒中、TIA、动脉粥样硬化、糖尿病等心血管高风险者。②高血压合并心房颤动的高危患者宜用抗凝剂（如华法林），中低危患者或不能应用口服抗凝剂者，可给予阿司匹林。阿司匹林不能耐受者可用氯吡格雷代替。应用阿司匹林应在血压控制稳定后开始应用，以免增加脑出血风险。消化性溃疡、严重肝病、出血性疾病、80岁以上、服用皮质类固醇或其他抗凝药或非甾体抗炎药等患者需慎用阿司匹林。

4. 高血压伴糖尿病患者心血管病发生危险更高。高于正常的空腹血糖或糖化血红蛋白与心血管危险增高具有相关性。因此高血压患者应该筛查血糖。OGTT是推荐的筛查。并发糖尿病患者应严格控制血糖达标。

高血压案例二

【案例概要】

患者，男，80岁，已婚，大学本科学历，离休干部。

（一）主观资料（S）

发现血压升高8年，血压波动2个月。

患者8年前无明显诱因出现头晕，就诊于三甲医院多次，测血压均>140/90mmHg，最高160/100mmHg，诊断“高血压”，给予“苯磺酸氨氯地平5mg，1次/d”治疗至今，血压维持在110~130/60~70mmHg，病情稳定。2个月前患者确诊前列腺癌后，紧张，焦虑，记忆差，经常忘记服降血压药，自测血压多在160/80mmHg左右，无头晕、头痛，无黑矇、言语肢体不利、意识障碍，无尿中泡沫、心悸、视物不清等不适，前来社区卫生服务中心就诊，测血压160/82mmHg。

既往确诊前列腺癌2个月，一直在上级医院服药治疗。1年前多次出现右下肢无力数小时后恢复，于某医学院教学医院诊断为“短暂性脑缺血发作”。无烟酒嗜好。自述每日摄入普通食盐量，饮食比较清淡。确诊前列腺癌后自觉乏力故很少外出，每日有室内步行活动。夫妻感情不和谐，儿女定居国外。父母已故，死因不详。

问题1. 根据现有资料，考虑可能的问题是什么？为什么？

考虑高血压。根据病史可作出高血压诊断。

问题2. 有没有绝对不能忽视的问题？

高血压急症是不能忽略的问题。目前测血压160/82mmHg，没有高血压急症。

问题3. 接下来需要做哪些检查？

首先要进行体格检查。另外，要进行必要的辅助检查，参见“高血压案例一”。

（二）客观资料（O）

1. 体格检查 体温36.2℃，脉搏82次/min，呼吸18次/min，血压160/82mmHg，身高165cm，体重60kg，腰围80cm，BMI 22kg/m^2。精神紧张，双侧鼻唇沟对称，伸舌无偏斜，颈软，气管居中，甲状腺不大，双肺叩清音，呼吸音清，未闻及干、湿啰音，未闻及胸膜摩擦音。心前区无隆起，心尖搏动位于左侧第五肋间锁骨中线内0.5cm，范围2cm，无震颤及心包摩擦感；叩诊心界大小正常，心率82次/min，律齐，$A_2>P_2$，未闻及杂音及额外心音，未闻及心包摩擦音。腹软，无压痛、反跳痛，未闻及腹部血管杂音。双下肢不肿。四肢肌力、肌张力正常，生理反射存在，病理征未引出。

2. 辅助检查

血常规：无异常。尿常规：无异常。血电解质：钾、钠、氯、钙、磷无异常。血脂：TC 5.5mmol/L，LDL-C 2.3mmol/L，TG 1.3mmol/L，HDL-C 1.2mmol/L。肾功能：BUN 5.2mmol/L，Cr 78μmol/L。肝功能：ALT 12U/L，AST 19U/L。血糖：FBG 6.0mmol/L。

心电图：窦性心律，正常心电图。

颈动脉超声：颈动脉硬化多发伴斑块。眼底检查：眼底动脉硬化Ⅱ级。头颅CT：基底节多发腔隙性脑梗死。

问题4. 目前诊断是什么？依据是什么？

目前诊断：高血压2级（很高危）；颈动脉硬化伴斑块；基底节腔隙性脑梗死。

最高血压160/100mmHg，诊断为高血压2级。有短暂性脑缺血发作，心血管风险水平分层属很高危。

问题5. 疾病严重程度。

符合高血压2级（很高危）。

问题6. 需要和哪些疾病鉴别？

要除外继发性高血压。

（三）问题评估（A）

1. 目前诊断 高血压2级（很高危）；颈动脉硬化伴多发斑块，基底节腔隙性脑梗死，前列腺癌，短暂性脑缺血发作，焦虑状态。

2. 目前存在的健康问题

（1）危险因素：老年男性，缺乏运动，颈动脉硬化伴多发斑块，短暂性脑缺血发作。

（2）血压控制：不达标，可能与服药依从性差及紧张焦虑情绪有关。

（3）预防措施：积极控制多种危险因素，治疗颈动脉硬化伴多发斑块、腔隙性脑梗死、短暂性脑缺血发作等合并症，延缓疾病发生发展，预防新发心脑血管并发症。

（4）健康教育及社会心理因素：老年高血压患者，需高血压健康教育。近期诊断为前列腺癌，家庭关系不和谐，出现紧张，焦虑，需心理疏导，必要时抗焦虑治疗。

3. 并发症或其他临床情况 有颈动脉硬化伴多发斑块，基底节腔隙性脑梗死，短暂性脑缺血发作，合并有前列腺癌，焦虑状态。

4. 患者依从性和家庭可利用的资源 患者老年，焦虑，记忆差服药依从性欠佳。且就诊常无家人陪伴，夫妻感情差，非药物治疗及心理状态的调整有不利因素；可利用资源：就近社区卫生服务中心诊治，建立健康档案，签约家庭医生。

问题7. 针对该疾病目前的治疗方法。

参见“高血压案例一”。

问题8. 转诊指征。

参见“高血压案例一”。

（四）问题处理计划（P）

1. 进一步检查计划　尿微量白蛋白、血同型半胱氨酸、OGTT，24小时动态血压监测。

2. 治疗计划

（1）非药物治疗

①合理饮食：低盐低脂饮食，每日食盐量6g/d以下，油脂量20~30g/d。②规律有氧运动：考虑患者目前运动量缺乏，有高龄及患癌后心理因素，选择可耐受强度的有氧运动为宜，逐渐增加耐力，可选择步行、打太极拳等。③心理指导：前列腺癌科普宣教，解除心理负担，密切观察患者身心变化，必要时心理疏导、抗焦虑治疗。④健康教育：帮助患者理解高血压，自我监测血压，积极配合治疗。

（2）药物治疗：苯磺酸氨氯地平5mg，1次/d，高血压2级中国人老年首选钙通道阻滞剂，近期血压控制不佳与服药依从性有关。针对颈动脉硬化伴多发斑块，基底节腔隙性脑梗死，短暂性脑缺血发作，可加阿司匹林预防卒中等心脑血管并发症，但80岁以上，阿司匹林慎用，如应用可加强粪便隐血试验监测。

3. 纳入高血压规范化管理　建议患者每日规律用药，自我监测家庭血压，记录每日血压变化，根据血压记录调整降压方案。

【案例提示】

1. 对于老年和有合并症的患者，医生应根据患者合并症的严重程度，对治疗的耐受性及坚持治疗的可能性进行评估，综合决定患者的降压目标。65~79岁的普通老年人，SBP ≥ 150mmHg和/或DBP ≥ 90mmHg时推荐开始药物治疗，SBP ≥ 140mmHg和/或DBP ≥ 90mmHg时可考虑药物治疗；≥ 80岁的老年人，SBP ≥ 160mmHg时开始药物治疗。65~79岁的老年人，血压首先应降至＜150/90mmHg；如能耐受，可进一步降至＜140/90mmHg。≥ 80岁的老年人血压应降至＜150/90mmHg。

2. 依从性差是血压不达标的最常见原因。

3. 心理因素如焦虑状态是血压增高的原因之一。

第二节 冠心病案例

冠心病案例一

【案例概要】

患者，男，68岁，已婚，大学本科学历、退休干部。

（一）主观资料（S）

阵发性心前区闷痛1年，加重3日。

1年前于劳累或情绪激动时出现胸骨后疼痛，每月发作1~2次，疼痛程度轻度，呈压榨性，持续1~2分钟，无放射痛，休息后可缓解，无头痛、头晕，无咳嗽、咳痰，无心悸、气短，无腹痛、腹泻，未就医。3日前快走时再次出现心前区疼痛，性质同前，来社区卫生服务中心就诊。发病以来饮食无变化，大小便正常，对自身病情感到疑虑担忧，睡眠差。

既往血脂异常病史5年，一直未服用调脂药；否认高血压、糖尿病，否认慢性胃炎，胃食管反流病史，否认胸部外伤史。每日摄入普通食盐量，喜食油腻食物，缺乏运动。吸烟史20支/d，30余年，偶尔饮酒少许，父亲50岁死于心肌梗死，母亲有高脂血症，家庭经济收入稳定，夫妻关系和睦。

问题1. 根据现有资料，考虑可能的问题是什么？为什么？

考虑慢性稳定型心绞痛

稳定性冠心病（stable coronary artery disease，SCAD）一般包括3种情况，即慢性稳定型劳力性心绞痛、缺血性心肌病和急性冠脉综合征（acute coronary syndrome，ACS）之后稳定的病程阶段。慢性稳定型劳力性心绞痛是在冠状动脉固定性严重狭窄基础上，由于心肌负荷的增加引起的心肌急剧、短暂的缺血缺氧临床综合征，通常为一过性的胸部不适，其特点为短暂的胸骨后压榨性疼痛或憋闷感（心绞痛），可由运动、情绪波动或其他应激诱发。

问题2. 有没有绝对不能忽视的问题？

急性冠脉综合征是不能忽略的问题。

急性冠脉综合征是指冠状动脉内不稳定的粥样硬化斑块破裂或糜烂继发新鲜血栓形成所导致的心脏急性缺血综合征，涵盖了ST段抬高心肌梗死、非ST段抬高心肌梗死和不稳定型心绞痛。目前胸痛性质稳定，没有急性冠脉综合征依据。

问题3. 接下来需要做哪些检查？

首先要进行体格检查。另外，适当进行以下辅助检查：

1. 实验室检查　评估心血管危险因素及判断预后的重要方法。可检查血糖和血脂，了解冠心病危险因素；查外周血常规注意有无贫血；必要时检查甲状腺功能；胸痛较明显者，需查血肌钙蛋白I或T（TnI/T）、肌酸激酶（CK）及同工酶（CK-MB），与ACS相鉴别，其中特异性与敏感性最高的是cTn。

2. 心电图检查　心电图正常并不能除外心肌缺血，它可作为患者病情发生变化时的心电参照。对疑似伴有心律失常的稳定性冠心病患者建议行动态心电图监测。稳定性冠心病心绞痛发作时特征性心电图异常为ST-T发生明显改变。典型表现为ST段压低（≥0.1mV），T波低平或倒置。

3. 胸部X线检查　胸部X线不能为诊断或危险分层提供特征性信息，但对某些可疑心力衰竭患者的评估有意义，且有助于鉴别诊断肺部疾病。

4. 超声心动图检查　部分稳定性冠心病患者左心功能正常，如见局部心室壁活动异常，提示冠心病的可能性大。经胸超声心动图还有助于排除其他结构性心脏疾病，如心瓣膜病、肥厚型心肌病等。

5. 诊断心肌缺血的负荷试验　①心电图负荷试验：包括运动负荷试验和药物负荷试验。②超声心动图负荷试验：有运动能力的患者首选超声心动图运动负荷试验，因其可提供生理状态下的数据，如运动时长和运动量，心率、血压和心电图变化等。如患者静息状态下存在室壁节段性运动异常和/或患者不能充分运动时，建议行药物负荷检查。③核素心肌负荷试验：$^{99}Tc^{m}$标记的放射性药物是最常用的示踪剂，配合单光子发射CT行运动负荷试验。

6. 冠状动脉CTA　临床诊断为稳定性冠心病患者可考虑行CTA检查以了解冠状动脉病变情况。当存在明显钙化病变时，会显著影响狭窄程度的判断，因此CTA对冠状动脉狭窄程度的显示仅作参考。

7. 冠状动脉造影　是诊断冠心病的金标准，可发现各支动脉狭窄性病变的部位并评估其程度。经无创性检查危险分层后若需确定是否需行血运重建治疗，则应行冠状动脉造影检查。冠状动脉造影检查发现冠状动脉直径狭窄>50%，且有典型心绞痛症状或无创性检查显示有心肌缺血证据，可诊断为冠心病。

（二）客观资料（O）

1. 体格检查　体温36.2℃，脉搏70次/min，呼吸18次/min，血压120/80mmHg，身高165cm，体重80kg，腰围98cm，BMI 28kg/m^2。神志清楚，体型肥胖，双侧鼻唇沟对称，伸舌无偏斜，颈软，气管居中，甲状腺不大，双肺叩清音，呼吸音清，未闻及干、湿啰音，未闻及胸膜摩擦音。心前区无隆起，心尖搏动位于左侧第五肋间锁骨中线内0.5cm，范围2cm，无震颤及心包摩擦感；叩诊心界大小正常，心率70次/min，律齐，$A_2>P_2$，未闻及杂音及额外心音，未闻及心包摩擦音。腹软，无压痛、反跳痛，未闻及腹部血管杂音。双下肢不肿。四肢肌力、肌张力正常，生理反射存在，病理征未引出。

2. 辅助检查

血常规：无异常。尿常规：无异常。血电解质：钾、钠、氯、钙、磷无异常。血脂：TC 7.2mmol/L，LDL-C 4.22mmol/L，TG 1.69mmol/L，HDL-C 1.26mmol/L；肾功能：BUN 5.1mmol/L，Cr 66μmol/L；肝功能：ALT 16U/L，AST 19U/L；血糖：FBG 5.5mmol/L。

心电图：窦性心律，T波倒置。

颈动脉超声：双侧颈动脉膨大处多发强回声斑块，右侧颈外动脉起始处强回声斑块。

问题4. 目前诊断是什么？依据是什么？

目前诊断：冠心病；稳定型心绞痛；血脂异常；颈动脉硬化伴斑块形成。

稳定性冠心病的诊断主要依据临床症状、冠心病危险因素和辅助检查。心绞痛诊断主要依据症状特征。

稳定型劳力性心绞痛的症状特征：①部位。通常位于胸骨后，也可在心前区、咽部、下颌等部位。常放射至左肩、左臂内侧达无名指和小指，或至颈、咽或下颌部。②性质。常为压迫、发闷、紧缩或胸口沉重感，有时为颈部扼制或胸骨后烧灼感。可伴有呼吸困难，也可伴有非特异性症状，如乏力或虚弱感等。呼吸困难可能为稳定性冠心病的唯一临床表现，有时与肺部疾病引起的气短难以鉴别。胸痛发作时，患者往往被迫停止正在进行的活动，直至症状缓解。③持续时间。通常持续数分钟至10余分钟，大多数情况下3~5分钟，很少超过15分钟。④诱因。与劳累或情绪激动相关是其特征。当负荷增加如走上坡路、逆风行走、饱餐后或天气变冷时，心绞痛常被诱发。疼痛多发生于劳累或情绪激动的当时，而不是劳累之后。⑤缓解因素，含服硝酸甘油常可在1~3分钟缓解。

问题5. 疾病严重程度。

符合心绞痛Ⅱ级。

临床症状评估：根据加拿大心血管病学会分级方法，心绞痛严重程度分为四级。Ⅰ级：一般体力活动（如步行和登楼）不受限，但在强、快或持续用力时发生心绞痛。Ⅱ级：一般体力活动轻度受限。快走、饭后、寒冷或刮风、精神应激常诱发心绞痛。一般情况下平地步行200m以上或登楼一层以上受限。Ⅲ级：一般体力活动明显受限，一般情况下平地步行200m以内，或登楼一层引起心绞痛。Ⅳ级：轻微活动或休息时即可发生心绞痛。

问题6. 需要和哪些疾病鉴别？

稳定性冠心病需和急性冠脉综合征、非冠心病的心脏性疾病及消化系统疾病、胸壁疾病、肺部疾病、精神疾病导致的躯体化症状等进行鉴别（表1–4）。

表1–4　稳定性冠心病与其他疾病的鉴别诊断要点

疾病	鉴别诊断要点
急性冠脉综合征	症状恶化加重，程度更严重或持续时间更长，含服硝酸甘油疗效变差，可伴心律失常、心力衰竭和/或休克。心电图ST段抬高或下移，或同时有异常Q波和/或T波改变。心肌损伤标志物（TnI/T）增高
非冠心病的心脏性疾病	严重主动脉瓣狭窄或关闭不全、风湿性冠状动脉炎、梅毒性主动脉炎引起冠状动脉口狭窄或闭塞、严重未控制的高血压、主动脉夹层、心包炎、肥厚型心肌病、扩张型心肌病、特纳综合征等均可引起心绞痛，根据其他临床表现鉴别

续表

疾病	鉴别诊断要点
非心脏性疾病	
消化系统疾病	食管疾病：反流性食管炎，常呈烧心感，与体位改变和进食有关，饱餐后、平卧位易发生；食道裂孔疝症状类似反流性食管炎 食管动力性疾病：包括食管痉挛、食管下段括约肌压力增加或其他动力性疾病，可伴吞咽障碍，常发生在进餐时或进餐后 胆道疾病：包括胆石症、胆囊炎、胆管炎，疼痛常在右上腹部，也可在上腹部、胸部，可伴消化道症状，腹部超声异常 溃疡病、胰腺病：有相应消化系统症状
胸壁疾病	肋骨炎、肋软骨炎、肋骨骨折、胸锁骨关节炎：局部常有肿胀和压痛 颈胸肌神经根病变，如颈、胸椎病等：与颈、脊椎动作有关 肋间神经痛：疼痛常累及1~2个肋间，不一定局限胸前，多持续性刺痛或灼痛，咳嗽、用力呼吸和身体转动可使疼痛加剧，沿神经行径处有压痛，手臂上举活动时局部有牵拉疼痛
肺部疾病	肺栓塞、肺动脉高压，伴气短、头晕、右心负荷增加，可做相应检查 肺部其他疾病：肺炎、气胸、胸膜炎、睡眠呼吸暂停综合征等
其他	心肌需氧量增加，如高温、甲状腺功能亢进、高血压、重度贫血、低氧血症等
焦虑/抑郁等精神疾病导致的躯体化症状	短暂（几秒）刺痛或持久（几小时）隐痛，患者常喜欢深吸气或叹息性呼吸，以缓解症状，部位多在左胸乳房下心尖部附近，或经常变动。症状多在情绪波动后出现，体力活动时反觉舒适。常伴心悸、疲乏、头昏、失眠及其他焦虑和/或抑郁的临床表现

（三）问题评估（A）

1. 目前诊断　冠心病；稳定型心绞痛；血脂异常；颈动脉硬化伴斑块形成。

2. 目前存在的健康问题

（1）危险因素：老年男性，肥胖，吸烟，缺乏运动，血脂异常，颈动脉硬化伴斑块形成，父亲50岁死于心肌梗死。

（2）冠心病控制：未治疗，需制定治疗方案。

（3）预防措施：积极控制多种危险因素，治疗冠心病及血脂异常、颈动脉硬化伴斑块形成等合并症，延缓疾病发生发展，预防心肌梗死等并发症。

（4）健康教育：没有认识冠心病及危害，需冠心病防治健康教育；烟草依赖需戒烟教育，以及锻炼教育；肥胖需减肥教育。

3. 并发症或其他临床情况　有颈动脉硬化伴斑块形成，目前未发现其他并发症。

4. 患者依从性和家庭可利用的资源　患者经济收入稳定，文化水平较高，能够充分理解全科医生的治疗方案和指导建议，有一定依从性；患者家庭和睦，可利用。

问题7. 针对该疾病目前的治疗方法。

1. 一般治疗　避免各种诱发因素，如避免进食过饱（尤其是饱餐后运动）、戒烟限酒、避免过度劳累、减轻精神负担、保持充足睡眠；避免感染；避免输液量过多或输液速度过快；控制冠心病危险因素；建议进行心脏康复评估，制定心脏康复方案。

2. 药物治疗　稳定性冠心病的药物治疗目标是缓解心绞痛症状和预防心血管事件发生。

（1）缓解症状、改善缺血的药物：主要包括3类，即硝酸酯类药物、β受体阻滞剂和钙通道阻滞剂。缓解症状与改善缺血的药物应与预防心肌梗死的药物联合使用，其中β受体阻滞剂同时兼有两方面的作用。

1）硝酸酯类：硝酸酯类通过扩张冠状动脉侧支循环，减少心肌需氧和改善心肌灌注等，而改善心绞痛症状。舌下含服或喷雾硝酸甘油是心绞痛急性发作时缓解症状用药，也可在运动前数分钟预防使用。心绞痛发作时，舌下含服硝酸甘油0.3~0.6mg，每5分钟含服1次直至症状缓解，15分钟内最大剂量不超过1.5mg，也可以舌下含服硝酸异山梨酯5~10mg。口服长效硝酸酯类用于降低心绞痛发作的频率和程度，并可能增加运动耐量。长期口服硝酸酯类药物包括硝酸异山梨酯（5~20mg/次，3次/d），以及5-单硝酸异山梨酯（20~40mg/次，2次/d）。每日用药时应注意给予足够的无药间期（8~10小时），以减少耐药性发生。

2）β受体阻滞剂：只要无禁忌证，β受体阻滞剂应作为稳定性冠心病的初始治疗药物。β受体阻滞剂通过减慢心率、减弱心肌收缩力、降低血压、减少心肌耗氧量，延长舒张期增加缺血心肌灌注，因而可减少心绞痛发作和提高运动耐量。倾向于选择性β_1受体阻滞剂，如美托洛尔、比索洛尔。也可选用兼有α和β受体阻滞作用的卡维地洛。心率目标为清醒静息时心率不低于50次/min。

3）钙通道阻滞剂：通过改善冠状动脉血流和减少心肌耗氧量发挥缓解心绞痛作用。常用药物包括氨氯地平、硝苯地平、非洛地平。降低心率常用维拉帕米、地尔硫䓬。地尔硫䓬治疗劳力性心绞痛较维拉帕米不良反应小。

4）其他：曲美他嗪能改善心肌对缺血的耐受性及左心功能，缓解心绞痛。可与β受体阻滞剂等抗心肌缺血药物联用。尼可地尔为烟酰胺的硝酸盐衍生物，可扩张冠状动脉血管。长期使用尼可地尔可稳定冠状动脉斑块，可用于治疗微血管性心绞痛。当使用β受体阻滞剂禁忌、效果不佳或出现不良反应时，可使用尼可地尔、伊伐布雷定缓解症状。还有一些中医中药，以“活血化瘀”“芳香温通”和“祛痰通络”类药物比较常见。

（2）改善预后的药物：此类药物可改善稳定性冠心病患者的预后，预防心肌梗死等不良心血管事件的发生。改善预后的药物主要包括抗血小板药物、他汀类等降胆固醇药物、β受体阻滞剂和血管紧张素转换酶抑制剂（ACEI）或血管紧张素Ⅱ受体阻滞剂（ARB）。

1）抗血小板药物：稳定性冠心病患者，推荐长期口服阿司匹林75~100mg/次、1次/d。接受经皮冠状动脉介入术治疗患者，建议给予双联抗血小板药物治疗，即阿司匹林基础上合用P_2Y_{12}受体拮抗剂，例如：氯吡格雷，普通支架需用药6个月，药物支架一般需9~12个月。既往1~3年内有心肌梗死病史的缺血高危患者，也可考虑采用阿司匹林联合替格瑞洛长期治疗。因存在禁忌证或不能耐受而不能服用阿司匹林者，可用氯吡格雷替代。

2）降胆固醇类药物：已有大量证据表明降低低密度脂蛋白胆固醇（LDL-C）可显著降低缺血风险，目前降低LDL-C的主要药物包括他汀类药物、依折麦布等。他汀类药物能有效降低总胆固醇（TC）和LDL-C，还有延缓斑块进展，使斑块稳定和抗炎等有益作用。稳定性冠心病的患者均应给予他汀类药物治疗。依折麦布通过抑制肠道内胆固醇的吸收而降低LDL-C，若经过他汀类药物治疗后LDL-C水平不达标，可在他汀类药物基础上加用依折麦布。冠心病调脂治疗目标为LDL-C<1.8mmol/L。也有建议LDL-C<1.4mmol/L或对于达不到目标值的，应较基线水平降低幅度≥50%。

3）ACEI或ARB：对稳定性冠心病患者均可考虑使用ACEI或ARB。大多数慢性稳定性冠心病患者能得益于ACEI的长期治疗。冠心病患者应长期服用ACEI作为二级预防。不能耐受ACEI的患者，可用ARB替代。

3. 血运重建治疗　与药物治疗相比，经皮冠状动脉介入术（PCI）或冠状动脉旁路移植术（CABG）不降低总死亡率，仅可能改善心绞痛症状。因此对于稳定性冠心病患者，按照现行指南，治疗性生活方式改变、最佳药物治疗和康复应为其首选治疗手段，对于血运重建治疗应重视个体化评估并严格掌握适应证。

4. 心脏康复治疗　参考《冠心病心脏康复基层指南（2020年）》。

问题8. 转诊指征。

1. 紧急转诊

（1）稳定型心绞痛变化发生急性心肌梗死：紧急处理急性心肌梗死的同时联系转诊。

（2）稳定型心绞痛转变为不稳定型心绞痛：紧急转诊时，立即嚼服肠溶阿司匹林300mg及氯吡格雷300mg或替格瑞洛180mg。

2. 普通转诊

（1）需进行特殊检查：如冠状动脉造影、心脏磁共振成像、心脏负荷试验等基层医疗机构无法完成的项目。

（2）冠心病危险因素控制不理想，转诊上级医院更好控制危险因素。

（3）经过规范化治疗症状控制不理想，仍有频繁心绞痛症状发作。

（四）问题处理计划（P）

1. 进一步检查计划　甲状腺功能，血肌钙蛋白I或T（TnI/T）、肌酸激酶（CK）及同工酶（CK-MB）。24小时动态心电图监测、超声心动图、踝臂指数，冠状动脉CTA，必要时冠状动脉造影等。

2. 治疗计划

（1）非药物治疗：①合理饮食，低脂饮食。②规律有氧运动。该患者可每日进行中等强度的有氧运动，可选择步行、打太极拳等；运动时间30分钟以上即可达到锻炼目的，运动时嘱携带急救药盒和急救卡，一旦心绞痛发作要立即休息含服硝酸甘油或速效救心丸等药物，如仍不缓解，立即就近到医疗机构就诊或呼叫120。③减轻体重。饮食运动治疗，减低体重，尽量达到理想体重，BMI<24kg/m2，腰围（男）<89cm。④戒烟、限酒。应立即戒烟；限制饮酒，如饮酒，白酒摄入量男性应<50ml/d、葡萄酒<100ml/d、啤酒<300ml/d。⑤健康教育。帮助患者理解冠心病，减轻心理压力，积极配合治疗。

（2）药物治疗：硝酸甘油0.5mg舌下含服，每5分钟含服1次直至症状缓解，15分钟内最大剂量不超过1.5mg，单硝酸异山梨酯20mg，2次/d，美托洛尔12.5mg，2次/d；阿司匹林肠溶片0.1g，1次/d；阿托伐他汀20mg，1次/晚。硝酸甘油是缓解心绞痛症状的首选药物；单硝酸异山梨酯可扩张冠状动脉侧支循环，减轻减少心绞痛发作；选择性β_1受体阻滞剂（如美托洛尔）减少心肌耗氧量，是稳定性冠心病的初始治疗首选药物；阿司匹林可预防缺血性事件推荐长期小剂量口服；他汀类药物（如阿托伐他汀）可降低LDL-C，稳定斑块降低缺血风险。

3. 纳入冠心病规范化管理　建议患者每日规律用药，定期复查血糖、血脂等生化指标。

【案例提示】

1. 冠心病的危险因素　明确的危险因素包括高龄、男性、高血压、吸烟、血脂异常、糖尿病、早发冠心病家族史；尚不明确的危险因素包括肥胖、慢性肾脏疾病、高同型半胱氨酸血症、慢性炎症等。

2. 主要诱发因素　①心肌氧耗增加：感染、甲状腺功能亢进或快速性心律失常。②冠状动脉血流减少：低血压。③血液携氧能力下降：贫血和低氧血症。非冠状动脉原因导致的心肌氧供需不平衡包括低血压、严重贫血、高血压、心动过速、主动脉瓣狭窄和梗阻性肥厚型心肌病等。

3. 在社区全科门诊中经常会遇到以“胸闷、胸痛”等主诉就诊的患者，但可能并未引起患者、家属甚至就诊医院医生的重视，常笼统地考虑为“心肌供血不足”，简单地给予中药活血化瘀治疗，而未系统地评估、完善检查、明确诊断，从而消除隐患。此例患者全科医生接诊后对其进行了生理、心理、社会方面的综合评估，分析了其存在的危险因素及合并症情况。规范治疗，纳入冠心病慢性病管理，实现了协调性、连续性照顾，体现了全科医疗对患者“以人为本”的全程管理。

冠心病案例二

【案例概要】

患者，男，62岁，已婚，大学本科学历，退休干部。

（一）主观资料（S）

突发心前区疼痛、胸闷10分钟。

患者发病前在家中看电视时无明显诱因突发心前区疼痛，为持续性、压榨样痛，疼痛无放射，伴胸闷、头晕、恶心、出汗，无头痛、黑矇、晕厥，无呕吐、腹痛、腹泻，平静休息10分钟后未见缓解，在妻子陪伴下前往社区卫生服务中心就诊。

既往健康，否认高血压、糖尿病、高脂血症，否认慢性胃炎、反流性食管炎，每日吸烟20支，30年，不饮酒，不好运动，普通食盐摄入，饮食较油腻。父亲有冠心病，母亲健康，家庭经济收入稳定，夫妻关系和睦。

问题1. 根据现有资料，考虑可能的问题是什么？为什么？

考虑胸痛原因待诊。

胸痛主要是指胸前区的疼痛和不适感，患者常主诉闷痛、紧缩感、烧灼感、针刺样痛、压榨感、撕裂样痛、刀割样痛等，以及一些难以描述的症状。胸痛的部位一般指从颈部到胸廓下端的范围内，有时可放射至颌面部、牙齿和咽喉部、肩背部、双上肢或上腹部。

问题2. 有没有绝对不能忽视的问题？

急性冠脉综合征（acute coronary syndrome，ACS）是不能忽略的问题。其他不能忽略的急症还有主动脉夹层、心脏压塞、急性肺栓塞和气胸等。

急性冠脉综合征是指冠状动脉内不稳定的粥样硬化斑块破裂或糜烂继发新鲜血栓形成所导致的心脏急性缺血综合征，涵盖了ST段抬高心肌梗死（ST segment elevation myocardial infarction，STEMI）、非ST段抬高心肌梗死（non-ST segment elevation myocardial infarction，NSTEMI）和不稳定型心绞痛。目前胸痛性质首先考虑急性冠脉综合征。

问题3. 接下来需要做哪些检查？

首先要进行体格检查。另外，适当进行以下辅助检查：

1. 实验室检查　血常规、尿常规、血生化等常规检查，急性胸痛需急查血肌钙蛋白I或T（TnI/T）、肌酸激酶（CK）及同工酶（CK-MB），其中特异性与敏感性最高的是cTn。D-二聚体可作为急性肺栓塞的筛查指标。血气分析：多数急性肺栓塞患者血气分析PaO_2<80mmHg伴$PaCO_2$下降。

2. 心电图检查　心电图对ST段抬高心肌梗死的诊断有特殊价值：①至少2个相邻导联J点后新出现ST段弓背向上抬高伴或不伴病理性Q波、R波减低。②新出现的完全左束支传导阻滞。③超急性期T波改变。单次心电图对非ST段抬高心肌梗死诊断价值有限，宜连续、动态记录，行十八导联心电图。

3. 胸部X线检查　胸部X线对鉴别气胸、主动脉夹层有重要意义。

4. 超声心动图检查　新发的室壁矛盾运动提示急性心肌梗死。超声心动图还有助于排除其他结构性心脏疾病，如心瓣膜病、肥厚型心肌病等。

5. 诊断心肌缺血的负荷试验　胸痛未缓解，一般不做。

6. CT　普通胸腹部CT对于大部分胸腹腔疾病可提供直观的诊断依据。

7. CTA　注射对比剂选择性CT血管成像，已经成为主动脉夹层、急性肺栓塞等胸痛疾病的首选确诊检查，也成为筛查冠心病的重要手段。

8. 冠状动脉造影　是诊断冠心病的金标准。急性冠脉综合征的患者应尽早行冠状动脉造影检查。

9. 核素通气/灌注扫描　肺通气/灌注扫描是诊断肺栓塞的重要无创诊断方法。

（二）客观资料（O）

1. 体格检查　体温36.8℃，脉搏64次/min，呼吸20次/min，血压144/90mmHg，身高168cm，体重70kg，腰围90cm，BMI 24.8kg/m^2。神志清楚，面部表情紧张，言语流利，双侧鼻唇沟对称，伸舌无偏斜，颈软，气管居中，甲状腺不大，无颈静脉怒张，双肺叩清音，呼吸音清，未闻及干、湿啰音，未闻及胸膜摩擦音。心前区无隆起，心尖搏动位于左侧第五肋间锁骨中线内0.5cm，范围2cm，无震颤及心包摩擦感；叩诊心界大小正常，心率64次/min，律齐，$A_2>P_2$，未闻及杂音及额外心音，未闻及心包摩擦音。腹软，无压痛、反跳痛，未闻及腹部血管杂音。双下肢不肿。四肢肌力、肌张力正常，生理反射存在，病理征未引出。

2. 辅助检查

血常规：无异常。尿常规：无异常。血电解质：钾、钠、氯、钙、磷无异常。血脂：TC 6.2mmol/L，LDL-C 3.22mmol/L，TG 1.60mmol/L，HDL-C 1.20mmol/L。肾功能：BUN 5.0mmol/L，Cr 67μmol/L。肝功能：ALT 18U/L，AST 19U/L。血糖：FBG 5.6mmol/L。

心电图：窦性心律，心率64次/min，Ⅱ、Ⅲ、aVF、V_3~V_5导联ST段弓背向上抬高0.1~0.2mV。

问题4. 目前诊断是什么？依据是什么？

目前诊断：冠心病，ST段抬高急性下壁及前壁心肌梗死。

ST段抬高心肌梗死诊断标准：cTn>99th正常参考值上限或CK-MB>99th正常参考值上限，心电图表现为ST段弓背向上抬高，伴有下列情况之一或以上者：持续缺血性胸痛；超声心动图显示节段性室壁活动异常；冠状动脉造影异常。

由于患者在社区卫生服务中心就诊，没有急查cTn或CK-MB的条件，可根据心电图结果初步诊断ST段抬高急性下壁及前壁心肌梗死，需立即转诊上级医院确诊和治疗。

问题5. 疾病严重程度。

下壁和前壁同时发生心肌梗死，病情危重，需紧急抢救。

问题6. 需要和哪些疾病鉴别？

ST段抬高急性心肌梗死需和不稳定型心绞痛进行鉴别。后者缺血性胸痛可与前者相同，但cTn阴性，心电图表现为一过性ST段压低或T波低平、倒置，少见ST段抬高（血管痉挛性心绞痛）。

（三）问题评估（A）

1. 目前诊断　冠心病，ST段抬高急性下壁及前壁心肌梗死。

2. 目前存在的健康问题

（1）危险因素：老年男性，超重，向心性肥胖，吸烟，缺乏运动。

（2）突发胸痛：心电图提示ST段抬高急性下壁及前壁心肌梗死，需立即转诊。

（3）预防措施：积极控制多种危险因素。急性心肌梗死控制后。

（4）健康教育：急性心肌梗死控制后，需冠心病防治健康教育，烟草依赖需戒烟教育。

3. 并发症或其他临床情况　目前未发现其他并发症。

4. 患者依从性和家庭可利用的资源　患者经济收入稳定，文化水平较高，能够充分理解全科医生的治疗方案和指导建议，有一定依从性；患者家庭和睦，可利用。

问题7. 针对该疾病目前的治疗方法。

1. 心肌梗死前治疗　识别有STEMI危险的患者，评估存在冠心病的主要危险因素及控制情况，发生胸部不适或疼痛时，要舌下含服硝酸甘油并立即拨打急救电话。

2. 发生心肌梗死时的治疗

（1）院前（社区卫生服务中心）胸痛评估和治疗：给怀疑患STEMI的胸痛患者嚼服300mg阿司匹林。常规进行十八导心电图，若心电图示STEMI，将患者转诊至上级医院。

（2）院前纤溶治疗：社区卫生服务中心建立一套院前纤溶治疗方案。如心电图提示STEMI，越早纤溶治疗获益越大。

（3）院前目的地选择：有心源性休克或纤溶禁忌证或死亡风险特别高的患者，立即转运至可以气管插管和迅速血运重建的医院。

3. 急诊室的最初诊断和治疗

（1）急诊室最佳分拣方法：组成治疗组，实施针对疑有STEMI症状患者的诊治方案。

（2）对患者的最初评估：就诊至纤溶的时间必须少于30分钟。如需PCI，则就诊至气囊扩张的时间必须少于90分钟。

（3）治疗

①氧疗：动脉血氧饱和度低下的患者，必须吸氧治疗。

②硝酸甘油：有缺血症状的患者应每5分钟舌下含服硝酸甘油0.5mg，总量可达3次。

③镇痛药：首选吗啡静脉注射。

④阿司匹林：发病前未服用阿司匹林的患者必须嚼服阿司匹林，首剂300mg。

⑤β受体阻滞剂：一般口服，有心动过速或高血压，可静脉滴注β受体阻滞剂。

⑥再灌注：迅速评估是否可以行再灌注治疗，并迅速实施。

问题8. 转诊指征。

临床诊断急性心肌梗死都需紧急转诊。紧急转诊时需注意患者立即卧床休息、吸氧，监测血压、心率等生命体征和心肺体征，无禁忌证者立即嚼服阿司匹林300mg，建立静脉通道。

（四）问题处理计划（P）

1. 进一步检查计划　结合症状、体征及心电图检查，临床诊断冠心病，ST段抬高急性下壁及前壁心肌梗死成立。监测生命体征、心电图变化，转至上级医院后进一步行心肌酶、肌钙蛋白T（TnT）等检查确诊。

2. 治疗计划

（1）非药物治疗：①吸氧，开放静脉通路；②稳定患者情绪；③每5分钟监测血压、复查心电图；④呼叫“120”或社区卫生服务中心救护车。

（2）药物治疗：①立即给予阿司匹林肠溶片300mg嚼服；②硝酸甘油0.5mg舌下含服，每5分钟含服1次，15分钟内最大剂量不超过1.5mg。

3. 立即转诊　向家属交代病情，并告知急性心肌梗死随时可合并出现恶性心律失常、猝死等危险情况，社区紧急处理同时需立即转往上级医院。

【案例提示】

急性冠脉综合征是社区常见的急症，其中急性心肌梗死是急性冠脉综合征中更为严重的类型。ST段抬高急性心肌梗死可早期通过心电图诊断。因此，社区卫生服务中心必须配备心电图机，怀疑急性冠脉综合征的患者，都应该迅速检查心电图，临床诊断就可建立。一旦初步诊断急性心肌梗死，社区全科医生应立即给予患者阿司匹林300mg嚼服，硝酸甘油0.4mg舌下含服每5分钟1次，可连续3次，并迅速转诊患者至目的地医院。

第三节　心力衰竭案例

【案例概要】

患者，男，72岁，已婚，高中文化，退休工人。

（一）主观资料（S）

反复呼吸困难3年，加重1周。

3年前开始行走1km以上或上楼梯后即出现呼吸困难，伴乏力、心悸、头晕，休息后可逐渐缓解。此后症状逐渐加重，并出现踝部水肿，间断服用“氢氯噻嗪25mg，1次/d”治疗。半年前出现轻度体力活动时即发作呼吸困难。近1周患者呼吸困难加重，休息状态也会出现，夜间阵发性发作，只能端坐入睡，伴双下肢重度水肿。尿量减少，夜尿2~3次。今日在女儿陪伴下前来社区卫生服务中心就诊。发病以来患者因感觉生活质量降低而心情抑郁，睡眠差，食欲差。半年前健康体检，血糖、血脂、肝肾功能均正常。

既往高血压病史12年，血压最高时达180/110mmHg，现服用“阿司匹林肠溶片0.1g，1次/d，复方利血平氨苯蝶啶片1片，1次/d”治疗，血压控制在130~150/70~90mmHg。血脂异常病史5年，规律服用“阿托伐他汀钙20mg，1次/晚”调脂治疗；否认糖尿病病史；普通饮食；平日缺乏运动；吸烟史每日20支，40余年；偶尔饮酒少许；家庭经济收入稳定，夫妻关系和睦；父母已故，母亲生前有糖尿病，父亲生前有高血压。

问题1. 根据现有资料，考虑可能的问题是什么？为什么？

考虑心力衰竭；高血压3级（很高危）；血脂异常。

心力衰竭（以下简称“心衰”）定义：心衰是一种临床综合征，任何心脏结构或功能异常导致心室充盈和/或射血能力受损的一组复杂临床综合征。其主要临床表现为呼吸困难和乏力（活动耐量受限）及液体潴留（肺充血和外周水肿）。目前病情符合慢性心衰。

问题2. 有没有绝对不能忽视的问题？

急性心衰是绝对不能忽视的问题。急性心衰是指心衰症状和体征迅速发生或恶化。急性左心衰是指急性发作或加重的左心功能异常所致的心肌收缩力明显降低，造成急性心排血量骤降、肺循环压力突然升高、周围循环阻力增加，引起肺循环充血而出现急性肺充血、肺水肿，以及伴组织、器官灌注不足的心源性休克。

问题3. 接下来需要做哪些检查？

首先要进行体格检查。另外，要进行以下辅助检查：

1. 心电图　心衰患者几乎都存在心电图异常。怀疑存在心律失常或无症状性心肌缺血时应行24小时动态心电图。

2. 胸部X线片　可提供肺充血/水肿和心脏增大的信息，但胸部X线片正常并不能除外心衰。

3. 生物学标志物

①利钠肽［脑钠肽（BNP）或N端脑钠肽前体（NT-proBNP）］测定。在慢性心衰的临床应用中，BNP/NT-proBNP用于排除心衰诊断价值更高。

②心肌损伤标志物：心肌肌钙蛋白（cTn）可用于诊断原发病，如急性心肌梗死，也可以对心衰患者作进一步危险分层。诊断慢性心衰时应考虑年龄和肾功能对NT-proBNP水平的影响。

4. 超声心动图　是评估心衰患者心脏结构和功能的首选方法。

5. 心脏磁共振　是评估心肌纤维化的首选影像检查。

6. 冠状动脉造影　适用于经药物治疗后仍有心绞痛的患者，合并有症状的室性心律失常或有心脏停搏史的患者，有冠心病危险因素、无创检查提示存在心肌缺血的心衰患者。

7. 心脏CT　适用于低中度可疑冠心病的心衰患者，以排除冠状动脉狭窄。

8. 核素心室造影及核素心肌灌注和/或代谢显像　核素心室造影可评估左心室容量和左心室射血分数（LVEF）。核素心肌灌注和/或代谢显像可以评估心肌缺血和心肌存活情况。

9. 心肺运动试验　可以量化心衰患者的运动能力，指导优化运动处方，鉴别诊断原因不明的呼吸困难。心肺运动试验适用于临床症状稳定2周以上的慢性心衰患者。

10. 6分钟步行试验　用于评估患者的运动耐力。6分钟步行距离 $<150m$ 为重度心衰，$150\sim450m$ 为中度心衰，$>450m$ 为轻度心衰。

11. 生命质量评估　较常使用的有明尼苏达心衰生活质量量表和堪萨斯城心肌病患者生活质量量表。

（二）客观资料（O）

1. 体格检查　体温36.4℃，脉搏98次/min，呼吸26次/min，血压160/100mmHg；身高168cm，体重80kg，BMI 28.3kg/m^2；腰围100cm，肥胖体型。头颅五官：无畸形；颈部：颈软，气管居中，甲状腺不大，颈静脉怒张。胸部：双肺可闻及干啰音和吸气相湿啰音；心率98次/min，心律齐，心音低钝，可闻及舒张早期奔马律，心尖搏动位于第六肋间，距离胸骨正中线12cm；腹部：腹部膨隆，肝脏肝下缘于肋弓下2cm可触及，脾脏未触及，肝颈静脉回流征阳性，移动性浊音阳性；脊柱四肢：无畸形，双下肢凹陷性水肿；神经系统：无特殊。

2. 辅助检查

血常规正常；TC 4.7mmol/L，LDL-C 2.65mmol/L，TG 1.56mmol/L，HDL-C 1.04mmol/ L，BUN7.5mmol/L，Cr 106μmol/L，ALT 38U/L，AST 32U/L，FBG 5.9mmol/L；Na^+ 138mmol/L，K^+ 3.2mmol/L，Cl^- 99mmol/L；CO_2CP 31mmol/L。

心电图：窦性心律，左心室高电压，未见ST-T缺血样改变。

胸部X线片：提示心脏扩大。

颈动脉超声：提示双侧颈动脉硬化伴多发斑块。

腹部超声：肝大，中量腹水。

问题4. 目前诊断是什么？依据是什么？

目前诊断：慢性心衰；高血压3级（很高危）；血脂异常；腹水；颈动脉硬化伴斑块；低钾血症。

依据LVEF，将心衰分为射血分数降低的心衰、射血分数保留的心衰和射血分数中间值的心衰。根据心衰发生的时间、速度、严重程度可分为慢性心衰和急性心衰，在原有慢性心脏疾病基础上逐渐出现心衰症状和体征的为慢性心衰。慢性心衰症状、体征稳定1个月以上称为稳定性心衰。慢性稳定性心衰恶化称为失代偿性心衰，如失代偿突然发生则称为急性心衰。依据射血分数的心衰分类见表1-5。

表1-5　依据射血分数的心衰分类

分类	症状/体征	左心室射血分数/%	其他
射血分数降低的心衰	有	<40	-
射血分数中间值的心衰	有	40~49	1. 脑钠肽升高 2. 符合以下至少1条：①左心室肥厚和/或左心房扩大；②心脏舒张功能异常
射血分数保留的心衰	有	≥50	1. 脑钠肽升高 2. 符合以下至少1条：①左心室肥厚和/或左心房扩大；②心脏舒张功能异常

问题5. 疾病严重程度。

符合慢性心衰心功能Ⅳ级（最严重程度级别）。

按诱发心衰症状的活动程度，纽约心脏病协会（NYHA）将心功能分为4级。分级标准见表1-6。

表1-6 纽约心脏病协会（NYHA）心功能分级

分级	症状
Ⅰ级	活动不受限。日常体力活动不引起明显的气促、疲乏或心悸
Ⅱ级	活动轻度受限。休息时无症状，日常活动可引起明显的气促、疲乏或心悸
Ⅲ级	活动明显受限。休息时可无症状，轻微日常活动即引起显著的气促、疲乏、心悸
Ⅳ级	休息时也有症状，任何体力活动均会引起不适。如无须静脉给药，可在室内或床边活动者为Ⅳa级；不能下床并需静脉给药支持者为Ⅳb级

问题6. 需要与哪些疾病鉴别？

主要需与以下疾病相鉴别：

1. 表现呼吸困难的肺部疾病　左心衰以呼吸困难为主要表现，应与肺部疾病引起的呼吸困难相鉴别。

（1）慢性阻塞性肺疾病（COPD）：COPD可在夜间发生呼吸困难，但常伴有咳痰，痰咳出后呼吸困难缓解，而左心衰患者坐位时可减轻呼吸困难。有重度咳嗽和咳痰病史是COPD的特点。

（2）呼吸和心血管疾病并存：对支气管扩张剂有效支持肺源性呼吸困难，而对强心、利尿及扩血管药有效则支持心衰是呼吸困难的主要原因。

（3）其他与肺相关的呼吸困难：病因难以确定，但怀疑与肺相关时，肺功能测定有帮助。此外，代谢性酸中毒、过度换气及心脏神经症等，也可引起呼吸困难，应注意鉴别。

2. 肺栓塞　患者突然发生呼吸困难，可伴胸痛、咳嗽等症状，甚至晕厥、咯血。根据栓子的大小及阻塞的部位不同，临床表现不尽相同。患者多有下肢静脉血栓、卧床等病史，肺血管CT可协助诊断。

3. 心包疾病　大量心包积液、缩窄性心包炎患者会出现呼吸困难、肝大、腹水，心包积液时扩大的心浊音界可随体位变动，心音遥远，奇脉；缩窄性心包炎心界不大或稍大，有奇脉。心脏超声见心包积液及胸部X线片见心包钙化可协助诊断。

4. 血液源性呼吸困难　重症贫血患者可有劳力性呼吸困难，可伴水肿。贫血患者多有出血或营养不良病史，可见贫血貌，血常规可协助诊断。

（三）问题评估（A）

1. 目前诊断　慢性心衰，心功能Ⅳ级；高血压3级（很高危）；高血压心脏病；心界扩大；

血脂异常；颈动脉硬化伴斑块形成；中量腹水；电解质紊乱—低钾血症。

2. 目前存在的健康问题

（1）危险因素：老年男性，高血压，肥胖，吸烟，缺乏运动，血脂异常，颈动脉硬化伴斑块形成。

（2）慢性心衰未控制：需调整治疗方案。

（3）预防措施：积极控制多种危险因素，低钠高钾饮食，治疗血脂异常、颈动脉硬化伴斑块形成等合并症，延缓疾病发生发展，预防心脑血管并发症。

（4）健康教育：需心衰健康教育，烟草依赖需戒烟教育，肥胖需减肥教育。

3. 并发症或其他临床情况　有腹水，电解质紊乱——低钾血症。

4. 患者依从性和家庭可利用的资源　患者经济收入稳定，能够充分理解全科医生的治疗方案和指导建议，有一定依从性；患者家庭和睦，可利用。

问题7. 针对该疾病目前的治疗方法。

1. 慢性射血分数降低的心衰治疗

（1）一般治疗

1）祛除诱发因素：诱发因素包括感染、心律失常、缺血、电解质紊乱和酸碱失衡、贫血、肾功能损害、过量摄盐、过度静脉补液及应用损害心肌或心功能的药物等。

2）调整生活方式：限钠（<3g/d）有助于控制心衰患者的淤血症状。轻度或稳定期心衰患者限钠可放宽。氧疗可用于急性心衰，对慢性心衰并无指征。心衰患者宜低脂饮食，戒烟，肥胖患者应减轻体重。严重心衰伴明显消瘦应给予营养支持。卧床患者需多做被动运动以预防深部静脉血栓形成。临床情况改善后，应鼓励患者进行可耐受的运动训练或规律的体力活动。综合性情感干预可改善心功能，必要时酌情应用抗焦虑或抗抑郁药物。

（2）药物治疗：慢性心衰患者治疗目的是减轻症状和减少致残，提高存活率，改善功能，延缓疾病进展。利尿剂用于减轻症状和改善功能。神经激素抑制剂用于提高存活率和延缓疾病进展。

1）利尿剂：有液体潴留证据的所有心衰患者均应给予利尿剂。根据患者淤血症状和体征、血压及肾功能选择起始剂量，根据患者对利尿剂的反应调整剂量，体重每日减轻0.5~1.0kg为宜，注意监测电解质。一旦症状缓解、病情控制，即以最小有效剂量长期维持，并根据液体潴留的情况随时调整剂量。

2）ACEI：所有射血分数下降的心衰患者，推荐终身使用。尽早使用，从小剂量开始，逐渐递增，每隔2周调整一次剂量，直至达到最大耐受剂量或目标剂量。滴定剂量过程需个体化，开始服药和调整剂量后应监测血压、血钾及肾功能。调整到最佳剂量后长期维持，避免突然停药。

3）ARB：适应证基本与ACEI相同，推荐用于不能耐受ACEI的患者。从小剂量开始，逐渐增至目标剂量或可耐受的最大剂量。开始应用及调整剂量后1~2周内，应监测血压、肾功能和血钾。

4）β受体阻滞剂：结构性心脏病伴射血分数降低的无症状心衰患者推荐应用。有症状患者必须终身应用。起始剂量须小，每隔2~4周可调整剂量，逐渐达到指南推荐的目标剂量或最大可耐受剂量，并长期使用。静息心率降至60次/min左右的剂量为β受体阻滞剂应用的目标剂量或最大耐受剂量。

5）醛固酮受体拮抗剂：选择性使用。常用螺内酯，初始剂量10~20mg，1次/d，至少观察2周后再加量，目标剂量20~40mg，1次/d。

6）血管紧张素受体脑啡肽酶抑制剂（ARNI）：已用指南推荐剂量或达到ACEI/ARB最大耐受剂量后（收缩压>95mmHg），仍有症状的患者（NYHA心功能Ⅱ~Ⅳ级），可用ARNI替代ACEI/ARB。

7）钠-葡萄糖协同转运蛋白2（SGLT2）抑制剂：如达格列净10mg/d，可显著降低患者的心衰恶化风险、心血管死亡风险、全因死亡风险，无论伴或不伴糖尿病。

8）伊伐布雷定：NYHA心功能Ⅱ~Ⅳ级、LVEF≤35%的窦性心律患者，合并以下情况之一可加用伊伐布雷定：①已使用ACEI/ARB/ARNI、β受体阻滞剂、醛固酮受体拮抗剂，β受体阻滞剂已达到目标剂量或最大耐受剂量，心率仍≥70次/min；②心率≥70次/min，对β受体阻滞剂禁忌或不能耐受者。

9）地高辛：应用利尿剂、ACEI/ARB/ARNI、β受体阻滞剂和醛固酮受体拮抗剂，仍持续有症状的患者。

禁忌证：①病态窦房结综合征、二度及以上房室传导阻滞。②心肌梗死急性期（<24小时），尤其是有进行性心肌缺血时。③预激综合征伴心房颤动或心房扑动。④梗阻性肥厚型心肌病。

10）血管扩张药：慢性心衰的治疗中，常合用硝酸酯类以缓解心绞痛或呼吸困难的症状，治疗心衰则缺乏证据。

11）其他药物

①中医中药治疗：目前中药治疗心衰有一些研究和报道。

②影响能量代谢的药物：心肌细胞能量代谢障碍在心衰的发生和发展中可能发挥一定作用。

③不推荐的药物治疗：噻唑烷二酮类（格列酮类）降糖药可引起心衰加重并增加心衰住院的风险，非甾体抗炎药和环氧化酶-2抑制剂可引起水钠潴留、肾功能恶化和心衰加重，均应避免使用。

（3）非药物治疗

1）心脏再同步化治疗（CRT）：适用于窦性心律，经标准和优化的药物治疗至少3~6个月仍持续有症状、LVEF降低，根据临床状况评估预期生存>1年，且状态良好。需心脏专科会诊确定符合条件的患者。

2）植入型心律转复除颤器（ICD）：适用于以下情况。

①二级预防：慢性心衰伴低LVEF，曾有心脏停搏、心室颤动或室性心动过速伴血流动力学不稳定；②一级预防：LVEF≤35%，长期优化药物治疗后（至少3个月以上）

NYHA Ⅱ或Ⅲ级，预期生存期>1年，且状态良好。

2. 慢性射血分数保留的心衰治疗　对射血分数降低的慢性心衰有效的药物，如ACEI/ARB、β受体阻滞剂等，不能改善射血分数保留的慢性心衰患者的预后和降低病死率。螺内酯可降低射血分数保留的慢性心衰患者因心衰住院风险，对LVEF≥45%、BNP升高或1年内因心衰住院的射血分数保留的慢性心衰患者，可考虑使用醛固酮受体拮抗剂以降低住院风险。地高辛不能增加心肌的松弛性，不推荐使用。针对其症状、并存疾病及危险因素，采用综合性治疗为宜。

问题8. 转诊指征。

1. 初诊或怀疑心衰需明确病因和治疗方案。
2. 慢性稳定性心衰患者病情加重，经常规治疗不能缓解。
3. 需心脏专科医师进行评估和优化治疗方案。

（四）问题处理计划（P）

1. 进一步检查计划　完善血气分析、脑钠肽（BNP）测定、心肌损伤标志物（如心肌肌钙蛋白）、超声心动图、24小时动态心电图、心脏CT，必要时行冠状动脉造影等检查（这些辅助检查需转上级医疗机构完成）。

上级医院检查结果显示：血气分析正常，BNP 650ng/L，cTn正常，超声心动图提示左心室肥厚，射血分数降低（LVEF 30%），全心扩大，左心室舒张功能降低。

2. 治疗计划

（1）非药物治疗：①合理饮食，限水、限盐。②休息。适当休息，控制体力活动。③减轻体重。饮食治疗，减低体重，尽量达到理想体重，BMI<24kg/m^2，腰围<90cm。④戒烟、戒酒。吸烟是心脏性猝死及冠心病最主要的危险因素之一，应立即戒烟；提倡心衰、高血压患者戒酒。⑤健康教育。帮助患者理解心衰，积极配合治疗。

（2）药物治疗：呋塞米20mg，1次/d；贝那普利2.5mg，1次/d；琥珀酸美托洛尔23.75mg，1次/d；螺内酯20mg，1次/d；氯化钾控释片0.5g，3次/d。阿托伐他汀20mg，1次/d；阿司匹林100mg，1次/d。慢性射血分数降低的心衰利尿剂为必选药，有明显液体潴留的患者，首选袢利尿剂，最常用呋塞米，所有射血分数下降的心衰患者，都必须且终身使用ACEI，除非有禁忌证或不能耐受；病情稳定的慢性心衰患者必须终身应用β受体阻滞剂，除非有禁忌证或不能耐受；LVEF≤35%、使用ACEI/ARB/血管紧张素受体脑啡肽酶抑制剂和β受体阻滞剂治疗后仍有症状的慢性射血分数降低的心衰应加用醛固酮受体拮抗剂如螺内酯，其也有保钾功能；氯化钾可纠正低钾血症；患者血脂异常且颈动脉硬化斑块加他汀类药物，小剂量阿司匹林预防卒中等心脑血管并发症。

3. 纳入慢性心衰规范化管理　心衰的随访管理应根据患者情况制定随访频率和内容，病情不稳定时，需进行药物调整和监测，应适当增加随访频率，2周1次，病情稳定后改为1~2个月1次。对心衰危险因素的干预及健康教育也是全科医生的责任。

【案例提示】

慢性心衰是心血管疾病的终末期表现和主要的死亡原因。随着年龄增长，心衰患病率迅速增加，70岁以上人群患病率上升至10%以上。心衰患者4年死亡率达50%，严重心衰患者1年死亡率高达50%。中国心衰患者中冠心病占49.6%、高血压占50.9%，风湿性心脏病在住院心衰患者中占的比例为8.5%。心衰患者心衰加重的主要诱因为感染（45.9%）、劳累或应激反应（26.0%）及心肌缺血（23.1%）。

依据左心室射血分数（LVEF），将心衰分为射血分数降低的心衰（LVEF<40%）、射血分数保留的心衰（LVEF≥50%）和射血分数中间值的心衰（LVEF为40%~49%）。后两者以BNP升高为前提。

第四节 心律失常案例

阵发性室上性心动过速案例

【案例概要】

患者，女，42岁，已婚，大学本科学历。

（一）主观资料（S）

反复心悸3年，再发1小时。

3年前无明显诱因出现心悸，伴大汗、头晕，数分钟后自行缓解。此后3年间类似症状发作6次，均自行缓解。今家中做家务过程中突然出现心悸、大汗、乏力、头晕，卧床休息数分钟后症状无缓解，勉强自行来社区卫生服务中心就诊。无胸闷、胸痛，无黑矇、意识丧失。发病时距离进早餐后不到2小时。

否认高血压、冠心病、糖尿病等慢性病病史。否认直系亲属心脏疾病史。起居规律，无烟酒等不良嗜好，食盐摄入普通，饮食清淡，每日步行锻炼1小时以上。家庭和睦，工作无压力，家庭居住及经济状况良好。

问题1. 根据现有资料，考虑可能的问题是什么？为什么？

考虑心律失常（室上性心动过速）可能。

室上性心动过速狭义上特指阵发性室上性心动过速（paroxysmal supraventricular tachycardia，PSVT），是一组以突发突止为特征，发作时规则而快速的心律失常。绝大多数患者有心悸症状，其他表现包括胸闷、头晕、烦躁不安、心绞痛、黑矇、晕厥等血流动力学不稳定的情况很少见。心动过速发作呈突发突止，持续时间长短不一，可反复发作，症状严重程度取决于心率快慢、心动过速的持续时间、发作频率及有无同时存在的心肺等器官的疾病和其严重程度。

问题2. 有没有绝对不能忽视的问题？

严重的心律失常如室性心动过速是不能忽略的问题。目前无黑矇、意识正常，室性心动过速可能性小。

问题3. 接下来需要做哪些检查？

首先要进行体格检查。心电图是必需的辅助检查，依据心电图即可作出诊断。《室上性心动过速基层诊疗指南（2019年）》不专门推荐心电图以外的辅助检查。其他辅助检查根据临床情况和鉴别诊断需要而定。

（二）客观资料（O）

1. 体格检查　体温36.2℃，脉搏200次/min，呼吸20次/min，血压90/60mmHg，身高165cm，体重60kg，腰围80cm，BMI 22kg/m^2。精神紧张，急性面容，面色苍白，大汗，自主体位，双侧鼻唇沟对称，伸舌无偏斜，颈软，气管居中，甲状腺不大。双肺叩清音，呼吸音清，未闻及干、湿啰音，未闻及胸膜摩擦音。心前区无隆起，无震颤及心包摩擦感；叩诊心界大小正常，心率200次/min，律齐，未闻及杂音及额外心音，未闻及心包摩擦音。腹软，无压痛、反跳痛，未闻及腹部血管杂音。双下肢不肿。四肢肌力、肌张力正常，病理征未引出。

2. 辅助检查

血常规：无异常。尿常规：无异常。血电解质：钾、钠、氯、钙、磷无异常。

心电图：如图1-1。

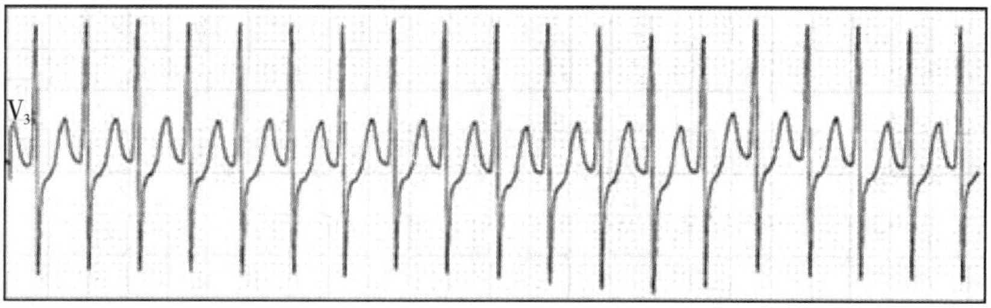

图1-1　阵发性室上性心动过速心电图

问题4. 目前诊断是什么？依据是什么？

目前诊断：阵发性室上性心动过速。

心电图：心率200次/min，节律规则，QRS波形态与时限均正常，符合阵发性室上性心动过速。

问题5. 疾病严重程度。

阵发性室上性心动过速发作呈突发突止，持续时间长短不一，可反复发作，症状严重程度取决于心率快慢、心动过速的持续时间、发作频率，以及有无同时存在的心肺等器官的疾病和其严重程度。该患者疾病程度符合轻中度。

问题6. 需要和哪些疾病鉴别?

（1）预激综合征：预激综合征，是指在窦性心律时存在心室预激的患者中记录到阵发性室上性心动过速或症状符合阵发性室上性心动过速特征的综合征。

（2）其他窄QRS心动过速：如心房颤动、心房扑动、房性心动过速、持续性交接区心动过速，需与阵发性室上性心动过速鉴别。

（三）问题评估（A）

1. 目前诊断　心律失常；阵发性室上性心动过速。

2. 目前存在的健康问题

（1）疾病因素：中年女性，出现快速心律失常1小时。

（2）发作频率：平均每年2次。

（3）预防措施：射频消融是阵发性室上性心动过速根治措施，也是预防措施。

（4）健康教育：阵发性室上性心动过速健康教育。

3. 并发症或其他临床情况　目前没有。

4. 患者依从性和家庭可利用的资源　中年女性，生活方式健康，无经济、工作、人际关系压力，文化水平高，能够正确理解、听从医生的指导。

问题7. 针对该疾病目前的治疗方法。

1. 急诊处理

（1）刺激迷走神经：患者心功能、血压正常的情况下，可尝试刺激迷走神经的方法，瓦尔萨尔瓦动作（Valsalva maneuver）（深吸气后屏气、再用力作呼气动作，使胸膜腔内压增高30~40mmHg，维持10~30秒）、将面部浸没于冰水、刺激咽部诱导恶心。有经验者可行颈动脉窦按摩（患者取仰卧位，单侧按摩5~10秒，切忌双侧同时按摩）。

（2）药物治疗：根据我国药源情况，建议首选维拉帕米或普罗帕酮。腺苷是国际指南推荐的首选药物，静脉注射，起效迅速。洋地黄起效较慢，伴有心功能不全者首选，不能排除预激综合征者禁用。上述治疗无效的患者可选用静脉胺碘酮。

（3）食管调搏：药物复律效果差且有条件者可行食管调搏终止心动过速，在食管调搏前可记录食管心电图，有助于室上性心动过速机制的诊断。此外，对于药物复律失败、有药物治疗禁忌的患者可用食管调搏终止心动过速发作。

（4）直流电复律：当患者出现严重心绞痛、低血压、急性心衰等血流动力学不稳定表现时，应立即同步电复律，药物复律失败者也可选同步电复律。

2. 长期治疗

（1）导管射频消融：是根治阵发性室上性心动过速的有效方法，成功率高，并发症少，应优先考虑心脏电生理检查，如能明确为房室结内折返性心动过速或房室折返性心动过速，首选射频消融治疗。可能出现的并发症有穿刺相关并发症（如假性动脉瘤、动静脉瘘、气胸）、房室传导阻滞、心脏压塞等。

（2）药物治疗：由于导管消融术成功率高，仅极少数患者需长期服药预防复发。口服普罗帕酮或维拉帕米可预防阵发性室上性心动过速的复发，β受体阻滞剂、地尔硫䓬、胺碘酮、地高辛等药物为可备选的二线用药。如存在预激，避免使用β受体阻滞剂、地尔硫䓬、维拉帕米和地高辛。

问题8. 转诊指征。

（1）需确定是否需行射频消融。

（2）合并其他器质性心脏病或其他系统疾病。

（3）不能或拒绝射频消融，药物控制无效或有明显不良反应。

（4）症状与心电图不典型，需鉴别诊断。

（5）孕妇和儿童。

（四）问题处理计划（P）

1. 进一步检查计划　建议患者到上级医院进一步行心电生理检查，确定室上性心动过速的性质、旁路的部位及各部分的电生理参数。

2. 治疗计划

（1）一般治疗：平卧位休息，吸氧，开放静脉通路，心电监护，严密监测生命体征。

（2）急诊处理：刺激迷走神经，如按摩颈动脉窦，若不见效，应快速静脉注射腺苷，争取终止发作。若不能终止发作，需急诊转上级医院。

（3）导管射频消融：是根治本病的方法。

【案例提示】

阵发性室上性心动过速相对常见，发病率约每年0.36‰，可见于多年龄段，多发于女性和老年人，患者常无器质性心脏病，易复发，很少危及生命。折返是其基本的病理生理学发病机制。治疗首选刺激迷走神经或使用腺苷，当刺激迷走神经和使用腺苷无效或不可行，血流动力学不稳定，可使用同步电复律。血流动力学稳定的患者，如果药物治疗无效或禁忌时，也可使用同步电复律。阵发性室上性心动过速稳定期最好到综合性医院心脏专科行心脏电生理检查，行导管射频消融治疗可治愈。全科医生应掌握好阵发性室上性心动过速的诊断标准、急诊治疗方法及转诊指征，保证患者的生命安全。

心房颤动案例

【案例概要】

患者，女，87岁，已婚，小学学历，退休。

（一）主观资料（S）

间断心悸3年。

患者3年前无明显诱因突然出现心悸，可平卧，无胸痛、胸闷和肩背部疼痛，无双下肢水肿，无喘憋，无大汗、饥饿感，无双手震颤。到外院诊断为“心房颤动”，给予药物（具体药名不详）治疗后转复窦性心律。此后1年间断发作，经过药物治疗可转复窦性心律。2年前因上述症状持续发作，于某三级医院心内科就诊，诊断“持续性房颤”，放弃恢复窦性心律的进一步治疗，加用“琥珀酸美托洛尔47.5mg，1次/d”控制心室率治疗，同时加用“华法林”，但因“华法林”治疗需要频繁监测凝血酶原时间患者拒绝服用。

既往高血压病史16年，血压最高170/100mmHg，目前规律服用“替米沙坦80mg，1次/d、苯磺酸氨氯地平5mg，1次/d”降压治疗，血压控制在120~140/60~70mmHg；2型糖尿病病史16年，目前规律服用“阿卡波糖100mg，3次/d”降糖治疗，1个月前糖化血红蛋白结果为7.5%；血脂异常病史2年，间断服用“辛伐他汀”治疗；否认冠心病、卒中病史；否认直系亲属中有冠心病、糖尿病、高血压、卒中病史。患者生活方式：喜食高盐、油腻食物；无烟酒嗜好，每日步行锻炼30~60分钟。退休，有稳定的收入，家庭和睦，性格开朗。

问题1. 根据现有资料，考虑可能的问题是什么？为什么？

考虑心律失常，心房颤动。

心房颤动（atrial fibrillation，AF）（以下简称“房颤”），是临床上常见的心律失常。心悸、胸闷和运动耐量下降是常见的症状，也有一些心室率不快的慢性房颤患者无明显症状，而在体格检查或因其他原因做心电图时发现。患者2年前已在三级医院心内科诊断“持续性房颤”。

问题2. 有没有绝对不能忽视的问题？

房颤患者并发急性卒中是绝对不能忽视的问题。

目前无意识障碍和神经系统定位体征，并发卒中可能性小。

问题3. 接下来需要做哪些检查？

首先要进行体格检查。心电图是必需的辅助检查，依据心电图即可作出诊断。房颤基层诊疗指南不专门推荐心电图以外的辅助检查。其他辅助检查根据临床情况和鉴别诊断需要而定。

（二）客观资料（O）

1. 体格检查　体温36.4℃，脉搏62次/min，呼吸18次/min，血压120/66mmHg，身高160cm，体重75kg，腰围100cm，BMI 29.3kg/m^2。发育正常，营养中等，体型肥胖，自主体位，神清语利，查体合作，皮肤无黄染、苍白，巩膜无黄染，颜面无水肿，双侧鼻唇沟对称，伸舌无偏斜，颈软，气管居中，甲状腺不大。双肺叩清音，呼吸音清，未闻及干、湿啰音，未闻及胸膜摩擦音。心前区无隆起，无震颤及心包摩擦感；叩诊心界大小正常，心室率78次/min，心律绝对不规则，心音强弱不等，各瓣膜听诊区未闻及杂音及额外心音，未闻及心包摩擦音。腹软，肝脾肋下未及，无压痛、反跳痛，未闻及腹部血管杂音。双下肢不肿。四肢肌力、肌张力正常，病理征未引出。

2. 辅助检查

血常规：无异常。尿常规：无异常。血电解质：钾、钠、氯、钙、磷无异常。血脂：TC 5.3mmol/L，LDL-C 2.0mmol/L，TG 1.2mmol/L，HDL-C 1.1mmol/L；肾功能：BUN 5.1mmol/L，Cr 79μmol/L；肝功能：ALT 14U/L，AST 18U/L；血糖：FBG 7.6mmol/L，HbA1c 7.5%；肌酐清除率61.51ml/min。

心电图：如图1-2。

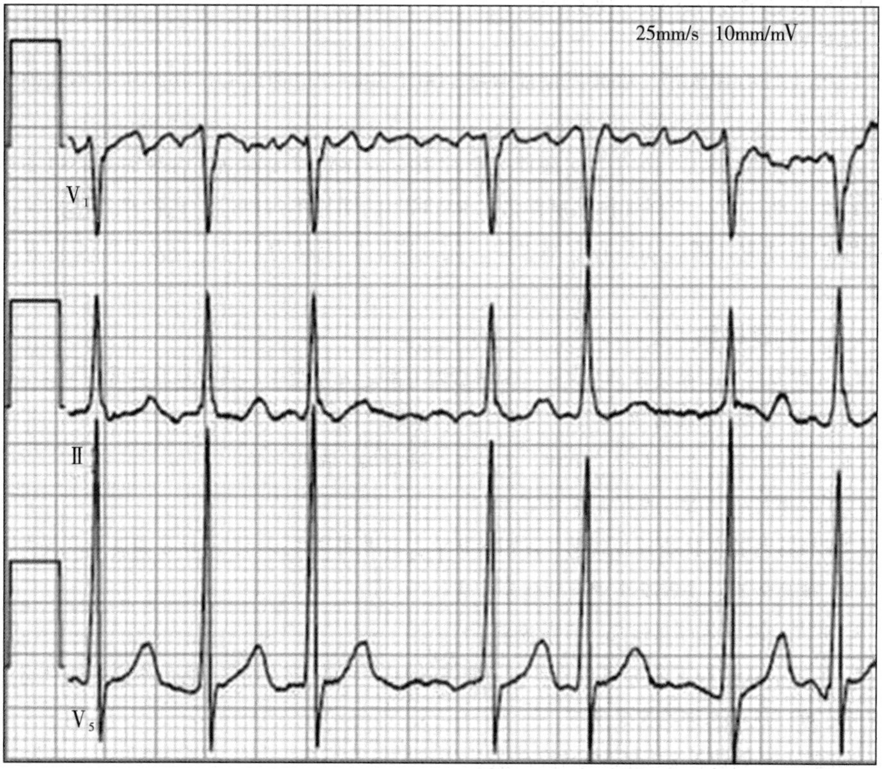

图1-2 房颤心电图

问题4. 目前诊断是什么？依据是什么？

目前诊断：房颤。

心电图：P波消失，代之以振幅、频率不等的f波，RR间期绝对不整，符合房颤。

问题5. 疾病严重程度。

我国《心房颤动基层诊疗指南（2019年）》推荐欧洲心律学会的症状分级，见表1-7。

表1-7 心房颤动症状分级

分级	程度	症状
Ⅰ	无	未产生任何症状
Ⅱa	轻	症状不影响日常活动
Ⅱb	中	有明显不适，但不影响日常活动
Ⅲ	重	症状影响日常活动
Ⅳ	严重	不能进行任何日常活动

本例患者有明显不适，但不影响日常活动，疾病程度符合中度。

问题6. 需要和哪些疾病鉴别?

需要与以下疾病鉴别：

1. 室上性心律失常　如频发期前收缩、室上性心动过速或心房扑动伴有不规则房室传导阻滞等。心电图可明确诊断。

2. 室性心律失常　阵发性房颤伴完全性束支传导阻滞或预激综合征时，心电图表现酷似室性心动过速，应仔细辨认房颤波及RR间距的明显不规则性。急诊难以鉴别时，应按室性心动过速处理。如果心室率极快，尤其影响血流动力学时，应及早同步直流电击复律。

（三）问题评估（A）

1. 目前诊断　心律失常；房颤；高血压2级（高危）；2型糖尿病；血脂异常。

2. 目前存在的健康问题

（1）危险因素：老年女性、肥胖、高血压、糖尿病、血脂异常。

（2）心率控制：心室率控制基本满意。

（3）预防措施：持续性房颤患者应预防卒中，患者拒绝华法林，应该改用其他抗凝药物。

（4）健康教育：房颤及卒中预防健康教育。

3. 并发症或其他临床情况　目前没有。

4. 患者依从性和家庭可利用的资源　老年女性，依从性欠佳，不能严格遵医嘱服药，子女有时也难以规劝患者遵医嘱用药。

问题7. 针对该疾病目前的治疗方法。

1. 治疗原则　治疗危险因素及合并疾病，预防血栓栓塞及心室率控制和节律控制。心室率控制指不尝试恢复或维持窦性心律，通过药物治疗使心室率控制在一定范围。节律控制为恢复或维持窦性心律。无论是室率控制还是节律控制，必须高度关注患者的血栓栓塞风险，应根据卒中风险评估进行抗凝治疗。

2. 抗凝治疗

（1）血栓栓塞和出血风险评估：①瓣膜病房颤（中重度二尖瓣狭窄或机械瓣置换术后）。为栓塞的重要危险因素，具有明确抗凝适应证，无须再进行栓塞风险评分。②非瓣膜病房颤。需进行栓塞风险评分。抗凝治疗开始前还需进行出血风险评分。

（2）抗凝药物选择

①维生素K拮抗剂（华法林）：华法林的抗凝效果肯定，但需常规监测抗凝，力求国际标准化比值（INR）达到2.0~3.0。建议初始剂量为1~3mg/d、1次/d。稳定前应数日至每周监测1次，个体化调整剂量，可在2~4周达到抗凝目标范围。此后，根据INR结果的稳定性可延长监测INR时间，每4周监测1次。1次轻度升高或降低可不急于改变剂量。INR不达标，可升高或降低原剂量的10%~15%。老年患者可适当增加监测频率。华法林剂量调整方案见表1-8。

表1-8 华法林剂量调整方案

国际标准化比值（INR）	每周剂量调整方案
≤1.5	升高15%/周
1.6~<2.0	升高10%/周
2.0~<3.0	不变
3.0~<4.0	降低10%/周
4.0~<5.0	暂停1次用药，后重启治疗降低10%/周
≥5.0	暂停用药至INR 2.0~3.0，后重启治疗降低15%/周

②非维生素K拮抗口服抗凝药：如达比加群酯、利伐沙班、阿哌沙班和艾多沙班。此类药物无须常规监测凝血功能，但禁用于瓣膜病房颤（中重度二尖瓣狭窄或机械瓣置换术后），这些患者的抗凝只能使用华法林。

（3）抗凝出血并发症的治疗：抗凝治疗引起的出血，按严重程度分为轻微出血、中度出血和严重出血。轻微出血指的是抗凝治疗相关的鼻出血、皮肤小瘀斑、轻微外伤后出血，可给予适度处理，无须停药，也可延迟用药；中度出血指的是肉眼血尿、自发大片瘀斑、其他未危及生命的大出血；严重出血具有生命危险，如颅内出血、严重消化道出血、腹膜后出血等导致血流动力学不稳定的出血。中度以上出血应停用抗凝药，病情允许的情况下，建立静脉通道并做初步处理（补液、保证血流动力学稳定等措施）后需转诊到上级医院处理。严重出血可使用抗凝药的拮抗剂，因华法林所致可用维生素K（发挥作用大约需24小时），因达比加群所致可用依达赛珠单抗。抗凝治疗期间应避免接受针灸、艾灸、拔火罐、深度按摩及侵入性的治疗。

（4）特殊情况的抗凝治疗

①老年患者：老年患者卒中与出血风险均增高，抗凝治疗在老年人中获益更大。鉴于出血风险较大，因此应积极控制可纠正的出血危险因素（如高血压、肝肾功能异常、合并使用阿司匹林或非甾体抗炎药等）。在抗凝策略方面，非维生素K拮抗剂优先于华法林。老年人易有肾功能下降，需定期监测肌酐清除率。如果使用华法林，应加强INR的监测（至少每月1次，有变化随时检测）。

②房颤合并冠心病：房颤患者中有30%~40%的患者合并冠心病，其中包括急性冠脉综合征（ACS）和需要进行介入治疗的患者。在这些患者中应权衡房颤的卒中风险和冠心病缺血事件的风险，确定抗栓治疗的策略。ACS及植入支架的患者，可能需要抗凝加双联抗血小板治疗，但其时间不宜过长。稳定的冠心病房颤患者，只需用抗凝药物治疗，不需加用抗血小板药物。

③房颤并发卒中：除短暂脑缺血发作（TIA）外，发生卒中的患者均需暂停抗凝药。

缺血性卒中的房颤患者，若正在规律使用抗凝药物，不应进行溶栓治疗。

3. 室率控制和节律控制

选择原则：对所有的房颤，均可首先考虑心室率控制。并非所有的阵发或持续性房颤都要考虑节律控制。不能因为不想抗凝而选择节律控制。只要有抗凝的指征，即使转复并维持了窦性心律，也需要接受抗凝治疗。

（1）心室率控制

①急性期控制心室率：伴有快速心室率的房颤急性发作，可产生明显症状，如血流动力学稳定，应首先用药物控制心室率。急性房颤发作时，可将休息时心室率控制在<110次/min，若症状仍明显，可继续控制至80~100次/min。一般需使用经静脉的药物。心室率控制后，及时使用口服药物控制心室率。

②无心衰/低血压/预激的房颤；β受体阻滞剂和非二氢吡啶类钙通道阻滞剂（维拉帕米或地尔硫䓬）均能较好减慢心室率，常用的β受体阻滞剂的静脉制剂有美托洛尔和艾司洛尔。对有心脏收缩功能不良的患者，禁用非二氢吡啶类钙通道阻滞剂。

③急性心衰伴快速房颤：可选择胺碘酮或洋地黄类药物。

④不伴预激的危重房颤：可选择静脉注射胺碘酮控制心室率，成人可用胺碘酮在减慢心室率的同时有转复窦性心律的作用。

⑤控制心室率的长期治疗：急性房颤发作控制后，应根据症状情况采取控制心室率的措施，可考虑宽松的心室率控制，如≤110次/min。β受体阻滞剂可用于控制心室率的长期治疗。也可使用非二氢吡啶类钙通道阻滞剂，如地尔硫䓬（禁用于左心室收缩功能不全者）。合并心衰可选用地高辛。长期控制心室率的治疗慎用胺碘酮。

（2）节律控制

①复律治疗：房颤转复为窦性心律的方式有药物复律、电复律及导管消融。对于血流动力学稳定患者，优先选用药物复律。所有复律方式均存在血栓栓塞风险，择期复律需给予“前三后四”的充分抗凝治疗，即房颤复律前至少抗凝3周，复律后继续抗凝4周。但若病情需要，可在经食管超声确定无血栓的情况下紧急复律。

②维持窦性心律治疗：房颤复发的危险因素包括体重、睡眠呼吸暂停低通气综合征、心衰、高血压、糖尿病、左心房扩大及左心室功能障碍等。控制并干预这些危险因素，有助于维持窦性心律，预防房颤复发。部分房颤患者需长期服用抗心律失常药物预防复发，最有效的是胺碘酮。

问题8. 转诊指征。

1. 紧急转诊

（1）出现意识障碍和神经系统定位体征，考虑并发卒中者。

（2）出现血流动力学不稳定者。

（3）预激合并房颤伴有快速心室率者。

（4）合并心绞痛发作或急性心肌梗死者。

（5）合并急性心衰者。

（6）有晕厥，长RR间期（>5秒），可能需接受起搏治疗者。

（7）出现中度以上出血事件者。

2. 普通转诊　需要上级医院进一步检查、诊断及治疗的患者均可择期普通转诊。

（四）问题处理计划（P）

1. 进一步检查计划　监测心率、心律，定期复查心电图，监测血糖、血脂、肝肾功能、糖化血红蛋白、尿微量白蛋白、超声心动图、颈动脉超声等指标。

2. 治疗计划

（1）非药物治疗

①合理饮食：建议每日减少食盐的摄入量至6g，减少碳水化合物、脂肪摄入。②规律运动：健身操等其他可耐受的有氧运动。③减重：结合适当的饮食及运动治疗，减轻体重，目标为每月减重1~2kg，使BMI能够达到18~24kg/m^2。

（2）药物治疗：达比加群酯胶囊110mg，2次/d；琥珀酸美托洛尔47.5mg，1次/d；氨氯地平贝那普利5mg/10mg，1次/d；二甲双胍500mg，3次/d，阿卡波糖100mg，3次/d；阿托伐他汀20mg，1次/晚。

注意：老年非瓣性房颤患者，非维生素K拮抗剂（如达比加群酯）优于华法林，尤其患者不愿频繁监测INR，首选达比加群酯抗凝治疗。对所有的房颤患者均可首先考虑心室率控制，β受体阻滞剂的口服制剂（如美托洛尔）是控制心室率的长期治疗首选药物。高血压2级（高危）首选联合用药，优先推荐固定复方制剂，高血压合并糖尿病，推荐ACEI或ARB，因此，氨氯地平贝那普利复方制剂尤其适合本患者。二甲双胍是2型糖尿病的首选药物，加用阿卡波糖减少葡萄糖吸收，适合喜食碳水化合物的患者。阿托伐他汀是强效他汀类药物，适合糖尿病伴血脂异常患者。

（3）导管消融治疗：患者可考虑行导管消融，但需慎重权衡导管消融治疗的风险。

【案例提示】

全科医生在日常的工作中，经常会遇到房颤患者。全科医生应该对患者进行临床分型（初发房颤、阵发性房颤、持续性房颤、永久性房颤），评价患者存在的危险因素及发生卒中的风险，根据病情评估决定是否需转诊至上级医院。房颤需长期慢性病管理，全科医生应对其进行一对一的健康教育，内容包括房颤的病因、抗凝治疗、相关并发症和危险因素及其干预等注意事项，帮助患者正确认识疾病。对于永久性房颤的患者，应密切监测患者的心室率及药物的不良反应情况。对于有高血压、糖尿病等其他慢性病的患者应积极控制血压、血糖、血脂等，以达到全面达标的目的，延缓相关并发症的发生。

第五节　心脏骤停案例

【案例概要】

患者，女，42岁，大专文化，已婚，退休。

（一）主观资料（S）

意识丧失5分钟。

患者因“尿频、尿急、尿痛、发热、腰痛1日”到社区卫生服务中心就诊，经检查后诊断为“急性肾盂肾炎”，询问无药物过敏史后予“左氧氟沙星注射液0.4g”静脉滴注，输液5分钟后突然出现意识丧失，呼之不应，四肢瘫软。医护人员迅速到位救助，发现大动脉搏动消失，血压测不到。

既往身体健康。无明确药物、食物过敏史；否认脑部疾病、癫痫、肺部及心脏疾病史；无手术、外伤、输血史，无传染病史；无吸烟、饮酒史；近期精神可，饮食、大便正常，心情、睡眠均正常；家庭和睦，经济情况良好；否认家族遗传病史。

问题1. 根据现有资料，考虑可能的问题是什么？为什么？

考虑过敏性休克，心脏骤停。

心脏骤停是指心脏突然停止射血，造成循环停止而产生的一系列症状和体征，包括意识丧失、晕厥、大动脉搏动消失等。心脏骤停是猝死的重要原因。过敏性休克是心脏骤停的常见原因之一。左氧氟沙星注射液静脉滴注，输液5分钟后突然出现心脏骤停，首先考虑过敏性休克。

问题2. 有没有绝对不能忽视的问题？

及时有效的心肺复苏（CPR）至关重要。

问题3. 接下来需要做哪些检查？

急查生命体征。心电图是诊断心脏骤停的辅助检查。

（二）客观资料（O）

1. 体格检查　脉搏0次/min，呼吸0次/min，血压0mmHg，口唇发绀，瞳孔稍大，对光反射迟钝，意识丧失。

2. 辅助检查　心电图，见图1-3。

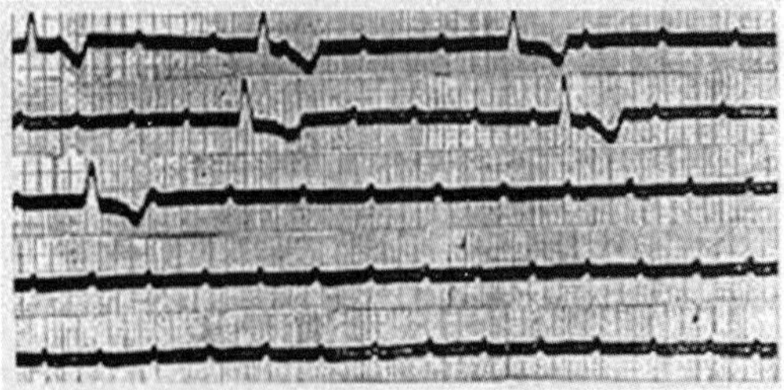

图1-3　心脏骤停心电图

问题4. 目前诊断是什么？依据是什么？

目前诊断：心脏骤停。心电图：心室停顿。

问题5. 疾病严重程度。

心脏骤停是最严重的临床急症，是猝死的主要原因，一旦发生，需及时有效的心肺复苏抢救生命。

问题6. 需要与哪些疾病鉴别？

需要与以下疾病鉴别：

1. 癫痫发作　患者发作时也会有突然倒地，意识丧失，双眼上翻，四肢抽搐等，甚至由于患者的肢体抽动，心电监测时也可能出现类似室性心动过速或心室颤动的干扰波形，可能对诊断带来困难。但仔细听诊时可发现心音存在，大动脉搏动也可触及，患者多可自行苏醒。

2. 非心脏性猝死　发病早期患者的心率、血压存在，猝死由心脏以外的其他基础疾病导致，如严重哮喘、喉头水肿、急性脑血管意外、严重失血等，需结合患者具体情况鉴别。

3. 基础疾病鉴别　心脏骤停发生时，及时有效的CPR及紧急救治是第一位的，可边抢救边寻找病因及诱发因素，或在初步抢救成功后，进行相关基础疾病的鉴别。

（三）问题评估（A）

1. 目前诊断　心脏骤停，过敏性休克。

2. 目前存在的健康问题　心肺复苏：心脏骤停、过敏性休克，需紧急CPR，救命要紧。

问题7. 针对该疾病目前的治疗方法？

1. 心肺复苏（CPR）　心脏骤停发生后4分钟内为抢救的最佳时机。这一时间内，如果给患者实施有效的CPR或识别心律失常，尽早除颤，患者极有可能挽回生命。CPR示意图如图1-4。

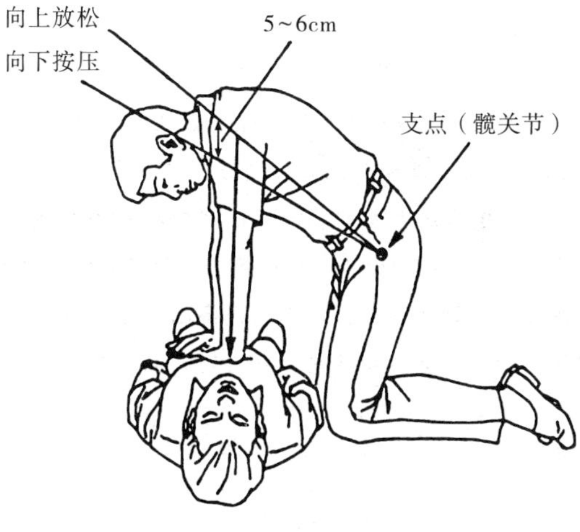

图1-4　心肺复苏示意图

2. 除颤　有除颤器，应以最快速度除颤。方法：打开除颤器电源开关，将2个电极板置于患者胸前（心尖部和右心底部各1个），从监测屏幕中观察患者心律。当发现为可除颤心律时（如室性心动过速、室颤），应立即予高能量电复律（如双向波200J）。首次电复律不成功时，应持续2分钟CPR（约5个循环周期），再次电复律。电复律后均应立即衔接CPR，因为此时心脏仍不能完全有效射血，需要心外按压帮助维持循环，待数秒钟后确认心跳恢复才可停止心外按压。若监测显示为不可除颤心律（如心脏停搏或电机械分离），建议持续CPR，并尽早静脉推注肾上腺素。

3. 药物使用　若第2次除颤不成功，CPR同时应给予肾上腺素1mg静脉推注，推注后再次除颤。以后可间隔3~5分钟多次重复使用，每次1mg。推注1~2次并除颤后仍无效时，可经静脉给胺碘酮300mg（或5mg/kg），迅速推注，以提高再次电复律的成功率。首选给药途径多为较大外周静脉，如肘正中静脉。当除颤和外周静脉用药后，自主循环仍未恢复，可考虑建立中心静脉途径。在CPR患者中不推荐常规使用碳酸氢钠。

4. 气管插管及辅助呼吸　在CPR过程中，若无法保证气道通畅且无可靠的自主呼吸，应尽快气管插管及辅助呼吸。

问题8. 转诊指征。

心脏骤停发生时应以最快速度进行现场CPR及抢救治疗，患者生命体征恢复后，建议由急救车紧急转诊至上级医院进一步诊治。

（四）问题处理计划（P）

1. 心肺复苏（CPR）　发现心脏骤停立即开始CPR，持续心脏按压，同时呼救，联系“120”，连接氧气，记录抢救过程及用药，必要时早期除颤。

2. 过敏性休克抢救　发现患者出现过敏性休克，立即停止继续输注可疑变应原，更换氯化钠注射液，静脉滴注肾上腺素2mg、地塞米松5mg，保存好可疑过敏药物。

3. 复苏后转诊　复苏成功后密切监测患者生命体征，联系“120”，生命体征平稳后转诊上级医院积极治疗。

【案例提示】

心脏骤停抢救成功的关键是抢救是否及时。全科医生应时刻准备应对此种突发事件，快速识别心脏骤停，立即呼救，正确实施心肺复苏；熟知急救车药品、除颤器的使用，医护配合，分工合作，明确复苏成功体征，争取在心脏骤停5分钟内复苏成功，可大大提高存活率。社区卫生服务机构要定期检查急救设备、急救药物，使之处于随时备用状态；经常进行心肺复苏临床技能培训及演练，以不断提高临床业务能力。如为药物所致过敏性休克所致的心脏骤停，心脏转复成功后应封存可疑药品，及时上报药品不良反应，认真总结经验教训。

第二章　神经系统案例

神经系统
案例

第一节　短暂性脑缺血发作案例

【案例概要】

患者，男性，57岁，已婚，高中学历，退休工人。

（一）主观资料（S）

发作性右侧肢体无力伴言语含糊2次。

患者2个月前无明显诱因突发右侧肢体无力及言语含糊，伴眩晕，无头痛、耳鸣、恶心、呕吐，无口角歪斜、饮水呛咳、吞咽困难、肢体麻木，无意识障碍、四肢抽搐、大小便失禁，无视物模糊、黑矇、胸闷、心悸；症状持续约10分钟后自行恢复正常，故患者未进一步就诊。2日前患者无明显诱因再次突发上述症状，持续约20分钟后恢复如常。现为进一步诊治至社区卫生服务中心就诊。患者自发病以来胃纳及精神可，因担心症状会再次发作而略感焦虑，睡眠欠佳，大小便正常。

既往史：高血压病史15年，血压最高170/100mmHg，规则服用降压药物治疗，血压控制于140~150/80~90mmHg；否认糖尿病、冠心病等慢性病史。家族史：其父亲有高血压、脑梗死病史。生活方式：吸烟史30余年，1~2包/d；平时很少运动，喜肉食及油炸类食品。家庭关系和睦、融洽，收入稳定，与妻子和女儿生活在一起，关系良好。

问题1. 根据现有资料，考虑可能的问题是什么？为什么？

考虑短暂性脑缺血发作（transient ischemic attack，TIA）可能。

TIA是脑、脊髓或视网膜局灶性缺血所致的、未发生急性脑梗死的短暂性神经功能障碍，是完全性缺血性卒中的危险信号。TIA好发于中老年人，发病主要与大脑的血流动力学改变和微栓塞等病因有关。患者多有高血压、糖尿病、血脂异常等动脉粥样硬化的危险因素，或伴有瓣膜性和非瓣膜性心脏疾病。TIA常突然起病，临床症状一般不超过1小时，最长不超过24小时，可反复发作，但不遗留神经系统体征。根据受累血管和部位的不同，分为颈内动脉系统TIA和椎基底动脉系统TIA。前者主要表现为缺血对侧肢体的单瘫、轻偏瘫、面瘫和舌瘫，可伴有偏身感觉障碍和对侧同向偏盲等；椎基底动脉TIA则常表现为眩晕、平衡障碍、眼球运动障碍和复视，可有单侧或双侧面部、口周麻木，伴或不伴对侧肢体瘫痪、感觉障碍。

该病例患者具有高血压、吸烟等致动脉粥样硬化的危险因素，其父亲有脑梗死病史，现反复出现一过性的单侧肢体无力及言语含糊，可自行缓解且不遗留后遗症，故考虑TIA可能。

问题2. 有没有绝对不能忽视的问题?

该患者有反复发作性右侧肢体无力伴言语含糊，需要警惕是否有急性缺血性卒中的可能。

问题3. 接下来需要做哪些检查?

对新发TIA患者进行全面的检查及评估，检查及评估内容包括：细致的体格检查（重点关注神经系统体征），此外还应选择以下相关的辅助检查：

1. 一般检查　血常规、凝血功能、肝肾功能、血糖和血脂。

2. 血管检查　动脉易损斑块是栓子的重要来源，颈部血管超声有助于判断有无颈动脉的斑块，并对动脉粥样硬化的易损斑块进行评价。CTA、经颅彩色多普勒超声（TCD）可评估颅内外血管的血流情况。

3. 心脏评估　心电图检查可明确有无心律失常，经胸超声心动图可发现有无心源性栓子来源如心脏附壁血栓、二尖瓣赘生物等。

4. 头颅CT或MRI　患者在就诊当日应进行急诊头颅CT或MRI检查，以除外出血性病变和急性缺血性卒中。

（二）客观资料（O）

1. 体格检查　体温36.7℃，呼吸18次/min，脉搏72次/min，血压136/82mmHg，身高167cm，体重81kg，BMI 29.1kg/m^2，腹围93cm；神志清楚，言语清楚，对答切题，查体合作；双侧瞳孔等大等圆，对光反射灵敏；双侧鼻唇沟对称，口角无偏斜，伸舌居中；心肺未闻及异常；腹软，无压痛及反跳痛，肝脾肋下未及；四肢肌力、肌张力正常，双侧病理征（–）。

2. 辅助检查

血常规：RBC 4.56×10^{12}/L，WBC 6.4×10^9/L，Hb 137g/L，PLT 174×10^9/L；肝功能：ALT 25U/L，AST 17U/L；肾功能：BUN 4.2mmol/L，Cr 91μmol/L，UA 352μmol/L；空腹血糖5.6mmol/L；血脂：TC 6.53mmol/L，LDL-C 4.27mmol/L，HDL-C 0.89mmol/L，TG 1.61mmol/L。

心电图：正常心电图。

头颅CT：未见明显异常。

心脏超声：左心房增大。

颈动脉超声：右侧颈动脉分叉处斑块形成。

问题4. 目前的诊断是什么? 依据是什么?

目前诊断：

1. TIA　TIA的诊断主要依靠病史。该患者有高血压、血脂异常，2个月前突发局灶性脑功能损害症状，符合颈内动脉系统缺血的表现，而且短时期内症状完全恢复，不遗留神经系统体征，头颅CT检查无神经功能缺损对应的病灶，故可诊断为TIA。

2. 颈动脉硬化伴斑块形成　患者有高血压、血脂异常、吸烟等致动脉粥样硬化的危险因素，结合颈动脉超声检查结果，考虑颈动脉硬化伴斑块形成诊断明确。

3. 高血压2级（很高危）　患者既往有高血压病史，血压最高170/100mmHg，符合2级高血压的诊断；患者有多项心血管危险因素，且伴发TIA，故为很高危。

4. 血脂异常　患者此次血脂检查提示总胆固醇及低密度脂蛋白胆固醇升高，故诊断明确。

5. 肥胖　根据患者BMI，诊断明确。

6. 向心性肥胖

问题5. 疾病的严重程度？

TIA发病后2~7日内为卒中的高风险期，对患者进行紧急评估与干预可以减少卒中的发生。目前一般采用ABCD2评分预测TIA患者短期内缺血性卒中的发生风险（表2-1），对于疑似TIA的患者都应早期进行ABCD2评估。ABCD2评分≥4分者，具有高卒中复发风险。

该患者的ABCD2评分为3分，缺血性卒中发生的风险相对较低。

表2-1　TIA的ABCD2评分

分类	TIA临床特征	评分/分
年龄（A）	>60岁	1
血压（B）	收缩压>140mmHg或舒张压>90mmHg	1
临床症状（C）	单侧无力	2
	不伴无力的言语障碍	1
症状持续时间（D）	>60分钟	2
	10~59分钟	1
糖尿病（D）	有	1

问题6. 需要和哪些疾病鉴别？

需要与以下疾病进行鉴别：

1. 急性缺血性卒中　TIA在神经功能缺损症状消失前应与急性缺血性卒中进行鉴别，其鉴别主要依赖于症状、体征的持续时间。TIA患者的神经功能缺损症状一般不超过1小时，短期内可完全恢复而不遗留症状；而急性缺血性卒中患者神经功能缺损症状多为持续性，常大于24小时，且发病早期头颅MRI+DWI检查可显示缺血灶，有助于进行鉴别诊断。

2. 癫痫发作　脑部异常过度神经元活动引起的症状和/或体征，多短暂出现，持续数分钟或数秒，常表现为肢体抽搐，由躯体的一处向周围扩展，可出现发作后的瘫痪或其他功能丧失；癫痫患者多有脑电图异常，有助于鉴别。

3. 梅尼埃病　梅尼埃病患者年龄多为50岁以下，表现为发作性眩晕、恶心、呕吐，与椎基底动脉TIA相似。但前者每次发作持续时间长，发作时伴有耳鸣、眼球震颤，反复发作后听力减退。

（三）问题评估（A）

1. 目前诊断　TIA；颈动脉硬化伴斑块形成；高血压2级（很高危）；血脂异常；肥胖。

2. 目前存在的健康问题

（1）危险因素：向心性肥胖，高血压，血脂异常，不良的生活方式（吸烟、缺乏运动、喜肉食及油炸类食品)。

(2)患者短期内出现反复TIA发作，出现缺血性卒中的风险较大，需积极治疗TIA，避免发生急性缺血性卒中。

(3)目前已经存在颈动脉硬化伴斑块形成，要积极控制危险因素，延缓疾病发生发展。

3. 并发症或其他临床情况　患者有TIA发作史，存在短期内卒中复发的风险；且同时存在高血压、血脂异常、肥胖等多种致动脉粥样硬化的危险因素，辅助检查提示颈动脉硬化伴斑块形成，易伴发缺血性心脏疾病等临床情况，需进一步检查以明确。

4. 患者依从性和家庭可利用的资源　患者依从性佳，自我健康管理能力可，能坚持药物治疗；经济收入稳定，家庭关系融洽，家庭支持度较高。

问题7. 针对该疾病目前的治疗方法。

1. 危险因素控制　通过改善生活方式、积极控制各种可控危险因素，达到推迟脑血管病的发作或预防脑血管病再次发作的目的。

(1)改善生活方式：均衡饮食，建议采用包括水果、蔬菜和低脂奶制品及总脂肪和饱和脂肪含量较低的均衡食谱；降低钠摄入量，增加钾摄入量；建议有吸烟史的TIA患者戒烟；在病情稳定的情况下采用适合自己的运动来降低卒中的危险性。

(2)高血压：既往未接受降压治疗的TIA患者，发病数日后如果收缩压≥140mmHg或舒张压≥90mmHg，应启动降压治疗；既往有高血压病史且长期接受降压药物治疗的TIA患者，如果没有绝对禁忌，发病后数日应重新启动降压治疗；血压宜控制在140/90mmHg以下，对高血压合并糖尿病或肾病者，血压应控制在130/80mmHg以下。

(3)脂代谢异常：对于非心源性TIA患者，应予他汀类药物长期治疗以减少卒中和心血管事件的风险。主要以低密度脂蛋白胆固醇(LDL-C)作为血脂的调控目标，对于TIA患者，LDL-C的目标值应≤1.8mmol/L或LDL-C下降≥50%。

(4)糖代谢异常和糖尿病：对糖尿病或糖代谢异常患者进行生活方式和/或药物干预能减少缺血性卒中和TIA事件，推荐糖化血红蛋白(HbA1c)治疗目标为<7.0%。

2. 口服抗栓药物治疗

(1)抗血小板药物：非心源性栓塞性TIA推荐抗血小板治疗。发病在24小时内，具有卒中高复发风险(ABCD2评分≥4分)的急性非心源性TIA患者，应尽早给予阿司匹林联合氯吡格雷治疗21日；此后阿司匹林或氯吡格雷均可作为长期二级预防用药。

(2)抗凝治疗：伴有房颤的TIA患者推荐抗凝治疗以预防再发的血栓栓塞事件，并应在影像学检查排除脑出血后尽早开始。常用的口服抗凝药物包括华法林和新型口服抗凝药物，华法林治疗的目标剂量是维持INR在2.0~3.0。

(3)外科治疗：严重颈动脉狭窄、椎动脉狭窄伴有症状性椎动脉粥样硬化的TIA患者，应考虑外科治疗或介入治疗。

问题8. 转诊指征。

以下情况应及时转诊：

（1）神经功能缺损症状持续时间＞1小时。

（2）短时期内反复发作TIA。

（3）疑为心源性栓塞性TIA。

（4）ABCD2评分≥4分。

（5）对于症状发作72小时内并存在以下情况之一者：ABCD2评分≥3分；ABCD2评分0~2分，但不能保证系统检查2日之内能在门诊完成的患者。

（6）因设备原因无法进行检查者。

（四）问题处理计划（P）

1. 进一步检查计划　进一步完善头颅MRI、颈动脉及颅内动脉CTA等检查，明确血管病变情况。

2. 治疗计划

（1）患者本次发病至就诊未满72小时，且ABCD2评分≥3分，全科医生建议患者转诊至上级医院进一步治疗。

（2）非药物干预

①饮食指导：限制饮食中食盐的摄入，减少膳食中脂肪含量，增加蔬菜、水果的摄入量；推荐食盐摄入量≤6g/d；每日摄入胆固醇少于300mg，摄入脂肪不应超过总能量的20%~30%，饱和脂肪＜10%。②适当体育锻炼：在病情稳定及允许的情况下，适当进行体育锻炼；运动方式可以选择快走、慢跑、骑自行车等，每次30~45分钟，每周至少5日。③体重管理：通过有计划地锻炼、限制热量摄取和日常运动来控制体重，使BMI＜24kg/m^2、腰围＜90cm；④戒烟。

（3）药物治疗：①抗血小板。阿司匹林100mg，1次/d口服。②调脂、稳定斑块治疗。阿托伐他汀20mg，1次/晚口服。③继续降压治疗。缬沙坦80mg，1次/d口服。

3. 患者经治疗后病情稳定，1个月后至社区卫生服务中心随访。全科医生告知患者TIA后短期内有发生急性缺血性卒中的风险，因此需坚持长期药物治疗，加强危险因素管理。如出现发作间隔缩短、持续时间延长、临床症状加重，则是发展为急性缺血性卒中的预警信号。全科医生告知患者需识别预警信号，如出现预警信号，应立即就诊。

【案例提示】

TIA与缺血性卒中有着密不可分的联系，TIA患者在近期有很高的卒中发生风险。而对TIA患者进行早期干预和治疗，能够显著降低卒中复发风险，也是减轻卒中疾病负担的最佳方法。TIA的社区预防重在危险因素的识别和干预，这也是TIA预防和治疗的基础。其措施包括建立健康的生活方式，积极治疗高血压、血脂异常、糖代谢异常等疾病。对于TIA患者，应积极防治缺血性卒中的发生，在干预危险因素的同时，给予抗栓药物治疗以预防再次发生脑血管病。

第二节　脑梗死案例

动脉粥样硬化性脑梗死案例

【案例概要】

患者，女性，68岁，已婚，初中学历，退休工人。

（一）主观资料（S）

左侧肢体乏力1日，言语含糊2小时。

患者1日前无明显诱因下出现左侧肢体活动不利，左上肢抬举困难，持物不稳，左下肢行走缓慢；当时无头晕、头痛，无饮水呛咳、吞咽困难，无肢体麻木、四肢抽搐及意识障碍，自行休息后症状未缓解。2小时前，患者突然出现口角歪斜，伴言语含糊，无头痛、恶心、呕吐，现为进一步诊治来社区卫生服务中心就诊。患者自发病以来胃纳及精神可，睡眠欠佳，大小便正常。

既往史：2型糖尿病史10余年，不规则口服二甲双胍治疗，空腹血糖波动于7~8mmol/L，餐后血糖12~13mmol/L；高血压病史20余年，最高血压180/110mmHg，曾口服厄贝沙坦治疗，1年前因血压正常而自行停药，停药后未监测血压。家族史：其父亲有高血压、冠心病病史。生活方式：较少体力活动或运动，饮食偏咸，喜油腻饮食。家庭关系和睦、融洽，收入稳定，与丈夫生活在一起，关系良好。

问题1. 根据现有资料，考虑可能的问题是什么？为什么？

考虑急性卒中（缺血性卒中）可能。

急性卒中是一种急性脑血管疾病，是由于脑部血管异常所导致的脑部疾病，包括缺血性卒中和出血性卒中。缺血性卒中又称脑梗死，是指各种脑血管病变所致脑部血液供应障碍，导致局部脑组织缺血、缺氧性坏死，并迅速出现相应神经功能缺损的一种临床综合征。按照TOAST分型，脑梗死可分为大动脉粥样硬化型、心源性栓塞型、小动脉闭塞型、其他明确病因型和不明原因型。出血性卒中主要包括脑出血和蛛网膜下腔出血，前者是指非外伤性脑实质内出血，多由高血压所致；而后者多与颅内血管畸形、动脉瘤或外伤有关。

该患者以一侧肢体无力起病，症状持续时间长而不能自行缓解，同时伴口角歪斜和言语含糊，发病时无头痛、恶心、呕吐，既往有动脉粥样硬化危险因素，故需考虑急性卒中（缺血性卒中）可能。

问题2. 有没有绝对不能忽视的问题？

该患者目前考虑急性卒中（缺血性卒中）可能，但也需要警惕出血性卒中及颅内肿瘤等疾病。

问题3. 接下来需要做哪些检查？

对疑为急性卒中的患者，在评估意识状态、气道、呼吸和循环功能后，应立即进行一般体格检查和神经系统检查，并选择相应的实验室检查和辅助检查：

1. 实验室检查　血常规、凝血功能、肝肾功能、血糖、血脂、心肌损伤标志物。

2. 脑部检查　常用检查包括计算机断层扫描（CT）及磁共振成像（MRI），是所有疑似卒中患者必须完成的检查项目。平扫CT可准确识别绝大多数颅内出血，并帮助鉴别非血管性病变（如脑肿瘤），是疑似卒中患者首选的影像学检查方法，但平扫CT对于早期的缺血性卒中及小梗死灶较难检出；MRI可显示早期缺血性梗死、脑干和小脑梗死灶，弥散加权成像（DWI）在症状出现数分钟内就可发现缺血灶并可早期确定大小、部位，对早期发现小梗死灶较标准MRI更敏感。

3. 血管检查　颈部血管超声可用于发现颈部大血管内膜增厚、动脉粥样硬化斑块、血管狭窄或闭塞等病变；头颅和颈部CT血管成像（CTA）、磁共振血管成像（MRA）可了解颅内外大血管有无狭窄、钙化斑块及其程度和范围。

4. 心脏检查　心电图检查可明确有无房颤，经胸超声心动图检查可发现有无心源性栓子来源如心脏附壁血栓、二尖瓣赘生物等。

（二）客观资料（O）

1. 体格检查　体温36.5℃，呼吸18次/min，脉搏84次/min，血压172/100mmHg，身高159cm，体重60kg，BMI 23.7kg/m^2；神志清楚，言语含糊，查体合作；双侧瞳孔等大等圆，对光反射灵敏；左侧鼻唇沟浅，口角向右偏斜，伸舌左偏；心肺腹查体未见异常；左上肢肌力3级，左下肢肌力2级，右侧肢体肌力5级，左侧巴宾斯基征阳性。

2. 辅助检查

血常规：RBC 4.27×10^{12}/L，WBC 9.1×10^9/L，Hb 122g/L，PLT 228×10^9/L；肝功能：ALT 25U/L，AST 17U/L；肾功能：BUN 5.7mmol/L，Cr 68μmol/L，UA 298μmol/L；心肌酶谱：无异常；随机血糖：17.8mmol/L；糖化血红蛋白：8.5%。

心电图：窦性心律，T波低平倒置（V_3~V_6导联）。

全科医生将患者转诊至上级医院后的检查结果：

头颅CT：颅内散在腔隙性缺血灶；头颅MRI+DWI：右侧基底节区急性脑梗死；颈动脉超声：双侧颈动脉内膜增厚，右侧颈内动脉斑块形成；心脏超声：左心室舒张功能减退。

问题4. 目前的诊断是什么？依据是什么？

目前诊断：

1. 动脉粥样硬化性脑梗死　急性缺血性卒中的诊断标准：①急性起病；②局灶神经功能缺损（一侧面部或肢体无力或麻木，语言障碍等），少数为全面神经功能缺损；③影像学出现责任病灶或症状和体征持续24小时以上；④排除非血管性病因；⑤脑CT/MRI排除脑出血。该患者符合急性缺血性卒中的诊断标准，且具有动脉粥样硬化性卒中的危险因素（年龄、糖尿病、高血压等）及系统性动脉粥样硬化（颈动脉斑块）的证据，心电图及心脏超声已除外心源性栓塞所致的脑梗死可能，故考虑动脉粥样硬化性脑梗死。

2. 2型糖尿病　患者既往有糖尿病史多年，不规则口服降糖药物，血糖控制欠佳，诊断明确。

3. 高血压3级（很高危） 患者既往有长期高血压病史，最高血压达180/110mmHg，为高血压3级；此外患者已出现靶器官损伤（颈动脉斑块）、临床并发症（急性缺血性卒中），故为很高危。

问题5. 疾病的严重程度。

急性缺血性卒中可以通过量表来评估其严重程度，常用量表有：①中国卒中患者临床神经功能缺损程度评分量表（表2-2）；②美国国立卫生研究院卒中量表（NIHSS），是目前国际上最常用量表；③斯堪的纳维亚卒中量表（SSS）。

表2-2 中国卒中患者临床神经功能缺损程度评分量表

项目		评分标准/分	
意识（最大刺激，最佳反应）	两项提问：年龄？现在是几月？相差2岁或1个月都算正确	0	均正确
		1	一项正确
			都不正确，做以下检查
	两项指令（可以示范）握拳、伸拳；睁眼、闭眼	3	均完成
		4	完成一项
			都不能完成，做以下检查
	强烈局部刺激（健侧肢体）	6	定向退让（躲避动作）
		7	定向肢体回缩（对刺激的反射性动作）
		8	肢体伸直
		9	无反应
水平凝视功能		0	正常
		2	侧视运动受限
		4	眼球侧凝视
面肌		0	正常
		1	轻瘫、可动
		2	全瘫
言语		0	正常
		2	交谈有一定困难，借助表情动作表达，或言语流利但不易听懂，错语较多
		5	可简单对话，但复述困难，言语多迂回，有命名障碍
		6	词不达意

续表

项目	评分标准 / 分	
上肢肌力	0	5级：正常
	1	4级：不能抵抗外力
	2	3级：抬臂高于肩
	3	3级：平肩或以下
	4	2级：上肢与躯干夹角＞45°
	5	1级：上肢与躯干夹角≤45°
	6	0级：能动
手肌力	0	5级：正常
	1	4级：不能紧握拳
	2	3级：握空拳、能伸开
	3	3级：能屈指、不能伸
	4	2级：屈指不能及掌
	5	1级：指微动
	6	0级：不能动
下肢肌力	0	5级：正常
	1	4级：不能抵抗外力
	2	3级：抬腿45°以上，踝或趾可动
	3	3级：抬腿45°左右，踝或趾不能动
	4	2级：抬腿离床不足45°
	5	1级：水平移动，不能抬高
	6	0级：不能动
步行能力	0	正常行走
	1	独立行走5m以上，跛行
	2	独立行走，需扶杖
	3	有人扶持下可以行走
	4	自己站立，不能走
	5	坐不需支持，但不能站立
	6	卧床

注：轻型0~15分；中型16~30分；重型31~45分。

该患者应用中国卒中患者临床神经功能缺损程度评分量表进行评分，最后得分为19分，其病情的严重程度为中型。

问题6. 需要和哪些疾病鉴别？

动脉粥样硬化性脑梗死需要与以下疾病进行鉴别：

1. 心源性脑栓塞　起病更为急骤，常在数分钟内达到高峰；有栓子来源的基础心脏疾病，如房颤、风湿性心脏病、感染性心内膜炎等，血管影像学检查一般没有与脑梗死神经功能缺损相对应的颅内或颅外大血管动脉粥样硬化性狭窄（>50%）。

2. 脑出血　鉴别要点见表2-3。

表2-3　动脉粥样硬化性脑梗死与脑出血的鉴别要点

项目	动脉粥样硬化性脑梗死	脑出血
发病年龄	多为60岁以上	多为60岁以下
起病状态	安静或睡眠中	活动或情绪激动时
起病速度	数小时或1~2日症状达到高峰	10分钟或数小时症状达到高峰
全脑症状	无或较轻	头痛、呕吐等高颅压症状
意识障碍	无或较轻	多见且较重
神经体征	多为非均等性偏瘫	多为均等性偏瘫
CT检查	脑实质内低密度病灶	脑实质内高密度病灶

（三）问题评估（A）

1. 目前诊断　动脉粥样硬化性脑梗死；颈动脉硬化伴斑块形成；2型糖尿病；高血压3级（很高危）。

2. 目前存在的健康问题

（1）危险因素：老年女性，高血压，糖尿病，颈动脉硬化伴斑块，不良的生活方式（缺乏体育锻炼、饮食偏咸、喜油腻饮食）。

（2）患者不能坚持长期规律服药，血糖、血压控制不佳。

3. 并发症或其他临床情况　目前已出现靶器官损伤、脑血管疾病并发症，因此要积极改善不良生活方式，控制各种危险因素，避免出现新的靶器官损害和心脑血管并发症。

4. 患者依从性和家庭可利用的资源　患者依从性不佳，自我健康意识较差；家庭收入稳定，可以负担患者的治疗费用；家庭关系融洽，家庭支持度较高。

问题7. 针对该疾病目前的治疗方法。

1. 一般治疗

（1）一般处理：包括吸氧、监测生命体征、维持呼吸功能、控制体温在正常水平、营养支持治疗等。

（2）控制血压：约70%缺血性卒中患者急性期血压升高，与病前存在高血压、焦虑、躁动等有关，大部分患者在卒中后24小时内血压会自行下降。当血压持续升高，收缩压≥200mmHg或舒张压≥110mmHg，或伴有严重心功能不全、主动脉夹层、高血压脑病的患者，可予降压治疗，并严密观察血压变化。卒中后若病情稳定，血压持续≥140/90mmHg，可于起病数日后恢复使用发病前服用的降压药物或开始启动降压治疗。

（3）控制血糖：卒中患者急性期血糖升高比较常见，多为应激反应或原有糖尿病控制不佳所致，应加强监测，并合理使用降糖药物治疗，使血糖控制在7.8~10.0mmol/L。

2. 特异性治疗

（1）改善脑循环

①静脉溶栓治疗：溶栓治疗是目前最重要的恢复脑血流的措施。重组组织型纤溶酶原激活剂（rtPA）和尿激酶是目前使用的主要溶栓药物。在没有禁忌证的情况下，急性缺血性卒中发病3~4.5小时内（≤4.5小时）可考虑使用rtPA静脉溶栓治疗，而发病6小时内（≤6小时）使用尿激酶溶栓治疗。

②抗血小板治疗：不符合溶栓适应证且无禁忌证的急性缺血性卒中患者应在48小时内尽早口服阿司匹林150~300mg/d，急性期后可改为预防剂量（50~300mg/d）。不能耐受阿司匹林者，可考虑选用氯吡格雷等抗血小板治疗。

③血管内介入治疗：包括动脉溶栓、机械取栓、血管成形术和支架植入术。

（2）神经保护：可根据情况酌情使用神经保护剂如依达拉奉、胞磷胆碱等。

3. 急性并发症的处理与预防　急性缺血性卒中可并发脑水肿、消化道出血、感染、深静脉血栓形成等，应予积极防治。

4. 早期康复　在病情稳定的情况下应尽早开始康复治疗，尽量恢复日常生活自理能力。对轻到中度神经功能障碍的缺血性卒中患者可在发病24小时后进行床旁康复、早期离床期的康复训练。

5. 早期开始二级预防　对于病情稳定的患者，应尽早启动卒中的二级预防。

问题8. 转诊指征。

急性缺血性卒中一旦确诊，应立即转诊至上级医院进行诊治。由于社区卫生服务中心多无CT、MRI等大型诊断设备，故全科医生根据患者病史、结合其体格检查等结果考虑急性缺血性卒中可能时，也应立即转诊。当患者突然出现以下任一症状时应考虑急性缺血性卒中的可能，并及时转诊至上级医院明确诊断及治疗：

（1）一侧肢体（伴或不伴面部）无力或麻木。

（2）一侧面部麻木或口角歪斜。

（3）言语含糊或理解困难。

（4）双眼向一侧凝视。

（5）单眼或双眼视力丧失或模糊。

（6）眩晕伴呕吐。

（7）既往少见的严重头痛、呕吐。

（8）意识障碍或抽搐。

（四）问题处理计划（P）

1. 进一步检查计划　病情稳定后进一步行颈部及颅内血管CTA，明确血管病变的程度及范围。

2. 治疗计划　患者急性缺血性卒中可能大，全科医生立即将其转诊至上级医院，经检查明确诊断后收住入院治疗。患者入院后给予抗血小板（阿司匹林100mg，1次/d）、稳定斑块（阿托伐他汀20mg，1次/晚）、控制血糖（二甲双胍0.5g，2次/d+阿卡波糖50mg，3次/d）、控制血压（厄贝沙坦150mg，1次/d）治疗，同时住院24小时后开始进行康复训练。患者经上述治疗2周后症状缓解，左侧肢体乏力、言语含糊较入院时明显好转。1个月后患者至社区卫生服务中心随访。全科医生给予患者以下治疗：

（1）检查计划：患者正在口服他汀类药物，全科医生建议患者复查肝功能、血脂和肌酸激酶。

（2）非药物治疗

①饮食指导：培养清淡饮食习惯，每日食盐不超过6g，烹调油25~30g；减少饱和脂肪酸的摄入，增加食物中蔬菜、水果、豆类、奶制品、可溶性纤维的摄入。②适当体育锻炼：在康复医师的指导下，继续进行肢体康复锻炼，每日1小时。在卒中病情稳定及肢体肌力恢复的情况下，适当进行体育锻炼。结合患者的病情，可先选择轻、中等强度的有氧运动为宜；运动方式可选择步行、打太极拳等，并逐渐增加运动耐力；每周运动3~5次，每次30分钟。③心理康复：指导患者家属积极配合，减轻或消除疾病给患者带来的精神压力，从而改善患者的精神和心理状态。

（3）药物治疗：继续卒中的二级预防治疗，包括抗血小板（阿司匹林100mg，1次/d）、稳定斑块（阿托伐他汀20mg，1次/晚）、控制血压（厄贝沙坦150mg，1次/d）和血糖（二甲双胍0.5g，2次/d+阿卡波糖50mg，3次/d）治疗。

（4）随访：全科医生告知患者缺血性卒中是慢性病，需长期规律坚持服药及积极控制危险因素，才能延缓并发症的发生，降低卒中的复发率。同时告知患者需定期门诊随访，3个月后复查肝肾功能、血脂、肌酸激酶、糖化血红蛋白、粪便隐血试验；每年随访颈动脉超声、心脏超声，必要时随访头颅MRI或CT。

【案例提示】

急性缺血性卒中属于急症，超早期溶栓治疗对于有效挽救缺血半暗带组织、防止神经功能的缺失起到决定性作用。因此全科医生应加强对缺血性卒中的院前识别，对疑似卒中的患者尽早转诊至上级医院，以便尽快对合适的急性缺血性卒中患者进行溶栓治疗。而对于缺血性卒中急性期后的患者，二级预防非常重要。通过有效的二级预防，减少卒中的复发率和死亡率。全科医生应强化二级预防，针对所有可控的危险因素进行积极的治疗与控制，针对潜在可控的危险因素选择适当的措施进行干预。

心源性脑栓塞案例

【案例概要】

患者，女性，45岁，已婚，本科学历，公司职员。

（一）主观资料（S）

突发头痛伴右侧肢体无力5小时。

患者5小时前在进餐时突发头痛，较为剧烈，随后出现右侧肢体无力，无法活动。家属发现其口角歪斜、饮水呛咳、不能言语，无恶心、呕吐，无四肢抽搐及意识障碍，家属将患者送至社区卫生服务中心就诊。

既往史：风湿性心脏病病史20余年，房颤病史8年余，目前口服琥珀酸美托洛尔47.5mg，1次/d；6年前行人工二尖瓣置换术，术后口服华法林2.5mg，1次/d至今，近2年因工作繁忙、频繁出差而未定期监测INR；否认高血压、糖尿病、血脂异常病史。家族史：否认直系亲属中冠心病、糖尿病、高血压、卒中病史。生活方式：无烟酒嗜好；每日步行锻炼40~60分钟；饮食清淡，荤素搭配。家庭关系良好，与丈夫及儿子生活在一起，家庭居住环境及经济状况良好。

问题1. 根据现有资料，考虑可能的问题是什么？为什么？

考虑心源性脑栓塞可能。

心源性脑栓塞是指来自心脏和主动脉弓的栓子通过循环导致脑动脉栓塞引起相应脑功能障碍的临床综合征。常见病因有瓣膜性或非瓣膜性房颤、心衰、急性冠脉综合征、风湿性心脏病、人工心脏瓣膜、感染性心内膜炎等。心源性脑栓塞的栓子通常来源于心房、心室的附壁血栓及心脏瓣膜赘生物等，随血流进入脑动脉，使血管急性闭塞或严重狭窄，导致局部脑组织缺血、缺氧性坏死，并迅速出现相应神经功能缺损。

该患者存在心源性脑栓塞的病因（风湿性心脏病、房颤、人工心脏瓣膜），突发急性起病，临床症状表现为局灶性神经功能缺损（一侧肢体无力、失语），故考虑心源性脑栓塞可能。

问题2. 有没有绝对不能忽视的问题？

需警惕出血性卒中及颅内肿瘤等疾病引起的神经功能缺损。

问题3. 接下来需要做哪些检查？

心源性脑栓塞是急性缺血卒中的一种类型，因此疑诊为心源性脑栓塞者，应立即评估其意识状态、气道、呼吸和循环功能，并进行一般体格检查和神经系统检查，选择相应的实验室检查和辅助检查：

1. 实验室检查　血常规、凝血功能、肝肾功能、心肌损伤标志物。

2. 脑部检查　计算机断层扫描（CT）及磁共振成像（MRI），了解病变的程度和范围，并可鉴别颅内出血和肿瘤性病变。

3. 心脏评估　心电图检查可作为确定房颤、心肌梗死的依据；通过经胸超声心动图和/或经食管超声心动图可发现来自心脏的栓子、升主动脉和主动脉弓处斑块（厚度≥4mm）。

（二）客观资料（O）

1. 体格检查　体温36.8℃，呼吸20次/min，脉搏108次/min，血压150/90mmHg，身高164cm，体重56kg，BMI 20.8kg/m^2；神清，运动性失语，查体合作；双侧瞳孔等大等圆，对光反射灵敏；右侧鼻唇沟浅，口角向左偏斜，伸舌右偏；颈软，无抵抗；双肺呼吸音清，未闻及干、湿啰音；心率108次/min，律绝对不齐，第一心音强弱不等，二尖瓣区闻及金属瓣音，未闻及杂音；左侧肢体肌力5级，右上肢肌力0级，右下肢肌力0级，右侧巴宾斯基征阳性。

2. 辅助检查

血常规、肝肾功能均无异常；凝血功能：PT 15.7秒，INR 1.62，TT 20.1秒，FIB 368 mg/dl；心肌损伤标志物：cTnT 0.012 μg/L，NT-proBNP 342.2 ng/L。

心电图：①快速性房颤；②ST段改变（ST段在Ⅱ、Ⅲ、aVF导联水平压低0.05mV）。

全科医生将患者转诊至上级医院后的检查结果：

头颅CT：左侧颞顶叶大片状低密度影，考虑急性脑梗死可能性大；心脏超声：左心房增大，人工机械瓣未见异常。

问题4. 目前的诊断是什么？依据是什么？

目前诊断：

1. 心源性脑栓塞　心源性脑栓塞的诊断需要满足以下3条（表2-4）：①符合2条必要条件；②符合至少1条支持条件；③排除其他疾病。该患者具有一侧肢体偏瘫、失语等典型的神经功能缺损症状，头颅CT提示左侧颞顶叶大片状低密度影，心电图提示房颤，结合其既往有风湿性心脏病，无动脉粥样硬化的危险因素，故诊断为心源性脑栓塞。

表2-4　心源性脑栓塞的诊断要素

条件类型	表现
必要条件	①典型的临床表现；②头颅CT和/或MRI特征性改变
支持条件（符合下列3条中至少1条）	①超声检查发现心源性栓子（包括心内血栓、心内赘生物、心内肿瘤、升主动脉和主动脉弓处斑块及心脏存在右向左分流）；②心电图检查示心律失常（尤其是房颤）；③血管成像/脑血管造影呈特征性改变（颅内大血管主干或分支突然中断，而其上游血管无明显的动脉粥样硬化性狭窄）
排除其他疾病	

2. 风湿性心脏病，二尖瓣人工瓣膜置换术后，房颤　根据既往病史，结合心电图及心脏超声检查结果，诊断明确。

问题5. 疾病的严重程度。

心源性脑栓塞的严重程度和动脉粥样硬化性脑梗死一样，可通过量表来评估其严重程度（见“动脉粥样硬化性脑梗死案例”）。应用中国卒中患者临床神经功能缺损程度评分量表进行评分，该患者最后的得分为29分，其病情的严重程度为中型。

问题6. 需要和哪些疾病鉴别?

需要与以下疾病进行鉴别：

1. 动脉粥样硬化性脑梗死　由动脉粥样硬化所致，患者有动脉粥样硬化的危险因素（高血压、糖尿病、血脂异常、吸烟等），多于安静休息时发病，症状多在数小时或更长时间内逐渐加重，可能有病情反复，影像学检查示脑动脉主干或皮质分支动脉狭窄（≥50%）或闭塞，可帮助鉴别。

2. 小动脉闭塞性脑梗死　由高血压、糖尿病等引起小动脉脂质透明变性、纤维素坏死所致，主要表现为单纯感觉性卒中、构音障碍-手笨拙综合征、共济失调性轻偏瘫、感觉运动性卒中等，头颅MRI示皮质下直径小于15mm的梗死灶，常位于基底节、丘脑、内囊、放射冠和脑桥，可与心源性脑栓塞鉴别。

（三）问题评估（A）

1. 目前诊断　心源性脑栓塞，风湿性心脏病，二尖瓣人工瓣膜置换术后，房颤。

2. 目前存在的健康问题

（1）危险因素：风湿性心脏病、人工心瓣膜、房颤，栓塞风险高。

（2）患者不能坚持长期规律随访监测，INR未达标。

3. 并发症或其他临床情况　目前已出现心源性脑栓塞，应积极控制INR在目标范围内，避免其他脏器发生栓塞。

4. 患者依从性和家庭可利用的资源　患者文化水平较高，能够正确理解、听从医生的指导。经济收入稳定，家庭关系融洽，家庭支持度较高。

问题7. 针对该疾病目前的治疗方法。

心源性脑栓塞的治疗包括脑栓塞治疗和原发疾病治疗。

1. 脑栓塞治疗　与动脉粥样硬化性脑梗死的治疗原则基本相同（详见“动脉粥样硬化性脑梗死案例”）。心源性脑栓塞急性期抗凝治疗容易增加出血风险，一般不推荐。对大部分房颤导致的心源性脑栓塞患者，可在发病4~14日开始口服抗凝治疗，预防卒中复发。如存在出血转化的高危患者（如大面积梗死、血压控制不佳或出血倾向），抗凝治疗可推迟到14日以后。抗凝药物一般选择华法林或新型口服抗凝药物（NOAC）。在使用华法林抗凝过程中，需要监测INR，使其达标；而使用NOAC则不需要监测INR，适用于非瓣膜病房颤患者。

2. 原发病治疗　对于细菌性心内膜炎造成的栓塞，应积极抗感染治疗；有心律失常者，应予以纠正。

问题8. 转诊指征。

心源性脑栓塞是急性缺血性卒中的一种类型，当患者疑诊急性缺血性卒中时，应立即转诊至上级医院。心源性脑栓塞的转诊指征与动脉硬化性脑梗死相同（见“动脉粥样硬化性脑梗死案例”）。

（四）问题处理计划（P）

患者心源性脑栓塞，全科医生立即将其转诊至上级医院住院治疗。患者入院后给予监测生命体征、抗凝、中成药活血化瘀等治疗，辅以肢体功能康复锻炼。患者经治疗后症状缓解，右侧肢体肌力恢复至2级，3周后出院至社区康复功能锻炼。全科医生给予患者以下治疗：

（1）非药物治疗

①健康教育：全科医生告知患者需长期规律坚持服用华法林抗凝以预防卒中复发，服药期间需定期随访INR。②康复锻炼：在康复医师的指导下，制定康复计划，继续进行肢体及语言康复训练。在康复医师的帮助下渐进性地进行体位转移训练、肢体关节活动度训练，并逐步进行站立、步行康复训练等。③心理康复：患者患病后右侧肢体活动不利，一时不能接受现实，存在焦虑、紧张、恐惧等多种心理障碍。通过对患者的心理评定，针对性地进行心理指导，积极改善其心理状态，减轻疾病给患者带来的精神压力，必要时到心理科门诊治疗。

（2）药物治疗：继续华法林抗凝，使INR控制在2.0~3.0，根据INR结果调整华法林剂量；控制心室率（琥珀酸美托洛尔47.5mg，1次/d口服）治疗。

（3）随访：定期随访INR，在INR稳定前应数日至每周监测1次，当INR稳定后，可以每4周监测1次。同时随访有无鼻腔出血、牙龈出血、皮肤黏膜瘀斑、月经过多等出血征象。

【案例提示】

心源性脑栓塞是急性缺血性卒中的一种类型，但与其他病因所致的缺血性卒中相比，心源性脑栓塞的病情程度相对更重、预后更差、复发率更高。与动脉粥样硬化性脑梗死一样，早期的院前识别非常重要。对疑似卒中的患者尽早转诊至上级医院治疗，尽可能防止神经功能的缺失。大多数心源性卒中可以通过基础疾病的治疗、危险因素的纠正以及抗凝治疗等措施加以预防，因此早期识别和积极干预尤其重要。本案例中患者经治疗后病情稳定转回社区，全科医生对其进行管理，包括指导用药和随访监测，可以有效起到预防卒中复发的效果。

第三节　脑出血案例

【案例概要】

患者，男性，57岁，已婚，高中学历，工人。

（一）主观资料（S）

突发左侧肢体无力伴意识障碍3小时。

患者3小时前与同事争吵时突感左侧肢体无力，之后歪倒在沙发上，同事发现其意识不清，呼之不应，无恶心、呕吐，无四肢抽搐及大小便失禁，为进一步诊治，将患者送至社区医院就诊。

既往史：高血压病史20余年，最高血压达200/110mmHg，平时服用氨氯地平5mg，1次/d，血压控制于150~160/90~100mmHg；血脂异常史数年，间断服用瑞舒伐他汀治疗。否认糖尿病、冠心病病史。家族史：其母亲有高血压、卒中病史。生活方式：吸烟30余年，20支/d；饮酒20余年，平均每日250ml白酒。平时无体育锻炼习惯，喜欢油腻及腌制食品。家庭收入稳定，家庭关系良好，与妻子及儿子生活在一起，近期因工作原因感压力较大。

问题1. 根据现有资料，考虑可能的问题是什么？为什么？

考虑脑出血可能。

脑出血是指发生在脑实质内的出血，具有发病急、病情变化快、致死率和致残率高的特点。高血压是脑出血最常见的原因。绝大多数为高血压伴脑小动脉病变，在血压骤升时破裂，又称高血压脑出血。脑出血多发生于中老年人，寒冷季节易发病，多有高血压病史，常在剧烈的情绪激动时发生，短时期内达高峰，常有头痛、恶心、呕吐、意识障碍、神经功能缺损等症状。

该患者起病急骤，发病前有情绪激动史，并迅速出现局灶神经功能缺损症状及意识障碍，结合既往长期高血压病史，故考虑脑出血可能性大。

问题2. 有没有绝对不能忽视的问题？

需警惕其他引起意识障碍的疾病，如颅内感染、肿瘤、中毒及全身性疾病等。

问题3. 接下来需要做哪些检查？

首先评估生命体征，并进行一般体格检查和神经系统检查；在生命体征平稳的情况下选择相应的辅助检查：

1. 影像学检查　影像学检查是脑出血诊断的重要手段，尤其是头颅CT检查是诊断早期脑出血的“金标准”。因此只要患者病情允许，都应该进行影像学检查以明确诊断。CT平扫可迅速、准确地显示血肿的部位、出血量、是否破入脑室及周围脑组织受损等情况；而脑血管检查，如CT血管成像（CTA）、磁共振血管成像（MRA）等，有助于了解导致脑出血病变的血管及病因。

2. 实验室检查　①血常规、血糖、肝肾功能和电解质；②心电图和心肌缺血标志物；③出凝血功能；④血氧饱和度。

（二）客观资料（O）

1. 体格检查　体温36.9℃，呼吸20次/min，脉搏112次/min，血压194/110mmHg，SaO_2 94%，身高174cm，体重75kg，BMI 24.7kg/m^2。昏迷，查体不合作；双侧瞳孔等大等圆，直径约3mm，对光反射灵敏，压眶反应（+）；颈软，无抵抗；双肺呼吸音粗，未闻及干、湿啰音；心率112次/min，律齐，未闻及杂音；左侧肢体肌力0级，左侧巴宾斯基征阳性。

2. 辅助检查　血常规、肝肾功能、电解质、凝血功能均无异常；血糖：10.4mmol/L；血脂：TC 6.32mmol/L，LDL-C 4.01mmol/L，HDL-C 1.05mmol/L，TG 2.08mmol/L，脂蛋白（a）694nmol/L；心肌损伤标志物：cTnT 0.010μg/L，NT-proBNP 237.8ng/L。

心电图：①窦性心律；②T波改变（T波在V_4~V_6导联低平、倒置）。

全科医生将患者转至上级医院后检查结果：头颅CT示右侧基底节区高密度影，考虑脑出血。

问题4. 目前的诊断是什么？依据是什么？

目前诊断：

1. 脑出血　诊断标准：①急性起病；②局灶神经功能缺损症状（少数为全面神经功能缺损），常伴有头痛、呕吐、血压升高及不同程度的意识障碍；③头颅CT显示出血灶；④排除非血管性脑部病因。该患者起病急，病情发展迅速，伴有神经功能缺损症状，头颅CT提示右侧基底节区高密度灶，无其他非血管性脑部疾病，符合脑出血诊断标准。

2. 高血压3级（很高危）　患者有高血压病史多年，最高血压200/110mmHg，并发脑出血，故为高血压3级（很高危）。

3. 血脂异常　有血脂异常病史，服用他汀类药物，诊断明确。

问题5. 疾病的严重程度。

脑出血患者可采用卒中量表评估病情严重程度、判断预后及指导治疗。常用的量表有：①格拉斯哥昏迷量表（GCS）（表2-5）；②美国国立卫生研究院卒中量表（NIHSS）；③脑出血评分量表。

表2-5　格拉斯哥昏迷量表（GCS）

内容	标准	评分/分
睁眼反应	自动睁眼	4
	听到言语、命令时睁眼	3
	刺痛时睁眼	2
	对任何刺激无睁眼	1
言语反应	能正确会话，并正确回答医生问题	5
	回答错误	4
	用词不适当但尚能理解含义	3
	言语难以理解	2
	无任何言语反应	1
运动反应	能执行简单命令	6
	刺痛时能指出部位	5
	刺痛时肢体能正常回缩	4
	刺痛时躯体出现异常屈曲（去皮层状态）	3
	刺痛时躯体异常伸展（去大脑强直）	2
	对刺痛无任何运动反应	1

注：轻型，GCS 13~15分，意识障碍小于20分钟；中型，GCS 9~12分，意识障碍20分钟~6小时；重型，GCS 3~8分，昏迷大于6小时。

该患者GCS评分为6分，属于重型。

问题6. 需要和哪些疾病鉴别？

需要与以下疾病进行鉴别：

1. 急性脑梗死　好发于老年人，多于安静或睡眠中起病，部分患者起病前可有多次TIA发作史，头颅CT表现为脑实质内低密度病灶。

2. 蛛网膜下腔出血　发病年龄较轻，起病急，表现为持续性剧烈头痛，神经系统体征以脑膜刺激征为主；头颅CT示蛛网膜下腔内高密度影。

3. 其他可引起意识障碍的疾病　如药物中毒、代谢性疾病等（低血糖、肝性脑病、尿毒症），主要从病史、相关实验室检查提供线索，头颅CT无出血性改变。

（三）问题评估（A）

1. 目前诊断　脑出血；高血压3级（很高危）；血脂异常。

2. 目前存在的健康问题

（1）危险因素：高血压，血脂异常，长期吸烟、饮酒，缺乏体育锻炼，喜欢油腻及腌制食品。

（2）患者血压控制不佳。

3. 并发症或其他临床情况　可能并发脑水肿、颅内高压，需警惕脑疝的出现。

4. 患者依从性和家庭可利用的资源　患者依从性不高，但经济收入稳定，家庭和睦，能提供较好的心理和生活照顾。

问题7. 针对该疾病目前的治疗方法。

脱水降颅内压，防治各种并发症，降低致残率和死亡率。

1. 内科治疗

（1）一般治疗：卧床2~4周，保持安静，避免情绪激动；监测生命体征，适当抬高床头，保持呼吸道通畅，注意水、电解质平衡和营养等。

（2）降低颅内压：脑出血后脑水肿约在48小时内达到高峰，3~5日后逐渐消退；脑水肿可造成颅内高压，而颅内高压是影响脑出血死亡率和致残率的主要因素。积极控制脑水肿、降低颅内压是脑出血急性期治疗的关键环节。

（3）血压管理：脑出血急性期常合并高血压，急性期血压管理非常重要。目前的指南推荐对于收缩压超过150mmHg、无急性降压治疗禁忌证的脑出血患者，将收缩压降至140mmHg是安全的，并且可能改善患者的功能预后；当患者收缩压>220mmHg时，在持续血压监测下积极降压是合理的，但应根据患者高血压病程的长短、基础血压值及入院时血压情况决定降压目标。在降压治疗期间应监测血压，避免血压变异性过大。

（4）止血治疗：如有凝血功能障碍，可针对性给予止血药物治疗。

（5）并发症治疗：如感染、应激性溃疡、癫痫发作等，可予相应药物治疗。

2. 外科治疗　严重的脑出血患者可考虑外科手术治疗。通常以下情况需要考虑手术治疗：①基底核区中等量以上出血（壳核出血≥30ml，丘脑出血≥15ml）；②小脑出血≥10ml或直径≥3cm，或合并明显脑积水；③重症脑室出血；④合并脑血管畸形、动脉瘤等血管病变。

3. 康复治疗　脑出血后，只要患者的生命体征平稳，病情不再进展，宜尽早进行肢体功能、言语功能及心理的康复治疗，促进肢体和言语功能的恢复，提高生活质量。

问题8. 转诊指征。

脑出血起病急，进展迅速，预后差。一旦在社区中疑为脑出血可能时，应立即转诊至上级医院进一步明确诊断和治疗，具体转诊指征见第二节“动脉粥样硬化性脑梗死案例”。

（四）问题处理计划（P）

1. 进一步检查计划　待病情稳定后，可进一步行CTA或MRA排除颅内动脉瘤或动静脉畸形所致的出血，同时可进一步行头颅增强MRI，排除颅内肿瘤。

2. 治疗计划　社区全科医生详细了解患者发病过程、既往病史，并进行神经系统查体后，考虑患者脑出血可能，立即将患者转诊至上级医院，并收入神经内科重症监护病房（ICU）治疗。患者入院后予监测生命体征、脱水降颅内压（甘露醇、呋塞米）、营养支持、控制血压（乌拉地尔）、防治感染及消化道出血等治疗；请神经外科会诊后考虑患者出血量大于30ml，决定给予手术治疗，故行开颅血肿清除术，手术顺利。

患者术后意识逐步转清，病情趋于稳定，后辅以肢体功能康复锻炼，4周后出院转回社区医院康复功能锻炼。全科医生给予患者以下治疗：

（1）非药物治疗

①健康教育：低盐低脂饮食，每日食盐量6g/d以下，油脂量20~30g/d，减少饱和脂肪酸的摄入；食物多样，要求每日膳食应包括谷薯类、蔬菜水果类、畜、禽、鱼、蛋、奶类、大豆坚果类等食物；每日摄入300~500g蔬菜，新鲜水果200~350g；戒烟戒酒。

②康复锻炼：在康复医师的指导下，制定康复锻炼计划，进行肢体运动训练。包括关节活动度的维持和扩大训练、良肢位摆放、关节肌肉被动运动、主动及辅助运动、主动及阻力运动、轮椅使用训练、坐位及站立平衡训练、日常生活能力训练等；根据恢复情况，康复强度由弱到强，幅度、强度和次数可逐步增加，并鼓励患者自行功能锻炼并逐渐离床活动。言语治疗（包括听觉训练），可促进语言理解、口语表达，有助于恢复或改善构音功能，提高语音清晰度等。

③心理康复：减轻心理压力，避免情绪激动；鼓励患者积极治疗的决心及毅力，改善生活自理能力、提高生活质量。

（2）药物治疗：积极控制血压、血脂等危险因素。

①继续降压治疗（氨氯地平5mg，1次/d+缬沙坦80mg，1次/d），降压目标为血压<140/90mmHg。

②控制血脂在目标范围内：规律口服他汀类药物（瑞舒伐他汀10mg，1次/晚）。患者长期高血压，合并吸烟、年龄（男性≥45岁）等危险因素，调脂目标为LDL<1.8mmol/L。

（3）随访：全科医生建议患者定期随访，至少每3个月随访一次。随访的内容包括生活方式评估、服药依从性及不良反应、危险因素控制（血压、血糖、血脂等）、日常生活能力评估、认知功能评估、功能锻炼及恢复情况、心理状况评估等。

【案例提示】

脑出血发病凶险，病情进展迅速，容易出现神经功能恶化，致残率及致死率高。社区全科医生必须具备迅速识别疑似脑出血患者的能力，并尽快转诊至上级医院，这对于保护神经功能、挽救患者生命具有重要意义。而对于经积极治疗后病情稳定并转回社区的脑出血患者，全科医生应提供综合管理，包括有效控制基础疾病、避免脑出血再发、改善肢体及语言功能、提高生活自理能力等，延长患者生命，提高生存质量。

第四节　蛛网膜下腔出血案例

【案例概要】

患者，男性，38岁，已婚，大学本科，销售经理。

（一）主观资料（S）

头痛伴恶心、呕吐5小时。

患者5小时前饮酒后突发头痛，为整个头部剧烈疼痛，伴面色苍白、出冷汗及恶心、呕吐胃内容物，为喷射样呕吐。无肢体麻木、乏力及活动障碍，无意识障碍、四肢抽搐及大小便失禁。患者头痛持续不缓解，家属立即将患者送至社区卫生服务中心就诊。

既往史：2年前因反复头晕而行检查发现颅内动脉瘤，后未行进一步治疗。否认高血压、糖尿病、血脂异常等慢性病史。家族史：父亲有糖尿病史。生活方式：应酬性吸烟；因工作原因，经常应酬饮酒，平均每次饮白酒250ml，3~4次/周。工作压力大，作息时间不规律，平时很少运动。家庭收入稳定，家庭关系良好，与父母、妻子及女儿生活在一起。

问题1. 根据现有资料，考虑可能的问题是什么？为什么？

考虑蛛网膜下腔出血可能。

蛛网膜下腔出血（subarachnoid hemorrhage，SAH）是指脑底部或脑表面血管破裂后，血液流入蛛网膜下腔引起相应临床症状的一种卒中，又称原发性蛛网膜下腔出血。因脑实质内出血，血液穿破脑组织流入蛛网膜下腔者，称为继发性蛛网膜下腔出血。颅内动脉瘤是蛛网膜下腔出血最常见的病因（85%），其他病因包括脑动静脉畸形、颅底异常血管网病、夹层动脉瘤、血管炎、结缔组织病、颅内肿瘤、血液系统疾病等。蛛网膜下腔出血患者最突出的临床症状是头痛，无论在重体力活动时或情绪激动状态下还是正常活动期间均可发病，多为异常剧烈的头痛，不能缓解或呈进行性加重，伴恶心、呕吐，呕吐多为喷射性、反复性。一部分患者可有不同程度的意识障碍、局灶性神经功能缺损、癫痫发作和脑膜刺激征。

该患者突发剧烈头痛，伴恶心及喷射样呕吐，头痛剧烈而不能缓解，结合其既往颅内动脉瘤病史，故考虑蛛网膜下腔脑出血可能性大。

问题2. 有没有绝对不能忽视的问题?

需警惕其他引起头痛的严重疾病，如颅内感染、肿瘤、脑出血等。

问题3. 接下来需要做哪些检查?

生命体征评估、体格检查和神经系统检查，并完善相关辅助检查。

1. 实验室检查　包括血常规、血糖、肝肾功能、凝血功能和心肌损伤标志物等。

2. 辅助检查

（1）头颅CT平扫：CT是蛛网膜下腔出血诊断的首选检查。CT检查可见蛛网膜下腔高密度出血征象，多位于大脑外侧裂、前纵裂池、后纵裂池、鞍上池和环池等，并可以初步判断或提示颅内动脉瘤的位置。

（2）CTA：若患者病情许可，蛛网膜下腔出血患者均需行病因学检查，而蛛网膜下腔出血病因诊断的首选检查方式是CTA。CTA可明确颅内动脉瘤的位置、大小等，CTA目前已经逐步取代DSA成为诊断动脉瘤的首选方法，尤其适用于危重患者。

（3）头颅MRI：MRI也是确诊蛛网膜下腔出血的主要辅助诊断检查方法，尤其是在蛛网膜下腔出血的亚急性期及慢性期，其诊断敏感度优于CT。

（4）数字减影血管造影（DSA）：DSA是诊断颅内动脉瘤和动静脉畸形的金标准，如条件具备且病情许可时，应尽早行DSA。

3. 腰椎穿刺　对于头颅CT检查结果阴性但临床上高度怀疑蛛网膜下腔出血的患者，建议进一步行腰椎穿刺检查。均匀血性脑脊液是蛛网膜下腔出血的特征性表现，但需注意排除穿刺过程中损伤出血的可能。

（二）客观资料（O）

1. 体格检查　体温36.8℃，呼吸18次/min，脉搏97次/min，血压150/100mmHg；神志清楚，但略烦躁，查体尚合作；双侧瞳孔等大等圆，直径约2.5mm，对光反射灵敏；颈项强直，克尼格征（+）；心肺腹查体无特殊；双侧肢体肌力5级，肌张力正常，双侧病理征阴性。

2. 辅助检查

血常规：WBC 11.6×10^9/L，NE% 78.4%，余正常；肝功能：ALT 31U/L，AST 23U/L；肾功能：BUN 6.4mmol/L，Cr 63μmol/L，UA 405μmol/L；随机血糖：7.2mmol/L；凝血功能：PT 11.5秒，INR 1.08，TT 17.2秒，FIB 239mg/dl。

心电图：正常心电图。

全科医生将患者转至上级医院后检查结果：

头颅CT：各脑沟、脑裂、小脑幕及大脑镰周围可见高密度影，考虑蛛网膜下腔出血；颅内动脉CTA：基底动脉走行迂曲，末端小囊状突起，直径约5mm，考虑基底动脉末端动脉瘤可能。

问题4. 目前的诊断是什么? 依据是什么?

目前诊断：

1. 蛛网膜下腔出血　诊断标准：①突发持续性剧烈头痛伴恶心、呕吐，伴或不伴意识障碍，无局灶性神经缺损体征，脑膜刺激征阳性；②头颅CT证实蛛网膜下腔高密度影或腰椎穿刺检查提示压力增高和均匀血性脑脊液。该患者表现为突发的持续剧烈头痛伴恶心、呕吐，体格检查提示脑膜刺激征阳性，头颅CT证实蛛网膜下腔高密度影，因此蛛网膜下腔出血诊断明确。

2. 颅内动脉瘤　根据患者颅内动脉CTA检查结果，考虑该诊断明确。

问题5. 疾病的严重程度。

蛛网膜下腔出血严重程度及预后的评估工具主要包括Hunt-Hess量表（表2-6）、世界神经外科医师联盟（World Federation of Neurological Surgeons，WFNS）量表、改良Fisher量表（表2-7）及Claassen分级等，后两个量表的评估内容基于影像学检查结果，评估迟发性血管痉挛的发生率。该患者按照Hunt-Hess量表，分级为2级。

表2-6　Hunt-Hess量表

分级	临床表现	存活率/%
1	无症状或轻度头痛，轻度颈项强直	70
2	中等至重度头痛，颈项强直，除有脑神经麻痹外，无其他神经功能缺失	60
3	嗜睡，意识模糊，或轻微的局灶性神经功能缺失	50
4	昏迷，中-重度偏瘫	20
5	深昏迷，去大脑强直，濒死状态	10

注：如患者有严重全身疾病，如高血压、糖尿病、慢性阻塞性肺疾病及动脉造影上有严重血管痉挛，则评级要加一级。

表2-7　改良Fisher量表

分级	头颅CT表现	血管痉挛风险/%
0	未见出血或仅脑室内出血或实质内出血	3
1	仅见基底池出血	14
2	仅见周边脑池或侧裂池出血	38
3	广泛蛛网膜下腔出血伴脑实质出血	57
4	周边脑池、侧裂池较厚积血	57

问题6. 需要和哪些疾病鉴别？

需要与以下疾病进行鉴别：

1. 高血压脑出血　高血压脑出血与蛛网膜下腔出血的鉴别要点见表2-8。

表2-8 蛛网膜下腔出血与高血压脑出血的鉴别诊断要点

项目	蛛网膜下腔出血	脑出血
常见病因	颅内动脉瘤、动静脉畸形	高血压、动脉粥样硬化
起病缓急	急骤，数分钟症状达高峰	数分钟至数小时达到高峰
血压	正常或升高	显著升高
头痛	非常常见，剧烈	常见，较剧烈
意识障碍	常为一过性昏迷	重症患者持续性昏迷
局灶体征	脑膜刺激征阳性，常无局灶性体征	偏瘫、偏身感觉障碍及失语等局灶性体征
头颅CT	脑池、脑室及蛛网膜下腔高密度灶	脑实质内高密度灶

2. 颅内感染性疾病　除头痛、恶心、呕吐及脑膜刺激征外，常伴有发热，脑脊液可有白细胞升高，头颅CT无出血改变。

3. 颅内肿瘤　头颅CT或MRI可见占位性病变，有助于鉴别。

（三）问题评估（A）

1. 目前诊断　蛛网膜下腔出血；颅内动脉瘤。

2. 目前存在的健康问题　危险因素：蛛网膜下腔出血，颅内动脉瘤，饮酒，工作压力大，作息时间不规律。

3. 并发症或其他临床情况　可能并发再出血和脑血管痉挛。再出血是蛛网膜下腔出血致命的并发症；脑血管痉挛通常在动脉瘤破裂后3~4日内出现，7~10日达到高峰，14~21日逐渐缓解，可出现继发性脑梗死，是死亡和致残的重要原因。

4. 患者依从性和家庭可利用的资源　患者受教育情况良好，能够听从医护人员的指导；经济收入稳定，家庭关系融洽，能提供较好的心理支持和生活照顾。

问题7. 针对该疾病目前的治疗方法。

防治迟发性再出血和脑血管痉挛，祛除病因和预防复发。

1. 内科治疗

（1）一般治疗：绝对卧床休息4~6周；监测并维持生命体征平稳；保持气道通畅，必要时予吸氧；维持水、电解质平衡；避免一切可能引起血压和颅内压增高的诱因，如用力和情绪激动，保持大便通畅；头痛、烦躁者可给予镇痛、镇静药物。

（2）降低颅内压：可使用甘露醇、甘油果糖、呋塞米等。

（3）血压管理：血压过高会导致再出血，而过低会影响颅内灌注压；可在监测血压的情况下，静脉持续输注降压药物使收缩压降至160mmHg左右并维持平稳；降压药物建议选择短效安全的尼卡地平等钙通道阻滞剂或拉贝洛尔等β受体阻滞剂。

（4）抗纤溶药物：蛛网膜下腔出血患者可适当应用氨基己酸、氨甲环酸等抗纤溶药物。对于再出血风险较大且没有禁忌证的颅内动脉瘤患者，早期短程（<72小时）使用

氨甲环酸或氨基己酸可以降低再出血。

（5）防治脑血管痉挛：尼莫地平可以改善蛛网膜下腔出血相关脑血管痉挛，建议尽早口服或静脉使用以改善蛛网膜下腔出血患者的预后。

2. 外科治疗　手术治疗可以阻断动脉瘤内的血流，防止动脉瘤复发及减少并发症，是预防动脉瘤再出血最有效的方式。手术方式有介入治疗（动脉瘤血管内治疗）和外科手术夹闭治疗。血管内治疗包括动脉瘤栓塞术和血流导向装置置入术。有条件者可首选血管内治疗，尤其是年龄＞70岁、Hunt-Hess量表分级4~5级的患者。

3. 并发症治疗　合并脑积水者，可行脑脊液分流术；蛛网膜下腔出血后癫痫的发生率高，对有癫痫发作的患者应给予药物治疗。

问题8. 转诊指征。

蛛网膜下腔出血属于急症，一旦社区疑诊为蛛网膜下腔出血时，应尽快给予基础生命支持后转诊至上级医院专科进行治疗。

（四）问题处理计划（P）

1. 进一步检查计划　患者CTA提示基底动脉末端动脉瘤可能，可进一步行DSA确诊。

2. 治疗计划　社区全科医生根据患者症状，结合其曾有颅内动脉瘤病史，考虑蛛网膜下腔出血可能，立即将患者转诊至上级医院，并收住入院进一步诊治。患者入院后予绝对卧床、监测生命体征、降低颅内压（甘露醇、白蛋白）、预防脑血管痉挛（尼莫地平）等治疗；同时行DSA示：左侧椎动脉V4段动脉瘤，直径约5mm，进一步对左侧椎动脉V4段动脉瘤行支架辅助弹簧圈栓塞术。术后患者症状明显减轻至消失，于2周后出院。1个月后患者至社区全科医生处随访。全科医生给予患者以下治疗：

（1）非药物治疗：全科医生对患者进行了全方位健康教育，嘱患者保持情绪稳定，避免激动；减轻工作压力，生活起居规律，保证充足睡眠；忌烟忌酒，适当运动；科学饮食，多食富含营养、维生素及高纤维的食物，避免进食辛辣刺激性食物；保持大便通畅，避免用力排便、咳嗽。

（2）药物治疗：继续口服尼莫地平，预防迟发性脑血管痉挛。

（3）随访：全科医生建议患者定期专科随访，并告知患者如再发头痛、恶心、呕吐等症状，应立即就诊。

【案例提示】

蛛网膜下腔出血（SAH）是一种常见的急性出血性脑血管疾病，其临床症状轻重不一，病情进展快，并发症多，临床转归复杂。由于SAH的病死率很高，因此社区全科医生必须具备快速识别该疾病的能力，对疑似SAH的患者应尽快转诊后行脑血管检查以明确病因，及时治疗。而对于有SAH危险因素的患者，全科医生应加强健康教育，帮助患者建立良好的生活习惯，积极控制和改善危险因素，避免SAH的发生或再发。

第五节　高血压脑病案例

【案例概要】

患者，男性，56岁，已婚，初中学历，工地管理人员。

（一）主观资料（S）

剧烈头痛伴恶心、呕吐6小时，意识模糊1小时。

患者6小时前与人争吵后出现剧烈头痛，伴恶心、呕吐胃内容物，自行口服索米痛片，效果不佳。1小时前患者出现意识模糊，呼之不应。家人立即将其送至社区医院就诊。

既往史：高血压病史10余年，最高血压180/110mmHg，平时不规律口服氨氯地平，未监测血压。近3年情绪激动时有心前区闷痛，自服麝香保心丸数分钟后能缓解，未进一步检查。否认糖尿病病史。家族史：母亲有高血压病史。生活习惯：吸烟30余年，每日20支。饮酒30余年，每日100ml白酒。工地管理人员，不参加重体力劳动。家庭收入尚稳定，夫妻关系和睦，一子已独立生活。

问题1. 根据现有资料，考虑可能的问题是什么？为什么？

考虑脑血管意外、高血压脑病可能。

脑血管意外即卒中，分为出血性卒中和缺血性卒中两种类型。无论是由血栓形成、栓塞或全身灌注不足导致的脑缺血，还是由脑实质出血或蛛网膜下腔出血导致的脑出血，均可导致急性神经系统损伤。临床上可表现为头痛、恶心、呕吐、颈背部疼痛、脑膜刺激征、头晕、意识障碍、肢体活动障碍、口齿不清、偏身感觉障碍等。高血压脑病是高血压急症的一种，表现为血压快速和显著升高，并伴有头痛、视物模糊、胸痛、呼吸困难、癫痫发作、嗜睡、昏迷和皮质盲等临床症状。

本例患者为男性，56岁，高血压病史10余年，平时不规则口服降压药物，不监测血压。有长期吸烟、饮酒史。此次情绪激动后出现剧烈头痛、恶心、呕吐，并逐渐出现意识障碍，故考虑脑血管意外可能大。需进行进一步检查明确：①是否为卒中；②若为卒中，是何种类型；③若排除卒中，则需要考虑其他诊断，如高血压脑病可能。

问题2. 有没有绝对不能忽视的问题？

该患者根据既往病史诊断为高血压3级，入院后需监测生命体征，若血压急剧升高，需要评估是否存在高血压导致的靶器官功能损害。因为急剧升高的血压对靶器官功能造成的损害将直接影响患者的预后。

问题3. 接下来需要做哪些检查？

首先，需要进行体格检查，重点关注生命体征（包括双侧血压）、心血管系统、眼底、神经系统检查。

其次，需要进行以下实验室检查及辅助检查：

1. 血常规、尿常规、肝肾功能、电解质、凝血功能、D-二聚体、血气分析、cTnT、NT-proBNP、血儿茶酚胺。

2. 检眼镜检查 了解眼底是否有新发的出血、渗出及视神经乳头水肿的情况，协助判断是否存在高血压急症。

3. 完善心电图、胸部X线片、超声心动图检查。

4. 头颅CT或MRI 头颅CT能明确有无脑出血情况，特殊序列的头颅MRI可识别早期缺血性卒中；头颅CT较MRI具有方便、快捷、急诊可及的优点。

（二）客观资料（O）

1. 体格检查 体温36.9℃，呼吸22次/min，脉搏105次/min，血压220/140mmHg，身高170cm，体重80kg，BMI 27.68kg/m^2。神志不清，呼之不应，查体不合作。双侧瞳孔等大等圆，直径约3mm，对光反射存在。眼底见散在出血灶，双眼视神经乳头水肿，眼底动脉细、静脉弯曲扩张。颈软，颈静脉无怒张，肝颈静脉回流征（–）。呼吸稍促，双肺呼吸音粗，未及干、湿啰音。心率105次/min，律齐，未及杂音。腹软，肝脾未及，无压痛及反跳痛。脑膜刺激征（–），四肢肌张力增高，肌力查体不合作。双侧巴宾斯基征（–）。

2. 辅助检查

血常规：RBC 4.58×10^{12}/L，Hb 146g/L，WBC 9.85×10^9/L，PLT 234×10^9/L；肝功能：TBIL 19.3μmol/L，DBIL 6.2μmol/L，ALT 38U/L，AST 45U/L，ALP 120U/L，γ-GT 58U/L；肾功能：BUN 5.8μmol/L，Cr 80μmol/L，eGFR 89ml/（min·1.73m^2）；血电解质：Na$^+$ 140μmol/L，K$^+$ 4.2μmol/L，Cl$^-$ 106μmol/L；凝血功能：PT 11.6秒，APTT 28.8秒；D-二聚体：0.6mg/L；cTnT 0.016μg/L，NT-proBNP：560ng/L；去甲肾上腺素：2.6nmol/L。

心电图：窦性心动过速，左室高电压伴ST-T改变。

胸部X线片：心影增大，两肺纹理增粗。

全科医生将患者转诊至上级医院后检查结果：

超声心动图：左心房、左心室增大，左心室顺应性降低；急诊头颅CT：未见明显异常；头颅MRI平扫+Flair+DWI：脑内散在腔隙性缺血灶。

问题4. 目前诊断是什么？依据是什么？

目前诊断：高血压脑病，高血压3级（很高危），高血压视网膜病变。

患者有高血压病史多年，此次发病血压急剧升高，达220/140mmHg，伴剧烈头痛、恶心、呕吐及意识障碍，眼底检查发现视网膜出血、渗出和视神经乳头水肿。影像学检查（头颅CT及MRI）排除了出血性及缺血性卒中，故考虑高血压脑病、高血压视网膜病变。患者既往最高血压180/110mmHg，伴靶器官功能损害，此次出现高血压脑病，故为高血压3级（很高危）。

问题5. 疾病严重程度。

该患者血压极度升高，达220/140mmHg，有靶器官功能损害：左心房及左心室增大，视网膜病变（出血渗出、视神经乳头水肿），有恶心、呕吐、意识障碍等高血压脑病的临床表现，属于高血压急症，为临床急危重症。

问题6. 需要和哪些疾病鉴别？

高血压脑病是排他性诊断，故必须和卒中（出血性和缺血性两种类型）相鉴别，另外还要考虑有无继发性高血压的可能。

首先，需详细了解病史，了解患者既往有无高血压病史、药物治疗情况及血压控制情况；询问可能导致血压急剧升高的各种诱因，如擅自停用降压药物、急性感染、围手术期、生活应激源、使用可能导致血压升高的药物等。还要询问此次起病的缓急，进展速度。

其次，需要仔细地进行体格检查，了解靶器官损害的程度，同时评估有无继发性高血压可能，如可导致血压突然升高的嗜铬细胞瘤等。

该患者既往诊断为高血压3级，平素不规律服药，且不监测血压，此次在情绪激动时发病，病情进展较快，数小时后出现意识障碍。入院查血压极度升高，血儿茶酚胺阴性，头颅CT及MRI未见出血及急性梗死病灶，可除外卒中和嗜铬细胞瘤。

（三）问题评估（A）

1. 目前诊断　高血压脑病，高血压3级（很高危），高血压视网膜病变。

2. 目前存在的健康问题

（1）危险因素：中老年男性，高血压史多年；超重；长期大量吸烟、饮酒；有高血压家族史。

（2）患者不规律服药，血压控制不佳；已出现靶器官损害和临床并发症。

3. 并发症或其他临床情况　靶器官功能损害和伴发临床疾病：左心室肥厚，高血压脑病，高血压视网膜病变。

4. 患者依从性和家庭可利用的资源　患者经济收入尚稳定，文化水平不高，对自身健康关注度低，既往依从性不佳；患者家庭和睦，但家庭成员文化水平不高，对其支持度较低。

问题7. 针对该疾病目前的治疗方法。

1. 一般治疗　吸氧、安静休息、生命体征的监测、维持出入水量平衡及电解质等内环境的稳定、防治并发症、心理护理等。

2. 降压治疗　降压治疗可以减少靶器官的损伤，预防进行性或不可逆性靶器官损害，降低患者病死率。高血压脑病患者一般选择起效快、可控性强的静脉降压药物，如拉贝洛尔、尼卡地平、乌拉地尔或硝普钠。在降压治疗的同时应注意速度，避免降压过快影响脏器灌注。在降压治疗的第1小时内将平均动脉压（MAP）降低20%~25%，初步降压目标为160~180/100~110mmHg。在达到第一目标后，应减慢降压速度，继续将血压降至安全水平（160/100mmHg），待病情稳定后再逐步降至正常。如有颅内压升高的表现，可联合使用降颅内压药物如甘露醇、利尿剂等。

问题8. 转诊指征。

高血压脑病属于临床急危重症之一，因此社区中如有患者出现短期内血压急剧升高，伴或不伴意识障碍，均应立即转诊。

（四）问题处理计划（P）

1. 进一步检查计划　患者高血压多年，此次血压急剧升高，发生高血压脑病，待血压控制，神经系统症状好转后需要进一步检查评估，如颈动脉超声、肾上腺CT等。

2. 治疗计划　社区全科医生在接诊该患者后，了解患者发病经过，既往疾病及平素高血压控制情况、用药情况后，进行详细的体格检查，包括生命体征、心肺、神经系统等查体后，考虑患者高血压急症诊断，但不能排除合并脑血管意外可能，故立即将患者转诊至上级医院。患者进入急诊ICU治疗，给予心电监护监测生命体征、静脉降压（乌拉地尔）、降颅内压（甘露醇）治疗，患者血压逐渐下降，意识恢复，头痛缓解；且进行相关检查后排除了脑出血、脑梗死、继发性高血压等情况。患者血压控制、神经系统症状改善后出院，至社区医院进一步治疗。社区医生对其进行了健康宣教，并制定了治疗方案如下：

（1）非药物干预：①以有氧运动为主的适当锻炼，注意劳逸结合，避免熬夜、情绪激动等；②低盐饮食，减少脂肪摄入，补充含钾丰富的食物，多吃新鲜的蔬菜水果，戒烟酒；必要时补充叶酸制剂；③减轻体重，建议BMI控制在24kg/m^{2}以下。

（2）药物治疗：该患者高血压3级，建议采用小剂量两种药物联合治疗（缬沙坦80mg，1次/d+氨氯地平5mg，1次/d）。

3. 随访　全科医生嘱咐患者定期至社区医院随访，开始每周一次，根据患者血压情况调整药物剂量，待血压稳定后可每月一次。随访中全科医生应了解其血压控制情况、服药依从性、药物不良反应，同时评估其生活习惯、心理状态等，并告知患者高血压治疗的重要性，不可擅自停药，家中应配备血压计，自我监测血压。

【案例提示】

中国成人高血压患病率约为25%，其中有1%~2%的患者发生高血压急症。高血压急症发病急，预后差，急性期病死率高达6.9%，反复发作的血压急性升高更甚。高血压脑病是高血压急症的一种，多认为是血压急剧升高超过脑动脉自身调节能力，脑小动脉出现持续而强烈的收缩，继而出现被动和强直性舒张，脑部过度灌注而发生脑水肿、颅内压升高，从而出现一系列的神经系统症状，如剧烈头痛、恶心、呕吐、意识障碍、视觉受损等。但高血压脑病是排除性诊断，需排除出血性和缺血性卒中及蛛网膜下腔出血。治疗的重点是快速降压，血压控制后神经系统症状可逐步好转。

第六节 痴呆案例

【案例概要】

患者，男性，74岁，大学本科学历，中学教师，已退休。

（一）主观资料（S）

记忆力减退3年，加重半年。

3年前家人发现患者记忆力减退，近事遗忘明显，但不影响日常生活。近半年来患者症状加重，常不能回忆上顿吃的东西，甚至不知道是否吃过饭，不能记忆最近发生的家庭重大事件（如亲人的故去），不会使用电话等。现家属带患者前来社区就诊。患者发病以来精神可，进食量少，大小便正常；自述睡眠可，体重近1年减轻5kg。

既往史：否认高血压、糖尿病病史。家族史：母亲有心脏病病史，具体不详；父母和兄弟姐妹均无类似症状。生活习惯：长期喜欢饮用绿茶，无烟酒等不良嗜好；喜欢外出散步，但常找不到想去的地方，哪怕是之前经常去的熟悉的地方。家庭和睦，有稳定的退休金，一子已独立生活。

问题1. 根据现有资料，考虑可能的问题是什么？为什么？

考虑阿尔茨海默病可能。

阿尔茨海默病（Alzheimer disease，AD）是一种主要发生于老年和老年前期，以进行性认知功能障碍和行为损害为特征的神经系统退行性疾病。阿尔茨海默病是老年期最常见的痴呆类型，占50%~70%，患病率随年龄呈指数升高，其最基本、最常出现的临床表现为选择性记忆障碍。典型患者在发生记忆障碍时或之后可能出现其他认知领域的损害。执行功能障碍和视觉空间技能障碍常在相对早期出现，而语言障碍和行为症状常出现在病程的较晚期，这些障碍的出现和进展较为隐匿。

本例患者为老年男性，以记忆力减退为主要表现，症状进行性发展，同时地点定向能力也下降，既往无脑血管事件，故首先考虑阿尔茨海默病可能。

问题2. 有没有绝对不能忽视的问题？

阿尔茨海默病的诊断主要基于临床评估，需要除外其他病因引起的痴呆，如血管性痴呆及其他神经退行性痴呆。

问题3. 接下来需要做哪些检查？

详细的认知功能检查和一般神经系统检查对阿尔茨海默病的临床诊断至关重要。

1. 诊断性评估　采集详细病史，包括知情者（如配偶或成年子女）的看法，并且应尽量避开患者，单独与知情者面谈。蒙特利尔认知评估量表（MoCA）是优选的建议评估工具，≤25分为异常。

2. 神经心理测试　注意力、定向、执行功能、言语记忆、空间记忆、语言、计算、思维灵活性和概念化。

3. 神经影像学检查　优选头颅MRI检查，可鉴别脑血管疾病、其他结构性疾病（慢性硬膜下血肿、脑肿瘤、正常压力性脑积水）、脑萎缩等。阿尔茨海默病的结构性MRI表现既有广泛性脑萎缩也有局灶性脑萎缩，以及白质病变，最具特征性的局灶表现为海马萎缩或内侧颞叶萎缩。有条件也可选择FDG-PET或SPECT进行功能性脑成像检查。

4. 生物标志物　脑脊液Aβ42水平低（或Aβ42/Aβ40比值低），脑脊液中总tau和磷酸化tau蛋白增加。

5. 其他实验室检查　常规实验室检查对检出阿尔茨海默病没有帮助，但需要进行某些特殊实验室检查来排除导致痴呆的继发性原因，如自身免疫性认知障碍的标志物NMDAR、AMPA1、AMPA2、LGI1等。

6. 基因检测。

（二）客观资料（O）

1. 体格检查　体温36.3℃，呼吸18次/min，脉搏96次/min，血压110/70mmHg，身高168cm，体重60kg，BMI 21.3kg/m²；发育正常，神志清楚，自主体位，查体合作；心肺腹检查无异常；地点定向力下降，计算力减退，记忆力减退，肌力5级，肌张力正常，病理征（-）。

2. 辅助检查

血常规：RBC 4.38×10^{12}/L，WBC 7.3×10^{9}/L，Hb 135g/L，PLT 279×10^{9}/L；肝功能：ALT 36U/L，AST 27U/L；肾功能：BUN 6.5mmol/L，Cr 107μmol/L，UA 416μmol/L；电解质：Na^+ 137mmol/L，K^+ 4.0mmol/L，Cl^- 105mmol/L。

头颅MRI：老年脑。

问题4. 目前诊断是什么？依据是什么？

目前诊断：阿尔茨海默病。

阿尔茨海默病的诊断包括5个方面：①首先符合痴呆的标准；②痴呆的发生和发展符合阿尔茨海默病的特征，即隐匿起病、缓慢进行性恶化；③有明确的认知损害病史；④表现为遗忘综合征（学习和记忆力下降，伴1个或1个以上其他认知领域损害）或非遗忘综合征（语言、视空间或执行功能三者之一损害，伴1个或1个以上其他认知领域损害）；⑤排除其他原因导致的痴呆。该患者起病缓慢，症状进行性加重，主要表现为记忆力和执行功能受损，影像学检查提示脑萎缩，无其他引起继发性痴呆的疾病，故考虑阿尔茨海默病。

问题5. 疾病严重程度。

阿尔茨海默病的严重程度可通过一些量表来进行评估，常用的有阿尔茨海默病评估量表——认知部分（ADAS-cog）、临床痴呆评定量表（CDR）。前者由12个条目组成，覆盖记忆力、定向力、语言、运用、注意力等，可评定阿尔茨海默病认知症状的严重程度；后者包括记忆力、定向、判断和解决问题、工作及社交能力、家庭生活和爱好、独立生活能力6个方面，通过询问知情者和患者本人，对每个项目进行评分，根据评分可判断严重程度（正常CDR 0分、可疑痴呆CDR 0.5分、轻度痴呆CDR 1分、中度痴呆CDR 2分、重度痴呆CDR 3分）。

问题6. 需要和哪些疾病鉴别?

阿尔茨海默病需要与其他病因引起的痴呆进行鉴别，通常与血管性痴呆和其他神经退行性痴呆鉴别，最常见的两种神经退行性痴呆是路易体痴呆（DLB）和额颞叶痴呆（FTD）。

血管性痴呆由缺血性卒中、出血性卒中或脑血管小血管病所致。该患者目前的神经系统查体及头颅影像学检查均无相关提示。

DLB和FTD是最常见的神经退行性痴呆。DLB可能是第二常见的退行性痴呆类型，仅次于阿尔茨海默病。有助于将其与阿尔茨海默病相鉴别的临床特征包括：早期出现显著幻视、伴帕金森综合征、认知波动、自主神经功能障碍、快动眼睡眠行为障碍和对抗精神病药敏感，该患者目前不考虑。FTD是一种在神经病理学和临床方面具有异质性的疾病，人格、社会和情绪行为及执行功能早期改变是FTD的突出临床特征，该患者目前无相关依据。

（三）问题评估（A）

1. 目前诊断　阿尔茨海默病。

2. 目前存在的健康问题

（1）危险因素：老年。

（2）记忆力进行性减退，以近事遗忘为主，伴地点定向力下降。

3. 并发症或其他临床情况　患者记忆力进行性减退，不知道饥饿，不能记忆是否吃过饭，故出现进食量减少、体重减轻，导致营养状态日益变差，是临床需要关注的事项。患者地点定向力下降，将来有可能走失，需加强看护。

4. 患者依从性和家庭可利用的资源　患者经济收入稳定，文化水平较高，但目前认知功能减退，不能充分理解全科医生的治疗方案和指导建议，子女不和其同住，对其照顾有限。

问题7. 针对该疾病目前的治疗方法。

1. 营养支持治疗　营养不足在阿尔茨海默病患者中常见，由于进食量少，导致体重减轻。营养不良和阿尔茨海默病并发症的发生率和患者死亡率增加直接有关。应给予口服营养补充剂、保证足够热量供给、增加膳食风味等干预措施，可能会改善体重，对生存结局有益。

2. 药物治疗

（1）胆碱酯酶抑制剂：阿尔茨海默病患者脑内胆碱乙酰基转移酶含量下降，导致乙酰胆碱合成减少及皮质胆碱能功能受损。胆碱酯酶抑制剂（多奈哌齐、卡巴拉汀）可通过抑制突触间隙的胆碱酯酶而增加胆碱能传递，使部分痴呆患者症状轻度缓解。

（2）美金刚：美金刚是一种N-甲基-D-天冬氨酸（N-methyl-D-aspartate，NMDA）受体拮抗剂。美金刚的作用机制与胆碱能药物不同，该药被认为有神经保护作用。在皮质和海马神经元中，谷氨酸是主要的兴奋性氨基酸神经递质。NMDA受体是谷氨酸激活的受体之一，其参与学习和记忆过程；残存神经元的生理功能可得到修复，从而使症状改善。

（3）美金刚、胆碱酯酶抑制剂联合使用：美金刚联合碱酯酶抑制剂治疗晚期阿尔茨海默病能轻度改善晚期患者的认知和总体结局。

（4）维生素E治疗：维生素E具有抗氧化特性，现有研究数据提示，每日2 000U维生素E对延缓轻至中度阿尔茨海默病患者的功能减退有轻微益处。鉴于补充维生素E有极好的安全性和耐受性，并且阿尔茨海默病患者普遍缺乏有效治疗，故维生素E（2 000U/d）是轻至中度阿尔茨海默病患者的合理干预手段。

3. 康复

（1）认知康复：认知康复旨在帮助早期痴呆患者维持记忆和高级认知功能，以及设计一些方法补偿下降的功能。

（2）锻炼计划：有研究显示正式的锻炼计划可改善阿尔茨海默病患者的身体功能，或至少可延缓功能下降的进展。

（3）技能训练：个体化治疗课程致力于训练患者和照料者使用辅助设备、应对行为问题和其他策略来弥补特别困扰患者的功能缺陷。

问题8. 转诊指征。

1. 诊断不明确，如难以区分痴呆与正常老化、抑郁或脑病，可能为非阿尔茨海默病痴呆时（早期和严重行为改变、语言问题、幻觉或帕金森综合征）。

2. 发病年龄小（<65岁）。

3. 有明显的家族史。

若诊断明确，且该社区卫生服务中心的全科医生对处理痴呆的把握及知识掌握较好，可以进行对该患者及家属进行健康指导和治疗。

（四）问题处理计划（P）

1. 进一步检查计划　患者老年发病，目前无血管性痴呆及其他因素导致记忆力减退的依据，故临床诊断考虑阿尔茨海默病。必要时可进一步行FDG-PET或SPECT检查、脑脊液相关蛋白检查、基因检测。

2. 治疗计划

（1）非药物干预：主要是增加营养供给，改善全身营养状况，并进行认知康复训练，规律锻炼，预防走失、跌倒等。

（2）药物治疗：可适当补充维生素E，服用奥拉西坦改善脑功能。

3. 全科医生建议患者继续在社区卫生服务机构随诊，了解症状改善情况或有无加重，有无出现精神行为异常等。

【案例提示】

阿尔茨海默病（AD）是痴呆的最常见病因，也是老龄化人群中并发症和死亡的主要原因之一。确诊阿尔茨海默病需要组织病理学检查，但大多数阿尔茨海默病流行病学研究依靠临床标准来定义病例。阿尔茨海默病经常最早出现的临床表现为选择性记忆障碍。目前尚无治愈方法或疾病修正治疗（延缓病程的治疗），所有患者都无法避免疾病进展。加强早期识别，对疾病有所帮助。

第三章　呼吸系统案例

呼吸系统
案例

第一节　慢性阻塞性肺疾病案例

【案例概要】

患者，男性，76岁，已婚，初中学历，退休工人。

（一）主观资料（S）

反复咳嗽、咳痰30年，活动后喘憋3年，加重1周。

患者30年前无明显诱因出现慢性咳嗽、咳痰，痰量不多，为白色泡沫样痰或黄色黏痰，常于秋末冬初或春季加重，偶有发热，口服抗生素能缓解。近3年自觉咳嗽、咳痰症状较前加重，发作频繁，每年发作2~3次，且间断出现活动后气促、喘憋，以活动量较大时为著，无胸痛、咯血等，经某三级医院呼吸科门诊就诊，完善检查后明确诊断“慢性支气管炎、慢性阻塞性肺疾病”，当时经治疗后好转后未进一步规范化治疗。1周前患者受凉后咳嗽加重，喘憋，咳黄痰，咳痰费力，活动后喘憋加重，无发热、咯血、胸痛、盗汗，无气短、呼吸困难、水肿、乏力，饮食睡眠及大小便正常，双下肢无水肿。既往高血压病史6年，服用苯磺酸氨氯地平（络活喜）5mg，1次/d，血压维持于120/80mmHg，否认其他慢性病病史。否认结核、肝炎等传染病病史。否认手术史、输血史。母亲42岁因肺源性心脏病去世；家中一姐一妹均患有慢性阻塞性肺疾病。生活习惯：吸烟40余年，平均每日20支，戒烟1年。否认饮酒史。平日在家能从事一般家务活动，缺乏规律有氧运动。目前患者情绪稳定，生活规律。家庭关系和睦。否认粉尘接触史。

问题1. 根据现有资料，考虑可能的问题是什么？为什么？

考虑慢性阻塞性肺疾病急性加重、慢性支气管炎。

慢性阻塞性肺疾病（chronic obstructive pulmonary disease，COPD）是一种常见的、可预防和可治疗的慢性疾病，以进行性发展不完全可逆的气流受限为特征，这是由气道和/或肺泡异常所致。最常见的呼吸系统症状包括呼吸困难、咳嗽和/或咳痰，急性加重时可出现喘息、咳嗽加重、脓痰、痰量增多和发热等症状。慢性阻塞性肺疾病的主要危险因素包括吸烟、环境污染、职业粉尘接触史、感染和遗传因素等。

慢性支气管炎（chronic bronchitis）是气管、支气管黏膜及其周围组织的慢性非特异性炎症。临床上以咳嗽、咳痰或伴有气喘等反复发作为主要症状，每年持续3个月，连续2年以上。早期症状轻微，多于冬季发作，春夏缓解，晚期因炎症加重，症状可常年存在。病情呈缓慢进行性进展，常并发阻塞性肺气肿。慢性支气管炎的危险因素为年龄、吸烟、有害气体和有害颗粒、感染因素、免疫、气候、被动吸烟和慢性支气管炎病史、家族史。

本例患者具有年龄、吸烟、遗传因素等危险因素，且具有长期慢性咳嗽、咳痰、喘息、运动后加重、进行性加重等特点，此次因着凉后出现症状加重，考虑慢性阻塞性肺疾病急性加重可能性大。

问题2. 有没有绝对不能忽视的问题?

此例患者有长期慢性阻塞性肺气肿病史；临床表现有活动后气促，喘憋；危险因素有吸烟、高血压病史、肺源性心脏病家族史，故该患者还需要警惕肺源性心脏病等疾病的可能性。

问题3. 接下来需要做哪些检查?

首先要进行体格检查，重点关注心肺功能检查。另外，要进行以下辅助检查：

1. 完善动脉血常规、血气分析、心电图、胸部CT、肺功能等检查，必要时和条件允许下可完善超声心动图、痰培养等检查。

2. 结合COPD气流受限严重程度分级（基于舒张后的FEV_1）GOLD分级（表3-1）、mMRC呼吸困难量表（表3-2）及慢性阻塞性肺疾病评估测试CAT问卷（表3-3）等对患者进行COPD综合评估（表3-4）。

表3-1 GOLD分级

肺功能分级		FEV_1 占预计值百分比
GOLD 1	轻度	≥80%
GOLD 2	中度	50%~79%
GOLD 3	重度	30%~49%
GOLD 4	极重度	<30%

COPD气流受限严重程度分级标准（基于使用支气管扩张剂后的FEV_1）：FEV_1/FVC<0.7。

表3-2 mMRC呼吸困难量表

症状	mMRC 等级
仅在费力运动时出现呼吸困难	0级
平地快步走或步行爬小坡时出现气促	1级
由于气促，平地行走时比同龄人慢或需要停下来休息	2级
平地走100m左右或数分钟后需要停下来喘气	3级
因严重呼吸困难以至于不能离开家，或在穿衣服或脱衣服时出现呼吸困难	4级

表3-3　CAT问卷

对于下面每项，请选择最符合您当前情况的标记（X），每个问题只能勾选一项			
如：我很快乐	(0)(1)(2)(3)(4)(5)	我很悲伤	得分/分
我从不咳嗽	(0)(1)(2)(3)(4)(5)	我总是咳嗽	______
我肺里一点痰没有	(0)(1)(2)(3)(4)(5)	我肺里都是痰	______
我一点也没有胸闷的感觉	(0)(1)(2)(3)(4)(5)	我有很严重的胸闷感觉	______
当我爬山或爬一层楼梯时并没有感觉喘不上气来	(0)(1)(2)(3)(4)(5)	当我爬山或爬一层楼梯时总感觉喘不上气来	______
我在家里任何活动都不受影响	(0)(1)(2)(3)(4)(5)	我在家里活动都受限	______
尽管我有肺病，但是我还是有信心外出	(0)(1)(2)(3)(4)(5)	因为我有肺病，我完全没有信心外出活动	______
我睡得很好	(0)(1)(2)(3)(4)(5)	因为肺病，我睡得不好	______
我精力旺盛	(0)(1)(2)(3)(4)(5)	我一点精力都没有	______

表3-4　COPD的ABCD综合评估工具

分组	GOLD分级	mMRC分级	CAT评分	中度或重度急性加重病史
A组	轻度和中度	0~1级	<10分	0~1次急性加重病史且并未因急性加重导致住院
B组	轻度和中度	≥2级	≥10分	0~1次急性加重病史且并未因急性加重导致住院
C组	重度和极重度	0~1级	<10分	≥2次急性加重病史或≥1次因急性加重导致住院
D组	重度和极重度	≥2级	≥10分	≥2次急性加重病史或≥1次因急性加重导致住院

（二）客观资料（O）

1. 体格检查　体温36.5℃，呼吸24次/min，脉搏90次/min，血压140/80mmHg，身高175cm，体重65kg，BMI 21.2kg/m^2。发育正常，营养良好，神志清楚，自主体位，查体合作。口唇轻度发绀，严重时呈前倾坐位，球结膜轻度水肿，颈静脉无充盈或怒张。桶状胸，肋间隙增宽，剑突下胸骨下角增宽，双侧语颤减弱，肺部叩诊呈过清音，两肺呼吸音减低，呼气相延长，可闻及干啰音，偶可闻及喘鸣音。心脏浊音界缩小，心律齐，各瓣膜听诊区未闻及杂音。肝浊音界下移，无肝颈静脉回流征阳性。无杵状指/趾、双下肢无水肿，双侧病理征阴性。

2. 辅助检查

血常规：RBC 4.01×10^{12}/L，Hb 150g/L，WBC 13.03×10^{9}/L，NE% 89.2%，LY% 18%，EOS 6.00×10^{9}/L；尿常规（-）。

心电图：窦性心律，肺型P波，右心室肥大；肺功能检查（吸入沙丁胺醇后）：FEV_1/FVC为63%；FEV_1占预计值53%；末梢血氧饱和度（SO_2）88%。胸部CT：双肺透亮度增加，肺下叶纹理增粗、紊乱，符合"肺气肿"表现。

问题4. 目前诊断是什么？依据是什么？

目前诊断：慢性阻塞性肺疾病急性加重、慢性支气管炎。

年龄>40岁的患者如存在以下任一情况（呼吸困难、慢性咳嗽、慢性咳痰、复发性下呼吸道感染、危险因素暴露史、COPD家族史和/或儿童期因素），应考虑COPD诊断，并行肺功能检查，这些指征本身不能确诊COPD，但同时出现多个主要指征可增加COPD诊断的可能性，肺功能检查是确诊COPD的必备条件。患者3年前已经在外院明确诊断为慢性阻塞性肺疾病、慢性支气管炎，此次因1周前受凉后咳嗽加重，喘憋，咳黄痰，咳痰费力，活动后喘憋加重，结合血常规、胸部CT和肺功能等，考虑符合慢性阻塞性肺疾病急性发作、慢性支气管炎诊断。

问题5. 疾病严重程度。

患者目前处于急性发作期，当急性发作缓解后，对患者进行COPD评估，肺功能GOLD分级2级，mMRC量表评估得分3分，CAT量表评估得分31分，过去1年中急性加重2次，经综合评估为D级。

问题6. 需要和哪些疾病鉴别？

慢性支气管炎诊断主要依靠病史和症状，慢性或反复的咳嗽、咳痰或伴喘息，每年发病至少持续3个月，并连续两年或以上者，或结合X线、肺功能等检查确诊，具有慢性咳嗽、咳痰或伴喘息的临床特点。COPD具有中年起病，症状缓慢进展，长期吸烟史或其他烟雾接触史等特点。需要与以下疾病进行鉴别：

1. 支气管哮喘　主要表现为发作性喘息、呼吸困难、咳嗽、胸闷等，症状可自行缓解。不典型患者可表现为慢性咳嗽。发作时以双肺可闻及散在或弥漫性呼气相为主的哮鸣音，呼气相延长。缓解期查体可无异常发现。患者可合并过敏性鼻炎、湿疹，哮喘家族史等特点。

2. 充血性心衰　主要表现为气短、劳力性呼吸困难、端坐呼吸、夜间阵发性呼吸困难、水肿、乏力、胸痛等。查体可有心脏杂音、啰音、颈静脉怒张、下垂部位水肿、腹水、直立性低血压等异常。可完善心电图、超声心动图等以鉴别。

3. 支气管扩张　患者多于幼年患有麻疹、百日咳或流感后肺炎病史，或有肺结核、支气管内膜结核、肺纤维化等病史。典型症状为慢性咳嗽、咳大量脓痰和反复咯血。90%

患者常有咯血，程度不等。肺部听诊有固定性、持久不变的湿啰音，部分患者（1/3）可有杵状指/趾，全身营养不良。胸部X线片/CT显示支气管扩张、管壁增厚等特点。

（三）问题评估（A）

1. 目前诊断　慢性阻塞性肺疾病急性发作、慢性支气管炎。

2. 目前存在的健康问题

（1）危险因素：老年男性，长期吸烟史，COPD家族史，缺乏规律运动。

（2）患者30年前出现慢性咳嗽、咳痰，后常于秋末冬初或春季加重，3年前症状加重，并伴活动后气促、喘憋，近1周患者受凉后症状加重。

3. 并发症或其他临床情况　骨质疏松性骨折。

4. 患者依从性和家庭可利用的资源　患者经济收入稳定，生活规律，情绪稳定，能够理解全科医生的治疗方案和指导建议，但患者因长期慢性病史，角色行为减退，依从性差；患者家庭和睦，家庭支持度较高。

问题7. 针对该疾病目前的治疗方法?

1. 急性期治疗

药物治疗：急性加重药物治疗包括三大类，即支气管扩张剂、全身糖皮质激素和抗生素。

呼吸支持：包括氧疗和机械通气等。

其他治疗：维持液体平衡，特别注意利尿剂的使用、抗凝、治疗合并症和改善营养状况等。

2. 稳定期治疗（表3-5）

表3-5　起始药物治疗

类别	mMRC 0~1级，CAT<10分	mMRC ≥ 2级，CAT ≥ 10分
≥2次中度急性加重或≥1次导致住院的急性加重	C组：LAMA	D组：LAMA或LAMA+LABA（如症状明显、CAT>20分）或ICS+LABA（血嗜酸性粒细胞≥300/μl）
0~1次中度急性加重、未导致住院	A组：一种支气管扩张剂	B组：一种长效支气管扩张剂（LABA或LAMA）

3. 非药物治疗（表3-6）

表3-6　COPD非药物治疗

患者分级	必要治疗	建议治疗	疫苗接种
A组	戒烟（同时使用药物治疗）	体育锻炼	流感疫苗 肺炎疫苗 百日咳疫苗

续表

患者分级	必要治疗	建议治疗	疫苗接种
B、C、D组	戒烟（同时使用药物治疗） 肺康复	体育锻炼	流感疫苗 肺炎疫苗 百日咳疫苗

注：COPD的非药物治疗可同时使用药物治疗。

非药物治疗如果初始治疗有效，维持原有治疗并建议每年接种1次流感疫苗和当地推荐的其他疫苗，自我管理教育，评估行为危险因素（如戒烟）和环境暴露因素，确保患者继续保持适当的运动，充足的睡眠和健康的饮食。如果初始治疗不佳，仍出现呼吸困难，应给予自我管理教育，包括肺康复治疗和/维持训练，屏气，节省体力技术和应激管理策略；出现急性加重，应给予个体化自我管理教育：需要避免的诱发因素，如何管理加重的症状，发生急性加重时应该联系谁等。所有晚期COPD患者应考虑给予临终关怀和舒缓医疗，以优化症状控制，让患者及其家人能够为未来做充分打算。

问题8. 转诊指征。

转诊指征（表3-7）：

（1）有相关症状和体征但不能明确诊断者及时转诊。

（2）需要上级医院制定治疗方案者或需年度病情评估治疗方案调整者及时转诊。

（3）急性加重者应及时转诊。

（4）因设备原因无法进行检查者及时转诊。

表3-7　慢性阻塞性肺疾病分级诊疗服务技术方案

项目	稳定期低风险患者： 稳定期患者 GOLD A组＋B组	稳定期高风险患者： 稳定期患者 GOLD C组＋D组	急性加重患者： 呼吸系统症状恶化导致 需要改变药物治疗方案
	一级管理	二级管理	急性加重期管理
建立健康档案	立即	立即	立即
非药物治疗	立即开始	立即开始	立即开始
药物治疗（确诊后）	A组按需或酌情使用； B组立即开始	立即开始	立即开始
随访周期	6个月一次	3个月一次	随时，稳定后1个月
随访肺功能	1年一次	6个月一次	随时，稳定后1个月
随访症状	6个月一次	3个月一次	随时，稳定后1个月
随访急性加重史（包括住院史）	6个月一次	3个月一次	稳定后3个月一次

续表

项目	稳定期低风险患者：稳定期患者 GOLD A组 +B组	稳定期高风险患者：稳定期患者 GOLD C组 +D组	急性加重患者：呼吸系统症状恶化导致需要改变药物治疗方案
	一级管理	二级管理	急性加重期管理
随访合并症	1年一次	1年一次	稳定后1年一次
转诊	必要时	必要时	必要时

该患者急性加重期应转往上级医院，经治疗稳定后1个月于社区医院进行定期随访。

（四）问题处理计划（P）

1. COPD急性加重治疗计划　必要时转诊至上级医院完善相关检查及后续治疗方案，具体治疗方案如下：

（1）氧疗：调整供氧流量，改善低氧血症。

（2）支气管扩张剂：首选短效吸入β_2受体激动剂，联合或不联合短效抗胆碱能受体拮抗剂。

（3）糖皮质激素：泼尼松40mg/d，疗程5日。

（4）抗生素：患者呼吸困难加重、咳嗽伴痰量增加、有脓痰时，可应用抗生素。

（5）辅助治疗：维持水、电解质平衡，使用抗凝剂，治疗合并症，注意营养支持等。

2. COPD缓解期治疗计划

（1）非药物干预

①戒烟：患者已戒烟，督促患者保持戒烟状态。

②家庭氧疗：建议家庭鼻导管吸氧，氧流量为1.0~2.0L/min，吸氧时间每日>15小时，使患者在静息状态下，达到$PaO_2 \geq 60mmHg$和/或使SaO_2升至88%~92%。

③肺康复治疗：教患者正确咳嗽、排痰方法，适当有氧运动，进行呼吸肌的锻炼，如缩唇呼吸、腹式呼吸等。增强抵抗力，预防感冒。痰量过多或有脓痰时，可予祛痰药物、雾化、体位引流、翻身拍背等物理疗法促进痰液排出。

④注意营养：保证热量、蛋白质的供给，计算基础能耗（男性）=66+13.7×体重（kg）+5.0×身高（cm）−6.8×年龄（岁），COPD患者实际的基础能耗比上式计算的能耗平均增加20%。发放盐勺、油壶，控制每日食盐的摄入量小于6g，建议多进食蔬菜、水果、粗粮。

⑤心理指导：与患者交流，向患者介绍相关COPD医学知识、注意事项，解除患者内心恐惧、疑虑，保持良好心态和对治疗的信心，坚持肺功能的锻炼。培养良好医患关系，让患者更好地配合治疗。

⑥建议常规接种流感疫苗或肺炎链球菌多糖疫苗，积极预防呼吸道感染。

⑦注意个人卫生，避免各种诱发因素的接触和吸入。

⑧纳入社区慢性病规范化管理。

（2）药物治疗：根据2021版COPD指南及患者情况稳定期给予布地奈德福莫特罗粉

（160μg/4.5μg/吸）吸入剂，每次2吸，每日2次，吸后漱口；噻托溴铵粉吸入剂每日1吸；盐酸氨溴索片60mg，每日3次。

3. 全科医生建议1个月继续在社区卫生服务机构随诊，了解症状改善情况、服药依从性、不良反应等，告知患者要坚持长期治疗。

【案例提示】

慢性支气管炎及COPD都是呼吸系统常见疾病之一，许多社区患者，尤其是老年患者常反复出现咳嗽、咳痰症状，多于受凉后、春冬季出现，患者经常会自己服用或前往医院就诊服用抗生素及中药治疗，症状缓解后即未再继续检查治疗。COPD患者不但自己不重视，其接诊医生也常常仅针对某次呼吸道感染进行治疗，导致社区内很多COPD患者虽然已经患病，但未能做到早发现、早治疗。此例患者间断咳嗽、咳痰30年，3年前出现活动时气促，1周前受凉后咳嗽、咳痰、喘憋加重。目前病情已发展至COPD-D级，此次就诊为合并细菌感染导致病情急性加重，因此在进行非药物治疗及必要的药物治疗的同时，转诊专科医院进一步诊治。住院予以抗感染及解痉、平喘、化痰、对症、支持治疗，病情稳定后转回社区纳入COPD规范管理，进行三级预防。全科医生关注患者的不仅是针对COPD疾病本身的治疗，更是“以人为本”的生命全程照顾，在处理COPD的患者时，需要熟练掌握对患者的病情评估，必要时及时转诊；要对患者做好缓解期维持治疗，慢性病管理，健康宣教。

第二节　慢性支气管炎案例

【案例概要】

患者，男性，68岁，大专学历，退休工人。

（一）主观资料（S）

反复咳嗽、咳痰10年，加重3日。

患者10年前无明显诱因出现咳嗽、咳痰，痰量中等、黏稠，时有喘息，服用抗感染、止咳、平喘药物（具体不详）后可缓解。此后常于秋冬季节交替时出现上述症状，晨起及夜间入睡时咳嗽较重，伴白色黏痰，有时为泡沫状或黄脓痰，每年平均发作3~4个月，症状间断持续至今，无胸痛、咯血等其他不适。曾于附近医院就诊，诊断为“慢性支气管炎”。3日前患者受凉后再次出现咳嗽、咳痰，痰不易咳出，伴咽痛，活动后感气促，无发热，自服“复方甘草片”及止咳化痰中药，症状无缓解。此次病情加重以来，患者精神状态尚可，食欲佳，大小便正常，睡眠差。否认高血压、糖尿病、冠心病、慢性肾脏病病史；否认肺结核等传染病病史；否认药物、食物过敏史；无毒物、粉尘接触史；吸烟史20余年，每日10~15支，平日缺乏运动；家庭经济收入稳定，夫妻关系和睦；家族史无特殊。

问题1. 根据现有资料，考虑可能的问题是什么？为什么？

考虑慢性支气管炎急性发作。

慢性支气管炎主要表现为长期的咳嗽、咳痰，每年发病时至少持续3个月，并连续两年或两年以上，结合X线、肺功能等检查可确诊，诊断中应排除肺结核、尘肺病、支气管扩张等疾病。慢性支气管炎诱发因素主要有吸烟、病原微生物感染、大气污染、气候寒冷、过敏等因素。

该患者有慢性支气管炎病史，此次受凉后再次出现的以咳嗽咳痰为主要表现的症状，考虑不除外慢性支气管炎急性发作。

问题2. 有没有绝对不能忽视的问题？

患者既往多年慢性支气管炎病史，但未行肺功能检查明确有无气流受限，也未行影像学检查，需警惕慢性阻塞性肺疾病、肺源性心脏病及其他肺部疾病的可能性。

问题3. 接下来需要做哪些检查？

首先要进行体格检查，重点关注呼吸系统检查。另外，要进行一些必要的辅助检查：

1. 体格检查注意肺部体征，呼吸频率、三凹征、痰鸣音等。

2. 完善血尿常规、胸部X线片、肺功能、超声心动图、痰培养、血气分析等检查。

（二）客观资料（O）

1. 体格检查　体温36.6℃，脉搏80次/min，呼吸23次/min，血压132/74mmHg，BMI 28.5kg/m^2。发育正常，营养中等，体型肥胖，自主体位，神清语利，查体合作。口唇、肢端无发绀，浅表淋巴结未及肿大，巩膜无黄染。颈软，气管居中。胸廓呈桶状，呼吸浅快，无三凹征，双肺呼吸音粗，可闻及散在吸气末哮鸣音，双下肺可闻及湿啰音，未闻及胸膜摩擦音。心相对浊音界不大，心率80次/min，律齐，各瓣膜区未闻及病理性杂音。腹平软，无压痛及反跳痛，肝脾肋下未及。双下肢不肿。四肢肌力、肌张力正常，病理征未引出。

2. 实验室检查

血常规：WBC 12×10^9/L，NE% 82%，LY% 17%，CRP 20.0mg/L。

尿常规：未见明显异常。

胸部X线片：双肺纹理增粗、紊乱。

肺功能：未做。

问题4. 目前诊断是什么？依据是什么？

目前诊断：慢性支气管炎急性发作。

该患者有10年反复咳嗽、咳痰病史，常于秋、冬季节交替时出现上述症状，晨起及夜间入睡时咳嗽较重，伴白色黏痰，有时为泡沫状或黄脓痰，每年平均发作3~4个月，症状间断持续至今。且该患者有长期吸烟史，无其他慢性气道疾病。此次发病主要表现为受凉后症状加重，肺部查体可闻及散在吸气末哮鸣音，双下肺可闻及湿啰音，血常规提示炎性指标异常，胸部X线片未见其他异常。考虑符合慢性支气管炎急性发作诊断。

问题5. 疾病严重程度。

该患者一般状况可，无发热，无呼吸困难，胸闷气短等症状，此次发病主要以咳嗽咳痰，咽痛为主，无发热、呼吸困难等表现，血常规提示炎性指标异常，病情尚可控。

问题6. 需要和哪些疾病鉴别?

依据病史，需要与其他原因所致慢性咳嗽相鉴别。社区流行病学调查中慢性支气管炎是常见疾病，然而在专科门诊诊治的慢性咳嗽患者中，慢性支气管炎只占少数。造成这种差异的原因可能与目前慢性支气管炎的诊断缺乏客观标准，在流行病学调查时易将许多其他病因引起的慢性咳嗽患者误诊为慢性支气管炎有关。社区中慢性咳嗽的常见原因主要为：

1. 上气道咳嗽综合征

2. 咳嗽变异性哮喘

3. 胃食管反流病

4. 嗜酸性粒细胞性支气管炎

5. 支气管扩张

6. ACEI诱发的咳嗽

7. 其他原因引起的慢性咳嗽　主要包括肺癌、气管-支气管结核、慢性心衰、弥漫性肺实质病、支气管异物、纵隔肿瘤、心因性咳嗽等。

（三）问题评估（A）

1. 目前诊断　慢性支气管炎急性发作。

2. 目前存在的健康问题

（1）危险因素：老年男性，体型肥胖，长期吸烟，缺乏运动。

（2）患者咳嗽、咳痰加重，慢性支气管炎急性发作，病情控制不稳定。

（3）目前患者尚未出现肺源性心脏病相关症状，需积极控制各种危险因素，避免反复急性呼吸道感染，延缓疾病的发生、发展。

3. 并发症或其他临床情况　无。

4. 患者依从性和家庭可利用的资源　患者是大学学历，有一定的文化水平，能够完全理解并听从全科医生的指导建议，能够积极配合治疗；患者的经济基础稳定，可以负担治疗费用；患者家庭和谐，全科医生在治疗和随访患者的同时，应注意对患者家人进行疾病相关的健康教育，充分动员家属参与到患者治疗过程中，给予患者精神上鼓励与支持。

问题7. 针对该疾病目前的治疗方法。

1. 非药物治疗

（1）戒烟教育：吸烟是慢性支气管炎发病的危险因素，继续吸烟将进一步损害肺功能。因此，应劝导患者立即戒烟。

（2）避免有害气体和/或有害颗粒、粉尘的吸入，定时开窗通风。

（3）适当锻炼、增强体质、提高免疫力，预防呼吸道感染。根据患者自身体质选择医疗保健操、太极拳、五禽戏等，运动量以无明显气急、心跳加速和过分疲劳为宜。

（4）建议注射流感疫苗和肺炎疫苗。

2. 药物治疗（急性加重期） 主要是控制感染；止咳祛痰；平喘等对症治疗。

3. 慢性病管理 可纳入慢性病管理档案，对患者病情长期追踪管理，做到长期预防，早诊断，早治疗，改善生活质量。

问题8. 转诊指征。

慢性支气管炎转诊可以参考慢性阻塞性肺疾病转诊时机。当患者出现以下情况，建议向综合医院呼吸专科转诊。

1. 紧急转诊 当慢性支气管炎患者出现中重度急性加重，经过紧急处理后症状无明显缓解，需要住院或行机械通气治疗，应考虑紧急转诊。

（1）症状显著加剧，如突然出现的静息状况下呼吸困难，持续性低氧血症（PaO_2<40mmHg）或进行性加重和/或严重或进行性加重的呼吸性酸中毒（pH<7.25），氧疗或无创通气治疗无效。

（2）血流动力学不稳定、需要使用升压药。

（3）出现新的体征或原有体征加重（如发绀、神志改变、外周水肿）。

（4）有严重的合并症（如心衰或新出现的心律失常）。

（5）初始药物治疗急性加重失败；出现对初始急诊治疗反应差的严重呼吸困难。

（6）需要有创机械通气治疗；院外治疗无效或医疗条件差。

2. 普通转诊

（1）诊断不明确；因确诊或随访需求或条件所限，需要做肺功能等检查。

（2）高龄。

（3）经过规范化治疗症状控制不理想，仍有频繁急性加重。

（4）为评价慢性阻塞性肺疾病合并症或并发症，需要做进一步检查或治疗。

（四）问题处理计划（P）

1. 进一步检查

（1）建议呼吸内科专科就诊，完善肺功能、超声心动图、痰培养、血气分析等检查，必要时住院治疗。

（2）复查血常规。

2. 治疗计划

（1）非药物治疗

①戒烟教育：吸烟是慢性支气管炎发病的危险因素，继续吸烟将进一步损害肺功能。因此，应劝导患者立即戒烟。

②避免有害气体和/或有害颗粒、粉尘的吸入，定时开窗通风。

③适当锻炼、增强体质、提高免疫力，预防呼吸道感染。根据该患者自身体质建议选择医疗保健操、太极拳、五禽戏等运动，运动量以无明显气急、心跳加速和过分疲劳为宜。每

周锻炼次数5次以上，锻炼时间以患者适应程度上限为宜。

④建议注射流感疫苗和肺炎疫苗。

（2）药物治疗（急性加重期）：以控制感染、止咳祛痰、平喘治疗为主，必要时可转至上级医院进一步治疗，待病情平稳后可转回社区继续慢性病管理。

3. 全科医生建议　指导患者改善生活方式，戒烟。适当锻炼，提高免疫力，避免呼吸道感染。监测肺功能变化，控制病情发展。

4. 心理-社会治疗　慢性支气管炎患者因患病时间较长，症状不能完全消除，常影响患者的日常生活，进而导致情绪焦虑、紧张的产生；同时由于患者对自己的病情及预后不了解，总是担心疾病是否会引起后遗症，疑虑重重。在积极治疗、改善患者症状的同时还需要及时改善患者的精神和心理状态，消除不必要的思想负担和精神压力，帮助患者及其家属认识慢性气管炎的病因、对身体的危害、常用药物的使用方法、日常生活应该注意的问题及如何进行康复等相关知识，消除患者过分担忧的心态，减轻不必要的心理压力，使患者能积极配合制定的治疗方案，接受专科治疗。

【案例提示】

慢性支气管炎患者急性发作治疗后，在症状已得到有效控制的情况下，重点是预防再次发作。全科医生应劝导患者绝对戒烟，避免煤烟、油烟等刺激性气体吸入。可结合全身运动，指导患者进行专门的腹式呼吸练习，使痰液容易咳出。患者还需预防感冒，寒冷季节应注意室内空气清新，防寒保暖，尽量避免到公共场合；一旦感染，应及时治疗。可以指导患者在发病季节前服用一些增强机体免疫力的药物，如中成药玉屏风散、补中益气汤等增强免疫力。饮食方面，慢性支气管炎患者可常食白萝卜、花生、百合、银耳、海带、鸭蛋、猪肉、猪肺、梨、胡桃仁、罗汉果等食物。可常规注射流感疫苗和肺炎疫苗，积极预防呼吸道感染。

第三节　支气管哮喘案例

【案例概要】

患者，女性，63岁，已婚。

（一）主观资料（S）

反复咳嗽、喘息30余年，加重1周。

患者30年前因受凉后出现咳嗽、喘息，为呼气性呼吸困难，伴喷嚏、流涕，为清涕，咳少量白稀痰，易咳出，就诊于三级医院。完善肺功能检查、支气管舒张试验等检查（具体不详），诊断为“支气管哮喘、变应性鼻炎”，给予支气管舒张剂（具体不详）吸入，抗过敏、抗炎、平喘等治疗后好转。患者在受凉或闻刺激性气体时，上述症状反复发作，自行应用支气管舒张、抗过敏、抗炎、平喘药物后症状可缓解，未定期呼吸科门诊随访。3年前，患者病情再发加重，就诊于三级医院，急性发作时需静脉或口服应用激素，出院后遵医嘱服用泼尼松（初40mg，每日减5mg至停药），及间断口服茶碱缓释片。病情控制不佳，喘憋频率较前增加，每周4~5次，夜间每月发作2~3次，自行吸入沙丁胺醇（万托林）后症状可缓解，每年需住院4~5次。1周前受凉后出现喘憋，伴喷嚏、流清涕、咳嗽、咳痰，为白黏痰，痰不易咳出，喜坐位，讲话常有中断，无发热、头痛、头晕、肌肉酸痛、乏力，无低热、盗汗、痰中带血、咯血，无胸痛、双下肢水肿，家中自行吸入沙丁胺醇后症状未见明显好转。患者此次病情加重以来，饮食睡眠可，大小便正常，体重无明显变化。今为进一步诊治就诊。既往高血压病史40年，血压最高180/100mmHg，现口服替米沙坦40mg，1次/d，血压控制在130~140/80~90mmHg；有变应性鼻炎病史30余年；否认糖尿病及肾脏病病史；否认外伤、手术、输血史；对磺胺、布洛芬、刺五加、虾过敏；否认肝炎、结核、伤寒等传染病史。

问题1. 根据现有资料，考虑可能的问题是什么？为什么？

考虑支气管哮喘急性发作可能。

支气管哮喘（bronchial asthma），简称哮喘，以慢性气道炎症为特征，主要表现为发作性喘息、呼吸困难、咳嗽、胸闷等，症状可自行缓解。不典型患者可表现为慢性咳嗽。可因变应原、冷空气、运动、某些药物等诱发急性发作，发作时以双肺可闻及散在或弥漫性呼气相为主的哮鸣音，呼气相延长。缓解期查体可无异常发现。患者通常可合并过敏、鼻炎和/或湿疹，哮喘家族史等特点。

本例患者既往有明确支气管哮喘病史，变应性鼻炎易感因素，1周前急性上呼吸道感染史诱因，此次发病症状呈反复发作的喘息、咳嗽、胸闷等，考虑符合支气管哮喘急性发作。

问题2. 有没有绝对不能忽视的问题？

患者1周前受凉后出现喘憋，咳白黏痰，喜坐位，有高血压病史、需除外是否为左心衰竭导致心源性哮喘可能。

问题3. 接下来需要做哪些检查？

首先要进行体格检查，重点关注心肺功能检查。另外，要进行以下辅助检查：

1. 完善痰液检查、肺功能检查、胸部X线或CT检查、特异性变应原检测、IgE检查。

2. 在基层医院中，受限于检查条件，可根据症状等情况应用量表进行评估患者病情控制情况。哮喘控制测试（asthma control test，ACT）问卷见表3-8。

表3-8 哮喘控制测试（ACT）问卷

问题	1分	2分	3分	4分	5分	得分/分
在过去4周内，工作、学习或家中，有多少时候哮喘妨碍您进行日常活动？	所有时间	大多数时候	有些时候	很少时候	没有	
在过去4周内，您有多少次呼吸困难？	每日＞1次	每日1次	每周3~6次	每周1~2次	完全没有	
在过去4周内，因为哮喘症状（喘息、咳嗽、呼吸困难、胸闷或疼痛），您有多少次在夜间醒来或早上比平时早醒	每周≥4晚	每周2~3晚	每周1次	1~2次	没有	
在过去4周内，您有多少次使用急救药物治疗（如沙丁胺醇）？	每日≥3次	每日1~2次	每周2~3次	每周1次或更少	没有	
您如何评估过去4周内您的哮喘控制情况？	没有控制	控制很差	有所控制	控制良好	完全控制	

注：20~25分，哮喘得到良好控制；16~19分，哮喘部分控制；5~15分，哮喘未控制。

（二）客观资料（O）

1. 体格检查　体温36.9℃，脉搏116次/min，呼吸20次/min，血压140/90mmHg，身高166cm，体重54kg，BMI 19.59kg/m^2。急性病容，呼吸急促，神志清楚，查体合作。口唇发绀，浅表淋巴结未及肿大，巩膜无黄染。双侧呼吸运动正常，各肋间隙正常，双肺叩诊呈过清音，双肺呼吸音粗，双肺布满哮鸣音，未闻及明显湿啰音，未闻及胸膜摩擦音。心前区无隆起，心尖搏动位于第五肋间左锁骨中线内侧0.5cm，搏动范围直径约2cm。心率116次/min，律齐，各瓣膜区未闻及病理性杂音。腹平软，无压痛、反跳痛，肝脾肋下未触及。双下肢无水肿，双侧病理征未引出。

2. 辅助检查

血常规：WBC 7.83×10^9/L，NE% 78%，EOS% 2.0%；电解质：K^+ 3.6mmol/L，Na^+ 143mmol/L，Cl^- 107mmol/L；肾功能：BUN 4.1mmol/L，Cr 67μmol/L；心肌酶谱未见异常；心电图未见明显异常。

问题4. 目前诊断是什么？依据是什么？

目前诊断：支气管哮喘急性发作。

支气管哮喘主要根据临床特征，并排除其他可能引起哮喘样症状的疾病时需要考虑诊断支气管哮喘。典型的症状为发作性伴有哮鸣音的呼气性呼吸困难，多与接触变应原、冷空气、物理、化学性刺激及上呼吸道感染、运动等有关。哮喘症状可在数分钟内发作，并持续数小时至数日，可经支气管舒张剂等平喘药物治疗后缓解或自行缓解。某些患者在缓解数小时后可再次发作。夜间及凌晨发作/加重是哮喘的重要临床特征。发作时典型的体征是双肺可闻及广泛的哮鸣音，呼气相延长。非发作期体格检查可无异常发现。

该患者既往多次支气管哮喘发作，此次症状表现为着凉、上呼吸道感染后出现的喘息、咳嗽、咳痰，查体可闻及双肺布满哮鸣音。符合支气管哮喘急性发作诊断。

问题5. 疾病严重程度。

哮喘急性发作时其程度轻重不一，病情加重可在数小时或数日内出现，偶尔可在数分钟内即危及生命，故应对病情作出正确评估，以便给予及时有效的紧急治疗。哮喘急性发作时严重程度可分为轻度、中度、重度和危重4级，见表3-9。

该患者目前处于急性发作期，喜坐位，讲话常有中断，双肺布满哮鸣音，脉搏116次/min。评估为支气管哮喘急性发作期（中度）。

问题6. 需要和哪些疾病鉴别？

哮喘应注意与左心功能不全、慢性阻塞性肺疾病、上气道阻塞性病变等常见疾病相鉴别（表3-10），此外还应与支气管扩张、呼吸睡眠暂停综合征、嗜酸细胞肉芽肿性血管炎、变应性支气管肺曲菌病等疾病相鉴别。

表3-9 哮喘急性发作时病情严重程度的分级

临床特点	轻度	中度	重度	危重
气短	步行，上楼时	稍事活动	休息时	—
体位	可平卧	喜坐位	端坐呼吸	—
讲话方式	连续成句	单词	单字	不能讲话
精神状态	可有焦虑，尚安静	时有焦虑或烦躁	常有焦虑、烦躁	嗜睡或意识模糊
出汗	无	有	大汗淋漓	—
呼吸频率	轻度增加	增加	常 >30次/min	—
辅助呼吸肌活动及三凹征	常无	可有	常有	胸腹矛盾运动
哮鸣音	散在，呼吸末期	响亮，弥漫	响亮，弥漫	减弱，乃至无
脉搏/（次·min^{-1}）	<100	100~120	>120	脉率变慢或不规则
奇脉	无，<10mmHg	可有，10~25mmHg	常有，10~25mmHg	无，提示呼吸肌疲劳
最初支气管舒张剂治疗后PEF占预计值百分比	>80%	60%~80%	<60%或100L/min或作用时间<2h	—
PaO_2（吸空气）/mmHg	正常	≥60	<60	<60
$PaCO_2$/mmHg	<45	≤45	>45	>45
SaO_2（吸空气）/%	>95	91~95	≤90	<90
pH	—	—	—	降低

注：只要符合某一严重程度的某些指标，而不需满足全部指标，即可提示为该级别的急性发作；1mmHg=0.133kPa；PEF，呼气流量峰值；SaO_2，动脉血氧饱和度；—，无反应或无变化。

表3-10　哮喘与其他疾病的鉴别要点

疾病	呼吸困难	其他症状	体征	病史	影像学表现	支气管扩张剂	其他
哮喘	发作性、阵发性、呼气性	干咳、胸闷等	哮鸣音为主	变应原接触，部分有家族史	无特殊	可迅速缓解	—
左心功能不全	阵发性、端坐呼吸	心悸、粉红色泡沫痰	哮鸣音，广泛湿啰音	高血压或心脏病史	肺充血、肺水肿、心影扩大	无明显缓解	—
慢性阻塞性肺疾病	喘息和劳力性	慢性咳嗽、咳痰	干、湿啰音并存	长期吸烟、有害气体接触史	肺纹理增多、粗乱；肺气肿征	有一定缓解	—
上气道阻塞性病变	吸气性	根据阻塞原因不同而不同	吸气性喘鸣	可有异物吸入史	上气道异物、肿瘤表现	无明显缓解	气管镜下可见异物、肿物

（三）问题评估（A）

1. 目前诊断　支气管哮喘急性发作（中度）；高血压3级（很高危）；变应性鼻炎。

2. 目前存在的健康问题

（1）危险因素：呼吸道感染。

（2）目前支气管哮喘急性发作期，病情严重程度分级为中度。

3. 并发症或其他临床情况　患者还有高血压、变应性鼻炎疾病。

4. 患者依从性和家庭可用的资源　患者依从性较好，可配合各项治疗、定期随访。

问题7. 针对该疾病目前的治疗方法。

1. 急性期治疗　祛除诱因，使用支气管扩张剂、合理氧疗、适时足量全身使用糖皮质激素。必要时可在呼吸支持下转诊至上级医院。

2. 慢性持续期哮喘治疗

（1）药物治疗：一旦诊断明确，应尽早开始哮喘的控制治疗。大多数哮喘患者推荐吸入低剂量ICS作为初始治疗方案；若哮喘患者的症状没有得到控制、夜醒每周1次及以上或存在任何危险因素，推荐中/高剂量ICS或低剂量ICS/LABA（布地奈德莫特罗）治疗；对于严重的未控制哮喘或有哮喘急性发作者，推荐短程口服激素，同时开始选择大剂量ICS或中剂量ICS/LABA作为维持治疗。此外，近期研究显示按需应用ICS/LABA治疗轻度哮喘有效且不良反应更少，是治疗轻度哮喘的选择之一。

（2）非药物治疗：非药物治疗可减轻哮喘患者的症状、减少未来急性发作风险包括5项措施。①脱离变应原；②鼓励患者戒烟及避免香烟暴露，进行规律的体育活动；③了解所有成年起病的哮喘患者的职业情况并尽可能识别和去除职业相关哮喘；④开具非甾体抗炎药（NSAID）处方前需询问患者有无哮喘，并告知哮喘患者若哮喘症状加重时需停用NSAID；⑤建议患者多吃水果、蔬菜。

问题8. 转诊指征。

1. 紧急转诊　当哮喘患者出现中度及以上程度急性发作，经过紧急处理后症状无明显缓解时应考虑紧急转诊。

2. 普通转诊

（1）因确诊或随访需求需要做肺功能检查（包括支气管舒张试验、支气管激发试验、运动激发试验等）。

（2）为明确变应原，需要做变应原皮肤试验或血清学检查。

（3）经过规范化治疗哮喘仍然不能得到有效控制。

（四）问题处理计划（P）

1. 进一步检查计划

（1）建议转诊至上级医院呼吸内科完善血气分析、胸部CT、痰培养、肺功能等检查，结合目前各项辅助检查结果，全面评估患者的病情。

（2）患者哮喘急性发作，有高血压史，注意观察生命体征。

（3）定期到支气管哮喘门诊随访、复诊，复查肺功能、胸部X线片、心电图，必要时行胸部CT、血气分析等检查。

2. 治疗计划

（1）非药物干预：①氧疗，给予鼻导管吸氧。②避免危险因素，应避免接触变应原，积极治疗和清除感染灶，祛除各种诱发因素如吸烟、呼吸道感染和气候变化等。③转诊。

（2）药物治疗

①解除支气管平滑肌痉挛：吸入型速效β_2受体激动剂，沙丁胺醇（或特布他林）200μg，第1小时每20分钟吸入1次，以后每2~4小时可重复吸入，按需给药，每日3~4次；吸入短效抗胆碱药物：异丙托溴铵气雾剂20~60μg，3次/d；口服氨茶碱0.1g，3次/d，注意监测心电图。②控制感染：患者血常规提示中性粒细胞偏高，不除外肺部细菌感染，选择覆盖社区获得性肺炎常见病原体抗生素，给予第二代头孢菌素类抗生素抗感染治疗。③化痰平喘：氨溴索片30mg，3次/d，辅以中成药复方鲜竹沥液，使痰液稀释易于咳出。④抗过敏：氯雷他定片10mg，1次/d。

【案例提示】

全科医生应对不同程度、不同阶段的支气管哮喘患者进行个体化治疗。对支气管哮喘急性发作患者，全科医生在对患者紧急处理、减轻或缓解患者哮喘症状的同时，需要对病情作出正确的评估，及时将重症患者转诊至上级医院。为此，全科医生应掌握支气管哮喘患者的诊断、危险因素评估、病情严重程度分级等，并具备识别和处置中重度急性期支气管哮喘的能力。对非急性发作期支气管哮喘患者，重点做好患者健康教育和疾病管理工作，提高患者依从性，尽快控制哮喘症状，包括夜间无症状使哮喘发作次数减至最少，甚至不发作；β_2受体激动剂用量减至最少，乃至不用。同时也要管理好非急性期支气管哮喘患者，减少支气管哮喘急性发作次数、延缓病情进展，以实现连续性管理。

第四节　肺 炎 案 例

【案例概要】

患者，男性，84岁，已婚，高中文化，地质队退休人员。

（一）主观资料（S）

间断发热、咳嗽、咳痰15日。

患者15日前饮水呛咳后出现发热，体温最高39.5℃，间断咳嗽、少痰，无畏寒、寒战、头痛、肌肉酸痛，无鼻塞、流涕，无咯血，无胸闷、憋气，无腹痛、腹泻，无尿频、尿急、尿痛，就诊于三级医院。血常规提示WBC 18.3×10^9/L，胸部X线片提示双肺多发片状渗出性改变，结合病原学等相关检查结果，诊断为“吸入性肺炎（细菌、真菌混合感染）”，给予盐酸莫西沙星注射液、厄他培南、氟康唑抗感染以及化痰、改善循环等对症治疗。体温降至正常后，家属要求出院。出院后继续给予头孢地尼抗感染，盐酸氨溴索化痰2日，患者症状较前明显好转，并自行停药。1日前（出院第4日）患者出现发热，体温最高37.8℃，咳嗽，有痰不能咳出，家中自行服用盐酸氨溴索，症状无缓解。患者自发病以来，饮食可，睡眠差，大小便正常，体重无明显变化。既往高血压史30年，血压最高150/90mmHg，现口服苯磺酸左旋氨氯地平2.5mg，1次/d，血压控制可；患者2年前脑梗死，并遗留左侧肢体肌力减低，饮水过快时容易引起呛咳，否认糖尿病、冠心病等病史；无烟酒嗜好；否认药物、食物过敏史；否认输血史。

问题1. 根据现有资料，考虑可能的问题是什么？为什么？

考虑吸入性肺炎。

吸入性肺炎（aspiration pneumonia）是指口咽部分泌物、胃内容物或其他刺激性液体被误吸入引起的化学性肺炎，严重者可发生呼吸衰竭或呼吸窘迫综合征，是老年人常见的肺部感染和重要死因。广义的吸入性肺炎还包括吸入胃酸引起的急性肺损伤，异物吸入引起的气道阻塞、肺脓肿、慢性间质纤维化、外源性类脂质肺炎等，常称为吸入综合征。

该患者有脑梗死后遗症，饮水易呛咳的危险因素，此次发病急，有饮水呛咳诱因，表现为发热、咳嗽、咳痰，抗感染治疗有效，结合胸部X线片及实验室检查考虑吸入性肺炎诊断。

问题2. 有没有绝对不能忽视的问题？

该患者为高龄男性，有脑梗死病史，此次发病主要表现为间断发热、咳嗽、咳痰，需要警惕其他肺部疾病，如肺癌、肺结核、肺栓塞等疾病。

问题3. 接下来需要做哪些检查？

首先要进行体格检查，重点关注血培养及痰液检查。另外，要进行以下辅助检查，如果病情加重或部分必要检查无条件完善，需及时转上级医院专科进一步诊治：

（1）患者高龄老人，肺炎尚未控制，应注意病情变化，监测生命体征。

（2）血常规、胸部X线片了解肺炎控制情况，并注意复查血肝、肾功能，血电解质，血气分析等。

（3）患者既往脑梗死病史多年，近期因饮水呛咳导致吸入性肺炎，需要完善头颅CT进一步评估病情。

（二）客观资料（O）

1. 体格检查　体温36.5℃，脉搏80次/min，呼吸20次/min，血压120/65mmHg。被动体位，正常面容，神志清楚，查体尚可合作。口唇颜色正常，浅表淋巴结未及肿大，巩膜无黄染。胸廓无畸形，双侧呼吸运动对称，各肋间隙正常，双肺叩诊呈清音，双肺呼吸音粗，左肺可闻及湿啰音，未闻及胸膜摩擦音。心界不大，心率80次/min，律齐，各瓣膜区未闻及病理性杂音及心包摩擦音。腹软，全腹无压痛、反跳痛，肝脾肋下未触及，肝肾区叩击痛阴性，肠鸣音减弱（2次/min），无气过水音。双下肢无水肿。左侧上肢肢体肌力4级，左侧下肢肢体肌力4级，右侧肢体肌力正常，左侧巴宾斯基征可疑阳性，余病理征未引出。

2. 实验室检查　血常规：WBC 10.5×10^9/L，NE% 72.8%，Hb 114g/L，PLT 367×10^9/L。

问题4. 目前诊断是什么？依据是什么？

目前诊断：吸入性肺炎，高血压1级（高危），陈旧性脑梗死。

社区获得性肺炎（community acquired pneumonia，CAP）的临床症状中，咳嗽最常见，可伴有或不伴有咳痰。细菌感染者常伴有咳痰。肺炎累及胸膜时可出现胸痛，多为持续性隐痛，深吸气时加重。胸闷、气短和呼吸困难多提示病变范围较广、病情较重、合并大量胸腔积液或心功能不全等。发热是常见的全身症状，常为稽留热或弛张热，可伴有寒战或畏寒。部分危重患者表现为低体温。其他伴随非特异症状包括头痛、乏力、食欲减退、腹泻、呕吐、全身不适、肌肉酸痛等。高龄CAP患者往往缺乏肺炎的典型临床表现，可无发热和咳嗽，全身症状较突出，常表现为精神不振、神志改变、食欲下降、活动能力减退等，需引起警惕。

该患者既往脑梗死后遗症、饮水易呛咳的危险因素，此次发病急，表现为间断发热、咳嗽、咳痰。左肺可闻及湿啰音。血常规提示存在感染指征。此次就诊4日前因吸入性肺炎治疗好转出院，出院后自行停用化痰药物，结合患者病史、体征及相关检查，考虑吸入性肺炎诊断明确。

问题5. 疾病严重程度。

根据CAP的严重程度，选择治疗场所及转诊。基层医疗机构推荐CURB-65（C：confusion，U：uremia，R：respiratory rate，B：blood pressure）或CRB-65评分（表3-11）。该患者CURB-65评分为1分，为低危组，建议门诊治疗。

表3-11　常用社区获得性肺炎严重程度评分系统

评分系统	预测指标	死亡风险评估	特点
CURB-65评分	共5项指标，满足1项得1分：①意识障碍；②尿素氮>7mmol/L；③呼吸≥30次/min；④收缩压<90mmHg或舒张压≤60mmHg；⑤年龄≥65岁	0~1分，低危，门诊治疗；2分，中危，建议住院治疗或严格随访下院外治疗；3~5分，高危，应住院治疗，部分需转诊	简洁，敏感度高，易于临床操作
CRB-65评分，	共4项指标，满足1项得1分：①意识障碍；②呼吸≥30次/min；③收缩压<90mmHg或舒张压≤60mmHg；④年龄≥65岁	0~1分，低危，门诊治疗；2分，中危，建议住院治疗或严格随访下院外治疗；≥3分，高危，应住院治疗，部分需转诊	适用于不方便进行生化检测的医疗机构

问题6. 需要和哪些疾病鉴别？

1. 急性气管支气管炎　多无呼吸困难、肺部湿啰音，表现较轻。常与病毒性上呼吸道感染有关。胸部影像学检查多正常。

2. 肺结核　多有全身中毒症状，如午后低热、盗汗、疲乏无力、体重减轻。病程多呈亚急性或慢性。胸部X线片或CT见病变多在上叶尖后段或下叶背段，多有卫星灶。痰中可找到结核分枝杆菌。一般抗菌治疗无效。

3. 肺癌　多无急性感染中毒症状，有时痰中带血，血白细胞不高。可伴发阻塞性肺炎，经抗生素治疗炎症消退后肿瘤阴影渐趋明显，或可见肺门淋巴结肿大，有时出现肺不张。若抗生素治疗后肺部炎症不见消散，或消散后于同一部位再次出现肺部炎症，应密切随访。

4. 肺栓塞　多有静脉血栓的危险因素，可发生咯血、晕厥，呼吸困难较明显。胸部X线片示区域性肺血管纹理减少，有时可见尖端指向肺门的楔形阴影。动脉血气分析常见低氧血症及低碳酸血症。D-二聚体多有升高。

（三）问题评估（A）

1. 目前诊断　吸入性肺炎；高血压1级（高危）；陈旧性脑梗死。

2. 目前存在的健康问题　危险因素：患者老年男性，高血压30年，既往陈旧性脑梗死，存在发生吸入性肺炎的危险因素。

3. 并发症或其他临床情况　高血压1级（高危），陈旧性脑梗死。

4. 患者依从性和家庭可利用的资源　患者能够和全科医生进行良好的沟通，理解并接受全科医生给出的指导建议，依从性较好。患者经济收入稳定，有医疗保险，有足够能力负担医疗费用。患者家庭和睦，妻子对其关心备至。全科医生不仅要治疗患者，同时也要重视对其家人进行吸入性肺炎、脑梗死相关知识的健康教育，使患者能得到良好、合理的家庭照顾。

问题7. 针对该疾病目前的治疗方法。

1. 基层医疗机构CAP治疗需根据病情严重程度、治疗场所、年龄、基础疾病等决定初始抗感染药物的使用（表3-12）。

2. 除了针对病原体的抗感染治疗外，对于部分患者，氧疗、雾化、化痰、补液、营养支持及物理治疗等辅助治疗对CAP患者也是必要的。需定时监测患者体温、呼吸、脉搏、血压和精神状态等情况。

（1）氧疗与呼吸支持：对于存在低氧血症的患者需维持血氧饱和度在90%以上。但对于有高碳酸血症的患者，在转上级医疗机构前，血氧饱和度宜维持在88%~92%。推荐鼻导管或面罩氧疗。经鼻导管加温湿化的高流量吸氧和无创通气的实施需要有经验的医师施行。对于并发成人急性呼吸窘迫综合征（ARDS）的CAP患者，使用无创正压通气的失败率高，此类患者需及时转诊。

（2）糖皮质激素：糖皮质激素不应常规应用于CAP，避免用于退热和改善症状。短期中小剂量糖皮质激素能降低合并感染性休克CAP患者的病死率。推荐琥珀酸氢化可的松200mg/d，感染性休克纠正后应及时停药，用药一般不超过7日。糖皮质激素对不合并

表3-12　基层医疗机构不同人群社区获得性肺炎（CAP）初始经验性抗感染药物的选择

不同人群		常见病原体	抗感染药物选择	备注
门诊治疗	无基础疾病青壮年	肺炎链球菌、肺炎支原体、流感嗜血杆菌、肺炎衣原体、流感病毒、腺病毒、卡他莫拉菌	①氨基青霉素、青霉素类/酶抑制剂复合物；②第一、二代头孢菌素；③多西环素或米诺环素；④呼吸喹诺酮类；⑤大环内酯类	①根据临床特征鉴别细菌性肺炎、支原体或衣原体肺炎和病毒性肺炎；②门诊轻症支原体、衣原体和病毒性肺炎多有自限性。
	有基础疾病或老年人	肺炎链球菌、流感嗜血杆菌、肺炎克雷伯菌等肠杆菌科菌、肺炎衣原体、流感病毒、呼吸道合胞病毒、卡他莫拉菌	①青霉素类/酶抑制剂复合物；②第二、三代头孢菌素（口服）；③呼吸喹诺酮类；④青霉素类/酶抑制剂复合物、第二代头孢菌素、第三代头孢菌素联合多西环素、米诺环素或大环内酯类	年龄>65岁，存在基础疾病（慢性心脏、肺、肝、肾疾病及糖尿病和免疫抑制）、酗酒、3个月内接受β-内酰胺药物治疗是耐药肺炎链球菌的感染因素，不宜单独用多西环、米诺环素或大环内酯类
需入院治疗（非ICU）可选择静脉或口服给药	无基础疾病青壮年	肺炎链球菌、流感嗜血杆菌、卡他莫拉菌、金黄色葡萄球菌、肺炎支原体、肺炎衣原体、流感病毒、腺病毒、其他呼吸道病毒	①青霉素G、氨基青霉素、青霉素类/酶抑制剂复合物；②第二、三代头孢菌素、头霉素类、氧头孢烯类；③上述药物联合多西环素、米诺环素或大环内酯类；④呼吸喹诺酮类；⑤大环内酯类	①我国成人CAP致病菌中肺炎链球菌对静脉青霉素耐药仅1.9%，中介率仅9%左右，青霉素中介肺炎链球菌感染的住院CAP患者仍可通过提高静脉青霉素剂量达到疗效；②疑似非典型病原体感染首选多西环素、米诺环素或呼吸喹诺酮类，在支原体耐药率较低的地区可选择大环内酯类
	有基础疾病或老年人	肺炎链球菌、流感嗜血杆菌、肺炎克雷伯菌等肠杆菌科菌、流感病毒、呼吸道合胞病毒、卡他莫拉菌、厌氧菌、军团菌	①青霉素类/酶抑制剂复合物；②第三代头孢菌素或其酶抑制剂复合物、头霉素类、氧头孢烯类；③上述药物单用或联合大环内酯类；④呼吸喹诺酮类	①有基础疾病患者及老年人要考虑肠杆菌科菌感染的可能，并需要进一步评估产ESBL肠杆菌感染的风险；②老年人需关注吸入风险因素

注：ESBL，超广谱β-内酰胺酶。

感染性休克的其他重症CAP患者的益处并不确定。此外，全身应用糖皮质激素可能导致需要胰岛素干预的高血糖、潜伏结核复发。

（3）咳嗽、咳痰处理：过于严重的咳嗽可能导致咳嗽晕厥、气道痉挛等并发症。对于肺炎早期和某些非典型肺炎，如果以干咳为主，可酌情使用镇咳药物。痰量过多或有脓痰时，患者可能会发生咳痰不畅，可予祛痰药物、雾化治疗降低痰液黏稠度促进排痰。体位引流、翻身拍背等物理疗法可促进痰液引流。还应重视补充适当的水分和呼吸道湿化。

（4）发热的处理：体温过高时可采用物理降温或使用退热药物，但需注意过度使用退热药物可能造成患者大量出汗，产生水、电解质紊乱，增加消化道出血的风险，故临床应用时需谨慎。

（5）康复治疗

间接吞咽训练（基础训练）：对于该患者存在吞咽功能障碍，可有针对性开展口咽部肌群功能训练。①发音运动：用言语进行康复训练，让患者张口发“a-e”音，也可让患者缩唇发“f”音，每次每音节发3遍，连续5~10次。②增强口面部肌群运动、舌体运动和下颌骨的张合运动，让患者做空咀嚼、皱眉、闭眼、鼓腮、吹气、微笑、张颌、闭颌运动，伸舌做左右、前后、舌背抬高运动或阻力运动；如果患者不能自行运动，可用纱布轻轻把持舌，进行上下、左右运动，训练分别于早、中、晚饭前进行，5min/次。③咽部冷刺激和吞咽动作训练：使用冰冻的棉棒蘸少许水，轻轻刺激软腭、舌根及咽后壁，以提高软腭及咽部的敏感度，使吞咽反射容易出现。用冰块刺激面颊及下颌部位，促使下颌闭合，减少流涎并增加咀嚼肌收缩力。嘱患者反复作空咽动作，3次/d，有利于患者吞咽模式的恢复。

直接吞咽训练（摄食训练）：一般在患者吞咽功能明显好转后，再进行摄食训练，并向患者说明进食的重要性及误吸的危害。进食前后必须认真清洁口腔，进食后不要立即翻身、吸痰。①进食体位：取利于进食的体位，对卧床者，半卧位为躯干上抬30°，头颈前屈，患肩用枕垫起；对能坐的患者，取坐位或前倾45°左右，这有利于食团向咽部运送。②食物形态：应根据吞咽困难程度及阶段，本着先易后难的原则选择，细烂食物最易吞咽，固体食物最难吞咽，糊状食物不易误吸，液体食物易误吸；所选择食物的温度、质地、体积和口味要能够刺激吞咽，避免进食黏性、干燥和难以咀嚼或容易分散的食物。③摄食入口量：即适于吞咽的每次进食入口量，先从3~4ml开始，然后酌情增到1汤匙大小为宜。④进食方法：对昏睡及嗜睡患者，应边进食边鼓励，并给予一定刺激，使之能保持在清醒状态下进食。对舌肌运动麻痹致咀嚼困难者，可将食物送入患者舌根部，随之用匙轻压舌部，引起吞咽反射将食物咽下。对面瘫的患者，食物易从患侧口角掉出来或滞留在患侧的颊部时，应将食团放入口腔健侧，用手托下颌，使口唇合拢，舌梢缩回附着上腭，才能进行咽下运动。为防止误吸，进食时应嘱患者吸足气，吞咽前憋气，使声带闭合封闭喉部后再吞咽，吞咽后咳嗽一下，将肺中气体排出，以喷出残留在咽后部的食物残渣。

（6）其他：对有误吸风险（卒中、帕金森病、重度痴呆等）的患者，全口腔护理、改变进食的途径（如鼻胃管）、避免长期留置鼻胃管等都能在不同程度上减少患者的误吸。老年住院CAP患者应评估深静脉血栓风险，必要时应用低分子量肝素预防。

问题8. 转诊指征。

如果患者病情超出了所在医疗机构的诊治能力，医务人员应与患者及家属及时沟通，在考虑和权衡转运风险后转上级医院机构继续诊治。

1. 紧急转诊

（1）符合我国《中国成人社区获得性肺炎诊断和治疗指南（2016年版）》重症CAP诊断标准。

（2）病情危重的不明原因肺炎原则上需转至县级以上医疗机构，同时按照感染控制相关规定处置，并配合疾控机构对病例开展相关调查处置和实验室检测。

（3）初始治疗失败，生命体征不稳定。

上述患者病情危重，转运风险高，需从患者病情（包括生命体征、意识、呼吸支持、循环支持、主要临床问题五方面）和预计转运时间、转运条件进行风险评估。根据病情情况和相关评估，在转院之前和转院过程中均需要有呼吸支持、建立静脉通道、保持血流动力学稳定等相关技术、人员和设备配备和保障。

2. 普通转诊

（1）合并基础疾病较多，如慢性心功能不全（Ⅲ～Ⅳ级）、慢性肾脏疾病3~5期、肝硬化失代偿期、糖尿病急性并发症。

（2）免疫抑制宿主发生CAP。

（3）初始治疗失败，生命体征稳定。

（4）出现局部或全身并发症，如脓胸、肺脓肿，生命体征稳定。

（5）年龄≥65岁有基础疾病患者，评估有超广谱β-内酰胺酶等耐多药感染风险。

（6）CAP诊断尚未明确，需要进一步鉴别诊断。

（四）问题处理计划（P）

1. 临床治疗

（1）非药物治疗

①吸氧：保持呼吸道通畅，鼓励咳嗽排痰，给予鼻导管吸氧。②营养支持：注重营养，控制盐的摄入量，保证热量、蛋白质的供给。③心理疏导：对患者及家属告知病情，增加患者及家属的信任度，使患者积极配合全科医生的诊治。④健康教育。

（2）药物治疗

①继续抗感染：给予头孢地尼0.1g，3次/d；②对症治疗：盐酸氨溴索片30mg，3次/d；复方鲜竹沥液1支，3次/d；③控制血压：苯磺酸左旋氨氯地平2.5mg，1次/d。

2. 康复治疗　主要包括肺部康复治疗及脑梗死后康复治疗，必要时可转至康复医院。

3. 预防治疗　全科医生应告知家属如何预防吸入性肺炎（给予糊状食物，进食时采取直位或半坐卧位，进食30分钟后平卧），并指导家属加强对患者口腔护理。用2%碳酸氢钠溶液漱口每日3次，使口腔保持碱性环境，抑制真菌在口腔内生长；口腔如有损伤、出血者加用3%过氧化氢液交替使用，祛除口腔内血迹、异物，预防口炎；对吞咽困难者，每次进餐后予清洁口腔；对鼻饲者或生活可自理者，清洁口腔每日2次。还要注意保持气道通畅，鼓励患者自行咳嗽排痰，对体弱、不能有效咳嗽者，协助患者翻身叩背，在重力作用下有助于痰液排出。

【案例提示】

对于老年患者，既往如发生过脑梗死且留有肢体及吞咽障碍，其发生吸入性肺炎的可能性较大。全科医生在对患者的社区疾病管理过程中，应加强预防吸入性肺炎的健康教育，教会患者及家属相应的康复护理知识。该例患者因脑梗死后遗症的存在，还需要进行脑梗死相关健康教育。社区吸入性肺炎单纯厌氧菌所致者约60%，厌氧菌与需氧菌混合感染约30%，单纯需氧菌感染仅占少数，可适当选择覆盖厌氧菌感染的抗生素，如β-内酰胺类药物。该患者高龄合并高血压、脑梗死，此次发生吸入性肺炎病情较重，在上级医院诊治至体温正常即转回社区，其实此时病情尚未完全控制，没有足量、足疗程抗感染造成病情反复。全科医生在诊治类似病例时，需注意大多数细菌性肺炎应在体温正常72小时以上方考虑停用静脉抗感染药物，进一步稳定后再改为口服药物。此外要与患者家属沟通，督促患者在今后的疾病诊治过程中要多与医生沟通，严格按照医嘱接受疾病管理。

第五节　慢性肺源性心脏病案例

【案例概要】

患者，男性，72岁，已婚，小学学历，退休环卫职工。

（一）主观资料（S）

间断咳嗽、咳痰20年，活动后气喘、下肢水肿1年，再发2日。

患者20年前开始间断出现咳嗽、咳痰，痰量不多，多为白色黏痰，秋冬季多发，无发热、胸痛、咯血等不适。其间多次因劳累或受凉后出现咳嗽、咳痰加重，咳黄脓痰，伴低热而于社区卫生服务机构就诊，经抗感染及对症治疗多可缓解。1年前出现咳嗽、咳痰加重，伴活动后明显喘息，双下肢水肿，至三级医院呼吸科住院治疗，明确诊断为“慢性阻塞性肺疾病，慢性肺源性心脏病”，病情控制稳定后转诊至社区卫生服务站，平时根据咳嗽、喘息情况服用氨溴索、氢氯噻嗪、茶碱缓释片及消咳喘等药物。2日前受凉后再次出现咳嗽、咳痰，痰量增加，伴喘息，尿量减少，约300ml/d，双下肢水肿加重；无发热、胸痛和咯血，自服上述药物无明显缓解。近2日饮食、睡眠较前变差，体重无明显变化，大便干燥。既往有高血压病史30余年，最高血压156/80mmHg，目前口服缬沙坦胶囊80mg，1次/d，血压控制在120/70mmHg左右；否认糖尿病、冠心病等病史；吸烟35年，每日约20支，已戒烟10年；无毒物、粉尘接触史；家族史无特殊。

问题1. 根据现有资料，考虑可能的问题是什么？为什么？

考虑肺源性心脏病；急性右心衰竭。

慢性肺源性心脏病（chronic pulmonary heart disease）是呼吸系统的一种常见疾病。由于呼吸系统疾病（包括支气管-肺组织、胸廓或肺血管病变）导致右心室结构和/或功能改变的疾病，肺血管阻力增加和肺动脉高压是其中的关键环节。多继发于慢性阻塞性肺疾病、间质性肺疾病等。慢性肺源性心脏病的患病率存在地区差异，东北、西北、华北患病率高于南方地区，农村患病率高于城市，并随年龄增高而增加。吸烟者比不吸烟者患病率明显增多，男女无明显差异。冬春季节和气候骤然变化时，易出现急性发作。

该患者既往慢性阻塞性肺疾病史20年，高血压病史30年，1年前明确诊断为肺源性心脏病，活动耐量逐渐下降，此次受凉发病，伴随咳痰量增加，尿量减少，双下肢水肿，考虑符合“慢性阻塞性肺疾病急性加重，肺源性心脏病，急性右心衰竭”诊断。

问题2. 有没有绝对不能忽视的问题？

该患者既往慢性阻塞性肺疾病病史，目前存在急性心衰，需警惕除外心源性休克及其他心脏疾病。

问题3. 接下来需要做哪些检查？

首先要进行体格检查，重点关注心肺检查。另外，要进行以下辅助检查：

1. 重点体格检查　主要阳性体征包括颈静脉充盈或怒张、听诊肺动脉瓣区第二心音（P_2）亢进、下肢水肿或有腹水。注意：轻症患者体征可不明显。

2. 辅助检查　如心电图、胸部X线片、超声心动图等可提示诊断肺源性心脏病。

（二）客观资料（O）

1. 体格检查　体温36.8℃，脉搏75次/min，呼吸26次/min，血压122/65mmHg；慢性病容，呼吸急促，神志清楚，查体合作；巩膜无黄染，口唇发绀，浅表淋巴结未及肿大；颈静脉怒张，桶状胸，双肺叩诊过清音，呼吸音低，散在哮鸣音，双肺底可闻少量湿啰音；剑突下可见心脏搏动，心音遥远，肺动脉瓣第二心音亢进；心率75次/min，律齐，各瓣膜区未闻及病理性杂音；腹平软，全腹无压痛、反跳痛，肝肋下1cm，质软，肝颈静脉回流征阳性；双下肢轻度凹陷性水肿。

2. 辅助检查

血常规：WBC 9.8×10^9/L，NE% 78%，Hb 146g/L；电解质：K^+ 4.2mmol/L，Na^+ 139mmol/L，Cl^- 101mmol/L；肾功能：Cr 86μmol/L，BUN 7.43mmol/L；尿常规（-）。

心电图：窦性心律，肺型P波，电轴右偏+120°，$RV_1+SV_5 \geq 1.05$mV。

胸部X线片：两肺纹理增多、增粗、紊乱，双肺下叶可见斑片影，右下肺动脉干扩张，其横径16mm，肺动脉段明显突出，高度≥7mm。

问题4. 目前诊断是什么？依据是什么？

目前诊断：慢性阻塞性肺疾病急性加重期；肺源性心脏病；急性右心衰竭；高血压1级（高危）。

慢性肺源性心脏病诊断主要依据病史、症状及相关检查结果，其诊断标准如下：①患者有慢性阻塞性肺疾病或慢性支气管炎、肺气肿病史或其他胸肺疾病病史（原发于肺血管的疾病如特发性肺动脉高压、栓塞性肺动脉高压等可无相应病史）。②存在活动后呼吸困难、乏力和劳动耐力下降。③出现肺动脉压增高、右心室增大或右心功能不全的征象，如颈静脉怒张、$P_2>A_2$、剑突下心脏搏动增强、肝大压痛、肝颈静脉回流征阳性、下肢水肿等。④心电图、胸部X线片有提示肺源性心脏病的征象。⑤超声心动图有肺动脉增宽和右心增大、肥厚的征象。符合1~4条中的任一条加上第5条，并除外其他疾病所致右心改变（如风湿性心脏病、心肌病、先天性心脏病）即可诊断为慢性肺源性心脏病。

该患者有慢性阻塞性肺疾病相关病史，此次发病后有明显的肺动脉压增高、右心室增大或右心功能不全的征象，心电图及胸部X线片均提示有肺源性心脏病征象。考虑符合慢性肺源性心脏病诊断。

问题5. 疾病严重程度。

慢性肺源性心脏病患者的病情严重程度可参考心衰患者的病情分度（表1–6），判断病情严重程度。

下列参数与心衰患者的不良预后相关：左心射血分数下降、利钠肽持续升高、低钠血症、运动峰值耗氧量减少、血细胞比容降低、QRS波增宽、慢性低血压、静息心动过速、肾功能不全、不能耐受常规治疗、难治性容量超负荷等。必要时可转至上级医院完善上述相关检查，评估病情及进一步治疗方案。

问题6. 需要和哪些疾病鉴别？

1. 冠心病　慢性肺源性心脏病与冠心病均多见于老年人，而且常有两病共存。冠心病多有典型的心绞痛、心肌梗死病史或心电图表现，若有左心衰竭的发作史、原发性高血压、高脂血症、糖尿病史，则更有助鉴别。体格检查、胸部X线片、心电图、超声心动图检查呈左心室肥厚为主的征象，冠状动脉造影提示冠状动脉狭窄可资鉴别。慢性肺源性心脏病合并冠心病时鉴别有较大困难，应详细询问病史，并结合体格检查和有关心、肺功能检查加以鉴别。

2. 风湿性心脏病　风湿性心脏病二尖瓣狭窄会导致肺动脉高压及右心衰竭，需要与肺源性心脏病鉴别。前者往往有风湿性关节炎和心肌炎病史，其瓣膜（如二尖瓣、主动脉瓣）常有病变，胸部X线片、心电图、超声心动图有特殊表现。

3. 原发性心肌病　多为全心增大，无慢性支气管、肺疾疾史，无肺动脉高压的胸部X线片表现等。

（三）问题评估（A）

1. 目前诊断　慢性阻塞性肺疾病急性加重期；肺源性心脏病；急性右心衰竭；高血压1级（高危）。

2. 目前存在的健康问题

（1）危险因素：高龄，吸烟，既往从事环卫工作长期接触粉尘、尾气等。

（2）目前为慢性阻塞性肺疾病急性加重期。现已并发肺源性心脏病、右心衰竭。

3. 并发症或其他临床情况　高血压1级，血压控制稳定。

4. 患者依从性和家庭可利用的资源　患者能够和全科医生良好沟通，理解并接受全科医生的指导建议，依从性较高。患者系退休环卫工人，退休金不高，虽有医疗保险，但目前医疗费用对其已是一笔不小的费用，以后如需长期治疗存在经济方面压力。但患者家庭和睦，子女孝顺，老伴对其关心备至。全科医生在治疗患者的同时，也要重视对其家人进行慢性肺源性心脏病相关知识的健康教育，共同给予患者鼓励、支持，使患者能得到良好、温情的家庭照顾。

问题7. 针对该疾病目前的治疗方法。

1. 缓解期的治疗　需要积极治疗和改善基础支气管、肺疾病，延缓基础疾病进展；增强患者的免疫功能，预防感染，减少或避免急性加重；加强康复锻炼和营养，需要时长期家庭氧疗或家庭无创呼吸机治疗等，以改善患者的生命质量。

（1）积极治疗和改善基础支气管、肺疾病，延缓基础疾病进展。对于具有明显气流受限的患者，使用吸入激素（ICS）联合长效β受体激动剂（LABA）和/或长效M受体阻滞剂（LAMA）吸入，如可使用沙美特罗/氟替卡松50μg/500μg或布地奈德莫特罗320μg/9μg和/或噻托溴铵吸入剂。如患者咳嗽、痰多不易咳出，可使用化痰药物如盐酸氨溴索或乙酰半胱氨酸等制剂。

（2）增强患者的免疫功能，预防感染。每年进行流感疫苗接种，对于反复发生肺炎者，接种肺炎疫苗。

（3）加强康复锻炼，坚持每周进行至少5日的康复锻炼，根据自身情况选择不同的锻炼方式。①可通过功率自行车或快步行走的方法进行，并量力循序渐进，保证在运动时$SpO_2>90\%$；②可以做八段锦或太极拳等运动；③每日进行上肢肌肉锻炼，如做哑铃操，立位无法完成时，可采取坐位或卧位的方法进行；④进行呼吸操锻炼，如缩唇呼气、腹式呼吸等，2次/d，每次5分钟，改善呼吸肌的调节能力。

（4）对于血氧分压<60mmHg者，使用家庭氧疗或家庭无创呼吸机治疗。家庭氧疗应采用持续低流量吸氧，氧流量<2L/min，每日氧疗时间在15小时以上，为保证氧疗时间及白天的活动时间，晚间需吸氧睡眠。使用无创呼吸机治疗的患者要注意气道湿化问题，以呼吸机管路及面罩内不干燥但又不产生水滴为最佳。

（5）对于吸烟的患者，积极劝导戒烟。

2. 急性加重期的治疗　对于急性加重期的患者，最好留院观察或住院治疗。治疗原则为积极控制急性加重的诱发因素，通畅呼吸道，改善呼吸功能，纠正缺氧和/或二氧化碳潴留，控制心衰，防治并发症。

（1）治疗和祛除肺源性心脏病急性加重的诱发因素：呼吸系统感染是引起慢性肺源性心脏病急性加重致肺、心功能失代偿的常见原因，如存在感染征象，需积极控制感染。

（2）控制呼吸衰竭：根据基础病因的不同，采取相应措施，纠正呼吸衰竭，减轻心脏负荷。以慢性阻塞性肺疾病导致的肺源性心脏病为例，给予扩张支气管、祛痰等治疗，通畅呼吸道，改善通气功能。合理氧疗纠正缺氧，需要时给予无创正压通气或气管插管有创正压通气治疗。

（3）控制心衰：对于慢性支气管-肺疾病导致的肺源性心脏病，一般在积极控制感染、改善呼吸功能、纠正缺氧和二氧化碳潴留后，心衰便能得到改善，患者尿量增多，水肿消退，不需常规使用利尿药和正性肌力药。但对经上述治疗无效或严重心衰患者，可适当选用利尿药、正性肌力药或扩血管药物。对于肺血管疾病如动脉性肺动脉高压、栓塞性肺动脉高压患者，利尿治疗是改善右心功能的基础治疗方法，通常需要根据患者的液体出入量情况常规给予利尿药物。慢性肺源性心脏病患者由于慢性缺氧及感染，对洋地黄类药物的耐受性低，易致中毒，出现心律失常。且正性肌力药物对改善患者的总体预后并无显著获益，因此不推荐常规应用。扩张血管药物对于治疗肺血管病变本身导致的肺动脉高压（即动脉性肺动脉高压）具有较好疗效，某些慢性血栓栓塞性肺动脉高压继发的肺源性心脏病也可应用，但对慢性肺部疾病继发的肺动脉高压及肺源性心脏病的疗效尚不满意。血管扩张药在扩张肺动脉的同时也扩张体动脉，往往造成体循环血压下降，反射性产生心率增快、氧分压下降、二氧化碳分压上升等不良反应，因而限制了血管扩张药在慢性肺源性心脏病的临床应用。

3. 防治并发症　如酸碱失衡及电解质紊乱、心律失常、静脉血栓栓塞症、消化道出血等。

问题8. 转诊指征。

1. 紧急转诊　对于慢性肺源性心脏病患者，以下情况建议紧急转诊至上级医院：

（1）高度怀疑为急性肺栓塞导致的急性加重，社区无条件诊治。

（2）患者意识状态改变，如出现嗜睡、谵妄或昏迷。

（3）无法纠正的呼吸衰竭，如经皮血氧饱和度（SpO_2）<90%，或呼吸困难持续不缓解。

（4）持续性症状性心律失常，药物治疗无法改善。

（5）循环血流动力学不稳定，如低血压状态用药后不改善。

转诊前处置：对于慢性肺源性心脏病急性加重的患者，首先纠正急性加重因素（如抗感染治疗并保持呼吸道通畅），氧疗或呼吸支持，当存在低血压时，适当应用血管活性药物（如多巴胺）维持血压稳定。高度怀疑急性肺栓塞导致的急性加重，应给予吸氧、暂时制动，如无抗凝禁忌证，可给予普通肝素3 000~5 000U静脉注射（10分钟）或低分子量肝素皮下注射。

2. 普通转诊　以下情况建议择期转诊至上级医院进一步诊治：

（1）据患者的病史、体征疑诊肺源性心脏病，但无诊断条件。

（2）常规检查无法诊断、无法明确病因的肺源性心脏病。

（3）经过常规治疗及氧疗，呼吸衰竭无法纠正（$SpO_2<90\%$）。

（4）心功能改善不满意，持续存在心衰症状，如持续尿少、下肢水肿等。

患者患慢性病，需纳入慢性阻塞性肺疾病重点管理人群，定期于社区卫生服务站复诊。就诊时全科医生应了解患者当前症状、吸氧及康复锻炼情况，重点对肺部进行体格检查，掌握患者肺部体征情况，指导当前用药。目前患者病情出现急性加重，社区卫生服务站鉴于条件有限需将其转诊至上级医院呼吸专科进行治疗，其间全科医生需及时与接诊医生、患者协调沟通，了解并掌握患者病情进展及治疗情况，同时做好患者心理辅导。患者在病情缓解出院后，转诊回社区卫生服务站，应嘱其定期至社区全科医生处复查、随访，长期治疗。

（四）问题处理计划（P）

1. 进一步检查计划　建议转诊至上级医院呼吸科完善血气分析、胸部CT、超声心动图等检查，结合各项辅助检查结果，明确患者病情。

2. 治疗计划

（1）非药物治疗：①家庭氧疗。建议患者家庭自备制氧机，鼻导管吸氧，氧流量为1.0~2.0L/min，每日吸氧时间>15小时，使患者在静息状态下，达到$PaO_2\geqslant 60mmHg$和/或使SaO_2升至90%以上。②营养支持。注重营养，控制盐的摄入量，保证热量、蛋白质的供给，保持大便通畅。③心理疏导。与患者充分交流，解除患者内心焦虑，使其保持良好的心态和治疗的信心，配合医生接受必要的检查和治疗。④减少雾霾天气外出，做好呼吸道防护；保持室内空气通畅洁净。⑤身体条件允许可每日适当外出活动，享受日光照射，保持身心愉悦，增强免疫力，避免着凉预防感冒，每年注射流感疫苗和肺炎疫苗。

（2）药物治疗：①急性加重期，给予抗感染、祛痰、止咳、解痉平喘及改善心功能等治疗，注意有无酸碱失衡、电解质紊乱、心动过速、心律失常等，并给予相应治疗；②稳定期，采用中西医综合治疗，适当应用祛痰、平喘及利尿等药物，定期复查随访。

3. 全科医生建议

（1）将患者纳入慢性阻塞性肺疾病规范管理小组，建议患者定期随访。

（2）建议患者加入慢性阻塞性肺疾病的自我管理群，相互沟通、相互支持地做好疾病的管理。

4. 心理社会治疗　慢性肺源性心脏病患者长期患病，影响工作和日常生活，常会出现焦虑、抑郁、紧张、恐惧、悲观失望等不良心理，应针对病情及心理特征及时给予心理疏导。并需做好家人及亲友工作，鼓励他们给予患者积极的精神安慰；调动各种社会关系给予精神及物质关怀，介绍类似疾病治疗成功的病例，强调坚持康复锻炼的重要性，以取得主动配合，树立战胜疾病的信心。

【案例提示】

肺源性心脏病是COPD的严重并发症，对患者甚至整个家庭带来极大的负担，同时该病严重影响患者的生活质量，患者及全科医生均应重视该病，认识到COPD同糖尿病、高血压等慢性疾病一样有着严重的并发症。在疾病管理过程中，全科医生应逐步建立COPD的慢性病管理流程细节，做到规范管理，以减少肺源性心脏病的发生。此例患者确诊为"慢性肺源性心脏病"，全科医生接诊后全面了解患者病情，分析其存在的危险因素及合并症情况，给予患者药物治疗及非药物治疗处理。此外，全科医生还应向患者解释疾病发生发展的过程及促使疾病发生的危险因素，针对危险因素给予患者及其家庭成员相关健康教育、康复治疗和指导，防止病情进展，提高生活质量。同时要做好患者的心理疏导工作，既让患者重视疾病造成的后果，又能让患者树立战胜疾病的信心，从而坚持治疗、定期随访；也体现全科医生不仅是治疗疾病，更是管理疾病，管理患者。

第六节　睡眠呼吸暂停综合征案例

【案例概要】

患者，男性，40岁，已婚，汉族，大学本科，文职职员。

（一）主观资料（S）

睡眠打鼾10年，伴头痛、嗜睡1年。

患者10年前无明显原因出现睡眠打鼾，醒后无不适，未重视及就诊。1年前无明显诱因出现夜间憋醒，每夜发作1~2次，无胸闷、胸痛，无双下肢水肿等症。夜间憋醒症状发作频繁，并出现晨起后头痛、白天疲劳嗜睡，半年前头痛加重，口服布洛芬后症状缓解，无多梦、夜游症、频繁腿动，无眩晕、恶心、呕吐，无视力模糊，无肢体麻木或活动障碍，2日前开车时嗜睡险些酿成交通事故。患者自发病以来，因易疲劳活动减少，饮食正常，1年内体重增加5kg，大小便如常。

既往高血压病史2年，最高170/90mmHg，目前每日一次服硝苯地平控释片30mg，血压控制在120~130/70~80mmHg；否认糖尿病、冠心病等其他慢性病病史；无吸烟、饮酒嗜好；否认药物食物过敏史；无毒物、粉尘接触史；无特殊家族史。

问题1. 根据现有资料，考虑可能的问题是什么？为什么？

考虑睡眠呼吸暂停综合征可能。

睡眠呼吸暂停综合征（sleep apnea syndrome，SAS），又称阻塞性睡眠呼吸暂停低通气综合征（obstructive sleep apnea hypopnea syndrome，OSAHS），指患者睡眠过程中反复出现呼吸暂停和低通气，临床上表现为打鼾、鼾声不规律，自觉憋气甚至憋醒，夜间有窒息感或憋醒，睡眠紊乱，白天出现嗜睡，记忆力下降，严重者出现认知功能下降、行为异常。症状的出现有很大的个体差异，可一项或多项，也可没有症状。

该患者有长期打鼾史，1年前出现憋醒，白天有疲劳、嗜睡，影响生活质量。考虑可能存在睡眠呼吸暂停综合征。

问题2. 有没有绝对不能忽视的问题？

该患者出现开车时嗜睡，要除外发作性睡病的可能，该病表现为白天过度嗜睡、发作性猝倒、睡眠瘫痪和睡眠幻觉，青少年居多，少数有家族史。

问题3. 接下来需要做哪些检查？

首先要进行体格检查，需要特别注意BMI、上气道狭窄程度及可能导致阻塞性睡眠呼吸暂停（OSA）疾病的相关体征。另外，要进行相应的辅助检查：

1. 体格检查　包括BMI、血压（睡前和醒后血压）、颈围（颈围是否≥40cm）、评定颌面形态（重点观察有无下颌后缩、下颌畸形）、鼻腔、咽喉部（特别注意有无悬雍垂肥大、扁桃体肥大及程度、舌体肥大、腺样体肥大、上颚高拱及硬腭狭窄等）；心、肺、神经系统检查等。

2. 常规检查　包括血常规、肝肾功能、血脂、甲状腺功能、心电图，必要时进行血气分析、肺功能检查、X线头影测量（包括咽喉部测量）及胸部X线片，以及病因或高危因素的常规检查和可能发生的合并症的相应检查。

3. 初筛便携式诊断仪检查　又称家庭睡眠监测（HST）或睡眠中心外睡眠监测（OCST），是能够同时记录、分析多项睡眠生理数据，并方便移动至睡眠室外（医院病房、急诊室、患者家中）进行睡眠医学研究和睡眠疾病诊断的技术。

4. 针对白天嗜睡，可完善艾普沃斯（Epworth）嗜睡量表分析（表3-13）。

表3-13　Epworth嗜睡量表

在以下情况有无嗜睡发生	从不（0分）	很少（1分）	有时（2分）	经常（3分）
坐着阅读时				
看电视时				
在公共场所坐着不动时（如在剧场或开会）				
坐着与人谈话时				
饭后休息时（未饮酒）				
开车等红绿灯时				
下午静卧休息时				

注：评分≥9分考虑存在日间嗜睡。

5. 基层医院可应用STOP-BANG量表对可疑的OSA患者进行筛查和分层。STOP-BANG量表评分≥3分为OSA［呼吸暂停低通气指数（AHI）≥5次/h］高危，其敏感度为84.7%，特异度为52.6%。见表3-14。

表3-14　STOP-BANG量表中文版

问题	是（1分）	否（0分）
1. 打鼾：您睡眠鼾声很大吗（比普通说话声音大，或者透过关闭的门可以听到）？		
2. 乏力：您常常觉得疲倦、乏力，或者白天昏昏欲睡？		
3. 目击呼吸暂停：有人看到您睡眠时停止呼吸吗？		
4. 血压：您以前有高血压或者正在接受高血压治疗吗？		
5. BMI：>35kg/m²吗？		
6. 年龄：>50岁吗？		
7. 颈围：>40cm吗？		
8. 性别：是男性吗？		

注：总分≥3分为阻塞性睡眠呼吸暂停高危，<3分为阻塞性睡眠呼吸暂停低危。

（二）客观资料（O）

1. 体格检查　体温36.8℃，脉搏86次/min，呼吸18次/min，血压136/90mmHg（患者未监测血压，睡前血压暂不知）；身高165cm，体重95kg，腰围117cm，BMI 34.9kg/m²；疲倦病容，体态肥胖，神志清楚，查体合作；扁桃体、悬雍垂无肥大，舌体厚大，无上颚高拱及硬腭狭窄，无下颌后缩、下颌畸形。颈部粗短，颈围42cm。双肺呼吸音清；心率86次/min，律齐，S_1正常，S_2亢进；桡动脉、足背动脉搏动存在；双下肢轻度水肿。病理征未引出。

2. 实验室检查

血常规：WBC 8.5×10⁹/L，NE% 68%，RBC 5.8×10⁹/L，Hb 153g/L；HCT 48%。电解质、血糖、尿素氮、肌酐正常；尿常规：尿蛋白阴性，尿沉渣阴性。

心电图：窦性心律，ST-T未见异常。

胸部X线：双肺血管影增强，无渗出与水肿。

问题4. 目前诊断是什么？依据是什么？

目前诊断：睡眠呼吸暂停综合征，高血压2级（高危）。

睡眠呼吸暂停综合征临床特点主要表现为夜间睡眠过程中打鼾且鼾声不规律，呼吸及睡眠节律紊乱，反复出现呼吸暂停及觉醒，或患者自觉憋气，夜尿增多，晨起头痛，口干，白天嗜睡明显，记忆力下降，严重者可出现心理、智力、行为异常；并可能合并高血压、冠心病、心律失常（特别是以慢-快心律失常为主）、卒中、2型糖尿病及胰岛素抵抗等，还可有进行性体重增加。

该患者有明确的夜间打鼾史，且出现夜间憋醒，日间头痛，嗜睡，体重增加，合并高血压，考虑符合睡眠呼吸暂停综合征诊断。

问题5. 疾病严重程度。

OSA病情分度应当充分考虑临床症状、合并症情况、AHI及夜间SpO_2等实验室指标，根据AHI和夜间最低SpO_2，将OSA分为轻、中、重度，其中以AHI作为主要判断标准，夜间最低SpO_2作为参考（表3-15）。

表3-15 成人阻塞性睡眠呼吸暂停（OSA）病情分度

程度	呼吸暂停低通气指数/（次·h^{-1}）	最低血氧饱和度/%
轻度	5~15	85~90
中度	>15~30	80~85
重度	>30	<80

该患者因未完善相应检查的睡眠监测，应用STOP-BANG量表对此患者疾病严重程度评估提示OSA高危。

问题6. 需要和哪些疾病鉴别？

该患者症状主要表现为睡眠打鼾，白天嗜睡，需要与影响夜间睡眠情况及引起白天嗜睡的疾病相鉴别：

1. 单纯鼾症　夜间有不同程度打鼾，AHI<5次/h，白天无症状。

2. 肥胖低通气综合征　过度肥胖（BMI>30kg/m^2），清醒时CO_2潴留，$PaCO_2$>45mmHg（1mmHg=0.133kPa），多数患者合并OSA。

3. 内科疾病或神经肌肉疾病相关的睡眠低通气　可伴有夜间呼吸暂停、打鼾，白天嗜睡和疲劳，多导睡眠图（PSG）可见睡眠相关低通气，可伴有OSA，但是持续氧饱和度下降无法用呼吸暂停和低通气事件解释，需结合临床症状、血气分析、肺功能和影像学鉴别。

4. 中枢性睡眠呼吸暂停　夜间可以出现呼吸暂停、憋醒，白天嗜睡或疲劳，可伴有心衰或卒中等，PSG并结合临床可鉴别诊断。

5. 与引起白天嗜睡的疾病鉴别　如发作性睡病等。

6. OSA还需与引起夜间呼吸困难的疾病鉴别　如夜间惊恐发作、胃食管反流、支气管哮喘、充血性心衰和夜间心绞痛发作等。根据临床症状和PSG结果可以鉴别。

（三）问题评估（A）

1. 目前诊断　睡眠呼吸暂停综合征。

2. 目前存在的健康问题

（1）危险因素：肥胖；高血压2级，目前血压控制稳定。

（2）患者白天疲劳嗜睡已严重影响自身生活，心理压力较大；体格检查发现存在肺部轻度异常，需及时转诊至上级医院确诊疾病；患者后经三级医院明确诊断为阻塞性睡眠呼吸暂停综合征，并发症状轻，病因考虑为肥胖；治疗方案对症主要为持续气道正压通气（CPAP）、减肥。

3. 并发症或其他临床情况　高血压2级（高危）。

4. 患者依从性和家庭可利用的资源　患者文化水平较高，可以理解医务人员对该病的讲解，接受定期随访的要求。患者家庭经济收入稳定，有医疗保险，有能力负担医疗费用。患者家庭关系和谐，家人体贴并鼓励患者积极战胜疾病，为患者树立了战胜疾病的信心。全科医生应动员患者家人监督患者执行减肥方案，有效管理好体重。

问题7. 针对该疾病目前的治疗方法。

1. 因素控制　对OSA患者均应进行多方面的指导，目前认为肥胖是OSA的独立危险因素，因而所有确诊为OSA的超重和肥胖者均应有效控制体重，包括饮食控制、加强锻炼。戒酒、戒烟、慎用镇静催眠药物及其他可引起或加重OSA的药物。

2. 病因治疗　纠正引起OSA或使之加重的基础疾病，如应用甲状腺素治疗甲状腺功能减退等。

3. 体位治疗（侧卧位睡眠）应进行体位睡眠培训，尝试教给患者一些实用办法。现已研发出多种体位治疗设备，包括颈部振动设备、体位报警器、背部网球法、背心设备、胸式抗仰卧绷带、强制侧卧睡眠装置、侧卧定位器、舒鼾枕等，但其疗效还有待今后进一步观察和评估。

4. 无创气道正压通气治疗　是成人OSA患者的首选和初始治疗手段。无创气道正压通气治疗的适应证：

（1）中重度OSA（AHI>15次/h）。

（2）轻度OSA（5次/h≤AHI≤15次/h），但临床症状明显（如白天嗜睡、认知障碍及抑郁等），合并或并发心脑血管疾病、糖尿病等。

（3）OSA患者围手术期治疗。

（4）经过手术或其他治疗（如悬雍垂腭咽成形手术、口腔矫治器等）后仍存在的OSA。

（5）OSA合并慢性阻塞性肺疾病，即“重叠综合征”。

（6）无创气道正压通气治疗必须在专业医务人员的指导下实施。

5. 口腔矫治器　适用于单纯鼾症及轻中度OSA患者，特别是有下颌后缩者。对于不能耐受CPAP、不能手术或手术效果不佳者可以试用，也可作为CPAP治疗的补充或替代治疗措施。禁忌证：重度颞颌关节炎或功能障碍、严重牙周病、严重牙列缺失者。

6. 外科治疗　仅适合于手术确实可解除上气道阻塞的患者，需严格掌握手术适应证。通常手术不宜作为本病的初始治疗手段。可选用的手术方式包括悬雍垂腭咽成形手术及其改良术、下颌骨前徙术，符合手术适应证者可考虑手术治疗。这类手术仅适合于上气道口咽部阻塞（包括咽部黏膜组织肥厚、咽腔狭小、悬雍垂肥大、软腭过低、扁桃体肥大）。对于某些非肥胖而口咽部阻塞明显的重度OSA患者，可以考虑在应用CPAP治疗1~2个月、夜间呼吸暂停及低氧已基本纠正情况下施行悬雍垂腭咽成形手术治疗。术前和术中严密监测，术后必须定期随访，如手术失败，应使用CPAP治疗。

7. 药物治疗　目前尚无疗效确切的药物可以使用。

8. 合并症的治疗　对于并发症及合并症应给予相应治疗，如积极控制高血压。

问题8. 转诊指征。

以下情况建议向上级医院转诊以确诊或治疗：

1. 临床上怀疑为OSA而不能确诊者。
2. 清醒状态下合并肺泡低通气或可疑睡眠低通气。
3. 慢性心功能不全。
4. 卒中、癫痫、阿尔茨海默病及认知功能障碍。
5. 可疑神经肌肉疾病。
6. 长期服用阿片类药物。
7. 严重失眠或其他睡眠疾病。
8. 需要进行无创通气治疗、佩戴口腔矫治器、外科手术而本机构不具备专业条件。

（四）问题处理计划（P）

1. 进一步检查计划　建议前往专科医院完善喉镜检查、睡眠呼吸监测、血氧饱和度监测、超声心动图等检查，明确诊断及查明病因。每年复查血常规、生化指标、胸部X线片、心电图、睡眠呼吸监测。

2. 治疗计划

（1）非药物治疗

①减肥：主要包括饮食控制和增加运动。饮食方面总原则是减少总摄入量，避免餐间零食、睡前进餐、暴饮暴食。膳食中蛋白质、碳水化合物和脂肪提供的能量比应分别占总能量的15%~20%、60%~65%和25%左右，增加谷物和富含纤维素食物及蔬菜、水果的摄取。运动方面，目标是减少久坐的行为方式，增加每日运动量，本着安全第一、循序渐进的原则制定锻炼方案，建议患者每日30~60分钟中等强度的运动量。

②低盐饮食：患者有高血压需控制盐的摄入，每日摄入盐量小于6g。

③持续气道正压通气（CPAP）：该治疗方法需专业医务人员对患者进行指导培训。

④心理疏导：患者嗜睡差点出现事故，心理压力大，时有睡眠中“猝死”的焦虑，所以应对患者进行该病的解释，解除患者内心的恐惧，放松心态，使患者能配合全科医生接受相关的检查和治疗。

（2）药物治疗：①OSHAS暂无疗效确切的药物可以使用，如患者通过饮食、运动仍无法达到减肥方案制定的目标，可适当选择减肥药物；②血压控制稳定，继续硝苯地平控释片30mg，1次/d。

3. 全科医生建议　本患者于社区卫生服务机构就诊，发现症状的严重性，及时联系上级医院进行转诊，及早明确了疾病诊断，确定了疾病治疗方案。回到社区后，在社区医生的指导和家人的鼓励监督下，患者认真执行医嘱，经过半年体重减轻10kg，症状明显改善，对治愈疾病充满了信心。社区全科医生应在对患者进行高血压规范管理的同时，随访了解患者

OSAHS状况，督促患者饮食控制、坚持锻炼，并解答患者及家属在治疗过程中的疑问。

4. 心理社会治疗　OSAHS严重影响患者白天的生活状态，容易影响其生活、工作，也是猝死和道路交通事故的一项重要原因。应对患者及家属进行OSAHS相关知识的教育，并注意采用生动活泼并为患者理解接受的教育方式，使患者对该病治疗充满信心，针对病因积极采取措施。

【案例提示】

睡眠中打鼾、白天无症状被称为单纯鼾症，有些人认为这是正常的睡眠行为，其实不然。单纯鼾症被认为是阻塞性睡眠呼吸暂停综合征的前期表现，而后者被认为是高血压、糖尿病、血脂异常的独立危险因素。因此，每个存在鼾症的患者都应及时就诊明确病因，定期体检，并嘱咐家人注意鼾声的变化。一旦单纯鼾症症状加重并影响白天精神状态，应及时就诊。存在睡眠中打鼾憋醒的患者，往往会有"猝死"的忧虑，应做好患者的心理疏导工作并根据患者实际情况指导配备吸氧设备。

第七节　戒烟案例

【案例概要】

患者，男性，53岁，已婚，大学本科学历，干部。

（一）主观资料（S）

间断咳嗽、咳痰伴喘息5年余。

患者近5年来反复咳嗽、咳痰，痰为白色泡沫状，量中等，易咳出，以清晨为甚，伴活动后气促、喘息，休息后症状可逐渐缓解。无发热、咽痛、胸痛、咯血等不适。上述症状常于秋冬季出现，每年持续2~3个月，曾就诊于三级医院，诊断为"慢性支气管炎"，予祛痰药及中药对症治疗。患者起病来精神可，食欲可，大小便正常，睡眠差，平素家庭和睦，经济情况良好。今日来社区卫生服务中心咨询戒烟。否认高血压、冠心病、糖尿病、慢性肾脏病病史。否认药物、食物过敏史。吸烟30年，每日20支，有晨起后空腹吸烟习惯。机会饮酒。无毒物、粉尘接触史。家族史无特殊。

问题1. 根据现有资料，考虑可能的问题是什么？为什么？

考虑慢性支气管炎，烟草依赖综合征。

烟草依赖表现在躯体依赖和心理依赖两方面。躯体依赖表现为吸烟者在停止吸烟或减少吸烟量后，出现一系列难以忍受的戒断症状，包括吸烟渴求、焦虑、抑郁、不安、头痛、唾液腺分泌增加、注意力不集中、睡眠障碍等。一般情况下，戒断症状可在停止吸烟后数小时开始出现，在戒烟最初14日内表现最强烈，之后逐渐减轻，直至消失。大多数戒断症状持续时间为1个月左右，但部分患者对吸烟的渴求会持续1年以上。心理依赖又称精神依赖，俗称“心瘾”，表现为主观上强烈渴求吸烟。

该患者既往体健，有吸烟史，每日吸烟20支，近5年出现咳嗽、咳痰，考虑吸烟所致慢性支气管炎可能。

问题2. 有没有绝对不能忽视的问题?

患者中年男性、吸烟30年、间断咳嗽、咳痰5年，需要警惕肺癌的问题。

问题3. 接下来需要做哪些检查?

首先要进行体格检查，重点关注肺部检查。另外，要进行以下辅助检查:

1. 建议患者去戒烟门诊，依据WHO国际疾病分类（ICD）-10标准，评估患者是否存在烟草依赖综合征；依据烟草依赖量表，评估患者烟草依赖程度，来选择戒烟药物治疗或非药物治疗方案。

2. 每6~12个月复查肺功能、胸部X线片、心电图、血常规等，必要时完善血气分析、肺CT等检查。

3. 烟草依赖量表（表3-16）。

表3-16 烟草依赖程度评估表

评估内容	0分	1分	2分	3分
早晨醒来后多长时间吸第1支烟	>60分钟	31~60分钟	6~30分钟	5分钟以内
您是否在许多禁烟场所感到很难控制吸烟的需要	否	是	--	--
您最不想放弃的是哪一支烟	其他时间	早晨第一次	--	--
您每日吸多少烟	10支	11~20支	21~30支	≥31支
您是否在早晨醒来后的第1小时内吸烟最多	否	是	--	--
如果您患病卧床是否还会吸烟	否	是	--	--

注：1~3分，轻度烟草依赖，建议使用戒烟辅助药，或靠毅力戒烟；4~6分，中度烟草依赖，建议使用戒烟辅助药；>7分，重度烟草依赖，建议使用戒烟辅助药联合心理治疗。

4. 烟草戒断量表（表3-17）。

表3-17 烟草戒断量表

症状	持续时间/周
易激惹	<4
抑郁	<4

续表

症状	持续时间/周
不安	<4
注意力不集中	<2
食欲增加	>10
睡眠障碍	<1
吸烟渴求	>2

（二）客观资料（O）

1. 体格检查　体温36.2℃，脉搏65次/min，呼吸22次/min，血压130/70mmHg。神志清楚，口唇轻度发绀，浅表淋巴结未及肿大，桶状胸，双肺叩诊过清音，呼吸音低，双肺可闻及散在干啰音，未闻及胸膜摩擦音。心率65次/min，律齐，$A_2>P_2$，心音未闻及减弱和增强，各瓣膜区未闻及杂音，未闻及心包摩擦音。腹软，无压痛及反跳痛。双下肢不肿。

2. 辅助检查

血常规：WBC 6.5×10^9/L，NE% 74%，Hb 148g/L。

心电图：窦性心律，大致正常心电图。

胸部X线片：双肺野透亮度增加，双肺纹理增粗、紊乱。

问题4. 目前诊断是什么？依据是什么？

目前诊断：慢性支气管炎，烟草依赖综合征。

烟草依赖的诊断标准：参照ICD-10中关于药物依赖的诊断条件，烟草依赖的临床诊断标准为，在过去1年内体验过或表现出下列6项中的至少3项，可以作出诊断。

（1）强烈渴求吸烟。

（2）难以控制吸烟行为。

（3）当停止吸烟或减少吸烟量后，出现戒断症状。

（4）出现烟草耐受表现，即需要增加吸烟量才能获得过去吸较少量烟即可获得的吸烟感受。

（5）为吸烟而放弃或减少其他活动及喜好。

（6）不顾吸烟的危害而坚持吸烟。

该患者吸烟行为已存在5年，为控制吸烟来社区医院寻求医学支持，难以自己控制吸烟行为；未自行戒烟；目前已经出现咳嗽、咳痰等不适症状，而坚持吸烟。考虑符合烟草依赖综合征诊断。

问题5. 患者烟草依赖的严重程度。

依据上述烟草依赖量表（见表3-16），患者量表评分为5分，中度烟草依赖，需要辅助应用戒烟辅助药物。

问题6. 需要和哪些疾病鉴别？

依据病史，需要与其他原因所致慢性咳嗽相鉴别。

1. 咳嗽变异性哮喘　是哮喘的一种特殊类型，咳嗽是其唯一或主要临床表现，无明显喘息、气促等症状或体征，但存在气道高反应性。咳嗽变异性哮喘是慢性咳嗽的最常见病因，国内多中心调查结果显示约占慢性咳嗽原因的三分之一。有些哮喘患者肺功能已有明显下降，但咳嗽仍为唯一症状或主要症状，也有部分典型哮喘患者在喘息症状缓解后，咳嗽成为主要症状。

2. 支气管扩张　由于慢性炎症引起气道壁破坏，导致不可逆性支气管扩张和管腔变形，主要病变部位为亚段支气管。典型临床表现为慢性咳嗽、大量咳脓痰及间断性咯血，常合并慢性鼻窦炎。有典型病史者诊断并不困难，无典型病史的轻度支气管扩张症则容易误诊。胸部X线片改变（如卷发样征）对诊断有提示作用，怀疑支气管扩张症时，最佳诊断方法为胸部高分辨率CT。

3. EB病毒感染　是慢性咳嗽的常见病因，占慢性咳嗽病因的13%~22%。以气道嗜酸性粒细胞浸润为特征，痰嗜酸性粒细胞增高，但气道炎症范围较局限，平滑肌内肥大细胞浸润密度低于哮喘患者，其炎症程度、氧化应激水平均不同程度低于CVA患者。大约三分之一的EB病毒感染患者合并变应性鼻炎。

4. 胃食管反流病　因胃酸和其他胃内容物反流进入食管，导致以咳嗽为突出表现的临床综合征，属于胃食管反流病的一种特殊类型，是慢性咳嗽的常见原因。发病机制涉及微量误吸、食管-支气管反射、食管运动功能失调、自主神经功能失调与气道神经源性炎症等，目前认为食管-支气管反射引起的气道神经源性炎症起着主要作用。除胃酸反流以外，部分患者还与弱酸或弱碱等异常非酸反流（如胆汁反流）有关。

5. 气管-支气管结核　国内气管-支气管结核在慢性咳嗽中并不罕见，多数合并肺结核，也有不少患者仅表现为单纯性支气管结核，其主要症状为慢性咳嗽，可伴有低热、盗汗、消瘦等结核中毒症状，部片无明显异常改变，容易误诊及漏诊。

6. 支气管肺癌　咳嗽常为中心型肺癌的早期症状和常见症状，发生率为25%~86%。早期普通X线检查常无异常，故容易漏诊、误诊。因此在详细询问病史后，对有长期吸烟史，出现刺激性干咳、痰中带血、胸痛及消瘦等症状或原有咳嗽性质发生改变的患者，应高度怀疑肺癌的可能，进一步进行影像学检查和支气管镜检查。

7. 心因性咳嗽　由患者的严重心理问题引起，又称为习惯性咳嗽、心理性咳嗽，儿童相对常见。典型表现为日间咳嗽，专注于某一事务及夜间休息时咳嗽消失，常伴随焦虑症状。多种心理因素，如感觉、信念、情绪、学习及习惯方式等可导致咳嗽，临床应予以重视。

（三）问题评估（A）

1. 目前诊断　慢性支气管炎，烟草依赖综合征。

2. 目前存在的健康问题

（1）患者存在烟草依赖，有30年吸烟史，20支/d，此前无戒烟行为。

（2）患者多年来咳嗽、咳痰伴喘息，慢性支气管炎诊断明确。

3. 并发症或其他临床情况　无。

4. 患者依从性和家庭可利用的资源　患者有一定的文化水平，能够听从全科医生的指导建议，能够积极配合治疗；患者的经济基础稳定，可以负担治疗费用；患者家庭和谐，全科医生在治疗和随访患者的同时，应注意对患者家人进行疾病相关的健康教育，充分动员家属参与到患者治疗过程中，给予患者精神上鼓励与支持。

问题7. 针对患者烟草依赖的健康问题，目前有哪些治疗方法？

目前临床上常用的戒烟方法有5A戒烟干预策略。

1. 询问（ask）　每次见面都询问吸烟者烟草使用情况，包括吸烟量、是否尝试过戒烟、戒烟方法及复吸原因等，并对他们的尝试给予鼓励。

2. 建议（advise）　依据患者的自身状况以个体化的方式建议吸烟者戒烟。采用5R模型增强其戒烟动机（relevance，强调健康相关性；risk，告知吸烟的危害；rewards，告知戒烟的好处；roadblocks，告知可能遇到的困难和障碍；repetition，在每次接触中反复）。

3. 评估（assess）　评估吸烟者的戒烟意愿和烟草依赖程度。

4. 帮助（assist）　帮助戒烟者制定一份系统的戒烟计划，并为他们提供戒烟相关的自助材料。

5. 随访（arrange follow-up）　至少随访6个月，采取门诊或电话的形式，了解患者是否坚持戒烟，对戒烟过程中出现的戒断症状给予指导，以防复吸。

（四）问题处理计划（P）

治疗计划如下：

（1）非药物治疗：①适当锻炼，提高抵抗力，避免呼吸道感染。②戒烟教育。对患者及配偶宣传吸烟危害与戒烟益处及科学戒烟方法，该患者长期存在呼吸道症状，目前有戒烟意愿，通过健康宣教增强患者的戒烟信心和决心，并将健康教育贯穿于戒烟干预的全过程，从而提高戒烟的成功率。③运动疗法。戒烟起始阶段，运动可作为药物疗法的一项重要补充措施，有助于抑制戒烟者对烟草的渴望，延长吸烟间隔，减轻对烟草的依赖，同时能缓解戒断症状。

（2）药物治疗

①戒烟治疗：可选择酒石酸伐尼克兰治疗，戒烟日提前1周口服伐尼克兰0.5mg，1次/d，3日后改为0.5mg，2次/d，1周后突然戒断改为1mg，1次/d。

②祛痰治疗：氨溴索片30mg，3次/d。

③平喘治疗：喘息加重可口服解痉平喘药，如茶碱控释片200mg，2次/d。

（3）随访和复吸处理：复吸主要原因是渴求，占90.32%，其他原因占9.68%。烟草依赖量表4分以上是预测患者复吸的独立危险因素。2个月内是患者复吸的高发时间。因此，随访是戒烟干预的重要内容。对于存在中高度烟草依赖患者，共识建议：①随访时间，至少6个月；②随访频率，在戒烟日之后的第1周、第2周、1个月、3个月和6个月，总共随访次数不少于6次；③随访形式，戒烟者到戒烟门诊复诊、电话、短信或邮件形式。

此例患者全科医生通过门诊复诊及电话联系的方式进行随访，至今5个月。戒断后前3日患者有偷吸情况，3日后完全戒断，戒断后患者再吸烟稍有恶心感，一般情况良好，2周及每月复查肝肾功能等指标未见异常，该患者复吸现象不明显，戒烟过程顺利。

【案例提示】

吸烟率居高不下的主要原因包括戒烟的动机决心、戒断症状、心理渴求、吸烟同伴的压力、社会环境因素、外在应激源、错误认知、情绪状态、经济状况等。社区医务人员，尤其是全科医生，服务人群广泛，是我国开展控烟人群干预最有力的实施者。全科医生的干预在改变吸烟者行为、帮助吸烟者戒烟中起到了不可或缺的作用，全科医生系统性地指导并提供戒烟建议有利于提高戒烟成功率。

第八节　肺栓塞案例

【案例概要】

患者，女性，62岁，已婚，大学专科学历，干部。

（一）主观资料（S）

左侧胸痛，呼吸困难5日。

患者5年前无明显诱因突发左侧胸下外侧针刺样疼痛，为持续性，无放射痛，伴呼吸困难及咳嗽，咳嗽或深呼吸时胸痛加重，2日后咳痰中带少许新鲜血丝，病程中无发热，胸部X线片提示左肺有淡片影，诊为“肺炎”，静脉滴注抗生素未见好转（具体药名及剂量不详），追问病史，本次发病前1个月因“胆囊结石”行胆囊切除术，术后卧床8日。否认下肢水肿病史。患者自发病以来饮食可，因担心再次骨折偶有焦虑，睡眠尚可，大小便正常。既往有胆囊结石病史，已行手术切除胆囊。无呼吸系统及心血管系统疾病病史，无高血压、糖尿病等慢性病病史，无遗传病及传染病病史。父母亲已去世，病因不详。生活习惯：喜食油腻及甜食，每周运动<3次。家庭和睦，收入稳定，与丈夫关系良好，一子已独立生活。

问题1. 根据现有资料，考虑可能的问题是什么？为什么？

患者既往无心血管疾病病史，本次发病以突发胸痛为主，伴有呼吸困难，继之出现咳痰带血丝。应首先考虑肺栓塞、肺炎等疾病。

胸痛是呼吸系统常见症状之一，患者病程较短。问诊时应注意：既往有无胸痛的病史，若有类似病史，曾做过何种相关检查，诊断什么疾病，此次发病时胸痛的特点，伴随症状，是否治疗及治疗效果如何等；同时兼顾鉴别引起胸痛的常见疾病的临床表现，协助作出初步的临床诊断。

本次发病有无发热、咳嗽、咳痰、咯血、呼吸困难等症状，咳嗽，咳痰和/或伴发热多提示为支气管-肺、胸廓疾病，咯血多见于肺癌、肺栓塞，呼吸困难多见于气胸、胸膜炎、肺栓塞等，大汗、血压下降或休克时多考虑为大面积肺栓塞或心肌梗死等，吞咽疼痛多提示为食管病变。

问题2. 有没有绝对不能忽视的问题?

该患者以突发胸痛为主，伴有呼吸困难，需要注意与急性心肌梗死、气胸等其他具有类似症状的疾病相鉴别。

问题3. 接下来需要做哪些检查?

首先要进行体格检查，重点关注胸部检查。胸痛多数为胸部疾病引起，考虑该患者为呼吸系统疾病，在进行全面、系统地检查的同时，应重点注意有无口唇发绀、胸膜摩擦音、啰音、肺动脉瓣第二心音亢进及双下肢水肿，同时应注意心脏大小、有无杂音及双肺底部湿啰音，以排除心功能不全引起的症状。

另外，要进行以下辅助检查：

1. 血常规、血型、凝血三项　排除感染性疾病；观察有无出凝血机制异常；咯血的患者应常规验血型，以备大咯血时输血需要。
2. D-二聚体、血肿瘤标志物　作为肺栓塞的初步筛查及肺癌的检测。
3. 血气分析　明确有无低氧或呼吸衰竭的存在，判断病情的严重程度。
4. 心脏超声　测定肺动脉内径，估测肺动脉压力，观察有无右心增大。
5. 胸部影像学　必要时应肺血管造影，明确肺受累的部位及范围。

如以上检查发现异常，需要进一步检查。

（二）客观资料（O）

1. 体格检查　体温37.5℃，呼吸22次/min，脉搏94次/min，血压130/75mmHg。神志清楚，呼吸略促，自主体位。口唇轻度发绀，无三凹征，颈静脉无怒张，气管居中，颈部及锁骨上淋巴结未触及。胸廓对称，双侧呼吸运动一致，双肺叩诊清音，双肺听诊呼吸音清，未闻及干、湿啰音及胸膜摩擦音。心界不大，心音正常，律齐，肺动脉瓣第二心音亢进，未闻及奔马律。腹软，无压痛及反跳痛，肝脾肋下未触及。双下肢对称无水肿。脊椎无畸形，无压痛及叩击痛。余正常。

2. 辅助检查　①血常规：WBC 6.7×10^9/L，NE% 69%，LY% 30%，M% 1%，RBC 4.02×10^{12}/L，Hb 134g/L，PLT 273×10^9/L。②凝血功能、肿瘤标志物均在正常范围内。③D-二聚体明显升高，18.5mg/L（正常值0~0.5mg/L）。④血气分析（未吸氧）：pH 7.43，PaO_2 64mmHg，$PaCO_2$ 32.7mmHg。心脏超声检查间接估测到肺动脉收缩压：56mmHg。3D肺血管造影提示肺动脉内充盈缺损。

问题4. 目前诊断是什么？依据是什么?

目前诊断：急性肺栓塞。

该患者既往身体健康，本次发病前因腹部手术有卧床史。呼吸略促，口唇轻度发绀，可能有缺氧因素存在。肺动脉瓣第二音亢进，提示右心负荷重。D-二聚体升高，低氧血症，3D肺血管造影提示肺动脉内充盈缺损，心脏超声检查间接估测肺动脉压力升高，结合病史、体征及相关辅助检查，确诊为急性肺栓塞。可用改良Well评分量表评估深静脉血栓（DVT）风险（表3-18）。

表3-18 改良Well评分量表

临床特征	分值/分
1. 癌症活动期（近6个月内接受治疗或当前姑息治疗）	1
2. 偏瘫，轻瘫或最近下肢石膏固定	1
3. 近期卧床≥3日或近12周内行大手术（全麻或局麻）	1
4. 沿深静脉走行有局限性压痛	1
5. 整个下肢肿胀	1
6. 肿胀小腿周径至少大于无症状侧3cm（胫骨粗隆下10cm测量）	1
7. 凹陷性水肿（仅症状腿）	1
8. 浅静脉侧支（非静脉曲张）	1
9. 既往DVT病史	1
10. 至少可能和DVT相当的其他病因诊断*	-2
总分	

注：①本量表用于DVT临床可能性评估，总分<2分，不太可能发生DVT；总分≥2分，很有可能发生DVT。②Well评分联合D-二聚体对DVT的诊断：总分<2分且D二聚体阴性，可排除DVT诊断；总分≥2分且D-二聚体阳性，考虑DVT诊断。DVT，深静脉血栓。

问题5. 疾病严重程度。

肺栓塞可以并发复发性血栓形成、慢性血栓栓塞性肺动脉高压和死亡。如果不治疗肺栓塞，总体死亡率高达30%，而抗凝治疗能够显著降低死亡率。对于确诊肺栓塞的患者，根据指南肺栓塞严重程度指数（PESI）和简化版PESI（sPESI）（表3-19）作为评估病情严重程度的标准，PESI或sPESI评分整合了临床表现（结合或不结合实验室检查结果）的预后模型，能够预测死亡和/或复发。

表3-19 肺栓塞严重程度评估量表

参数	肺栓塞严重程度指数（PESI）	简化版PESI（sPESI）
年龄	以年龄（岁）为分数	1分（如年龄超过80岁）
男性	10分	-
肿瘤	30分	1分

续表

参数	肺栓塞严重程度指数（PESI）	简化版 PESI（sPESI）
慢性心衰	10分	–
慢性呼吸系统疾病	10分	1分
脉搏≥110次/min	20分	1分
收缩压<100mmHg	30分	1分
呼吸频率>30次/min	20分	–
体温<36℃	20分	–
神志改变	60分	–
动脉血氧饱和度<90%	20分	1分

注：原版中Ⅰ级≤65分，30日死亡风险很低（0~1.6%）；Ⅱ级66~85分，30日死亡风险低（1.7%~3.5%）；Ⅲ级86~105分，30日死亡风险中等（3.2%~7.1%）；Ⅳ级106~125分，30日死亡风险高（4%~11.4%）；Ⅴ级>125分，30日死亡风险很高（10%~24.5%）。在简化版PESI表中，0分表示30日死亡风险1%；≥1分表示30日死亡风险10.9%。

问题6. 需要和哪些疾病鉴别？

需要根据患者主诉、病史、体格检查和辅助检查结果进行鉴别诊断。要除外致命性胸痛。鉴别诊断要点见表3-20。

（三）问题评估（A）

1. 目前诊断　急性肺栓塞、胆囊切除术后。

2. 目前存在的健康问题　危险因素：绝经后妇女、缺乏运动、喜食油腻及甜食。

3. 并发症或其他临床情况　无。

4. 患者依从性和家庭可利用的资源　患者经济收入稳定，文化水平较高，能够充分理解全科医生的治疗方案和指导建议，依从性好；患者家庭和睦，家庭支持度较高。

问题7. 针对该疾病目前的治疗方法。

患者有低氧及过度通气表现，应给予吸氧，纠正低氧血症。患者栓塞的肺动脉内径较小，无血流动力学改变，一般状态较好，可以不予以溶栓治疗，而以抗凝治疗为主。经验性抗凝治疗的最佳药物取决于以下因素：是否存在血流动力学不稳定，预期是否需要手术或溶栓治疗，以及是否存在危险因素和共存疾病。

1. 吸氧（2~3L/min）。

2. 抗凝治疗　低分子量肝素0.4ml，3次/d，皮下注射，同时加用口服抗凝药华法林，初剂量3.0~5.0mg，与肝素重叠应用4~5日；国际标准化比值（INR）达20~30或PT延长至正常值的1.5~2.5倍时，停用肝素，单独口服华法林治疗。

3. 后续华法林口服治疗　根据凝血指标PT及PT-INR的变化调整用药的剂量，使PT及PT-INR维持在正常的2.0~2.5倍，疗程持续0.5~1年。

表3-20　急性胸痛的鉴别诊断

疾病	部位	性质	持续时间	加重或缓解因素	伴随症状和体征	辅助检查
静息或不稳定型心绞痛	胸骨后，可放射至颈部、下颌、上腹部、肩部或上肢（左侧常见）	压迫感，灼烧感，挤压感，沉重感，消化道症状，比心绞痛严重	常<20分钟	与心绞痛类似，劳力耐受下降，或静息时出现	第三心音或第四心音，或胸痛时有乳头肌功能不全杂音，可出现短暂性心衰	心电图动态变化，动态监测心肌损伤标志物
急性心肌梗死	胸骨下，可能像心绞痛样放射	沉重感，压迫感，灼烧感，紧缩感	≥30分钟，但可变	休息和硝酸甘油不能缓解	气短、出汗、乏力、恶心、呕吐	心电图动态变化，动态监测心肌损伤标志物
肺栓塞（胸痛常不出现）	胸骨下或肺梗死涉及区域	膜性（与肺梗死相关）或心绞痛样	突然发作，数分钟到1小时	呼吸可能加重	呼吸困难，呼吸频率增快，心动过速，低血压，大面积栓塞时急性右心衰竭和肺动脉高压的体征，啰音，胸膜摩擦音，咯血	血气：低氧血症，低二氧化碳血症；胸部X线片：无肺充血；心电图：窦性心动过速，T波改变。
主动脉夹层	前胸痛，可向背部放射	极痛苦，撕裂样，刀割样	突然发作，不缓解	常见于高血压或有易患因素，如马方综合征	主动脉瓣关闭不全杂音，脉搏或血压不对称，神经功能消失	胸部X线片可能有纵隔增宽
张力性气胸	单侧	非常尖锐，胸膜性	突然发作，持续数小时	呼吸痛	呼吸困难，烦躁不安，发绀，出冷汗，脉速，甚至意识不清，呼吸衰竭，患侧呼吸减弱或消失，气管向健侧移位	胸部X线片可确诊

问题8. 转诊指征。

对于突发胸痛和呼吸困难的患者，应重点识别是否为致命性危险的疾病导致，此部分患者应在紧急处理后及时转往上级医院进行诊治。

（四）问题处理计划（P）

1. 进一步检查计划　治疗期间应定期评估复发和出血的风险，并在治疗结束时再次评估看是否需要无限期抗凝。对于采用普通肝素和/或华法林治疗的患者，应监测治疗效果的实验室证据。此外，还应监测肺栓塞的早期和晚期并发症，以及抗凝和其他确定性治疗的并发症。

2. 治疗计划

（1）非药物干预，一般支持治疗：生命体征监护，心电、血气监护，积极的循环和呼吸支持（对于本例中患者需要经鼻导管吸氧治疗低氧血症和Ⅰ型呼吸衰竭），相应的对症治疗，注意需要保持大便通畅，避免用力，防止血栓脱落。对于是否能下床活动，指南中说明对于近端DVT和高危肺血栓栓塞（PTE），考虑其血栓脱落及再次加重风险，建议充分抗凝治疗之后尽早下床活动；对于远端DVT与低危PTE，建议尽早下床活动。

（2）药物治疗：急性PTE的诊治目标不仅包括早期发现和及时确诊，更应该严格按照指南要求进行规范化治疗。口服华法林的剂量须依赖PT-INR进行调整，目标范围为2.0~3.0。出院后继续口服华法林进行抗凝治疗，要督导患者定期监测凝血功能，注意监测PT-INR，并做好记录，定期门诊复查和随诊。

（3）其他治疗：肺栓塞危及生命的患者除抗凝之外可能还需要其他治疗，包括溶栓治疗、置入下腔静脉滤器和取栓术。

3. 全科医生建议　每月来社区卫生服务机构随诊，告知在家服用华法林的注意事项，了解症状改善情况、服药依从性、不良反应等。

4. 患者病情如有变化，转上级医院进一步评估，1个月后随访，具体随访内容见表3-21。

表3-21　肺栓塞患者的随访表

询问：持续或反复出现的症状（呼吸困难、乏力、胸痛、头晕、水肿）
审查抗凝方案、获得药物的机会并强调依从性。保证患者对维生素K拮抗剂的适当监测
审查抗凝的不良反应，尤其关注隐匿性出血。对于任何担心贫血、血小板减少的患者，请检测完整的血细胞计数
患者教育重点：对疾病的了解和预期的康复
确定是否存在持续的危险因素，从而确定抗凝治疗持续时间，以及是否可以减少抗凝药物的剂量
确定是否需要进行血栓形成评估
预约适合年龄的癌症筛查
如肺栓塞症状仍然存在或恶化，尤其在3个月后，可考虑肺部影像、心脏超声、心肌损伤标志物（BNP）、SpO_2检查（如6分钟步行或心肺运动试验）
如若放置下腔静脉滤器，则制定滤器取出时间表

【案例提示】

胸痛是呼吸系统疾病的常见症状之一，问诊时应注意询问发病年龄，胸痛部位、胸痛性质、疼痛持续时间、影响疼痛的因素及伴随症状，综合分析判断引起胸痛可能性最大的病因。该患者是老年女性，胸痛伴气短首先应考虑是否有心绞痛、心肌梗死、肺栓塞、结核性胸膜炎、自发性气胸、肺癌等。心绞痛或心肌梗死表现为胸骨后压榨性疼痛，心电图有心肌缺血相应的表现及心肌酶学改变。结核性胸膜炎表现为胸痛，气短的同时可伴有高热，随着胸腔积液的增多，呼吸困难可逐渐加重，查体时患侧语颤减弱，呼吸音减弱或消失。肺癌患者多有乏力、消瘦，部分患者有肺外表现，如声音嘶哑或上腔静脉回流受阻等，增强CT有所提示。D-二聚体阳性时，要警惕肺栓塞的可能，3D肺血管造影可明确诊断。

大面积肺栓塞，尤其伴右心室功能不全、心衰，是溶栓治疗的适应证，需给予足量的肝素抗凝治疗。1周后加用华法林，根据凝血三项指标调整华法林的用量。疗程需6个月左右。对于有近期手术史、长期卧床患者或存在引起高凝状态的某些高危因素的患者，出现胸痛、呼吸困难、咯血时，要警惕是否由肺栓塞所致，通过相应检查，对疾病作出准确的早期诊断，为治疗赢得宝贵时间。

第九节　急性上呼吸道感染案例

【案例概要】

患者，男性，26岁，未婚，大学本科学历，普通职工。

（一）主观资料（S）

咽干、流涕、打喷嚏3日。

患者3日前外出淋雨后出现咽喉干痒、流清涕、打喷嚏及鼻塞，口服“新康泰克”1次后，症状稍好转，出现轻度咳嗽、少许白黏痰，痰黏稠不易咳出，伴双耳闷胀感到社区卫生服务中心就诊。患者无发热、胸痛、胸闷、呼吸困难等。发病以来，精神疲软，大小便正常，睡眠欠佳。

既往体健，否认高血压、糖尿病等慢性疾病史。否认遗传疾病及传染病病史。父母均健在。生活习惯：每日饮咖啡3杯（每杯约200ml），每日喝牛奶250ml，每周运动<3次。家庭关系和睦，收入稳定，有职工医疗保险。

问题1. 根据现有资料，考虑可能的问题是什么？为什么？

考虑急性上呼吸道感染可能。

急性上呼吸道感染（upper respiratory tract infection，URTI），是由各种病毒和/或细菌引起的主要侵犯鼻、咽或喉部急性炎症的总称。以病毒多见，占70%~80%，细菌感染占20%~30%。根据病史、流行病学、鼻咽部的症状和体征，结合周围血常规可作出临床诊断。

本例患者经过全科医生详细询问病史后，考虑症状典型，为淋雨受凉后诱发的急性上呼吸道感染。

问题2. 有没有绝对不能忽视的问题?

患者以上呼吸道症状起病，要关注是否有流行病学史和传染病接触史。

问题3. 接下来需要做哪些检查?

首先要进行体格检查，重点关注胸部检查。另外，要进行以下辅助检查：

（1）外周血常规：病毒性感染时白细胞计数正常或偏低，淋巴细胞比例升高；细菌性感染时，白细胞计数和中性粒细胞比例增多，有核左移现象。

（2）胸部X线片：一般无须行X线检查，如需鉴别肺炎时可考虑。

（3）病原学检查：一般情况下不做，如需鉴别流行性感冒时可考虑。主要包括病毒抗体检测、病毒分离、痰或分泌物培养+药敏等。

（二）客观资料（O）

1. 体格检查　体温36.5℃，脉搏70次/min，呼吸16次/min，血压110/60mmHg，身高172cm，体重68kg。发育正常，营养良好，神志清楚，自主体位，咽部充血，双侧扁桃体未见肿大，浅表淋巴结未及肿大。两肺呼吸音清，未闻及干湿啰音。心律齐，未闻及病理性杂音。腹软，肝脾未及，无压痛及反跳痛。四肢关节无红肿及变形，脊椎无畸形，无压痛及叩击痛。

2. 辅助检查　血常规：WBC 5.6×10^9/L，NE% 58.2%，LY% 35%。胸部X线：未见异常。

问题4. 目前诊断是什么？依据是什么?

目前诊断：急性上呼吸道感染。

急性起病，有淋雨受凉的诱因，以鼻咽部症状为主要表现，包括咽干、流涕、打喷嚏、鼻塞等，而发热、肌肉酸痛等全身症状不明显；体格检查见咽部充血；外周血常规正常。故诊断为急性上呼吸道感染。

问题5. 疾病严重程度。

一般来说，大部分急性上呼吸道感染患者的病情较轻，可以自愈。在临床诊疗过程中需要注意急性喉炎、扁桃体炎所致的上气道梗阻情况，体格检查过程中需要注意判断患者是否具有呼吸频率增快及吸气相三凹征等表现。

问题6. 需要和哪些疾病鉴别?

上呼吸道感染需与初期表现为感冒样症状的其他疾病相鉴别。

（1）变应性鼻炎：临床症状与上呼吸道感染相似，易于混淆。不同之处包括：

①起病急骤（可在数分钟内突然发生，亦可在数分钟至2小时内症状消失）、鼻腔发痒、喷嚏频繁、鼻涕呈清水样，无发热，咳嗽较少。②多由过敏因素如螨虫、灰尘、动

物皮毛、低温等刺激引起。③如脱离变应原，数分钟至2小时内症状消失。④体格检查可见鼻黏膜苍白、水肿。⑤鼻分泌物涂片可见嗜酸性粒细胞增多。

（2）流行性感冒：为流感病毒所致的急性呼吸道传染性疾病，全身症状重、局部症状轻，传染性强，常为明显的流行性发病。临床特点：①起病急，全身症状重，畏寒、高热、全身酸痛、眼结膜炎症明显，部分患者有恶心、呕吐、腹泻等消化道症状。②鼻咽部症状较轻。③病毒为流感病毒，必要时可通过病毒分离或血清学明确诊断。④早期应用抗流感病毒药物如金刚烷胺、奥司他韦疗效显著。⑤可通过注射流感疫苗进行预防。

（3）急性传染病前驱症状：某些急性传染病（如麻疹、流行性出血热、流行性脑脊髓膜炎、脊髓灰质炎、伤寒、斑疹伤寒）在患病初期常有上呼吸道症状，但这些疾病常常有流行季节和地区，并具有一些特异性的症状和体征。必要时实验室检查亦有助于鉴别。

①麻疹：上呼吸道感染的症状为前驱期症状，约有90%的患者在发病后2~3日在上颌第二磨牙部位的颊黏膜上可见灰白色小斑点（科氏斑），而上呼吸道感染无科氏斑。

②流行性出血热：主要传染源是鼠类，流行具有地区性。可有头痛、腰痛、眼眶痛（俗称三痛）症状，发热、出血及肾损害为三大主征，典型患者可有发热期、低血压休克期、少尿期、多尿期及恢复期5期。上呼吸道感染全身中毒症状轻，以鼻咽部卡他症状为主。

③流行性脑脊髓膜炎：部分患者初期有咽痛、鼻咽部分泌物增多症状，但很快进入败血症及脑膜炎期，出现寒战、高热、头痛、皮疹。后期可有剧烈头痛并出现脑膜刺激征。主要传染源是带菌者，通过飞沫传播。

④脊髓灰质炎：是由脊髓灰质炎病毒引起的急性传染病，未接种疫苗的儿童易感。前驱期大多出现上呼吸道感染症状，持续1~4日后部分进入瘫痪前期，出现体温上升、肢体疼痛、感觉过敏等神经系统症状，瘫痪期出现肢体不对称性、弛缓性瘫痪，多见于单侧下肢。

⑤伤寒：发热为最早期症状，可伴有上呼吸道感染症状，但常有缓脉、脾大或玫瑰疹，伤寒病原学与血清学检查阳性，病程较长。

⑥斑疹伤寒：流行性斑疹伤寒多见于冬春季节，地方性斑疹伤寒多见于夏秋季节。一般起病急，脉搏较速，多有明显头痛。发病第5~6日出现皮疹，数量多且可有出血性皮疹。外斐反应阳性。

（三）问题评估（A）

1. 目前诊断　急性上呼吸道感染。

2. 目前存在的健康问题　无其他健康问题。

3. 并发症或其他临床情况　无并发情况。

4. 患者依从性和家庭可利用的资源　患者经济收入稳定，文化水平较高，能够充分理解全科医生的治疗方案和指导建议，依从性好；患者家庭和睦，家庭支持度较高。

问题7. 针对该疾病目前的治疗方法。

上呼吸道感染一般无须积极抗病毒治疗，以对症处理、休息、戒烟、多饮水、保持室内空气流通和防治继发细菌感染为主。一般不用抗菌药物，如合并有细菌感染，可根据上呼吸道感染常见病原菌经验性选用抗菌药物。

问题8. 转诊指征。

在基层医疗卫生机构中，初步诊断上呼吸道感染的患者，若存在以下情况需转诊：

（1）紧急转诊：①存在上气道梗阻，有窒息的风险者；②短时间内出现呼吸或循环系统衰竭症状及体征者；③出现风湿病、肾小球肾炎和病毒性心肌炎等严重并发症者。

（2）紧急处置：患者短时间内出现呼吸或循环系统衰竭症状及体征，需气管插管或气管切开，并给予血管活性药物。

（3）普通转诊：①持续高热，体温>39℃，且经常规抗病毒抗感染治疗3日无效者；②一般情况差、患有严重基础疾病（如慢性心衰、糖尿病等）或长期使用免疫抑制剂者。

（四）问题处理计划（P）

1. 进一步检查计划　大多数患者病情平稳无进展，可不进行其他检查。如有严重并发症，需要进行相关检查。

2. 治疗计划

（1）非药物干预

①一般治疗：发热、病情较重或年老体弱者应卧床休息，多饮水，保持室内空气流通，防止受凉。

②加强锻炼：每周3~5次，每次30分钟以上，运动方式可以选择快走、慢跑、跳舞、健身操、游泳等。

③避免受凉、过度疲劳，注意保暖；保持室内空气新鲜、阳光充足；在高发季节少去人群密集的公共场所；戒烟；防止交叉感染。

④注意劳逸结合，加强体育锻炼，提高机体抵抗力及抗寒能力。

（2）药物治疗

①解热镇痛药：有头痛、发热、全身肌肉酸痛等症状者，可酌情使用解热镇痛药，如对乙酰氨基酚、阿司匹林、布洛芬等。

②抗鼻塞抗过敏的复方制剂：有鼻塞、鼻黏膜充血、水肿、咽痛等症状者，应用盐酸伪麻黄碱等可选择性收缩上呼吸道黏膜血管的药物，也可用1%麻黄碱滴鼻。有频繁喷嚏、多量流涕等症状的患者，可酌情选用马来酸氯苯那敏、氯雷他定或苯海拉明等抗过敏药物。临床常用于缓解感冒症状的药物均为复方非处方药（OTC）制剂，这类药物有头晕、嗜睡等不良反应，故宜在睡前服用，驾驶员和高空作业者避免使用。

③镇咳：对于咳嗽症状较为明显者，可给予氢溴酸右美沙芬、可待因等镇咳药。

（3）病因治疗

①抗病毒药物治疗：一般无须积极抗病毒治疗。免疫缺陷患者可早期使用。广谱抗病毒

药物利巴韦林和奥司他韦对呼吸道合胞病毒等有较强的抑制作用，可缩短病程。

②抗菌药物治疗：单纯病毒感染无须使用抗菌药物，有白细胞计数升高、咽部脓苔、咳黄痰等细菌感染证据时，可酌情使用青霉素、第一代头孢菌素、大环内酯类或喹诺酮类。极少需要根据病原菌选用敏感的抗菌药物。

（4）中医辨证施治：中医将感冒分为风寒感冒、风热感冒、暑湿感冒等类型，常挟痰、挟滞、挟惊。中医总的治疗原则是疏风解表或辛温解表、辛凉解表、清暑解表，挟痰则肃肺化痰，挟滞则消食导滞，挟惊则清热定惊。如葱豉汤、荆防败毒散辛温解表治疗风寒型感冒；银翘散或桑菊饮辛凉解表治疗风热型感冒；新加香薷饮祛暑清热化湿和中，藿香正气散解表化湿、理气和中，均可用于治疗暑湿感冒。而其他中成药如银翘片、双黄连、抗病毒颗粒等，均有辛凉解表、清热解毒之功效，鱼腥草具有清热解毒的作用。中医中药治疗感冒有一定效果，但目前尚缺乏高质量的临床研究证据。

3. 全科医生建议　1周后继续在社区卫生服务中心随诊，了解症状改善情况、服药依从性、不良反应等，告知患者要长期坚持良好的生活方式。教导识别并发症并及时就诊：在药物治疗后症状不缓解；或出现耳鸣、耳痛、外耳道流脓等中耳炎症状；或恢复期出现胸闷、心悸、眼睑水肿、腰酸或关节疼痛者，应及时就诊。

【案例提示】

急性上呼吸道感染是最常见的呼吸道疾病之一。其发病不分年龄、性别、职业和地区；全年均可发病，多数为散发性，易在气候突变时流行，以冬春季节多发；免疫功能低下者易发；一个人1年内可多次发病。可通过含有病毒的飞沫或被污染的用具传播。多数为病毒感染，占70%~80%，少数为细菌感染。在发病前多有诱因，如淋雨、受凉、过度劳累等。在诊断急性上呼吸道感染时，要注意与几种疾病鉴别，包括变应性鼻炎、流行性感冒、急性气管支气管炎及一些急性传染病的前驱期。若患者本身免疫功能低下，感染后没有充分地休息和治疗，则感染可能蔓延侵犯上呼吸道毗邻的器官，甚至向远处播散，出现一些并发症，包括急性鼻窦炎、中耳炎、气管支气管炎，部分患者可继发风湿病、肾小球肾炎、心肌炎等。

对急性呼吸道病毒感染的治疗尚无特效药物，以对症治疗为主，可辅助中药治疗，注意预防继发细菌感染，对明确的细菌感染可选用相应的抗生素治疗。病情较重或发热者应卧床休息，多饮水，戒烟，室内保持空气流通，解热镇痛药物、麻黄碱等可减轻局部症状。

急性上呼吸道感染具有反复发病的特征，多在全身或呼吸道局部免疫力下降时易发，因此，重在预防。坚持锻炼身体，以提高机体抵抗疾病能力及对寒冷的适应能力，对易患人群，在疾病流行季节可注射流感疫苗，有一定的人群保护作用，老年人可适当服用人参等中药保健药品，以提高机体免疫力，重视防寒保暖，避免诱发因素。生活有规律，避免过度劳累，注意呼吸道感染患者的隔离，防止交叉感染。

第四章　消化系统案例

消化系统
案例

第一节　胃 炎 案 例

【案例概要】

患者，女性，70岁，已婚，家庭妇女。

（一）主观资料（S）

腹痛2年余。

患者自诉2年前无明显诱因反复出现剑突下烧灼样疼痛，伴反酸，受凉时加重。无恶心、呕吐、嗳气，无腹胀、腹泻，无呕血、黑便及血便史，无发热、寒战、畏寒，无阴道流血、流液，无胸闷、胸痛，无心悸、气促、头晕、头痛等不适，上述症状无季节性、周期性、节律性变化特点。间断服用“艾司奥美拉唑肠溶片”后症状好转。自起病以来，患者精神、食欲、睡眠尚可，大小便正常，体重无明显改变。

否认高血压、糖尿病等慢性病病史，无遗传病及传染病病史。父母已故，病因不详。无烟酒嗜好，喜辣，每周运动<3次。家庭和睦，有医疗保险，与丈夫关系良好，育子2个。

问题1. 根据现有资料，考虑可能的问题是什么？为什么？

考虑慢性胃炎可能。

慢性胃炎（chronic gastritis）是由多种病因引起的胃黏膜慢性炎症或萎缩性病变。其发病率与幽门螺杆菌（helicobacter pylori，Hp）感染的流行病学重叠，并随年龄增长而增加。Hp感染是慢性胃炎最主要的原因，不良饮食习惯、环境因素、自身免疫性疾病、胆汁反流、抗血小板药物、非甾体抗炎药（NSAID）等药物及酒精等外在因素也是慢性胃炎相对常见的病因。

该患者有长期反复出现剑突下烧灼样疼痛，伴反酸，受凉时加重。间断服用“奥美拉唑肠溶片”后症状好转，饮食喜辣，综合以上因素，考虑慢性胃炎可能。

问题2. 有没有绝对不能忽视的问题？

该患者为老年患者，病程长且反复，要除外有无胃癌的可能。

问题3. 接下来需要做哪些检查？

首先要进行体格检查，重点关注腹部检查。另外，要进行以下辅助检查：

1. 血常规、粪便常规+隐血试验、心电图、腹部超声。
2. 行^{13}C或^{14}C-尿素呼气试验检Hp。
3. 胃镜检查。

（二）客观资料（O）

1. 体格检查　体温36.3℃，呼吸18次/min，脉搏68次/min，血压110/70mmHg，身高154cm，体重50kg，BMI 21.08kg/m^2。发育正常，营养良好，神志清楚，自主体位，查体合作。心肺未闻及异常，腹软，肝脾未及，无压痛及反跳痛。四肢关节无红肿及变形，脊椎无畸形，无压痛及叩击痛。

2. 辅助检查

血常规：WBC 6.8×10^9/L，Hb 122g/L，RBC 5.3×10^{12}/L，PLT 220×10^9/L；尿、粪便常规未见异常，粪便隐血试验阴性；肝肾功能正常。心电图检查：窦性心律，大致正常心电图。腹部超声：肝胆胰脾肾未见异常。^{14}C呼气试验阴性。电子胃镜：①胃息肉（已切除）。②慢性非萎缩性胃窦炎伴平坦糜烂。胃镜病理回报：（胃窦糜烂）黏膜轻－中度慢性炎，萎缩（±），肠化（－），活动（－）。（胃体）胃底腺息肉。

问题4. 目前诊断是什么？依据是什么？

目前诊断：慢性非萎缩性胃窦炎；胃息肉。

依据：该患者长期反复出现剑突下烧灼样疼痛，伴反酸，受凉时加重。间断服用“奥美拉唑肠溶片”后症状好转，饮食喜辣。胃镜检查结果及病理结果回报。

问题5. 疾病严重程度。

慢性胃炎可操作的与胃癌风险联系的胃炎评估（表4-1）/可操作的与胃癌风险联系的肠化生评估系统（表4-2）将慢性胃炎的组织病理学与癌变危险性联系起来，可为临床医生预测病变进展和制定疾病管理措施提供更为直观的信息。

表4-1　慢性胃炎可操作的与胃癌风险联系的胃炎评估分期

胃窦（包括胃角）萎缩	胃体萎缩			
	无（0分）	轻度（1分）	中度（2分）	重度（3分）
无（0分）	0期	Ⅰ期	Ⅱ期	Ⅱ期
轻度（1分）	Ⅰ期	Ⅰ期	Ⅱ期	Ⅲ期
中度（2分）	Ⅱ期	Ⅱ期	Ⅲ期	Ⅳ期
重度（3分）	Ⅲ期	Ⅲ期	Ⅳ期	Ⅳ期

表4-2　慢性胃炎可操作的与胃癌风险联系的肠化生评估分期

胃窦（包括胃角）肠化生	胃体肠化生			
	无（0分）	轻度（1分）	中度（2分）	重度（3分）
无（0分）	0期	Ⅰ期	Ⅱ期	Ⅱ期
轻度（1分）	Ⅰ期	Ⅰ期	Ⅱ期	Ⅲ期
中度（2分）	Ⅱ期	Ⅱ期	Ⅲ期	Ⅳ期
重度（3分）	Ⅲ期	Ⅲ期	Ⅳ期	Ⅳ期

从目前患者的检查结果来看，患者与胃癌风险联系较小。

问题6. 需要和哪些疾病鉴别？

需要与消化性溃疡、胃癌、慢性胆囊炎、胆囊结石及肝、胰腺疾病相鉴别。胃镜、肝胆胰超声、腹部CT或磁共振、血液生化检查、肿瘤标志物等有助于诊断和鉴别。患者胃镜及腹部超声已明确诊断，已排除上述疾病。

（三）问题评估（A）

1. 目前诊断　慢性非萎缩性胃窦炎；胃息肉。

2. 目前存在的健康问题

（1）危险因素：老年女性，慢性病程，缺乏锻炼，饮食喜辣。

（2）主要阳性症状：剑突下烧灼样疼痛，伴反酸。

3. 患者依从性和家庭可利用的资源　患者有医疗保险，能够充分理解全科医生的治疗方案和指导建议，依从性好；患者家庭和睦，家庭支持度较高。

问题7. 针对该疾病目前的治疗方法。

1. 生活方式干预　宜清淡饮食，避免刺激、粗糙食物，避免过多饮用咖啡、大量饮酒和长期吸烟。对于需要服用抗血小板药物、NSAID的患者，是否停药应权衡获益和风险，酌情选择。

2. 药物治疗　应根据患者的病因、类型及临床表现进行个体化治疗。增加黏膜防御能力，促进损伤黏膜愈合是治疗基础。

问题8. 转诊指征。

1. 普通转诊

（1）对经验性治疗反应不佳，症状没有得到明显改善的患者。

（2）需要排除器质性、系统性或代谢性疾病引起的消化不良症状的患者。

（3）需行内镜微创治疗或外科手术治疗者。

2. 紧急转诊　有贫血、呕血或黑便等征象者。

（四）问题处理计划（P）

1. 进一步检查计划　完善肿瘤标志物检查。

2. 治疗计划

（1）非药物干预：①加强锻炼，每周3~5次，每次30分钟以上，运动方式可以选择快走、慢跑、跳舞、健身操、游泳等；②饮食指导，饮食宜规律，避免过热、过咸和辛辣食物；注意保暖；③避免使用损害胃黏膜的药物，如阿司匹林、吲哚美辛、红霉素等；④保持身心健康。

（2）药物治疗：艾司奥美拉唑片20mg，2次/d，整片吞服；替普瑞酮胶囊50mg，3次/d。

3. 全科医生建议　继续在社区卫生服务机构随诊，了解症状改善情况、服药依从性、不良反应、生活方式改善情况等，应重视和警惕原发病不能解释的新发症状，治疗效果不佳必要时转诊。

【案例提示】

慢性胃炎是全科门诊最常见的疾病之一，大多数慢性胃炎患者缺乏临床表现，因此在自然人群中的确切患病率难以获得。对全科医生而言，在临床诊治时需要注意的是对胃癌的鉴别和对慢性胃炎的随访，根据慢性胃炎可操作的与胃癌风险联系的胃炎评估/可操作的与胃癌风险联系的肠化生评估系统将慢性胃炎的组织病理学与癌变危险性联系起来，为全科医生预测病变进展和制定疾病管理措施提供更为直观的信息。加强对Hp感染的检测、治疗和随访。在患者的健康教育方面，重点应针对慢性胃炎的可控危险因素予以干预，包括建立良好饮食习惯，食物应多样化，不吃霉变食物，少吃熏制、腌制、富含硝酸盐和亚硝酸盐的食物，多吃新鲜食品；避免过于粗糙、浓烈、辛辣食物；避免精神紧张、长期应激；适量饮酒、戒烟；合理使用非甾体抗炎药；保持良好心理状态及充分睡眠等。

第二节　消化性溃疡案例

【案例概要】

患者，男性，38岁，已婚，大学专科学历，司机。

（一）主观资料（S）

反复上腹痛1年，加重2日。

患者自诉于1年前无明显诱因出现上腹痛，呈阵发性隐痛，无放射痛，无胸骨后灼烧感，无反酸、嗳气，无恶心、呕吐，无腹胀、腹泻，无黑便，无大便性状改变，无胸闷、胸痛，无心悸、气促，无呼吸困难，无乏力等症状。病后自服“雷尼替丁”治疗，腹痛可缓解，但反复发作，饥饿时症状明显，进食后改善，2个月前曾到当地县人民医院就诊，行胃镜检查提示“十二指肠球部溃疡（A_2期）；食管黏膜未见异常。Hp（+）”，予“奥美拉唑肠溶胶囊、克拉霉素分散片、阿莫西林胶囊、胶体果胶铋胶囊”根除Hp治疗2周。经治疗，症状好转，患者未再复诊。2日前饮酒后上腹痛明显加重，无反酸、嗳气，无腹胀、腹泻，无恶心、呕吐，无黑便，无发热、黄疸，无心悸、胸闷等症状，未予处理。今来社区卫生服务中心就诊。起病以来，患者精神、食欲、睡眠正常，大小便正常。既往体健。否认高血压、心脏病、糖尿病病史。否认药物及食物过敏史。无吸烟史，偶尔饮酒。无遗传病及传染病病史。父亲、母亲和姐姐均体健，其伯父死于胃癌。生活习惯：因工作原因平时饮食不规律，喜酸辣食物，不运动。家庭和睦，收入稳定，有医疗保险，与妻子关系好，育有一子。

问题1. 根据现有资料，考虑可能的问题是什么？为什么？

考虑消化性溃疡可能。

消化性溃疡（peptic ulcer，PU）指胃肠黏膜发生的炎性缺损，通常与胃液的胃酸和消化作用有关病变穿透黏膜肌层或达更深层次。本例患者为青壮年，反复上腹痛1年，慢性病程，疼痛有节律性，呈饥饿痛，口服抑酸药物可缓解，行胃镜检查提示十二指肠球部溃疡，故考虑消化性溃疡可能。

问题2. 有没有绝对不能忽视的问题？

该患者有胃癌家族史，要注意排除胃癌的可能；患者此次发病诱因为饮酒，需警惕有无消化道出血可能。

问题3. 接下来需要做哪些检查？

首先要进行体格检查，重点关注腹部检查。另外，可以根据情况选择以下辅助检查：

1. 血常规、血生化、粪便常规＋隐血试验。

2. 胃镜检查＋Hp检测及病理组织学检查。胃镜检查是诊断消化性溃疡最主要的方法，检查过程中应注意溃疡的部位、形态、大小、分期，对胃溃疡应常规做活组织检查。需进行Hp检测，了解有无Hp感染。

3. 腹部超声检查。

（二）客观资料（O）

1. 体格检查　体温36.8℃，脉搏84次/min，呼吸20次/min，血压116/88mmHg，身高172cm，体重64kg，BMI 21.63kg/m^2。神清，精神可。双肺呼吸音清，未闻及啰音。心率84次/min，律齐，心音有力，未闻及杂音。腹软，剑突下轻压痛，无反跳痛，未扪及包块，肝脾肋下未触及，墨菲征阴性，麦氏征阴性，移动性浊音阴性，肠鸣音正常。

2. 辅助检查　血常规：WBC 4.62×10^9/L，RBC 4.05×10^{12}/L，Hb 120g/L，PLT 242×10^9/L；随机血糖：6.3mmol/L；粪便常规＋隐血试验：未见异常；肝肾功能未见异常。腹部超声：肝胆脾胰肾未见异常。

问题4. 目前诊断是什么？依据是什么？

目前诊断：消化性溃疡。

根据患者节律性上腹痛及既往胃镜检查结果，消化性溃疡诊断可成立。

问题5. 疾病严重程度。

该病的严重程度取决于是否出现上消化道出血、穿孔、幽门梗阻及癌变。从目前患者症状、体征及实验室检查结果，基本可排除出血、穿孔及幽门梗阻，需转上级医院行胃镜检查明确溃疡部位及是否有癌变。

问题6. 需要和哪些疾病鉴别？

1. 其他引起慢性上腹痛的疾病　部分患者在溃疡愈合后仍有症状或症状不缓解，应注意诱因是否解除，是否有慢性肝胆胰疾病、功能性消化不良等与消化性溃疡并存。

2. 胃癌　胃镜发现胃溃疡时，应注意与恶性溃疡相鉴别，典型胃癌溃疡形态多不规则，常＞2cm，边缘呈结节状，底部凹凸不平、覆污秽状苔。主要依靠胃镜下活组织病理检查。

3. 胃泌素瘤　又称佐林格－埃利森综合征，是一种胃肠胰神经内分泌肿瘤，由胃、上段小肠黏膜的G细胞分泌胃泌素，肿瘤往往较小，生长慢，50%为恶性。胃液分析、胃泌素检测和激发试验（胰泌素试验或钙输注试验阳性）有助于胃泌素瘤定性诊断，而超声检查（包括超声内镜）、CT、MRI、选择性血管造影术等有助于定位诊断。

4. 慢性胃炎　慢性胃炎主要症状为慢性上腹部不适或疼痛，其症状可类似消化性溃疡，但发作的周期性与节律性一般不典型，胃镜检查是主要的鉴别方法。

（三）问题评估（A）

1. 目前诊断　消化性溃疡。

2. 目前存在的健康问题

（1）危险因素：饮食不规律，喜酸辣食物，缺乏运动。

（2）患者以上腹痛为主要表现，根据病史及查体结果，考虑消化性溃疡。目前腹痛症状加重，需注意是否有复发的可能。

（3）家族中伯父因胃癌去世。

3. 并发症或其他临床情况　患者目前无并发症的相关临床表现，但该患者2个月前已进行规范治疗，近2日症状再发，需注意诱因是否解除、是否有慢性肝胆胰疾病、功能性消化不良等并存。

4. 患者依从性和家庭可利用的资源　患者经济收入稳定，有医疗保险，能够充分理解全科医生的治疗方案和指导建议，依从性好；患者家庭和睦，家庭支持度较高。

问题7. 针对该疾病目前的治疗方法。

消化性溃疡的治疗目的：祛除病因，控制症状，促进溃疡愈合，预防复发和避免并发症。

1. 一般治疗　在针对消化性溃疡可能的病因治疗的同时，还要注意戒烟、戒酒，忌辛辣、饮食规律、休息等一般治疗。

2. 药物治疗

①抑制胃酸分泌：H_2受体拮抗剂、质子泵抑制剂。②根除Hp：消化性溃疡不论活动与否，Hp阳性患者均应根除Hp。对有并发症和经常复发的消化性溃疡患者，应追踪抗Hp的疗效一般应在治疗至少4周后复检Hp，避免在应用PPI或抗生素期间复检Hp出现假阴性结果，应请专科医生对其Hp感染给予治疗指导。③保护胃黏膜：铋剂、弱碱性抗酸剂。④维持治疗：胃溃疡愈合后大多数患者可以停药。但对溃疡多次复发，在祛除常见诱因的同时，要进一步查找是否存在其他病因，并给予维持治疗，即较长时间服用维持剂量的H_2受体拮抗剂或PPI；疗程因人而异，短者3~6个月，长者1~2年，或视具体病情延长用药时间。

3. 内镜治疗、外科手术　主要应用于出现并发症的患者。

4. 中医治疗　针对消化性溃疡的发生机制，治疗以健脾理气、和胃镇痛为主要原则。对有Hp感染，巨大溃疡或有上消化道出血等并发症者，宜采用中西医结合方法进行综合治疗。

问题8. 转诊指征。

当患者出现以下情况，建议向综合医院转诊。

1. 紧急转诊　当初诊评估有严重的并发症时，即建议紧急转诊。如患者合并幽门梗阻引起的酸碱平衡紊乱、电解质紊乱，急性上消化道大出血，急性穿孔等，应先行紧急处置的同时尽快紧急转诊。

2. 普通转诊　①病因不明者需转上级医院行胃镜检查及治疗；②患者经维持治疗后，症状仍无好转，考虑有并发症的患者需进一步诊治。

（四）问题处理计划（P）

1. 进一步检查计划　全科医生联系上级医院消化内科双向转诊行胃镜等检查。嘱患者持胃镜检查结果回社区复诊。

2. 治疗计划　胃镜检查：十二指肠球部溃疡（A2期）；食管黏膜未见异常。Hp（－）。

（1）药物治疗：①抑酸，雷贝拉唑肠溶胶囊20mg，2次/d，1~2周，症状控制后改为1次/d；②保护胃黏膜，替普瑞酮胶囊50mg，3次/d。

（2）健康指导：①作息规律，减轻精神压力；②改善进食规律，忌酒，少饮浓茶、浓咖啡等；③非必要禁服NSAID；④规律有氧运动，晚餐勿过饱，待食物消化完才入睡；⑤合理用药，忌服用阿司匹林，对乙酰氨基酚、保泰松、吲哚类药、四环素、红霉素、泼尼松等药物。

【案例提示】

消化性溃疡常发生于胃、十二指肠，亦可发生于食管－胃吻合口、胃－空肠吻合口或附近，含有胃黏膜的梅克尔憩室等。消化性溃疡是一种全球性常见病，男性多于女性，可发生于任何年龄，估计10%的人其一生中患过本病。目前，中药或西药对于溃疡的近期愈合疗效明显，但由于Hp感染、季节因素、饮食因素、精神情志因素、环境因素、体质因素、药物因素及一些未知因素等都可导致溃疡复发，避免这些负性因素对于预防本病复发具有重要意义。全科医生在社区需改变患者不良生活习惯，获取家庭支持并定期进行药物安全指导、有效性评估，倡导健康生活方式，进行健康宣教，建议高危人群定期进行胃镜及相关检查。

第三节　慢性腹泻案例

【案例概要】

患者，男性，57岁，已婚，专科学历，企业干部。

（一）主观资料（S）

大便次数增多3月余。

患者自诉3月前于受凉、进食生冷食物后出现大便次数增多，2~4次/d，为黄色稀烂便，无未消化食物残渣，每次量100~500g/次。无黏液、脓血便，无黑便，无里急后重，排便前后无腹痛、腹胀，无恶心、呕吐，无反酸、胃灼热，无畏寒、发热，无胸闷、气促等不适，自行服用“左氧氟沙星片”治疗后上述症状好转。发病以来，患者精神、食欲可，睡眠欠佳，小便未见异常，近期体重无明显变化。2011年因“胆囊结石”行“胆囊切除术”。否认高血压、冠心病、糖尿病病史，生活尚规律，每日散步30~60分钟。无吸烟及饮酒史。家庭经济收入稳定，有医疗保险，家庭关系紧密，近期工作压力大。

问题1. 根据现有资料，考虑可能的问题是什么？为什么？

考虑慢性腹泻可能。

腹泻指排便次数明显超过平时习惯（>3次/d），粪质稀薄，含水量增加（>85%），大便可伴有黏液、脓血或未消化的食物。慢性腹泻指病程>4周，或间歇期在2~4周内的复发性腹泻。在慢性腹泻的病因中，大部分为功能性疾病，主要包括腹泻型肠易激综合征和功能性腹泻。功能性腹泻大便检查无病原体，内镜检查无器质性病变；腹泻症状持续，体重明显减轻，可能提示为器质性疾病。此外，慢性腹泻可能由某些全身疾病引起，如甲状腺功能亢进症、糖尿病、腺垂体功能减退、系统性红斑狼疮、慢性肾上腺皮质功能减退等，必须警惕胃肠道以外的症状和疾病。

根据患者病程达3个月，大便次数增加，含水量增加，考虑慢性腹泻可能。

问题2. 有没有绝对不能忽视的问题？

中年男性，近期工作压力大，不能忽视器质性疾病或其他全身疾病。

问题3. 接下来需要做哪些检查？

首先要进行体格检查，重点关注腹部检查。另外，要进行以下辅助检查：

1. 粪便检查，粪便常规+隐血试验，大便找寄生虫卵。

2. 外周血常规和血生化、甲状腺功能检查、甲胎蛋白、肿瘤标志物等。

3. 影像学检查，腹部超声。

4. 内镜检查及组织学检查。胃镜及结肠镜。可直观显示结直肠黏膜情况，明确结直肠病变，一般慢性腹泻患者均建议常规下消化道内镜检查，尤其是合并腹泻以外其他肠道症状，如腹痛、腹胀持续出现，发现腹部包块等诊断不明确者更应及时镜检。

（二）客观资料（O）

1. 体格检查　体温36.5℃，脉搏70次/min，呼吸20次/min，血压116/64mmHg，身高165cm，体重70kg，BMI 25.71kg/m^2。神清，皮肤、巩膜无黄染，全身淋巴结未扪及肿大，颈静脉无怒张。双肺呼吸音清，未闻及干、湿啰音及胸膜摩擦音。心率70次/min，心律齐，各瓣膜区未闻及杂音。全腹柔软，无压痛及反跳痛，肝脾肋下未触及。移动性浊音阴性，双下肢无水肿。

2. 辅助检查　血常规：Hb 131g/L；粪便常规+隐血试验、尿常规、肝功能、肾功能、电解质、心肌酶、血脂、淀粉酶及脂肪酶、空腹血糖、急性感染性疾病、甲胎蛋白（AFP）、CA15-3、CA19-9、CA125、CEA、甲状腺功能5项未见明显异常。大便未找到寄生虫卵。

问题4. 目前诊断是什么？依据是什么？

目前诊断：慢性腹泻。

慢性腹泻诊断根据病程（>4周），体格检查及现有检查结果，暂时排除其他器质性疾病及全身性疾病所致，符合慢性腹泻诊断，具体病因需要转诊至上级医院完善胃镜及结肠镜检查。

问题5. 疾病严重程度。

该患者目前病情较为平稳，规范性治疗包括协助患者进行生活方式、情绪及饮食的调整，缓解症状，恢复正常排便次数、性状，纠正其他伴随症状。

问题6. 需要和哪些疾病鉴别？

需除外细菌性痢疾、炎症性肠病、肿瘤性疾病。

需要了解病史，同时结合粪便检查、血生化、肿瘤标志物、电子胃镜及结肠镜检查结果。该患者无上述疾病相关病史，粪便检查、肿瘤标志物等检查均正常，故暂可排除上述疾病，但需转诊完善电子胃镜及结肠镜检查明确诊断。

（三）问题评估（A）

1. 目前诊断　慢性腹泻。

2. 目前存在的健康问题

（1）危险因素：中年男性，生活压力大，睡眠差。

（2）患者病程长，大便次数增多，性状改变。

3. 患者依从性和家庭可利用的资源　患者家庭经济收入稳定，有医疗保险，依从性好；患者家庭关系紧密，家庭支持度高。

问题7. 针对该疾病目前的治疗方法。

1. 治疗目标　缓解症状，恢复正常排便次数、性状，纠正其他伴随症状。强调个体化的综合治疗。

2. 治疗方法

（1）器质性腹泻：主要针对病因治疗，也可临时选用止泻药以缓解腹泻症状。

（2）功能性腹泻：慢性腹泻型功能性肠病治疗目标是改善症状，提高患者的生命质量。规范性治疗包括协助患者进行生活方式、心理治疗及饮食的调整。

问题8. 转诊指征。

1. 有报警征象者或根据病史需进一步检查排除严重器质性疾病所致腹泻者。

2. 经验治疗2~4周无效或难治性腹泻者。

3. 不能排除感染性腹泻、需进一步诊治者。

4. 合并其他严重全身性疾病需联合评估及治疗者。

5. 明确病因、有手术指征者。

6. 腹泻较严重并发重度水、电解质紊乱甚至休克者。

（四）问题处理计划（P）

1. 进一步检查计划　转诊至综合医院完善电子胃镜及结肠镜检查，明确是否存在胃肠道器质性病变。

2. 治疗计划

（1）非药物干预：①调整睡眠，解除心理负担，缓解焦虑，适当锻炼；②避免或减少刺激性或寒凉不耐受食物。

（2）药物治疗：双歧杆菌三联活菌胶囊420mg，3次/d；复方阿嗪米特肠溶片1片，3次/d。

（3）中医治疗：针灸、艾灸及中药包穴位外敷。

3. 全科医生建议　转诊综合医院完善电子胃镜及结肠镜检查，1个月内随访、追踪治疗效果。

【案例提示】

慢性腹泻在临床上很常见，需要全科医生从病史、伴随症状和体征、既往史、过敏史及常规化验和影像学检查获得充分依据鉴别功能性腹泻和器质性腹泻。除此之外，全科医生还需考虑患者的生活方式、家庭及工作情况是否与疾病相关。还可以采用中西医结合疗法，取长补短，缓急兼顾，标本同治。腹泻病因治疗和对症治疗都很重要。在未明确病因之前，要慎重使用止泻药和镇痛药。基层胃肠镜检查尚未普及，根据患者病情应及时建议转诊综合医院完善胃肠镜检查，以免造成误诊耽误病情。

第四节　胃食管反流病案例

【案例概要】

患者，男性，70岁，已婚，大学本科，退休。

（一）主观资料（S）

间断反酸、嗳气5年，加重1个月。

患者自诉5年前无明显诱因出现反酸、嗳气，伴胸骨后及剑突下烧灼感，腹胀，夜间或平卧时加重。无吞咽困难，无恶心、呕吐，无腹痛、腹泻，自行服用“奥美拉唑1片，1次/d”治疗后症状可缓解，曾就诊于三级医院，行胃镜检查，“慢性浅表性胃炎”，予药物治疗（具体不详）后未再出现反酸、胸部烧灼感，但嗳气仍有间断出现。1个月前嗳气较前加重，伴胸闷、腹胀，每日均有出现，活动后明显，持续约数分钟，严重时有呕吐，呕吐物为胃内容物，量少，无咖啡样物、呕血，呕吐后上述症状可缓解，无反酸、胸部烧灼感，无吞咽困难，无胸痛、心悸，无腹痛、黑便及血便。服用“奥美拉唑1片，1次/d”后好转。发病以来，精神、睡眠一般，食欲可，大小便正常，体重无明显改变。既往无高血压、糖尿病、冠心病、卒中等慢性病病史，否认肝炎、结核等传染病病史。平日喜辣、酸食品，生活尚规律，运动较少。无吸烟史，饮酒40余年，低度白酒每日100ml。家庭经济收入稳定，有医疗保险，家庭和睦。

问题1. 根据现有资料，考虑可能的问题是什么？为什么？

考虑胃食管反流病可能。

胃食管反流病（gastroesophageal reflux disease，GERD）的发生与胃酸、胃蛋白酶及胆汁等反流物刺激食管有直接关系，抗反流屏障结构和功能异常、食管清除反流物功能降低和食管黏膜屏障作用减弱导致食管下括约肌（lower esophageal sphincter，LES）功能障碍，从而导致异常反流。胃灼热和反流是GERD最常见的典型症状。胸痛、上腹痛、上腹部烧灼感、嗳气等为GERD的不典型症状。

本例患者有长期饮酒史，平日喜辣酸食品，有反复反酸、嗳气，伴胸骨后及剑突下烧灼感，考虑胃食管反流病可能。

问题2. 有没有绝对不能忽视的问题？

患者为70岁老年人，需要警惕是否有食管癌、胃癌。

问题3. 接下来需要做哪些检查？

首先要进行体格检查，重点关注腹部检查。另外，要进行以下辅助检查：

1. 心电图

2. 胃镜或X线钡餐检查

（二）客观资料（O）

1. 体格检查　体温36.6℃，脉搏73次/min，呼吸20次/min，血压129/78mmHg，身高160cm，体重68kg。发育正常，营养良好，神志清楚，自主体位，查体合作。心肺未闻及异常。腹软，剑突下无压痛及反跳痛，肝脾未及，无移动性浊音，肠鸣音4~5次/min。双下肢不肿。

2. 辅助检查

血常规：WBC 5.99×10^9/L，RBC 3.59×10^{12}/L，Hb 122.00g/L，PLT 186.00×10^9/L；尿常规无异常；粪便常规无异常，粪便隐血试验阴性；肝功能和肾功能正常；心电图检查：窦性心律，大致正常心电图；腹部超声：肝胆胰脾肾未见异常。胃镜：慢性非萎缩性全胃窦炎伴糜烂；食管裂孔疝。

问题4. 目前诊断是什么？依据是什么？

目前诊断：胃食管反流病。

胃食管反流病的诊断主要依据反复发作的症状和食管反流的客观证据。该患者有反复反酸、嗳气，伴胸骨后及剑突下烧灼感，结合胃镜检查有食管裂孔疝（抗反流屏障结构和功能异常），符合胃食管反流病的诊断标准。

问题5. 疾病严重程度。

胃食管反流病问卷（GERDQ）（表4-3）：是诊断及评估胃食管反流病最简单有效的工具。问卷设计基于患者就诊前1周内的症状，诊断精确性高，且能评价胃食管反流病对患者生命质量的影响，评价患者的治疗效果。

表4-3 胃食管反流病(GERD)问卷(GERDQ)

问题	症状评分/分			
	0日	1日	2~3日	4~7日
A. 阳性症状				
您胸骨后出现灼烧感(烧心)	0	1	2	3
您感觉有胃内容物(液体或食物)上返至您的喉咙或口腔(反流)	0	1	2	3
B. 阴性症状				
您感到上腹部中央疼痛	0	1	2	3
您感到恶心	0	1	2	3
C. 阳性影响				
由于您的烧心和/或反流而难以获得良好夜间睡眠	0	1	2	3
除医师告知服用的药物外,您额外服药(如碳酸钙、氢氧化铝)以缓解烧心和/或反流	0	1	2	3

注:询问患者就诊前1周内以下相关症状出现的天数。阳性症状指支持GERD诊断的症状;阴性症状指不支持GERD诊断的症状;阳性影响指阳性症状对患者的影响;对于初诊患者,A+B+C≥8分,提示GERD诊断;C≥3分,提示GERD影响生命质量。用于监测GERD治疗效果时,A与C任何一项评分≤1分,提示治疗有效;A与C任何一项评分≥2分,提示治疗方案需调整。

根据患者的症状、体征及睡眠、服药情况,认为患者的C<3分,不影响生命质量。

问题6. 需要和哪些疾病鉴别?

要特别注意对报警征象的采集,报警征象包括吞咽疼痛、吞咽困难、呕吐、消瘦和粪便隐血试验阳性、贫血、食管癌和胃癌家族史等,需要与上消化道肿瘤及食管动力性疾病,如贲门失弛缓症、弥漫性食管痉挛和胡桃夹食管等相鉴别,此外还要注意排除嗜酸性粒细胞食管炎可能。

该患者无上述症状,且胃镜未发现食管动力性疾病表现,故排除以上疾病。

(三)问题评估(A)

1. 目前诊断 胃食管反流病,慢性非萎缩性全胃窦炎伴糜烂,食管裂孔疝。

2. 目前存在的健康问题

(1)危险因素:老年男性,缺乏运动,长期饮酒史,平日喜辣、酸食品。

(2)患者有反复反酸、嗳气,伴胸骨后及剑突下烧灼感病史,不影响睡眠。

3. 并发症或其他临床情况 无。

4. 患者依从性和家庭可利用的资源 患者经济收入稳定,有医疗保险,依从性好;患者家庭和睦，家庭支持度较高。

问题7. 针对该疾病目前的治疗方法。

治疗目标：缓解症状、治愈食管炎、提高生活质量、预防复发和并发症。

1. 生活方式干预

（1）减轻体重：尽量将BMI控制在 <25kg/m^2。

（2）改变睡眠习惯：抬高床头15°~20°，睡前3小时不进食。

（3）戒烟、限制饮酒。

（4）避免降低LES压力的食物：浓茶、咖啡、可乐、巧克力等。

（5）避免降低LES压力和影响胃排空的药物：硝酸甘油、抗胆碱能药物、茶碱、钙通道阻滞剂等。

（6）减少引起腹压增高因素：肥胖、便秘、长时间弯腰劳作等。

2. 药物治疗

（1）质子泵抑制剂（PPI）：为GERD治疗的首选药物，适用于症状重、有严重食管炎的患者。

（2）H_2受体拮抗剂（H_2RA）：适合于轻中症患者。

（3）促胃动力药：多潘立酮为一种作用较强的多巴胺受体拮抗剂，在基层医院较为普及，剂量为10mg，3次/d。促动力药不推荐单独用于GERD的治疗，多与抑酸药联合间断使用。

（4）黏膜保护剂：主要包括硫糖铝和三钾二枸橼酸铋。

（5）抗抑郁或焦虑治疗：三环类抗抑郁药和选择性5-羟色胺再摄取抑制剂可用于伴有抑郁或焦虑症状的GERD患者的治疗。

3. 手术治疗

（1）GERD的内镜治疗：主要分为射频治疗、内镜下胃腔内缝合/折叠治疗、内镜下注射或植入技术类。

（2）抗反流手术：能减少反流次数及控制反流症状。

问题8. 转诊指征。

1. 紧急转诊　当患者有明显的报警症状发生时，如进行性吞咽困难、吞咽疼痛、体重减轻、贫血、呕血或黑便等。

2. 普通转诊

（1）怀疑有并发症（如食管狭窄或Barrett食管）的患者。

（2）对经验性治疗反应不佳，如给予PPI治疗8~12周后，并没有得到明显改善的难治性GERD。

（3）需考虑内镜检查来帮助诊断，如肿瘤或感染等。

（4）需行内镜微创治疗或外科手术、内镜复查。

（四）问题处理计划（P）

1. 非药物治疗　①减轻体重，目标体重64kg；②改变睡眠习惯，抬高床头15°~20°，进食后不能马上平卧；③戒酒，避免辛辣酸甜等刺激性食物；④加强锻炼，每周3~5次，每次30分钟以上，运动方式可以选择快走、慢跑、跳舞等；⑤心理指导，通过积极交流沟通，消除患者顾虑和心理障碍，建立起战胜疾病的信心。

2. 药物治疗　奥美拉唑20mg，2次/d，推荐疗程8~12周。替普瑞酮胶囊50mg，3次/d。

3. 全科医生建议每2~4周随访1次，评估症状复发情况，对抗酸药物治疗反应，生活方式改善情况；体格检查如血压、心率、心律、身高、体重、腰围直至达标。达标后每3个月随访1次，复查胃镜。

【案例提示】

GERD是指胃十二指肠内容物反流入食管引起反酸、烧心等症状。反流也可引起口腔、咽喉、气道等食管邻近的组织损害，出现食管外表现，如哮喘、慢性咳嗽、特发性肺纤维化、声音嘶哑、咽喉炎和牙蚀症等。因此，全科医生在接诊该类患者时一定要详细询问患者的病史，特别应注意了解相关症状特点。明确诊断后，在规范治疗的基础上还需进行健康宣教和生活饮食指导，促使GERD患者从身心两方面积极配合，减少复发，提高生活质量。

第五节　肝硬化案例

【案例概要】

患者，男性，65岁，已婚，高中，退休。

（一）主观资料（S）

双下肢水肿3个月，腹部胀痛2个月。

3个月前无诱因出现双下肢水肿，伴胸闷，平躺时明显，无胸痛、咳粉红色泡沫痰，无恶心、呕吐，无呕血、黑便，无腹痛、腹胀，无畏寒、发热，无尿频、尿急、尿痛等症状。自行购买中药治疗（具体不详），症状未见好转。2个月前开始出现腹胀，以上腹部为主，无放射痛，与体位改变及饮食无关，伴牙龈出血、厌油腻、食欲不振，同时有大便不成形，每日3~4次，量少，无黑便，无恶心、呕吐，无呕血，无畏寒、发热，无尿黄等症状，在儿子陪伴下来社区卫生服务中心就诊。发病以来，睡眠、食欲差，小便量少，体重增加约3kg。

既往有慢性乙型肝炎病史，未治疗。否认高血压、冠心病、糖尿病病史。否认药物过敏史。无吸烟史，偶饮酒。均衡饮食，不运动。家庭和睦，收入稳定，有医疗保险，家人均体健。

问题1. 根据现有资料，考虑可能的问题是什么？为什么？

考虑肝硬化可能。

我国肝硬化的常见病因为乙型肝炎和丙型肝炎。其他病因包括酒精性肝病、非酒精性脂肪性肝病、自身免疫性肝病、遗传、代谢性疾病等；药物或化学毒物等；寄生虫感染；循环障碍所致等。

该患者有慢性乙型肝炎病史，有双下肢水肿、腹部胀痛表现，有牙龈出血、厌油腻、食欲不振等肝功能减退表现。考虑为肝硬化。

问题2. 有没有绝对不能忽视的问题？

患者有慢性乙型肝炎病史，出现双下肢水肿及腹部胀痛，不能排除原发性肝癌可能，警惕食管-胃底静脉曲张破裂所致上消化道出血、肝性脑病等并发症。

问题3. 接下来需要做哪些检查？

首先要进行体格检查，重点关注腹部检查。另外，要进行以下辅助检查：

如三大常规、肝肾功能、电解质、甲胎蛋白（AFP）、血氨、腹部超声、肝脏MRI、无创肝脏纤维化检查等。

（二）客观资料（O）

1. 体格检查　体温36.3℃，脉搏79次/min，呼吸20次/min，血压116/76mmHg，身高163cm，体重76kg，BMI 28.6kg/m^2，腹围105cm。神清，自动体位，对答切题，皮肤无黄染，巩膜轻度黄染，无肝掌、蜘蛛痣。颈静脉无怒张。双肺呼吸音清，未闻及干、湿啰音。心率79次/min，各瓣膜听诊区未闻及杂音。腹部膨隆，未见腹壁静脉曲张。全腹软，无压痛、反跳痛，肝未触及，脾左肋下4cm可触及，麦氏点无压痛，移动性浊音阳性。双下肢中度水肿。

2. 辅助检查

血常规：WBC 4.53×10^9/L，Hb 127g/L，PLT 64×10^9/L。乙型肝炎五项：HBsAg>250U/ml（0.0.05 U/ml），HBsAb 0.0mU/ml（0~10m U/ml），HBeAg 0.318U/ml（0~0.5 U/ml），HBeAb 0.055U/ml（0~0.2 U/ml），HBcAb 0.010U/ml（0~0.9U/ml）。肝功能：TP 60.7g/L，ALB 28.83g/L，AST 67.9U/L，ALT 33.98U/L。TBIL 58μmol/L，DBIL 26.4μmol/L。AFP 18.85μg/L。凝血四项：PT 18.10秒，PTA 51%，INR 1.51，APTT 39.50秒，FIB 1.38g/L，TT 19.00秒。乙型肝炎病毒DNA定量测定。腹部超声：肝硬化声像，脾大，门静脉增宽，直径1.3cm。腹水。

问题4. 目前诊断是什么？依据是什么？

目前诊断：乙型肝炎后肝硬化失代偿期并脾大。

肝硬化的诊断需综合考虑病因、病史、临床表现、并发症、治疗过程、检验、影像学及组织学等检查。临床可分为代偿期、失代偿期。该患者起病缓，病程长，乙型肝炎病毒携带；以双下肢水肿、腹部胀痛为主要表现。

脾左肋下2横指可触及，移动性浊音阳性。双下肢中度水肿。血小板计数64×10^9/L，结合腹部超声结果，符合肝硬化失代偿期并脾大诊断。

问题5. 疾病严重程度。

根据肝脏储备功能分级标准（Child-Pugh评分标准）（表4-4）。

表4-4 Child-Pugh评分标准

项目	1分	2分	3分
肝性脑病	无	1~2级	3~4级
腹水	无	轻中度	中重度
白蛋白/（$g \cdot L^{-1}$）	35	28~35	<28
总胆红素/（$\mu mol \cdot L^{-1}$）	<34	34~51	>51
APTT延长/s	<4	4~6	>6

注：根据评分，将肝硬化分为A级（5~6分）、B级（7~9分）、C级≥10分。

该患者评分为7分，为肝硬化失代偿期。

问题6. 需要和哪些疾病鉴别?

要除外如结核性腹膜炎、腹腔内肿瘤、原发性肝癌、缩窄性心包炎等疾病。

（1）结核性腹膜炎：患者可有低热、盗汗、乏力等毒血症状。可有肺结核、肾结核等肠外结核表现，结核菌素试验（PPD）可阳性。腹水为草绿色渗出液，涂片检菌可有抗酸阳性菌，腹腔穿刺可以明确。

（2）腹膜癌肿：常见腹膜间皮瘤，患者腹水进展多较快，可伴有心包积液、胸腔积液，肿瘤标志物高，腹腔镜下可见散在米粒大小结节。腹水呈漏出液或呈血性，可找到肿瘤细胞。腹腔穿刺及腹腔镜检查可明确。

（3）原发性肝癌：多由肝硬化发展而来，在肝硬化的基础上，还表现为肝区疼痛，消瘦，进行性肝大，AFP明显升高，超声及CT可见有肝脏占位，必要时可行肝穿刺活检以明确。

该患者病因明确，无结核性腹膜炎症状，可转上级医院行肝脏MRI、胃镜、肝脏穿刺等检查进一步明确诊断和评估病情。

（三）问题评估（A）

1. 目前诊断　乙型肝炎后肝硬化失代偿期并脾大，慢性乙型肝炎。

2. 目前存在的健康问题

（1）危险因素：有偶饮酒史，有慢性乙型肝炎病史。

（2）双下肢水肿3个月，腹部胀痛2个月。

3. 并发症或其他临床情况　患者目前出现脾大、门静脉高压，需警惕晚期并发症的发生如肝性脑病、肝肾综合征、消化道出血、低血糖等。

4. 患者依从性和家庭可利用的资源　患者经济收入稳定，有医疗保险，能够充分理解全科医生的治疗方案和指导建议，依从性好；患者家庭和睦，家庭支持度较高。

问题7. 针对该疾病目前的治疗方法。

病因治疗是肝硬化治疗的关键。治疗重点是争取逆转病情，缓解症状、阻止病情加重、改善肝功能、治疗并发症、延缓或减少对肝移植需求为目标；预防肝细胞肝癌，若乙型肝炎病毒DNA滴度高应抗病毒治疗。若药物治疗欠佳，可考虑血液净化（人工肝）、介入治疗，符合指征者进行肝移植前准备。

问题8. 转诊指征。

1. 不明原因的肝硬化患者、治疗效果不佳者。

2. 经保肝治疗后肝功能仍进一步恶化，出现上消化道出血、肝性脑病等并发症。

3. 超声提示肝占位。

（四）问题处理计划（P）

1. 进一步检查计划　全科医生与医联体医院消化科病房联系进行双向转诊，根据病情安排患者是否住院。

2. 治疗计划　2周后电话随访患者，明确诊断为肝硬化失代偿期（乙型肝炎）并脾大，住院治疗后，病情稳定出院。1周后社区随访，复查肝功能、电解质、凝血功能、血常规。

3. 健康指导　①注意休息，避免劳累及感染；②严格禁酒；③饮食应给予低盐、富含维生素、易消化的食物，避免辛辣刺激性食物。补充优质蛋白质，1~1.2g/（kg·d）。

4. 药物治疗　乳果糖口服溶液15ml，2次/d；螺内酯20mg，3次/d；呋塞米20mg，1次/d。

【案例提示】

肝硬化是一种常见的消化系统疾病，它是病毒性、脂肪性、免疫疾病及药物或化学毒物等多种病因引发的各种慢性肝病进展至肝脏弥漫性病变、弥漫性纤维化、假小叶、再生结节和肝内外血管增殖为特征的病理阶段。代偿期无明显症状，失代偿期以门静脉高压和肝功能减退为临床特征，患者常因并发食管-胃底静脉曲张出血、肝性脑病、感染、肝肾综合征、门静脉血栓等多器官衰竭而死亡。主要识别病因、分型、严重程度，对于中度重症及重症的肝硬化患者需及时转诊，进一步减少病死率及改善预后。在基层，同时需要对居民做好健康宣教，积极接种乙型肝炎疫苗。

第六节　便秘案例

【案例概要】

患者，男性，70岁，已婚，高中学历，退休职员。

（一）主观资料（S）

反复便秘15年，加重1个月。

15年前反复出现便秘，每周排便1~2次，排便困难，平时因工作忙，没有养成定时排便的习惯，使用“芦荟珍珠胶囊、开塞露”等药物才能通便，无腹痛、消瘦、乏力、食欲不振、便血等症状。曾多次行结肠镜检查（具体时间不详）均未见异常，患者未重视。近1个月以来患者感觉排便较平时费力，便秘情况严重时需要用2~3个开塞露才能通便，无腹痛、腹胀、恶心、呕吐，无肛门停止排气排便等，家人陪同来社区卫生服务中心就诊。患者精神、睡眠、饮食、小便正常，体重无变化。既往体健，否认高血压、冠心病、糖尿病史，无肝炎、肺结核病史。否认药物过敏史。无吸烟嗜酒史。均衡饮食，不喜欢吃水果及蔬菜，不爱运动。家庭和睦，收入稳定，有医疗保险，妻子及2个女儿均体健。

问题1. 根据现有资料，考虑可能的问题是什么？为什么？

考虑功能性便秘的可能。

便秘按病因分类主要分为器质性、功能性、药物引起3类。功能性便秘是指排除器质性病变因素及药物因素所致便秘后，由于多种病理生理机制作用所导致的包括肠道动力障碍或功能紊乱等引起的便秘。

该患者无长期用药史，否认全身性疾病及多次检查肠镜均正常，加之患者平时因工作忙没有养成定时排便的习惯，故考虑功能性便秘可能。

问题2. 有没有绝对不能忽视的问题？

该患者病史15年，加重1个月，要关注是否有肠梗阻，同时要除外是否有结肠肿瘤、直肠肿瘤的可能。

问题3. 接下来需要做哪些检查？

首先要进行体格检查，重点关注腹部检查。另外，要进行以下辅助检查：

1. 粪便常规+隐血试验

2. 直肠指诊　对于便秘的鉴别诊断能提供重要信息。

3. 腹部X线片　可作为临床病史及体格检查的有力补充。对肠梗阻和巨结肠诊断有一定的价值。

4. 结肠镜　对引起便秘的各种结肠病变的诊断有很大的帮助，结合病理组织检查，可获得确诊。

（二）客观资料（O）

1. 体格检查　体温36.1℃，脉搏74次/min，呼吸20次/min，血压130/70mmHg，身高175cm，体重70kg，BMI 22.86kg/m^2。发育正常，营养中等，神清，查体合作。浅表淋巴结未及肿大，巩膜无黄染。双肺呼吸音清，未闻及干、湿啰音。心率74次/min，律齐，未闻及杂音。腹软，无压痛及反跳痛，肝脾未触及，未及包块，麦氏点无压痛，肠鸣音正常。双下肢无水肿。直肠指诊未扪及包块，指诊后指套未见黏液、脓血。

2. 辅助检查　粪便常规+隐血试验（-）。腹部X线片：未见异常。

问题4. 目前诊断是什么？依据是什么？

目前诊断：功能性便秘。

便秘的诊断主要取决于症状，凡有排便困难费力，排便次数减少，每周少于3次，粪便干结、量少，可诊断为便秘，时间超过6个月为慢性便秘。

慢性功能性便秘的诊断目前主要采用罗马Ⅳ诊断标准：

（1）必须包括以下2项或2项以上：①至少25%的排便感到费力；②至少25%的排便为干球粪或硬粪，至少25%的排便有不尽感；③至少25%的排便有肛门直肠梗阻感和/或堵塞感；④至少25%的排便需手法辅助，每周自发排便 <3次。

（2）不用泻药时很少出现稀便。

（3）不符合肠易激综合征的诊断标准。

根据患者的病史，符合功能性便秘诊断。

问题5. 疾病严重程度。

便秘的严重程度可分为轻度、中度及重度。

轻度便秘：不影响日常生活，通过整体调整、短时间用药即可恢复。

中度便秘：介于轻度和重度之间。

重度便秘：指便秘症状重且持续，严重影响工作、生活，需用药物治疗，不能停药或药物治疗无效。

患者便秘病史15年，平时用药可缓解，不影响工作、生活，此次症状加重，用药缓解差，故为中度便秘。

问题6. 需要和哪些疾病鉴别？

1. 肠梗阻　急性起病，且伴呕吐、腹胀及剧烈腹痛应考虑有肠梗阻的可能。早期，腹部听诊常可闻及气过水声或肠鸣音亢进，后期可发生肠麻痹。

2. 结肠肿瘤、肠结核、克罗恩病：便秘伴腹部包块。

3. 肠结核或腹腔内结核、克罗恩病、溃疡性结肠炎或肠易激综合征等病变　便秘与腹泻交替并有脐周或中、下腹部隐痛时。

该患者无上述病史，既往多次查结肠镜均正常，基本可排除。

（三）问题评估（A）

1. 目前诊断　功能性便秘。

2. 目前存在的健康问题

（1）危险因素：老年男性，消化吸收功能差，肠蠕动减弱，不爱运动，不喜欢吃水果、蔬菜。

（2）间断便秘发作，病情控制不稳定。

（3）目前患者便秘时间长，要积极控制危险因素，放松心情，摆脱便秘的困扰。

3. 并发症或其他临床情况　目前无并发症。

4. 患者依从性和家庭可利用的资源　患者经济收入稳定，文化水平较高，能够充分理解全科医生的治疗方案和指导建议，依从性好；患者家庭和睦，家庭支持度较高。

问题7. 针对该疾病目前的治疗方法。

1. 目的　缓解症状，恢复正常肠道动力及排便生理功能；强调个体化综合治疗。

2. 基础治疗

（1）调整生活方式：合理膳食、多饮水、多运动、建立良好的排便习惯。①膳食：增加纤维素（25~35g/d）和水分（1.5~2.0L/d）的摄入。②适度运动：尤其对久病卧床运动少的老年患者更有益。③排便习惯：结肠活动在晨醒和餐后最为活跃，建议患者在晨起或餐后2小时内尝试排便。每次大便时间不宜过长，每次小于10分钟。

（2）认知治疗：加强患者的自身认知，对慢性便秘的治疗有重要帮助。

3. 药物治疗

（1）便秘经过4~8周的基础治疗无效可酌情选用相应药物治疗。

（2）选择通便药物时应考虑循证医学证据：轻中度便秘患者可选用容积性或渗透性泻药，必要时联合使用；重度便秘患者，在容积性和渗透性药物无效时，可联合选用促动力药或促分泌药；常用的药物有聚乙二醇4000散、乳果糖口服溶液、比沙可啶肠溶片、利那洛肽、琥珀酸普芦卡必利片、益生菌及益生元、开塞露。

4. 中医中药治疗　中成药制剂、汤剂等中药及手法按摩、推拿等可以改善便秘的症状，目前缺乏疗效评估，仍需有进一步的循证医学证据支持。

5. 精神心理治疗　对于伴有明显抑郁、焦虑障碍和睡眠障碍的患者，需要进行精神心理治疗，包括健康教育、心理治疗、认知行为治疗。

问题8. 转诊指征。

1. 紧急转诊

（1）便秘程度属于重度。

（2）便秘伴腹痛或腹部不适，或患者伴有焦虑、烦躁等情绪异常者。

（3）器质性疾病导致的便秘病情严重者，或出现并发症如肠梗阻、肠穿孔、腹膜炎等。

（4）需要手术者。

2. 普通转诊

（1）对疾病过分担心且宣教无效者。

（2）经验治疗（2~4周）无效或难治性便秘者。

（3）需要进一步检查排除器质性疾病的便秘者。

（四）问题处理计划（P）

1. 进一步检查计划　全科医生与上级医院消化内科联系双向转诊。完善CEA、CA15-3、CA19-9、结肠镜检查。

2. 治疗计划

（1）非药物治疗：①每日摄入充足的水分，每日清晨可饮一杯温开水（250ml左右）或淡盐开水。②摄入足量的纤维素，多食水果、蔬菜、麦片、麸皮等多纤维食物。③培养定时的排便习惯，制定按时排便表，尽可能调整在每日早餐后排便。④每日坚持一定运动量，建议患者做健身操、太极拳、步行等有氧运动，并能有意识做增强腹部肌肉和骨盆肌张力的锻炼。⑤物理按摩法有助于排便，可进行腹部及背部热敷、腹部按摩等，促进肠蠕动。

（2）药物治疗：①容积性泻药，聚乙二醇4000散10g，1次/d；②胃肠动力促进剂，莫沙必利5mg，3次/d；③肠道微生物制剂，双歧杆菌三联活菌散2粒，2次/d；④高渗性泻药，乳果糖口服液15ml，3次/d。

【案例提示】

功能性便秘是指排除器质性病变因素及药物因素所致便秘后，由于多种病理生理机制作用所导致的肠道动力障碍、肠道分泌紊乱、内脏敏感性改变盆底肌群功能障碍和肠神经系统功能紊乱等引起的便秘。引起便秘的高危因素有低纤维素食物、水分摄入不足、生活节奏加快、工作环境改变、精神心理因素（如抑郁、焦虑等）。此外，滥用或不合理使用泻药可加重便秘。文化程度低、低BMI、女性、人口密集区生活者更易发生便秘，老年人便秘在社区也常见。

全科医生需了解患者的状况，运用生物-心理-社会模式评估患者的病情，改变生活方式，对患者进行健康指导。

第七节　急性胰腺炎案例

【案例概要】

患者，男性，25岁，已婚，大专学历，职员。

（一）主观资料（S）

腹痛1小时。

患者1小时前饮酒后（啤酒3 500~4 000ml）出现腹痛，以脐周及左上腹明显，呈持续性胀痛，进行性加重，疼痛剧烈，难以忍受，无明显缓解方式，伴面色苍白、冒冷汗、呕吐，呕吐物为胃内容物，量与当晚进食量相当，无呕血、黑便、腹泻，无黄疸、畏寒、发热，无胸痛、胸闷、呼吸困难等，未处理，遂来社区卫生服务中心就诊。既往无高脂血症、胆石症等疾病，无药物过敏史，无遗传病及传染病病史。父亲、母亲和姐姐均体健。饮酒史10年，每周3-4次，每次3~5瓶啤酒，不爱运动。家庭和睦，收入稳定，有医疗保险，与妻子关系好，育有一女。

问题1. 根据现有资料，考虑可能的问题是什么？为什么？

考虑急性胰腺炎（酒精性）可能。

我国急性胰腺炎（acute pancreatitis，AP）的常见病因依次为胆源性、高甘油三酯性、酒精性和过度进食。诱因主要有暴饮暴食、油腻饮食、酗酒等其他因素，它们会诱发胆囊结石排入胆道，引起乳头括约肌痉挛，增加血液中甘油三酯水平，促进胰液大量分泌等。妊娠、肥胖、吸烟、合并糖尿病是急性胰腺炎发病的危险因素。

本例患者为大量饮酒后出现急性上腹痛，进行性加重，疼痛剧烈，难以忍受，考虑有急性胰腺炎的可能。

问题2. 有没有绝对不能忽视的问题？

患者为进食后剧烈腹痛，有长期饮酒史，不能忽视消化性溃疡急性穿孔可能。

问题3. 接下来需要做哪些检查？

首先要进行体格检查，重点关注腹部检查。另外，要进行以下辅助检查：

1. 酶学检查　酶学改变是急性胰腺炎的重要诊断指标之一，首先应立即进行血淀粉酶检测、发病24小时检测脂肪酶。

2. 影像学检查（超声、CT或MRI）　尤以腹部CT为首选。

3. 病情程度的评估　发病早期的患者应监测生命体征（血压、脉搏、心率、呼吸频率）和尿量的变化，注意患者肠鸣音变化，定期复查血常规、血生化（血糖、血脂、Ca^{2+}、Cr、BUN、CRP等）、血气分析等。

（二）客观资料（O）

1. 体格检查　体温36.6℃，呼吸18次/min，脉搏62次/min，血压123/88mmHg，身高165cm，体重48kg。发育正常，营养良好，神志清楚，精神可，自主体位，查体合作。心肺未闻及异常，腹软，脐周偏左有压痛，无反跳痛，肝脏未触及，墨菲征阴性，腹部未触及包块，无移动性浊音，肠鸣音正常。

2. 辅助检查

血常规：WBC 12.36×10^9/L，NE% 86.4%，HCT 45.4%；随机血葡萄糖：6.42mmol/L；血脂：HDL-C 1.59mmol/L，TC 3.84mmol/L，TG 1.02mmol/L；肾功能：Cr 67μmol/L；电解质五项：Ca^{2+} 2.56mmol/L；胰腺淀粉酶：1 354U/L。血清淀粉酶：700U/L，血清脂肪酶：612U/L，超敏C反应蛋白、肝功能未见异常。

问题4. 目前诊断是什么？依据是什么？

目前诊断：急性胰腺炎（酒精性，轻症）。

患者因饮酒出现急性上腹部剧烈疼痛，以左上腹为主。血清淀粉酶、血清脂肪酶大于正常值上限的3倍。

问题5. 疾病严重程度。

急性胰腺炎的严重程度需结合是否有器官功能衰竭、局部或全身并发症来综合判断（表4-5），同时要警惕急性胰腺炎进展可能。

表4-5　急性胰腺炎严重度分级诊断

分级	特点
轻症	无器官功能衰竭，也无局部或全身并发症
中度重症	存在局部并发症或全身并发症，可伴有短暂性器官功能衰竭（持续时间 <48小时）
重症	伴有持续性器官功能衰竭（持续时间 >48小时）

该患者无器官功能衰竭、无局部或全身并发症，考虑诊断为急性胰腺炎（酒精性，轻症）。

问题6. 需要和哪些疾病鉴别？

需要与其他急腹症进行鉴别，如消化性溃疡急性穿孔、胆道系统疾病、急性阑尾炎、急性心肌梗死等疾病。

首先需了解患者病史，有无慢性、周期性、节律性的腹痛（如饥饿痛或餐后痛）病史及胆道疾病病史，有无转移性右下腹痛和右下腹固定压痛，有无心脑血管疾病家族史。

该患者为大量饮酒后急性出现的上腹部疼痛，无长期周期性腹痛及溃疡病史，亦无Charcot三联征、Reynolds五联征表现，查体主要为脐周偏左有压痛，无右上腹部、右下腹压痛及腹膜炎表现，基本可除外上述疾病。根据患者病情，可转诊上级医院行腹部CT检查进一步明确诊断。

（三）问题评估（A）

1. 目前诊断　急性胰腺炎。

2. 目前存在的健康问题

（1）危险因素：大量饮酒，缺乏运动。

（2）患者以腹痛为主要表现，根据病史及体格检查，考虑急性胰腺炎。目前为轻症，需警惕有进展为中度重症可能。

3. 患者依从性和家庭可利用的资源　患者经济收入稳定，有医疗保险，能够充分理解全科医生的治疗方案和指导建议，依从性好；患者家庭和睦，家庭支持度较高。

问题7. 针对该疾病目前的治疗方法。

基层医院主要治疗轻症急性胰腺炎，治疗重点是缓解症状、阻止病情加重，尽早恢复饮食。

轻症急性胰腺炎治疗方案如下：

1. 一般治疗　有腹痛、呕吐时可短期禁食1~3日，如果没有恶心、呕吐，腹痛已缓解，有饥饿感，可以尝试开始经口进食。不以血清淀粉酶高低作为进食指征。

2. 液体复苏　所有患者应早期积极补液（液体复苏），在发病12~24小时最为有效，超过24小时补液可能作用有限。积极补液的定义为每小时输入250~500ml或5~10ml/（kg·h）的等渗晶体溶液。但患者存在慢性心功能不全或肾衰竭时应限液、限速。注意观察输液引起的肺水肿。

3. 抑制胃酸和胰液分泌　轻症急性胰腺炎无须使用生长抑素类药物，可用质子泵抑制剂或H_2受体拮抗剂通过抑制胃酸分泌而间接抑制胰腺分泌，还可以预防应激性溃疡的发生。轻症急性胰腺炎的抑酸治疗应短期使用，疗程3~7日。

4. 镇痛　一般通便之后腹部胀痛能缓解。疼痛剧烈时考虑镇痛治疗，在严密观察病情下可注射镇痛剂，如盐酸布桂嗪50mg肌内注射、盐酸哌替啶25~100mg肌内注射，但应注意导致呼吸抑制、低血压的不良反应。

5. 抗菌药物的使用　不建议常规预防性使用抗菌药物。胆源性胰腺炎常合并胆道感染，可针对革兰氏阴性菌选用第三代头孢菌素（如头孢哌酮）。

6. 胃肠减压与通便治疗　对有明显腹胀者应采取胃肠减压，可用甘油、大黄水或生理盐水灌肠，口服生大黄、硫酸镁或乳果糖口服液促进排便，可在胃肠减压的基础上与清胰汤合用。

7. 中医中药　可用单味中药（大黄、芒硝），中药方剂（如清胰汤）。

问题8. 转诊指征。

当患者出现以下情况，建议向综合医院转诊。

1. 紧急转诊　当初诊评估有重症风险时，应建议紧急转诊。如患者腹胀明显、血钙降低合并急性化脓性胆管炎、低容量休克、急性呼吸衰竭、严重酸中毒、电解质紊乱等严重并发症时，应先行紧急处置的同时尽快紧急转诊。

2. 普通转诊

（1）病因不明者转诊，如有胆囊结石者应转诊上级医院尽快行胆囊切除术，胆道结石或梗阻者行内镜逆行胰胆管造影取石。

（2）轻症急性胰腺炎患者持续1周仍持续腹痛、发热等不适，考虑有并发症的患者需进一步诊治。

（四）问题处理计划（P）

根据患者及家属的要求，考虑患者腹痛剧烈难以缓解，全科医生联系某三甲医院消化内科病房双向转诊。并陪同患者转诊。

建议出院后3个月在社区卫生服务机构随诊，改善不良生活习惯，告知患者需长期低脂肪饮食、戒酒。对患者进行心理指导，减轻心理压力，保持心情舒畅，避免焦虑，积极配合诊疗方案，获取家庭支持，树立信心，帮助患者共同对抗疾病；告知患者症状缓解后适当进行体育锻炼，循序渐进，增强体质。

【案例提示】

急性胰腺炎是一种常见的消化系统疾病，它是由胆石症、高甘油三酯血症或饮酒等多种病因引发胰腺分泌的胰酶在胰腺内被激活，导致胰腺及胰腺周围组织自我消化，出现胰腺局部水肿、出血甚至坏死的炎症反应。临床表现为突然上腹或中上腹疼痛，呈持续性，向腰背部放射，伴恶心、呕吐，部分可出现全身炎症反应综合征（SIRS），严重患者可并发器官功能衰竭。急性胰腺炎在社区的主要目标是识别分型、严重程度，对于中度重症及重症的急性胰腺炎患者需及时转诊，进一步减少病死率及改善预后。同时也要做好健康宣教，避免暴饮暴食、油腻（高脂肪）饮食、酗酒等不良生活习惯，以减少急性胰腺炎的发生。

第八节　上消化道出血案例

【案例概要】

患者，男性，48岁，已婚，大学专科学历。

（一）主观资料（S）

黑便3日，腹痛1日。

患者3日前排成形黑便，2~3次/d，量约30g/次，当时无腹痛腹胀，无恶心、呕吐，无呕血，无头晕、头痛、畏寒发热等不适，未予特殊处理。1日前进食约2小时后出现腹痛，上腹部隐痛为主，无他处放射痛，无呕血，无恶心和呕吐、畏寒发热、胸闷、心悸等不适，家人陪同来社区卫生服务中心就诊。起病以来，患者精神、食欲、睡眠可，小便正常。

既往有10余年痛风病史，规律服用非布司他控制，疼痛发作时常自服布洛芬止痛。发病前5日因左侧第一跖趾关节疼痛服用布洛芬。无药物过敏史，无遗传病及传染病病史。父亲因胆囊癌去世，母亲因肺纤维化去世。生活习惯：有吸烟史，每日1包，已吸烟30年。均衡饮食，不运动。家庭和睦，收入稳定，有医疗保险，与妻子关系好，育子1个。

问题1. 根据现有资料，考虑可能的问题是什么？为什么？

考虑上消化道出血可能。

消化道出血（hemorrhage of digestive tract）按照出血部位可分为上、中、下消化道出血，其中，大部分消化道出血源于上消化道。上消化道出血常见病因为消化性溃疡、食管-胃底静脉曲张破裂、急性糜烂出血性胃炎和上消化道肿瘤。中消化道出血包括小肠血管畸形、小肠憩室等小肠疾病。下消化道出血最常见的原因一般为痔、肛裂。除了消化道本身所导致的出血外，全身性疾病也可引起消化道出血。

本例患者发病前5日曾服用布洛芬，出现排黑便、腹痛等症状，考虑有上消化道出血的可能。

问题2. 有没有绝对不能忽视的问题？

全科医生接诊过程中应严密监测患者生命体征，如血压、心率、呼吸、血氧饱和度、尿量及神志变化，警惕休克的发生。另外，患者有肿瘤家族史，也不能忽视腹腔占位性病变、肿瘤可能。

问题3. 接下来需要做哪些检查？

首先要进行体格检查，与咯血及口、鼻、咽喉部出血鉴别。明确诊断后，需要对患者的出血程度和周围循环状态进行评估，并判断出血是否停止及出血部位，故需要进行以下辅助检查：

1. 血常规、肝肾功能、凝血四项等血生化检查。

2. 胃镜和结肠镜是诊断消化道出血病因、部位和出血情况的首选方法，并能进行镜下治疗。

3. 影像学检查（超声、CT或MRI）对于发现腹腔占位性病变、肿瘤等有一定帮助。

（二）客观资料（O）

1. 体格检查　体温36.8℃，脉搏74次/min，呼吸20次/min，血压130/70mmHg，身高168cm，体重72kg。BMI 25.51kg/m^2。发育正常，营养良好，神志清楚，精神可，自主体位，查体合作。心率83次/min，律齐。腹软，剑突下轻压痛，无反跳痛，肝脾肋下未触及，移动性浊音阴性。肠鸣音4~6次/min。

2. 辅助检查

血常规：WBC 15.87×10^9/L，RBC 4.17×10^{12}/L，Hb 128g/L，HCT 38.1%，NE% 84.1%，PLT 125×10^9/L；肝功能：IBIL 2.3μmol/L，TP 58.3g/L，ALB 37.1g/L；肾功能：UREA 11.59mmol/L，Cr 127μmol/L，UA 429μmol/L；粪便常规：隐血试验（++）；转氨酶、淀粉酶、脂肪酶、随机血葡萄糖、心肌酶全套未见异常。腹部超声：肝、胆、胰、脾、双肾回声未见明显异常。

问题4. 目前诊断是什么？依据是什么？

目前诊断：上消化道出血；痛风。

诊断依据：①排黑便、上腹剧烈疼痛病史；查体有剑突下压痛；②平素经常因“痛风急性发作”服用非甾体抗炎药，此次发病前亦服用；③粪便常规+隐血试验（++）；④Hb 128g/L，HCT 38.1%。

问题5. 疾病严重程度。

消化道出血的严重程度需综合评估患者出血程度和周围循环状态、出血是否停止及出血部位，要警惕失血性休克的出现。

若患者合并下列情况：①年龄>65岁的高龄患者；②合并严重疾病，如心、肺、肝、肾功能不全和脑血管意外等；③本次出血量大或短期内反复出血；④食管-胃底静脉曲张出血伴肝衰竭；⑤消化性溃疡基底血管裸露，则死亡率较其他患者增高。

可根据表4-6和表4-7对患者进行危险分层，并予相应处理。

表4-6　急性上消化道出血危险程度分层

分层	休克指数	症状和体征	处置	就诊区域
极高危	>1.5	心率>120次/min，收缩压<70mmHg或急性血压降低（基础收缩压降低30~60mmg），心跳、呼吸停止或节律不稳定，通气氧合不能维持	立即复苏	急诊抢救区
高危	1.0~1.5	心率100~120次/min，收缩压70~90mmHg，晕厥、少尿、意识模糊、四肢末梢湿冷，持续的呕血或便血	立即监护生命体征，10分钟内开始积极救治	急诊抢救区
中危	0.5~1.0	血压、心率、血红蛋白基本正常，生命体征暂时稳定，高龄或严重基础疾病，存在潜在生命威胁	优先诊治，30分钟内接诊，候诊时间大于30分钟需再次评估	急诊普通诊疗区

续表

分层	休克指数	症状和体征	处置	就诊区域
低危	0.5	生命体征平稳	顺序就诊60分钟内接诊，候诊时间大于60分钟需再次评估	急诊普通诊疗区
极低危	0.5	病情平稳，GBS≤1分	随访	门诊

注：GBS为格拉斯哥-布拉奇福德评分（Glasgow-Blatchford score）。休克指数=心率/收缩压：0.5为血容量正常；0.5~1.0为轻度休克，失血量20%~30%；1.0~1.5为中度休克，失血量30%~40%；1.5~2.0为重度休克，失血量40%~50%；>2.0为极重度休克，失血量>50%。

表4-7　格拉斯哥-布拉奇福德评分（GBS）系统

变量		评分/分
收缩压/mmHg	100~109	1
	90~99	2
	<90	3
血尿素氮/（$mmol \cdot L^{-1}$）	6.5~7.9	2
	8.0~9.9	3
	10.0~24.9	4
	≥25.0	6
血红蛋白/（$g \cdot L^{-1}$）	男性	
	120~129	1
	100~119	3
	<100	6
	女性	
	100~119	1
	<100	6
其他表现	脉搏≥100次/min	1
	黑便	1
	晕厥	2
	肝脏疾病	2
	心衰	2

注：1mmHg=0.133kPa；评分≥6分为中高危，<6分为低危。

根据患者病情及实验室检查结果，考虑为低危。

问题6. 需要和哪些疾病鉴别？

1. 需要与以下疾病鉴别 ①口、鼻、咽喉部出血：出血量常较小，亦可有黑便，但体格检查常可发现口、鼻、咽喉部血迹。②食物及药物引起的黑便，如动物血、炭粉、铁剂或铋剂等药物。

2. 还需要与特发性血小板减少性紫癜、再生障碍性贫血、白血病等全身疾病相鉴别，根据各疾病特点可鉴别。

该患者长期服用非甾体抗炎药，3日前出现黑便、腹痛，结合患者体格检查及辅助检查结果，基本可除外上述疾病。

（三）问题评估（A）

1. 目前诊断 上消化道出血；痛风。

2. 目前存在的健康问题

（1）危险因素：大量饮酒、吸烟史，缺乏运动，有痛风病史，长期服用布洛芬。父亲有胆囊癌病史。

（2）患者以排黑便、腹痛为主要表现，根据病史、体格检查及相关辅助检查，考虑消化道出血。目前为轻症，仍需警惕有进展为中度重症可能。

3. 并发症或其他临床情况 患者目前无并发症，但需警惕晚期并发症，以及器官衰竭。

4. 患者依从性和家庭可利用的资源 患者经济收入稳定，有医疗保险，能够充分理解全科医生的治疗方案和指导建议，依从性好；患者家庭和睦，家庭支持度较高。

问题7. 针对该疾病目前的治疗方法。

1. 药物治疗

（1）临床常用的抑酸剂为质子泵抑制剂（PPI）和组胺受体拮抗剂（H_2R）。PPI的抑酸效果优于H_2R，因此建议危重患者尽早使用PPI进行抑酸治疗。对于低危患者，可采用常规剂量PPI治疗。

（2）止凝血药物治疗：不推荐止血药物作为急性非静脉性上消化道出血的一线药物使用。

2. 内镜下止血治疗 内镜下止血的时机是患者血流动力学稳定后在24小时内进行，对于高危患者应在12小时内进行。包括内镜喷洒药物和/或注射治疗、内镜止血夹技术、热疗法。

3. 介入治疗 内镜治疗不成功时，可行介入治疗。

4. 手术治疗 当予积极内科治疗后仍不能止血、患者病情进展危及生命时，病情紧急时可考虑开腹探查，可在术中结合内镜检查，明确出血部位后进行治疗。

问题8. 转诊指征。

当患者出现以下情况，建议向综合医院转诊，包括有条件开展内镜、介入、ICU、影像科、手术治疗的医院。

1. 紧急转诊 当初诊评估患者有持续性大量出血，生命体征不平稳时，建议紧急转诊。如患者合并需紧急处理的严重并发症时，应先行紧急处置的同时尽快紧急转诊。

2. 普通转诊　当患者无持续性出血，生命体征平稳时，为明确出血原因和部位，建议予患者一般治疗的同时转诊至上级医院。

（四）问题处理计划（P）

1. 进一步检查计划　全科医生与上级医院消化内科联系双向转诊，转至病房住院治疗。

2. 治疗计划　①禁食：活动性出血期间应予禁食，如患者没有呕血、排黑便，血红蛋白无进行性下降，可以尝试开始经口进食少量流质清淡食物。②抑酸：艾司奥美拉唑40mg，1次/d，3日。③营养支持：补足患者每日所需营养及液体量。

3. 全科医生建议　出院2周后至基层医疗机构复诊，了解是否规律治疗痛风，改善不良生活习惯，告知患者需戒烟、戒酒，适量运动。

【案例提示】

上消化道出血是常见的急症之一，起病急，病情可在较短时间内快速进展，典型症状为呕血、便血、黑便。消化道出血患者社区干预目标除避免初次出血和再次出血的发生，更重要的是做好消化道出血的预防和早期筛查工作。对于需长期服用非甾体抗炎药及激素的患者，可予预防性使用PPI类药物抑酸；对于有幽门螺杆菌感染的消化性溃疡患者，应及时根除幽门螺杆菌感染，定期复查电子胃镜，预防消化道出血的发生。

第五章　内分泌及代谢系统案例

内分泌及代谢系统案例

第一节　糖尿病案例

【案例概要】

患者，女，57岁，已婚，高中学历，退休。

（一）主观资料（S）

发现血糖升高1个半月。

患者因反复鼻塞、流涕多次就诊于耳鼻喉科，诊断为“鼻中隔偏曲”，手术前检查时发现空腹血糖7.7mmol/L，之后多次监测餐后2小时血糖最高16.6mmol/L。患者无多饮、多食、多尿及体重下降症状，无肢体麻木，无视物模糊，无头晕、头痛，无胸闷、心悸症状，于三级医院初步诊断为“2型糖尿病”，予“二甲双胍0.5g，3次/d”，控制血糖，血糖可维持在正常范围。术后患者转诊至社区医院定期随诊取药。自觉身体很好，已有2年未做全身系统体格检查。

否认高血压、冠心病病史及巨大胎儿分娩史。普通饮食，每周游泳3~5次，每次30~60分钟。母亲患有糖尿病、高血压，父亲患高血压。家庭经济收入稳定，夫妻关系和睦。

问题1. 根据现有资料，考虑可能的问题是什么？为什么？

考虑2型糖尿病。

糖尿病诊断标准（WHO 1999）：

（1）具有典型糖尿病症状（烦渴多饮、多尿、多食、不明原因的体重下降）且随机静脉血糖≥11.1mmol/L；或

（2）空腹静脉血糖≥7.0mmol/L；或

（3）OGTT葡萄糖负荷后2小时血糖≥11.1mmol/L；或

（4）糖化血红蛋白≥6.5%。

患者已在三级医院明确诊断“2型糖尿病”。

问题2. 有没有不能忽视的问题？

糖尿病急性并发症，如严重低血糖或高渗性高血糖状态或酮症酸中毒，是不能忽视的问题，该患者没有。

问题3. 接下来需要做哪些检查？

首先要进行体格检查，重点关注糖尿病足。另外，要进行以下辅助检查：

1. 静脉血葡萄糖　空腹血糖、OGTT或餐后2小时血糖。
2. 尿糖　尿糖阳性是发现糖尿病的重要线索。
3. 糖化血红蛋白（HbA1c）　是评估长期血糖控制状态和是否需要调整治疗方案的病

情监测关键指标。

4. 其他 常规检测血脂、肝肾功能、尿常规、尿白蛋白/肌酐；有条件时可行心电图、眼底和周围神经病变相关检查等。可做胰岛素释放试验、C肽释放试验以评估胰岛β细胞功能，查谷氨酸脱羧酶抗体（GADA）、胰岛细胞抗体（ICA）、人胰岛细胞抗原2抗体（IA-2A）等可帮助糖尿病分型。出现急性严重代谢紊乱，检查酮体、电解质、酸碱平衡等。

（二）客观资料（O）

1. 体格检查 体温36.2℃，脉搏70次/min，呼吸18次/min，血压120/70mmHg。身高164cm，体重56kg，BMI 20.8kg/m^2。发育正常，营养中等，自主体位，神清语利，查体合作。全身浅表淋巴结未及肿大，巩膜无黄染。双肺呼吸音清，未闻及干、湿啰音。叩诊心界不大，心音有力，心率70次/min，律齐，未闻及杂音。腹软，无压痛及反跳痛。肝脾未触及。双下肢不肿。双侧足背动脉搏动正常。

2. 辅助检查

血常规：未见异常。尿常规：尿糖（+++）。血电解质：钾、钠、氯、钙、磷未见异常。空腹血糖7.7mmol/L，TC 3.97mmol/L，TG 1.39mmol/L，LDL-C 2.47mmol/L，HDL-C 1.05mmol/L，AST 12.1U/L，ALT 9.4U/L，Cr 45.97μmol/L，BUN 3.94mmol/L，UA 280.7μmol/L。HbA1c 7.5%。

心电图：窦性心律，心电图未见异常。

颈动脉超声：双颈动脉硬化伴斑块形成。

问题4. 目前诊断是什么？依据是什么？

目前诊断：2型糖尿病；颈动脉硬化伴斑块。诊断依据见表5-1。

表5-1 高血糖状态分类（WHO 1999）

高血糖状态分类	静脉血葡萄糖水平/（mmol·L^{-1}）	
	空腹	OGTT 2h
空腹血糖受损	6.1～<7.0	<7.8
糖耐量减低	<7.0	7.8-<11.1
糖尿病	≥7.0	≥11.1

根据WHO（1999年）的糖尿病病因学分型体系，将糖尿病分为1型糖尿病、2型糖尿病、特殊类型糖尿病和妊娠糖尿病，其中2型糖尿病占糖尿病的85%~90%。1型糖尿病年龄通常小于30岁；“三多一少”症状明显；常以酮症或酮症酸中毒起病；血清C肽浓度明显降低；出现胰岛自身免疫标记物（多种自身抗体）。

问题5. 疾病严重程度。

患者空腹血糖7.7mmol/L，糖化血红蛋白7.5%，伴有双颈动脉硬化伴斑块形成，尚未发现糖尿病急慢性并发症，应积极控制血糖，避免或延缓并发症的发生。

问题6. 需要和哪些疾病鉴别？

需与以下常见的可致血糖升高的疾病鉴别：

1. 内分泌疾病　最常见的是甲状腺功能亢进症（简称“甲亢”），甲亢可致血糖升高，但甲亢具有高代谢症状和体征，血清FT_3、FT_4水平增高。

2. 肝脏疾病　肝病所致的高血糖常继发于慢性肝实质损害，如肝硬化、慢性丙型肝炎、肝移植术后，多数患者有营养不良的表现。

3. 其他　可以引起血糖异常的因素，如应激性因素和药物因素等。

（三）问题评估（A）

1. 现患问题诊断　2型糖尿病；颈动脉硬化伴斑块。

2. 目前存在的健康问题

（1）危险因素：女性，年龄>50岁，有糖尿病家族史。

（2）评估及分型：患者临床诊断2型糖尿病，需进一步检查确定。未做并发症情况评估。

（3）健康教育：需进行糖尿病健康教育。

3. 并发症或其他临床情况　目前无评估依据。

4. 患者依从性和家庭可利用的资源　患者经济收入稳定，能够充分理解全科医生的治疗方案和指导建议，依从性好；患者家庭和睦，家庭支持度较高。

问题7. 针对该疾病目前的治疗方法。

1. 非药物治疗

（1）饮食治疗：饮食治疗是糖尿病的基础治疗。合理膳食模式是以谷物为主，高膳食纤维、低盐、低糖、低脂肪摄入的多样化膳食。主食定量，粗细搭配，减少精制碳水化合物、酒精和含糖饮料的摄入。维持理想体重：理想体重（kg）= 身高（cm）−105。

（2）运动治疗：建议中等强度［50%~70%最大心率（即“220−年龄”）］，运动时应使心率和呼吸加快（如快走、骑车、游泳、打太极拳等）为主，每周至少150分钟。当空腹血糖>16.7mmol/L、反复低血糖或血糖波动较大、有严重急慢性并发症等情况时，应禁忌运动，病情控制稳定后可逐步恢复运动。

2. 药物治疗　如果单纯生活方式干预3个月不能使血糖控制达标，应开始药物治疗。

（1）口服降糖药：常用口服降糖药主要为双胍类、磺脲类、格列奈类、噻唑烷二酮类、α−糖苷酶抑制剂、二肽基肽酶Ⅳ（DPP−4）抑制剂、钠−葡萄糖协同转运蛋白2（$SGLT_2$）抑制剂等。如无禁忌证，二甲双胍应一直保留在糖尿病的治疗方案中。不适合二甲双胍治疗者可选择其他口服降糖药。避免同时应用同一作用机制药物，不同作用机制的药物可2种或3种联合应用。药物选择注意事项如下：

①双胍类药物：禁用于肾功能不全、肝功能不全、严重感染、缺氧、接受大手术、酗酒者等的患者；如患者进行造影检查，需使用碘对比剂（造影剂）时，应暂时停用二甲双胍；长期服用者注意维生素B_{12}缺乏的可能性。主要不良反应：胃肠道反应。

②胰岛素促泌剂（磺脲类和格列奈类）：禁用于已明确诊断的1型糖尿病患者、2型糖尿病伴酮症酸中毒、感染、外伤、重大手术等应激情况及严重肝肾功能不全、对该类

药物过敏或有严重不良反应者。主要不良反应：低血糖和体重增加。

③噻唑烷二酮类药物。禁用于有心衰、活动性肝病或转氨酶升高＞正常上限2.5倍以及严重骨质疏松和骨折病史的患者。主要不良反应：体重增加和水肿；增加骨折和心衰发生的风险。

④α-糖苷酶抑制剂：禁用于有明显消化和吸收障碍的慢性胃肠功能紊乱患者、有因肠胀气可能恶化的疾病（如严重疝气、肠梗阻和肠溃疡）者、对该类药物过敏者等。使用该药若出现低血糖，需使用葡萄糖或蜂蜜，而蔗糖或淀粉类食物纠正低血糖的效果差。主要不良反应：胃肠道反应，如腹胀、排气等。

⑤肾功能不全者：注意选择使用经肾脏排泄少的种类，如格列喹酮、利格列汀、瑞格列奈等。有条件时使用胰岛素。

（2）胰岛素：胰岛素是控制高血糖的重要手段。

胰岛素的治疗方案包括：起始治疗方案和多次注射方案。根据血糖水平调整用量，每3~5日调整1次，每次调整1~4U，直至血糖达标。胰岛素注射时间一般建议餐前30分钟注射，而胰岛素类似物起效时间较短，一般推荐注射毕即进食，必要时也可餐后即刻注射。基础胰岛素通常在睡前注射。注射部位要经常轮换，避免1个月内重复使用同一注射点。

胰岛素启用原则：①新发2型糖尿病如有明显的高血糖症状、发生酮症或酮症酸中毒、高渗性高血糖状态；②新诊断糖尿病患者与1型糖尿病鉴别困难时；③2型糖尿病患者经过生活方式和口服降糖药联合治疗3个月，若血糖仍未达到控制目标；④对于HbA1c≥9.0%或空腹血糖≥11.1mmol/L同时伴明显高血糖症状的新诊断2型糖尿病患者，可考虑实施短期（2周至3个月）胰岛素强化治疗；⑤一般经较大剂量多种口服降糖药物联合治疗后，仍HbA1c>7.0%。⑥糖尿病过程中，出现无明显诱因的体重显著下降。

胰岛素起始治疗方案：①基础胰岛素起始，在睡前用中效/长效胰岛素类似物，可保留原有各种口服降糖药。②预混胰岛素起始，根据患者血糖水平，可选择每日1~2次的注射方案。每日2次注射，通常需停用胰岛素促泌剂。

胰岛素多次注射方案：①多次皮下注射胰岛素，在胰岛素起始治疗基础上，经充分剂量调整，若血糖水平仍未达标或反复出现低血糖，可采用餐时＋基础胰岛素（2~4次/d）或预混胰岛素（2~3次/d）进行胰岛素强化治疗。②持续皮下胰岛素输注，是胰岛素强化治疗的一种形式，需要使用胰岛素泵来实施。③短期胰岛素强化治疗，对HbA1c≥9%或空腹血糖≥11.1mmol/L伴明显高血糖症状的新诊断2型糖尿病患者，可实施短期胰岛素强化治疗。

（3）GLP-1受体激动剂：该药能有效降低血糖，并有显著降低体重和改善甘油三酯、血压的作用。单独使用无明显增加低血糖发生的风险。目前常用的有艾塞那肽、利拉鲁肽、利司那肽和贝那鲁肽，均需皮下注射。

3. 其他相关疾病的治疗　2型糖尿病患者大多合并有高血压、血脂异常等，因此在降糖治疗的同时，要关注血压、血脂、蛋白尿等的治疗，综合控制，联合达标。对糖尿病合并高血压者的血压控制比非糖尿病高血压者控制更严格，对糖尿病合并动脉粥样硬化性心血管疾病者的血脂控制比未合并者更严格。我国2型糖尿病综合控制目标见表5–2。糖尿病低血糖诊治参见本章第八节。

表5–2 中国2型糖尿病综合控制目标

指标	目标值
血糖/（$mmol \cdot L^{-1}$）	
空腹	4.4~7.0
非空腹	<10.0
糖化血红蛋白/%	<7.0
血压/mmHg	<130/80
总胆固醇/（$mmol \cdot L^{-1}$）	<4.5
高密度脂蛋白胆固醇/（$mmol \cdot L^{-1}$）	
男性	>1.0
女性	>1.3
甘油三酯/（$mmol \cdot L^{-1}$）	<1.7
低密度脂蛋白胆固醇/（$mmol \cdot L^{-1}$）	
未合并动脉粥样硬化性心血管疾病	<2.6
合并动脉粥样硬化性心血管疾病	<1.8
体重指数/（$kg \cdot m^{-2}$）	<24.0

问题8. 转诊指征。

1. 诊断困难和特殊患者

2. 治疗困难

3. 严重并发症

4. 其他　医生判断有需上级医院处理的情况或疾病。

（四）问题处理计划（P）

1. 进一步检查计划　转诊至综合医院进行相关胰岛素释放试验、C肽释放试验以评估胰岛β细胞功能，必要时查自身胰岛素免疫标记物，如谷氨酸脱羧酶抗体（GADA）、胰岛细胞抗体（ICA）、人胰岛细胞抗原2抗体（IA–2A）等，可帮助糖尿病分型；完善尿微量白蛋白、眼底、四肢肌电图等检查以了解是否存在糖尿病慢性微血管并发症，完善心、脑、下肢血管检查（超声心动图、颈动脉超声、ABI等）了解大血管并发症情况；监测空腹及餐后2小时血糖，完善HbA1c、血压、血脂、肝肾功能、心电图等检查。

2. 治疗计划

（1）非药物干预

①糖尿病教育：讲解糖尿病相关知识，包括危险因素、临床表现、并发症及其危害、常用治疗药物等。②饮食疗法：患者目前体重正常，退休在家为正常体重轻体力劳动者，建议糖尿病饮食，每餐有主食、蛋白质、蔬菜，两餐间可加少量水果；建议选用橄榄油、山茶油作为烹调用油，食盐量6g/d。③规律有氧运动：每周至少运动5日，每次至少30分钟，可选择快走、慢跑、游泳等运动方式，运动时携带适量食物，有低血糖反应（如头昏、出冷汗、饥饿感）时服用。④维持目前体重。⑤放松心情，保持乐观心态。

（2）药物治疗：盐酸二甲双胍片0.5g，2次/d，阿托伐他汀10mg，1次/晚。

【案例提示】

患者因反复鼻塞流涕多次就诊于专科医院，未及时发现患者血糖异常。糖尿病容易并发各种感染，细菌感染最为常见，真菌及病毒感染也易发生于血糖控制不佳的糖尿病患者。因此，在疾病诊疗过程中应具备全科思维，患者反复出现鼻炎症状，应考虑是否存在血糖问题。该患者糖尿病诊断由耳鼻喉科医生作出，未进行并发症评估，未进行糖尿病完整辅助检查，未进行生活方式及家庭干预。全科医生对患者进行转诊，明确2型糖尿病诊断，对患者及其家庭进行全面的连续性的健康管理。

第二节　血脂异常案例

【案例概要】

患者，男，53岁，大学学历，已婚，公司管理人员。

（一）主观资料（S）

发现血糖升高3年，血脂异常1周。

患者3年前因体检发现血糖升高，空腹8.9mmol/L，糖化血红蛋白9.1%，当时无明显多饮、多食、多尿及消瘦等症，在当地医院诊为“2型糖尿病”，先后予以二甲双胍、格列吡嗪、阿卡波糖、达格列净等药治疗。半年前签约社区卫生服务中心，近半年规律服用二甲双胍0.5g，3次/d，达格列净5mg，1次/d，定期复诊。1周前年度体检发现血脂异常，TC 6.57mmol/L，LDL-C4.16mmol/L，TG 2.36mmol/L，HDL-C 1.10mmol/L，空腹血糖、糖化血红蛋白、肝肾功能、心电图等正常。近3个月患者无“三多一少”症状，无胸闷、心悸、气短、头晕头痛，无肢体麻木、无视物不清等症。近3个月患者精神胃纳好，睡眠好，无睡眠呼吸暂停现象，大小便无异常。

既往无高血压病史及其他特殊疾病、慢性病病史；除糖尿病药物外无其他药物服用；否认家族中早发血脂异常史，父亲患有高血压，53岁时卒中去世，母亲身体健康；吸烟史20余年，目前每日约10支，应酬较多，未严格控制饮食，饮酒每周2~3次，每次约50g；作息时间不规律，平时很少运动。

问题1. 根据现有资料，考虑可能的问题是什么？为什么？

患者体检血脂检查：TC 6.57mmol/L，LDL-C 4.16mmol/L，TG 2.36mmol/L，HDL-C 1.10mmol/L。诊断血脂异常明确，结合现患糖尿病、肥胖，除降糖药外无其他药物服用，无血脂异常家族史，考虑原发性血脂异常。

问题2. 有没有绝对不能忽视的问题？

患者血脂异常、3年糖尿病病史，要注意心脑血管严重并发症，如冠心病、脑血管疾病（如TIA）等，但目前从病史看，无胸闷、心悸、气短、头晕头痛，无肢体麻木、视物不清等症，无支持症状和临床表现。

问题3. 接下来需要做哪些检查？

首先要进行体格检查，重点关注神经系统、心脏体格检查。除1周前已检查血糖、糖化血红蛋白、肝肾功能、腹部超声、心电图等检查外，此次要进行血脂和肌酶的检查。

（二）客观资料（O）

1. 体格检查　体温36.5℃，脉搏73次/min，呼吸18次/min，血压134/82mmHg，BMI 28.5kg/m^2。发育正常，营养中等，体型肥胖，自主体位，神清语利，查体合作。浅表淋巴结未及肿大，巩膜无黄染。五官端正无异常。甲状腺不大，颈动脉区听诊无血管杂音。双肺呼吸音清，心界不大，心音有力，心率73次/min，律齐，各瓣膜听诊区未闻及病理性杂音。腹软，无压痛及反跳痛。肝脾未触及。脊柱四肢无异常，双下肢无水肿，下肢皮肤触觉、痛觉、振动觉检查无异常、双侧足背动脉搏动无异常。

2. 辅助检查

（1）1周前检查项目

血生化：TC 6.57mmol/L，LDL-C 4.16mmol/L，TG 2.36mmol/L，HDL-C 1.10mmol/L，BUN 3.55mmol/L，Cr 57μmol/L，UA 319μmol/L，ALT 18U/L，FBG 4.84mmol/L，HbA1c 6.3%。尿常规无异常。

超声：轻度脂肪肝、胆囊、脾、双肾、输尿管、膀胱未见异常。

心电图：窦性心律，心电图未见异常。

胸部X线片：双肺纹理清晰，肺部未见异常。

（2）本次检查

血脂：TC 6.67mmol/L，LDL-C 4.22mmol/L，TG 2.35mmol/L，HDL-C 1.13mmol/L，CK 36U/L。

问题4. 目前诊断是什么？依据是什么？

本患者间隔一周两次查血脂谱均异常，依据化验结果，诊断血脂异常明确，结合现患糖尿病、肥胖，除降糖药外无其他药物服用，无血脂异常家族史，诊断符合原发性血脂异常、高低密度脂蛋白血症、高甘油三酯血症。

血脂合适水平和异常切点主要适用于动脉粥样硬化性心血管疾病（ASCVD）一级预防目标人群。根据《2019血脂异常基层诊疗指南（实践版）》，本患者属于血脂升高。我国ASCVD一级预防血脂分层标准见表5–3。

表5–3　我国ASCVD一级预防血脂合适水平和异常分层标准　　单位：mmol/L

分层	TC	LDL–C	HDL–C	TG
理想水平	—	<2.6	—	—
合理水平	<5.2	<3.4	—	<1.7
边缘水平	≥5.2且<6.2	≥23.4且<4.1	—	≥21.7且<2.3
升高	≥6.2	≥4.1	—	≥2.3
降低	—	—	<1.0	—

注：ASCVD.动脉粥样硬化性心血管疾病；—.无。

问题5. 疾病严重程度。

根据该患者现患糖尿病、血脂数值及相关危险因素，血脂异常危险分层为高危。

LDL–C或TC水平对个体或群体ASCVD发病危险具有独立的预测作用。全面评价ASCVD总体危险是防治血脂异常的必要前提，根据个体ASCVD危险分层判断血脂异常干预的目标水平。血脂异常危险分层及目标值见表5–4。

表5–4　血脂异常危险分层以及目标值

危险分层	疾病或危险因素	LDL–C目标值
极高危	ASCVD①患者	<1.4mmol/L
高危	LDL–C≥4.9mmol/L或TC≥7.2mmol/L 糖尿病患者：1.8mmol/L≤LDL–C<4.9mmol/L或3.1mmol/L≤TC<7.2mmol/L且年龄≥40岁 高血压+2项及以上危险因素②	<2.6mmol/L
中危	无高血压，2项及以上危险因素② 高血压+1项危险因素②	<3.4mmol/L
低危	无高血压，0~1项危险因素② 高血压，无危险因素②	<3.4mmol/L

注：①动脉粥样硬化性心血管疾病，包括急性冠脉综合征（ACS）、稳定性冠心病、血运重建术后、缺血性心肌病、缺血性卒中、短暂性脑缺血发作、外周硬化病等。②危险因素有吸烟、年龄（男性>45岁，女性>55岁）、HDL–C<1.0mmol/L。ASCVD.动脉粥样硬化性心血管疾病。

问题6. 需要和哪些疾病鉴别？

血脂异常通常指血清中胆固醇和/或甘油三酯水平升高，又称高脂血症。按病因分类为原发性高脂血症和继发性高脂血症。后者是由一些全身系统性疾病所致。如糖尿病、甲状腺功能减退症、肾病综合征、肾衰竭、肝脏疾病、系统性红斑狼疮、糖原贮积症、骨髓瘤、脂肪萎缩症、急性卟啉病等。某些药物如利尿剂、β受体阻滞剂、糖皮质激素、雌激素等也可引起继发性高脂血症。在排除了继发性病因后，可诊断为原发性高脂血症。已知部分原发性高脂血症是由于先天性基因缺陷所致，例如*LDL*受体基因缺陷引起家族性高胆固醇血症。而大部分原发性高脂血症病因不明。

该患者血脂异常明确，结合现患糖尿病、肥胖，除降糖药外无其他药物服用，无血脂异常家族史，无可引起血脂升高的特殊药物服用，基本可排除继发性高脂血症。

（三）问题评估（A）

1. 现患问题的诊断　2型糖尿病，血脂异常。

2. 目前存在的健康问题

（1）危险因素：年龄53岁，肥胖、吸烟、早发缺血性心脑血管病家族史。

（2）危险分层：根据该患者现患糖尿病、血脂数值及相关危险因素，血脂异常危险分层为高危，中国人缺血性心血管疾病10年发病危险度评估9分，发病率为7.3%。

（3）不良生活方式：饮食不节，缺乏运动，饮酒，作息不规律。

3. 患者依从性和家庭可利用的资源　患者经济收入稳定，文化水平高，能够较好理解全科医生的治疗方案和指导建议，但因工作影响，饮食控制和运动治疗的依从性需要改善；患者家庭和睦，家庭支持度较高。

问题7. 针对该疾病目前的治疗方法。

1. 确定血脂异常治疗目标值　根据患者现患糖尿病、血脂数值及相关危险因素，血脂异常危险分层为高危，其LDL-C控制的目标值是2.6mmol/L，保持HDL-C目标值在1.0mmol/L以上。

本患者同时TG 2.36mmol/L，轻度升高，控制目标以空腹（禁食12小时以上）<1.7mmol/L为合适水平，血清TG>2.3mmol/L者患ASCVD风险增加；当TG>5.6mmol/L时，除ASCVD风险外，急性胰腺炎风险明显增高。糖尿病患者TG升高往往和血糖控制不佳有关联，血糖控制是基础。

2. 生活方式改变　血脂异常明显受饮食及生活方式的影响，无论是否进行药物治疗，都必须坚持控制饮食和改善生活方式（I类推荐，A级证据）。

3. 药物治疗　本患者为高危患者，在生活方式干预的同时应立即启动中等强度他汀类药物治疗。患者TG轻度升高，以强化生活方式为主，且启用他汀类药物后也有降低TG的作用。

常用调脂药包括他汀类、胆固醇吸收抑制剂、贝特类药物、鱼油等。其中他汀类药物能显著降低血清TC、LDL-C和Apo B水平，也能降低血清TG水平和轻度升高HDL-C水平，是血脂异常药物治疗的基础。指南推荐将中等强度的他汀类药物（每日剂量可降低LDL-C 25%~50%）作为我国血脂异常人群的常用药物，他汀类药物不耐受或LDL-C水平不达标者应考虑与非他汀类调脂药物联合应用，如依折麦布，使用中应注意观察调脂药物的治疗反应。

血清TG>2.3mmol/L者患ASCVD风险增加；当TG>5.6mmol/L时，除ASCVD风险外，急性胰腺炎风险明显增高。我国高TG血症患病率高，经他汀类药物治疗后仍有大量的患者TG未达标，治疗尚不充分，需要关注。除强化生活方式干预外，以下情况需启动降TG治疗：

（1）TG≥5.6mmol/L时预防急性胰腺炎。

（2）LDL-C已达标但TG仍≥2.3mmol/L的心血管疾病高风险患者（如糖尿病患者）的一级预防。

（3）LDL-C已达标但TG仍≥2.3mmol/L的ASCVD患者的二级预防。

降TG药物首选贝特类药物或高纯度鱼油，治疗过程中需注意监测安全性指标，使非HDL-C达标（LDL-C目标值+0.8mmol/L），因鱼油的主要成分含二十碳五烯酸（EPA）或二十碳六烯酸（DHA），EPA有降低TG的作用，DHA可增强EPA降低TG的作用，但有增加LDL-C的副作用，因此在有LDL-C升高或需要强化控制的患者中鱼油应慎用。

问题8. 本例患者拟开始使用他汀类药物控制血脂，在使用他汀类药物过程中要注意医疗安全，他汀类药物常见的不良反应有哪些？

他汀类药物调脂疗效好和心血管获益明确，已得到反复证实和充分肯定。绝大多数人对他汀类药物的耐受性良好，但有少数患者在治疗过程中出现与此类药物相关的症状，其不良反应多见于接受大剂量他汀类药物治疗者。常见表现如下：

（1）肝功能异常：主要表现为转氨酶升高，发生率0.5%~3.0%，呈剂量依赖性。我国约有2 000万人患有慢性乙型肝炎，他汀类药物的肝脏安全性仍最值得临床医生关注。建议他汀类药物治疗开始后4~8周复查肝功能，如无异常，则可调整为6~12个月复查1次。血清丙氨酸转氨酶（ALT）和/或门冬氨酸转氨酶（AST）升高达正常值上限3倍以上，或合并总胆红素升高患者，应减量或停药。但仍需每周复查肝功能，直至恢复正常。高危和极高危患者建议重新启用小剂量他汀类药物，必要时可与保肝药合用。轻度的转氨酶升高<正常值上限3倍并不是治疗的禁忌证，患者可在原剂量或减量的基础上继续服用，部分患者升高的ALT可能会自行下降。失代偿性肝硬化及急性肝衰竭是他汀类药物应用的禁忌证。

（2）他汀类药物相关肌肉不良反应：包括肌痛、肌炎和横纹肌溶解。患者有肌肉不适和/或无力，伴有或不伴有肌酸激酶升高。出现肌炎及严重的横纹肌溶解罕见，往往发生于合并多种疾病和/或联合使用多种药物的患者。药物相互作用相对较小的他汀类药物可能降低肌病风险。出现他汀类药物相关的肌肉不耐受者可减少剂量，或换用其他种类药物，或停药单用依折麦布。对于ASCVD极高危患者可选择极小剂量长效他汀类药物（瑞舒伐他汀2.5mg/d或阿托伐他汀5mg/d）隔日或每周3次联合依折麦布治疗的方法。

（3）新发糖尿病：长期服用他汀类药物有增加新发糖尿病的危险，发生率9%~12%，属他汀类效应。他汀类药物对心血管疾病的总体益处远大于新增糖尿病危险，无论是糖尿病高危人群还是糖尿病患者，有治疗适应证者都应坚持服用此类药物，特别是合并

ASCVD患者。

（4）认知功能异常：他汀类药物可引起认知功能异常，但多为一过性，发生概率不高，无明确因果关系。

（5）其他不良反应：还可引起头痛、失眠、抑郁及消化不良、腹泻、腹痛、恶心等消化道症状。

孕妇、哺乳期妇女和计划妊娠妇女不建议使用他汀类药物。

问题9. 转诊指征。

1. 反复调整调脂方案，仍达不到治疗效果。

2. 调脂治疗特别是药物治疗过程中出现严重肝肾功能损害或肌酶重度升高。

（四）问题处理计划（P）

1. 解释和安慰　告知并解释对患者目前的诊断和健康评估，血脂异常的危害性。针对患者对疾病和健康状况的认知和理解给予安慰和指导。

2. 建议　治疗性生活方式改变：在满足每日必需营养需要的基础上控制总能量，建议每日摄入含胆固醇食物<300mg，患者为高危，摄入脂肪不应超过总能量的20%~30%。脂肪摄入应优先选择富含不饱和脂肪酸的食物（如深海鱼、植物油）；同时患有糖尿病，更应注意饮食控制，合理选择各营养要素的构成比例，建议每日摄入碳水化合物占总能量的50%~65%，碳水化合物摄入以谷类、薯类和全谷物为主；控制体重，维持健康体重（BMI 20.0~23.9kg/m^2）；戒烟，限酒；坚持规律的中等强度代谢运动，建议每周5~7日、每次30分钟。规律有氧运动，减轻体重，以期达到理想体重（BMI<24kg/m^2）。

3. 药物治疗

降糖药：二甲双胍1.0g，2次/d，达格列净5mg，1次/d。

调脂药物：瑞舒伐他汀10mg，1次/d。

阿司匹林：100mg，1次/d。

4. 随访计划　患者已纳入慢性病规范管理，定期随访中。他汀类药物治疗开始后4~8周复查血脂、肝功能、肾功能、肌酶，如无异常，则可调整为6个月复查1次。根据结果调整治疗计划。坚持自我监测血糖，注意他汀类药物对血糖的可能影响。如有血糖控制不稳定、食欲不振、皮肤黄染、肌肉酸痛等及时就医。

【案例提示】

血脂异常是社区居民常见健康问题，常伴发其他慢性非传染性疾病，不同危险人群的ASCVD风险不同，开始药物治疗的低密度脂蛋白胆固醇水平及需要达到的目标值也有很大的不同，应予以区别处理。因此，全科医生接诊中应针对血脂异常的危险分层进行全面评价，根据个体的健康状况决定治疗目标和措施，治疗性生活方式改变是控制血脂异常的基本和主要措施，对此案例，恰当的生活方式改变对血脂异常起到与调脂药物近似的治疗效果，在有效控制血脂的同时可以减少心血管事件的发生。血脂异常的诊断、评估及治疗并不难，难的是长期规范的健康管理，包括全科医生对患者的健康管理和患者的自我管理。

第三节 高尿酸血症和痛风案例

【案例概要】

患者，男性，46岁，已婚，高中学历。

（一）主观资料（O）

反复跖趾关节肿痛3年，再发半日。

患者3年前始无明显诱因出现右足第一跖趾关节内侧小结节，伴有红、肿、热、痛，当地诊所予以“镇痛药”等（具体不详）治疗好转。此后3~4月发作一次，多于夜间发病，服“镇痛药”或持续数日后自行缓解，后渐累及双足数个跖趾、趾关节，同时伴关节功能障碍，疼痛发作时不能屈伸。1年前在市人民医院就诊，诊断为“痛风”，不规律服用“小苏打片、别嘌醇”，患者关节肿胀渐加重，个别关节畸形变硬。应酬饮白酒约100ml，夜间患者前述症状再发，为右足第一、第二趾关节处刀割样持续疼痛，疼痛自评8分，体温37.7℃，但无恶心、呕吐，无呼吸困难，无咳嗽，无腹泻、黑便，无尿频、尿急、尿痛、血尿，无双下肢水肿。今日来诊，患者起病以来食欲无异常、睡眠可，大小便正常。

患者发现血压升高2年，1年前在市人民医院诊断为“高血压”，一直自服罗布麻片，间中自测血压130~140/90~100mmHg，否认糖尿病、肝肾疾病、其他自身免疫性疾病等病史。无食物、药物等过敏史，出生本地，未长期居住外地，无疫水接触史，无烟酒等特殊嗜好、缺乏规律锻炼。父亲患糖尿病，母亲体健，家族中无痛风及类似疾病史。已婚，妻体健，育有一儿一女，子女体健。

患者认识到痛风已经逐渐损害到关节功能，担心会不会落下残疾，希望能尽快控制好病情。知道自己的血压高，但是不太愿意吃西药，认为西药吃多了“影响肾功能”。

问题1. 根据现有资料，考虑可能的问题是什么？为什么？

患者中年男性，反复跖趾关节肿痛3年，关节肿痛从单关节逐渐扩散至多关节，此次疼痛发作前有饮酒，呈突然发作，刀割样痛，程度较重，考虑患者可能的问题为痛风性关节炎。

痛风是一组嘌呤代谢紊乱所致的慢性代谢紊乱疾病，主要是由于体内尿酸产生过多或肾排泄尿酸减少，引起血尿酸升高，形成高尿酸血症及反复发作的痛风性关节炎、痛风石沉积和关节畸形等，各个年龄段均可能罹患本病，男性发病率高于女性。痛风自然病程可分为无症状高尿酸血症期、急性发作期、发作间歇期和慢性痛风石病变期。最常受累的关节是第一跖骨，其他足部及手部的关节、踝关节、膝关节、肘关节等也可累及。痛风患者经常会在夜晚出现突然性的关节痛，发病急，关节部位出现严重的疼痛、水肿、红肿和炎症，疼痛感慢慢减轻直至消失，持续几天或几周，严重者可出现关节破坏及畸形。痛风可并发肾脏病变，可出现肾功能损害，常伴发高脂血症、高血压、糖尿病、动脉硬化及冠心病等。

问题2. 有没有绝对不能忽视的问题？

患者具备较为典型的痛风临床症状，也有发热，有较为严重的关节损害。一方面，鉴别诊断上，要注意排除一些严重的疾病引起的关节损伤，包括白血病、淋巴瘤、多发性骨髓瘤、肾功能不全等引起的继发性痛风。另一方面，要注意痛风引起的继发损害，尤其是尿酸盐性肾脏病变，注意急性肾衰竭可能，对痛风容易合并的心血管疾病（如冠心病）也不能忽视。

问题3. 接下来需要做哪些检查？

首先要进行体格检查，其次可检查血常规、肾功能（血尿酸）。另外，因要明确诊断，还需要转诊到上级医院专科完善血生化、肝肾功能、免疫学指标检测、影像学检查及必要时的关节镜检查。

在痛风的发病过程中，尿酸盐也可沉积在泌尿系统，导致急性或慢性尿酸盐肾病、尿酸性尿路结石，痛风患者往往伴有体内代谢异常，易并发肥胖症、高血压、高脂血症、2型糖尿病等代谢综合征的表现。痛风患者存在高尿酸血症，其是心血管疾病的独立危险因素，同时与许多传统的心血管危险因素相互作用参与心血管疾病的发生、发展及转归。

因此，根据医疗条件，本患者可进一步完成如下辅助检查。①常规检测：包括血尿常规、肝肾功能、血糖、血脂、红细胞沉降率、C反应蛋白和泌尿系超声检查等。②血尿酸测定：正常嘌呤饮食状态下，非同日两次空腹检测，血尿酸 >420μmol/L（7mg/dl）时，即可诊断高尿酸血症。由于血尿酸受多种因素影响会有波动，应多次测定。③尿尿酸测定：测定前需严格低嘌呤饮食5日后才能进行，24小时尿尿酸排泄量 >600mg为尿酸生成过多型；<600mg为尿尿酸排泄减少型；但不能除外两种情况同时存在。④*HLA-B*5801*基因检测：与使用别嘌醇产生严重不良反应，如Steven-Johnson综合征或中毒性表皮坏死松解症等重症药疹密切相关。我国人群中*HLA-B*5801*基因阳性率为11.51%，以华南地区最高，可达20.19%。在有条件的地区应用别嘌醇前应进行基因检测，以减少严重药物不良反应的发生。上述③和④项检查目前一般未作为常规检查，但如能检测则对治疗方案的选择有指导。⑤影像学：关节X线片可见由于MSU晶体沉积造成的关节软骨下骨质破坏及关节畸形；超声对疑诊痛风性关节炎或慢性痛风石关节炎患者的诊断更有意义。双能CT（DECT）能特异性识别尿酸盐结晶，诊断痛风的敏感性和特异性均较高。⑥免疫学指标：风湿免疫项目IgG、类风湿因子等以排除其他原因关节炎。此外，应根据患者的器官受累情况进行其他相应的辅助检查。

考虑到本患者具体病情，需要到上级医院专科明确诊断，为避免重复检查，上述大部分检查可以到医院完成。注意随访诊疗结果。

（二）客观资料（P）

1. 体格检查　体温36.9℃，脉搏74次/min，呼吸19次/min，血压142/104mmHg，BMI 28.2kg/m^2。神志清，精神可，发育正常，自主体位，体格检查合作。全身皮肤黏膜未见黄染、瘀点、瘀斑，浅表淋巴结未触及肿大。眼睑无水肿，巩膜无黄染，两侧瞳孔等大等圆，对光反射灵敏。口唇无发绀，口腔黏膜无溃疡，咽部无充血，扁桃体不肿大。颈软，颈静脉不怒张，气管居中，甲状腺不肿大。胸廓无畸形，双肺呼吸音清，未闻及干、湿啰音。心界不大，心率74次/min，律齐，心音有力，各瓣膜区未闻及病理性杂音。腹平软，无压痛、反跳痛，肝脾肋下未及，无移动性浊音。脊柱及四肢无畸形、活动正常，双足部多个趾各关节肿胀，以右足部第一、第二和左足第一趾关节明显，这些部位关节僵硬、活动受限，畸形且不对称，右足部第一、第二趾关节红肿，皮温升高，压痛明显。双下肢无水肿。神经系统无异常，无外周血管征。

2. 辅助检查

血常规：WBC 14.76×10^9/L，NE% 75%，LY% 20%，Hb 121g/L。

肾功能：BUN 3.62mmol/L，UREA 4.50mmol/L，Cr 63μmol/L，UA 622μmol/L。

问题4. 目前诊断是什么？依据是什么？

患者中年男性，反复跖趾关节肿痛3年，关节肿痛从单关节逐渐扩散至多个关节，此次疼痛发作前有饮酒史，突然发作，刀割样痛，程度较重。体格检查见双足部多个趾各关节肿胀，关节僵硬、畸形且不对称，此次发作受累关节及周围红肿热痛明显。辅助检查血尿酸明显升高。患者临床表现典型，依据我国《痛风及高尿酸血症基层诊疗指南（2019年）》的痛风诊断标准，男性患者，有急性关节炎反复发作；同时存在心血管疾病和高尿酸血症且具有典型的“痛风足”组征：①足或踝关节的单关节炎（尤其是第一跖趾）；②既往曾有类似急性关节炎发作；③关节肿痛症状出现急剧；④关节局部红斑。虽无关节穿刺检查，患者临床诊断痛风性关节炎成立。

问题5. 疾病严重程度。

患者血尿酸明显升高，双足部多个趾各关节肿胀，关节僵硬、畸形且不对称，痛风性关节炎关节损害明显。

问题6. 需要和哪些疾病鉴别？

患者具备较为典型的痛风临床表现，且有发热，有较为严重的关节损害。一方面，要注意和一些继发性高尿酸血症引起的关节痛风相鉴别，如药物、白血病、淋巴瘤、多发性骨髓瘤、肾功能不全等引起的继发性痛风。另一方面，一些风湿性疾病如系统性红斑狼疮、类风湿关节炎也可因体内氨基酸含量减少，嘌呤代谢紊乱而导致血尿酸增高，本患者还需要和这一类的关节炎相鉴别。

（三）问题评估（A）

1. 现患问题的诊断　痛风急性发作、慢性痛风石关节炎。

2. 目前存在的健康问题

（1）高尿酸血症。

（2）高血压。

（3）肥胖。

3. 患者依从性和家庭可利用的资源　患者经济收入稳定，文化水平一般，基本能理解全科医生的治疗方案和指导建议，但健康素养和依从性尚需要提高；患者家庭和睦，家庭支持度较高。

问题7. 针对该疾病目前的治疗方法。

1. 患者存在高尿酸血症，在其健康管理中的非药物治疗方案　高尿酸血症（痛风）非药物治疗的总体原则是生活方式的管理，首先是饮食控制、减少饮酒、运动、肥胖者减轻体重等；其次是控制痛风相关伴发病及危险因素，如高脂血症、高血压、高血糖、肥胖和吸烟。饮食方面需限制高嘌呤的动物性食品，如动物内脏、贝壳和沙丁鱼等，减少中等嘌呤食品的摄入。除酒类外，含有高果糖浆的饮料也会导致血尿酸水平升高，应限制饮用。需强调的是，饮食控制不能代替降尿酸药物治疗。

2. 患者痛风急性发作，快速控制症状　痛风急性期治疗原则是快速控制关节炎的症状和疼痛。急性期应卧床休息，抬高患肢，最好在发作24小时内开始应用控制急性炎症的药物。一线治疗药物有秋水仙碱和非甾体抗炎药，当存在治疗禁忌或治疗效果不佳时，也可考虑短期应用糖皮质激素抗炎治疗。若单药治疗效果不佳，可选择上述药物联合治疗。对上述药物不耐受或有禁忌时，国外也有应用白介素-1（IL-1）受体拮抗剂作为二线痛风急性发作期的治疗。目前无证据支持弱阿片类、阿片类镇痛药物对痛风急性发作有效。

本患者肾功能尚可，疼痛剧烈，可使用低剂量秋水仙碱，即首剂1mg，1小时后再服0.5mg，以后每日2~3次，每次0.5mg，连续用药至痛风急性症状完全缓解。

3. 患者降尿酸治疗的目标和疗程　痛风患者降尿酸治疗基本目标为血尿酸<360μmol/L，并长期维持；若患者已出现痛风石、慢性痛风性关节炎或痛风性关节炎频繁发作，这时候降尿酸治疗初期的目标可定为血尿酸<300μmol/L；直至痛风石完全溶解且关节炎频繁发作症状改善，再将治疗目标改为血尿酸<360μmol/L，并长期维持。因人体中正常范围的尿酸有重要的生理功能，血尿酸过低可能增加阿尔茨海默病、帕金森病等神经退行性疾病的风险。因此建议，降尿酸治疗时血尿酸不低于180μmol/L。

4. 患者同时存在高血压、高尿酸血症，如何选择降压药物？

患者为中年高血压，血压以舒张压升高为主。中青年高血压舒张期高血压患者体内的肾素-血管紧张素系统往往活性过高，药物治疗可以ACEI/ARB为主，中青年高血压多伴有交感神经张力增高，此时可以加用β受体阻滞剂。但在中青年高血压患者中使用β受体阻滞剂要注意其副作用，尤其是降低性欲、勃起功能障碍等。在合并高尿酸血症的高血压患者中要注意降压药对血尿酸的影响，目前发现氯沙坦和钙通道阻滞剂（氨氯地平、西尼地平）兼有降低血尿酸的作用，并可降低痛风发作风险。综合考虑，本患者降压治疗可在生活方式调整的基础上加用氯沙坦。

问题8. 转诊指征。

1. 需要进一步排除其他继发性高尿酸血症者。

2. 需要评估关节损害和功能状况者。

3. 出现严重并发症或合并症，如痛风性肾病肾功能受损、冠心病者。

4. 难治性痛风，常规药物治疗效果不佳或存在禁忌证者。

5. 痛风急性发作，一线药物秋水仙碱和非甾体抗炎药治疗效果不良或存在禁忌者。

根据患者病情，需要转上级医院骨科明确诊断和评估关节损害和功能状况。

（四）问题处理计划（P）

1. 解释和安慰　告知诊断，解释病情，针对患者的ICE给予安慰。

2. 建议

（1）针对患者目前的病情，建议其转诊上级医院骨科明确诊断并评估关节损害和功能状况，经同意联系专科医生，预约专科就诊时间。并告知治疗方案确定后可在社区卫生服务中心随诊。

（2）健康生活方式指导：加强饮食控制、限制饮酒；控制痛风相关伴发病及危险因素，如高脂血症、高血压、高血糖、肥胖和吸烟；饮食方面需限制高嘌呤的动物性食品，如动物内脏、贝壳和沙丁鱼等，减少中等嘌呤食品的摄入。与患者初步探讨运动、减轻体重问题，根据患者的认知阶段给予生活方式初步建议，患者部分认同。

3. 处方

（1）控制痛风急性发作：低剂量秋水仙碱，即首剂1mg，1小时后再服0.5mg，以后每日2~3次，每次0.5mg，连续用药至痛风急性症状完全缓解。

（2）降尿酸治疗：待专科明确下一步治疗方案。

（3）降压治疗：氯沙坦50mg，1次/d。

（4）阿司匹林：100mg，1次/d。

4. 机会性预防　签订家庭医生服务协议，建立高血压专案，纳入慢性病管理，在随访管理高血压的过程中注意血尿酸、血脂等情况。

【案例提示】

由于社会发展和生活方式的改变，痛风及高尿酸血症发病率逐日增高，已成为常见的社区慢性非传染性疾病。作为全科医生，应掌握痛风及高尿酸血症的规范化的诊断方法、治疗时机及治疗方案，以减少误诊和漏诊；应加强对患者的健康管理，对其短期和长期治疗与复发的预防给予合理建议；并引导和改善患者就医遵医的依从性，以减少不可逆损伤的发生，防治并发症，改善预后。与此同时，高尿酸血症患者往往是多病共患，多伴发高血压、糖尿病、血脂异常等慢性病，在确定治疗和健康管理方案的时候应注意疾病之间、药物之间的相互影响，综合权衡利弊，这也是全科医学以人为中心的整体观和系统观的体现。

第四节　甲状腺功能亢进症案例

【案例概要】

患者，男性，46岁，已婚，硕士，私营企业主。

（一）主观资料（S）

反复心悸、胸闷伴体重下降3个月。

患者近3个月来反复出现活动后心悸，发作时多伴有轻度气促，间有胸闷感，无明显胸痛及放射痛，休息可缓解，1个月前曾在社区卫生服务中心行心电图检查无异常发现，近3个月体重下降大约5kg，且易出汗、脾气较前暴躁，但无头晕、头痛、无乏力及肢体无力，亦无发热、咳嗽等不适。今日来社区卫生服务中心就诊，起病以来精神可，胃纳较好，睡眠一般，大便每日1~3次，多为不成形便或软便，小便正常。

患者既往体健，无高血压、糖尿病病史，家族中无类似疾病史，父亲患有高血压、胃癌，已去世，母亲健康；已婚，妻子为家庭妇女，有一子，均体健，家庭关系和睦；无食物、药物过敏史；平素吸烟每日20支左右，应酬饮酒每周2~3次，每次白酒100~150ml，少锻炼。个人财务状况稳定，但企业经营压力较大。

患者觉得自己责任重，认识到自身健康的重要性，担心自己会不会是“冠心病”，不知道预后怎样。

问题1. 根据现有资料，考虑可能的问题是什么？为什么？

患者可能的诊断：初步考虑甲状腺功能亢进。

甲状腺功能亢进症（hyperthyroidism），简称“甲亢”，是由于甲状腺体本身产生甲状腺激素过多而引起的甲状腺毒症，导致身体代谢活动加快，循环、消化、神经等系统兴奋性增高和代谢亢进的临床综合征，患者常有多食、消瘦、心悸、出汗等临床表现。甲亢背后的病因复杂，普通人群甲亢的整体患病率约为1.3%，年轻女性发生弥漫性甲状腺肿伴甲亢（Graves病）的概率较高，而老年人甲亢常见多结节性毒性甲状腺肿。

本例患者为中年男性，临床表现以心悸伴有多汗、体重下降、脾气暴躁，考虑甲亢可能。如后续可排除甲亢和其他生理性疾病，则要注意容易被忽视的心理问题如焦虑症的可能。

问题2. 有没有绝对不能忽视的问题？

该患者以心悸为主诉，且间断伴有胸闷，要注意排除心血管疾病，尤其是严重的心律失常，如阵发性室性心动过速、病态窦房结综合征等。同时要注意排除冠心病如心绞痛；除心绞痛可表现为心悸、胸闷外，心肌缺血也是诱发心律失常的常见原因。在接下来的体格检查和辅助检查中应注意排除。

问题3. 接下来需要做哪些检查？

首先要进行体格检查，重点关注甲状腺和心脏检查。其次，为进一步明确诊断需要转内分泌专科后完善甲状腺功能、甲状腺抗体、心电图（24小时动态心电图）、甲状腺超声及必要时的甲状腺摄碘I^{131}检查等辅助检查。如需排除继发性甲亢，往往还需要头颅CT或MRI等影像学检查和其他激素水平检查。

（二）客观资料（O）

1. 体格检查　体温36.9℃，呼吸23次/min，脉搏110次/min，血压126/72mmHg，身高168cm，体重62kg。发育正常，营养中等，神志清楚，自主体位，查体合作。无贫血貌、皮肤湿润多汗，皮肤和黏膜无黄染、无瘀点和瘀斑，浅表淋巴结不大。头颅五官无畸形，突眼（+），眼睑水肿，巩膜无黄染，双侧瞳孔等大等圆，对光反射存在，口唇无发绀，伸舌细颤（+）。颈软，气管居中，甲状腺Ⅲ度肿大，质韧，未触及结节，可闻及血管杂音。双肺呼吸音清，无干、湿啰音，心界不大，心率110次/min，律齐，各瓣膜听诊区未闻及杂音。腹平软，肝脾未及，无压痛及反跳痛。双手震颤，四肢关节无红肿及变形，下肢无胫前水肿及色素沉着。生理反射存在，病理反射未引出。

2. 辅助检查　甲状腺功能：FT_3 13.2pmol/L，FT_4 72pmol/L，TSH 0.12mU/L。

问题4. 目前诊断是什么？依据是什么？

目前诊断：甲状腺功能亢进症。

该患者的临床表现以心悸伴有多汗、体重下降、脾气暴躁为主。查体可见，皮肤湿润多汗，突眼（+），伸舌细颤（+），甲状腺Ⅲ度肿大，质韧，未触及结节，可闻及血管杂音。心率110次/min，律齐，各瓣膜听诊区未闻及杂音。双手震颤（+），下肢无胫前水肿及色素沉着，符合甲亢的临床特征；且甲状腺功能检查FT_3和FT_4升高，TSH降低；诊断为甲状腺功能亢进症成立，且从体征看符合格雷夫斯病（Graves病）表现。但进一步明确诊断需要转内分泌专科后完善甲状腺素结合球蛋白、甲状腺抗体、心电图（24小时动态心电图）等辅助检查。

问题5. 疾病严重程度。

根据甲状腺功能检查指标可将甲亢分为临床甲亢和亚临床甲亢，本患者甲亢诊断明确，基于临床症状和实验室甲状腺功能结果，属于临床甲亢。另外，对甲亢患者要注意浸润性突眼、甲亢性肌病、甲亢性心脏病等严重并发症情况，本患者目前暂未发现上述严重并发症的症状和体征。

问题6. 需要和哪些疾病鉴别？

如甲状腺功能检查明确甲亢存在，本例患者的鉴别主要在原发性甲亢和继发性甲亢，二者之间首先可以通过甲状腺功能与促甲状腺素（TSH）的变化关系来判断。原发性甲亢指病变部位在甲状腺的甲亢，常见的病因是Graves病，其他病因包括多结节性毒性甲状腺肿、高功能腺瘤所致甲亢等，其鉴别主要依靠甲状腺超声、甲状腺抗体检测等以明确。继发性甲亢临床少见，指由于垂体分泌TSH过多，刺激甲状腺产生甲状腺素过多导致发病，继发性甲亢的明确诊断往往需要头颅CT或MRI等影像学检查和其他激素水平检查。

（三）问题评估（A）

1. 现患问题的诊断　甲亢，Graves病？

2. 目前存在的健康问题

（1）不健康生活方式：吸烟、饮酒、缺少锻炼。

（2）企业经营压力较大。

3. 患者依从性和家庭可利用的资源　患者经济收入稳定，文化水平高，健康素养较好，能够充分理解全科医生的治疗方案和指导建议，依从性好；患者家庭和睦，家庭支持度较高。

问题7. 针对该疾病目前的治疗方法。

本病例通过病史及查体，可以初步诊断为甲状腺功能亢进症（甲亢），Graves病可能性大。但甲亢只是一个临床综合征，病因的确诊需要一系列的实验室和辅助检查依据包括影像学、核医学检查结果；且甲亢的治疗方式有药物、手术、^{131}I三种不同方式，具体采用哪种，需要综合评价患者健康状况、意愿、社会经济状况等，这种情况已属于专科范畴，因此下一步可转内分泌专科/甲状腺外科进一步明确诊断和治疗方案。

问题8. 转诊指征。

甲亢临床诊断成立，通常需要转诊上级医院内分泌专科或甲状腺外科进一步明确病因和具体治疗方案。

（四）问题处理计划（P）

1. 解释和安慰　告知目前诊断，针对患者对疾病的认识、担忧和期望，解释病情和给予安慰。

2. 建议

（1）针对患者目前的病情，建议其转诊上级医院内分泌科明确诊断和治疗方案，经患者同意联系专科医生，预约专科就诊时间。并告知治疗方案确定后，如病情需要可在社区卫生服务中心随诊。

（2）健康生活方式指导：与患者初步探讨吸烟、饮酒和锻炼问题，根据患者的认知阶段给予初步生活方式建议，患者部分认同。

3. 追踪随访　1周后电话随访，患者在上级医院内分泌科明确诊断为甲亢、Graves病，目前在甲状腺外科准备手术治疗，嘱后期可在社区卫生服务中心随诊。

【案例提示】

本病例在全科接诊过程中要解决的主要问题是明确诊断。甲状腺功能亢进症是一种临床综合征，因机体代谢亢进和交感神经兴奋，患者可出现多种临床表现，常见心悸、出汗、进食和便次增多和体重减少，多数患者还常同时有突眼、眼睑水肿、视力减退等症状。但甲状腺功能亢进症不典型病例其表现各异，因此患者可以心悸、腹泻、体重减少甚至睡眠障碍、焦虑等各种主诉就诊，患者往往也会同时存在涉及各系统的多种症状和阳性体征。因此，全科医生在接诊时候应通过系统病史采集、规范体格检查，抓住患者的主要特征，辅以必要的实验室检查，尝试从“一元论”的角度作出甲状腺功能亢进症的初步诊断和鉴别诊断。

第五节　甲状腺功能减退症案例

【案例概要】

患者，女性，45岁，初中学历，已婚，超市保洁人员。

（一）主观资料（S）

全身乏力3个月，加重伴颜面肿胀1个月。

患者3个月前起无明显诱因出现周身乏力，初起病劳累后明显，休息缓解，未予特殊处理，近1个月乏力有所加重，懒言少语，健忘，畏冷，且出现颜面部水肿，病中无气促、胸闷、心悸、咳嗽、喘息，无发热、盗汗、头晕，无声音嘶哑、睡眠呼吸暂停、下肢或其他部位水肿等症，间断自服“去湿茶”无效，起病来常觉精神不振，食欲减退，睡眠一般，大便不成形，每日2~3次，小便正常。

患者半年前因“颈部疼痛”在市医院确诊为亚急性甲状腺炎，出院后口服泼尼松治疗约1个月，复查甲状腺功能基本正常后停药，但患者未遵医嘱复查，既往无高血压、糖尿病、肾病病史，没做过系统体检及妇科肿瘤筛查。月经周期28日左右，每次3~4日，末次月经1周前；平素不吸烟、不饮酒，平时每周跳广场舞2~3次，每次30分钟左右，近2个月因精力不济未继续；父亲因肝癌去世，母亲患有糖尿病；已婚，和丈夫同住，有两子在老家，均体健，家庭关系和睦；无食物、药物过敏史；经济条件一般，租住城中村。

患者担心自己是不是得了癌症之类的严重疾病，希望明确诊断，又担心治疗的经济压力。

问题1. 根据现有资料，考虑可能的问题是什么？为什么？

患者以乏力为主诉，伴有颜面肿胀、食欲减退、健忘、畏冷，结合半年前亚急性甲状腺炎病史，初步考虑诊断甲状腺功能减退症（hypothyroidism），简称“甲减”，其病因考虑为亚急性甲状腺炎后的甲减阶段。

亚急性甲状腺炎是常见的甲状腺炎症性疾病，病因可能与病毒感染有关，女性多见，发病年龄多见于40~50岁。在急性期患者可表现为首先出现咽痛、肌肉酸痛、低热等前驱症状，随后出现甲状腺弥漫性肿大、触痛，急性期有半数患者出现甲状腺功能亢进。这是由于激活的淋巴细胞破坏了甲状腺滤泡细胞，导致T_3和T_4释放入血，这一阶段可持续3~6周，随着甲状腺储备功能耗尽，部分患者可出现甲减阶段，这一阶段可延续数周到数月，多数患者的甲状腺功能可最终恢复正常，但有10%~15%的患者可能持续存在甲减，需要长期服用左甲状腺素片治疗。

问题2. 有没有不能忽视的问题？

乏力是社区医疗中常见的健康问题，常见的原因有慢性疲劳综合征、睡眠障碍、心理疾病等，对乏力的患者也应排除一些不能忽视的严重疾病，包括结核、病毒性肝炎、HIV等慢性感染性疾病、恶性肿瘤、心血管疾病如（心肌炎、心衰）等。该患者有亚急性甲状腺炎病史，有甲减的临床表现，符合甲减的初步诊断，且从病史采集中的症状询问可基本排除上述严重疾病，下一步可通过系统的体格检查及必要的辅助检查进一步鉴别和排除。

问题3. 接下来需要做哪些检查？

首先要进行体格检查，重点关注甲状腺和心脏检查，可先完成甲状腺功能检查，为进一步明确诊断则需要转内分泌专科，完善甲状腺球蛋白、甲状腺抗体、甲状腺超声，必要时甲状腺摄碘I^{131}检查等。

（二）客观资料（O）

1. 体格检查　体温36.2℃，脉搏55次/min，呼吸17次/min，血压120/88mmHg，身高158cm，体重53kg。发育正常，营养中等，神志清楚，自主体位，查体合作。全身皮肤、黏膜无黄染、瘀点和瘀斑，全身浅表淋巴结无肿大。水肿面容，无贫血貌，头颅、五官无畸形，无突眼，眼睑无水肿，巩膜无黄染，双侧瞳孔等大等圆，对光反射存在，口唇无发绀，咽无充血。颈软，气管居中，甲状腺Ⅰ度肿大，质韧无触痛，未触及结节，未闻及血管杂音。胸廓无畸形，双侧乳腺检查无异常，双肺呼吸音清，无干、湿啰音，心界不大，心率55次/min，律齐，各瓣膜听诊区未闻及病理性杂音。腹平软，肝脾未及，无压痛及反跳痛，移动性浊音（–）。双下肢无水肿，下肢无胫前水肿及色素沉着。生理反射存在，病理反射未引出。

2. 辅助检查　甲状腺功能：FT_3 1.65pmol/L，FT_4 3.02pmol/L，TSH 7.53mU/L。

问题4. 目前诊断是什么？依据是什么？

目前诊断：原发性甲减。

依据：①45岁女性。②甲减的临床症状：全身乏力3个月，加重伴颜面肿胀1个月，同时有懒言少语，健忘，畏冷，精神不振，食欲减退等。③半年前亚急性甲状腺炎病史。④体征：水肿面容，无突眼，眼睑无水肿，甲状腺Ⅰ度肿大，质韧无触痛，未触及结节，未闻及血管杂音。双肺呼吸音清，心界不大，心率55次/min，律齐，各瓣膜听诊区未闻及病理性杂音。腹平软，肝脾未及，移动性浊音（–）。双手无震颤，双下肢无水肿，无色素沉着。⑤甲状腺功能示FT_3和FT_4减低，TSH升高。

问题5. 疾病严重程度。

根据甲状腺功能检查指标，甲减分为临床甲减和亚临床甲减。本患者甲减诊断明确，基于临床症状和实验室甲状腺功能结果，属于临床甲减。

问题6. 需要和哪些疾病鉴别？

本患者的接诊过程中，通过病史（主观资料）和体格检查（客观资料），已基本排除严重慢性感染、肿瘤、心衰、肝肾功能受损、严重贫血等严重疾病，也可以初步排除其他引起乏力的病因，如药物、睡眠障碍、心理疾病、妊娠、围绝经期综合征等。

本患者的鉴别主要是甲减的病因鉴别，基于既往病史，首先考虑亚急性甲状腺炎甲减阶段所致。但应完善进一步检查以明确并与其他原因甲减相鉴别，包括各种原发性、继发性、散发性和周围性甲减。

（三）问题评估（A）

1. 现患问题的诊断　原发性甲减。

2. 患者依从性和家庭可利用的资源 患者经济一般，健康素养有限，对自我健康照顾的能力不够，治疗和随访的依从性有待提高；患者家庭和睦，家人支持度较高。

问题7. 针对该疾病目前的治疗方法。

甲减患者的治疗一个主要目的是补充甲状腺素，可服用左甲状腺素片，剂量取决于患者的病情、年龄、体重和个体差异。在使用药物过程中要注意药物副作用，如过量引起的食欲增加、失眠、心悸等继发性甲亢表现，注意规律服药，定期复查甲状腺功能，根据甲状腺功能调整药物剂量。

问题8. 转诊指征。

甲减是一个临床综合征，通常需要转诊上级医院内分泌专科进一步明确病因，制定具体治疗方案。

（四）问题处理计划（P）

1. 解释和安慰 告知目前诊断，针对患者对疾病和健康状况的认识、担忧和期望，解释病情和给予安慰。

2. 建议

（1）针对患者目前的病情，建议其转诊上级医院内分泌科门诊，明确诊断和下一步治疗方案，经同意，协助其联系专科医生，预约专科就诊时间。

（2）告知患者待治疗方案确定后如病情需要可在社区卫生服务中心随诊。

（3）机会性预防：患者为45岁中年女性，病情稳定后来社区中心完成宫颈癌、乳腺癌筛查，患者表示会考虑。

3. 追踪随访 1周后电话随访，患者在上级医院明确诊断甲状腺功能减退症，亚急性甲状腺炎，已处方左甲状腺素片口服，初始剂量25μg/d，每2~4周随访1次，嘱后期可在社区卫生服务中心随诊，患者同意。

【案例提示】

乏力是社区全科门诊常见的健康问题，全科医生在接诊这类患者时，有条理有逻辑地病史询问和系统体格检查往往可以找到诊断线索。甲减在社区不罕见病，很多患者首诊在社区，全科医生应注意鉴别和识别，对于甲减和亚临床甲减的高危患者，即60岁以上人群、有甲状腺手术或^{131}I治疗史者、有甲状腺疾病既往史者、有自身免疫疾病个人史和家族史者，应加强筛查。甲减病因的明确往往需要内分泌专科参与，明确诊断和后续的治疗又需要全科的连续性照顾，这种双向转诊是全科的协调性照顾的具体体现。

第六节　骨质疏松症案例

【案例概要】

患者，女性，71岁，已婚，初中学历，家庭主妇。

（一）主观资料（S）

反复腰背部疼痛3年，加重1周。

患者3年前开始无明显诱因出现腰背部疼痛，当地诊所考虑“椎间盘退行性病变”，予以“伤湿止痛膏”外贴治疗可缓解。1周前患者在一次跳广场舞活动后腰痛加剧，当时无跌倒及外伤，为持续性钝痛，疼痛自评分6~7分，翻身、扭腰牵拉时明显，休息后疼痛可稍减轻，自行外用“伤湿止痛膏”敷贴后疼痛缓解不明显。近3年患者不伴发热、盗汗、体重下降，无双下肢麻木、疼痛、关节肿痛，无腹痛、呕吐、尿急、尿痛，无大小便失禁等症状，患者认为“这次可能是腰扭了”，今日来社区卫生服务中心全科就诊，希望进行物理治疗。近1周患者精神欠佳，食欲受影响，大小便正常，体重无明显下降。

患者既往无手术、外伤史、输血史，否认高血压、糖尿病、心脏病、甲状腺疾病等病史，否认“肝炎、结核”等传染病病史。无药物及食物过敏史。父亲因肝癌66岁去世，母亲46岁车祸去世，有一姐姐因患骨质疏松有股骨颈骨折病史。吸烟近30年，近10年减少，每日3~5根，不饮酒，饮食清淡，素食多，锻炼少，近两年偶尔跳广场舞，每月2~3次，每次约半小时。家庭和睦，经济条件较好，丈夫患有高血压，健康尚可，一子一女已独立生活。

问题1. 根据现有资料，考虑可能的问题是什么？为什么？

考虑老年性骨质疏松症可能。

骨质疏松症是一种骨量减少、骨微结构损坏，导致骨脆性增加，易发生骨折的一种全身性骨代谢障碍的疾病。2001年美国国立卫生研究院（NIH）提出，骨质疏松症是以骨强度下降、骨折风险性增加为特征的骨骼系统疾病，骨强度反映骨骼的两个主要方面，即骨矿密度和骨质量。

原发性骨质疏松症是随着年龄的增长必然发生的一种生理性退行性病变，最常见为2型。Ⅰ型为绝经后骨质疏松，见于绝经不久的妇女；Ⅱ型为老年性骨质疏松，多在65~70岁后发生。本例患者为71岁女性，有脆性骨折家族史、长期吸烟、体力活动缺乏、饮食结构营养欠佳等危险因素，出现慢性腰背疼痛3年，身材变矮，考虑老年骨质疏松症可能。

问题2. 有没有绝对不能忽视的问题？

该患者腰背疼痛3年，活动后加重1周，要关注是否有胸腰椎骨折，同时要除外是否有胸腰椎骨肿瘤、结核感染的可能。老年人腰背痛还要注意排除尿路感染、结石及腹主动脉瘤等急重症，目前患者无相关临床表现，不支持上述急危重症，但不能排除骨质疏松继发的胸腰椎骨折。

问题3. 接下来需要做哪些检查?

首先要进行体格检查，重点关注脊椎及双下肢体格检查。另外，要进行以下辅助检查：

1. 胸腰椎X线检查　了解有无椎体骨折的发生。

2. 骨密度检测　双能X线骨密度检查（DXA）是目前通用的骨质疏松症诊断指标。

3. 血钙、血磷和碱性磷酸酶检查　原发性骨质疏松症患者通常在正常范围，当有骨折时血碱性磷酸酶（ALP）水平可有轻度升高。如以上检查发现异常，需要进一步检查。

（二）客观资料（O）

1. 体格检查　体温36.5℃，呼吸18次/min，脉搏83次/min，血压130/70mmHg，身高155cm（原157cm），体重43kg。神志清楚，营养良好，自主体位，查体合作。五官未见异常，心肺未闻及异常，腹软，肝脾未及，无压痛及反跳痛。脊椎外形无畸形，L_2椎体叩击痛阳性，无压痛及叩击痛。四肢肌力、肌张力无异常，无关节红肿及变形，双下肢无水肿、深浅感觉及神经反射无异常。

2. 辅助检查

血常规、尿常规、肝肾功能无异常。

血钙2.22mmol/L、血磷1.19mmol/L、ALP 125U/L。

胸腰椎X线：L_2呈楔形变，压缩性骨折，印象为腰椎骨质疏松；腰椎退行性变。

双能X线骨密度检查（DXA）：L_1~L_4骨密度T值-3.3，股骨颈骨密度T值-2.7。全髋T值-3.0。

问题4. 目前诊断是什么？依据是什么？

目前诊断：老年性骨质疏松症。

骨质疏松症的诊断主要基于DXA结果和/或脆性骨折。参照WHO推荐的诊断标准，基于DXA测量结果，骨密度值降低于和超过2.5个标准差为骨质疏松症。该患者71岁，慢性腰痛3年，身材变矮，胸腰椎X线示L_2压缩性骨折、腰椎骨质疏松、腰椎退行性变；三个部位DXA测定T值≤-2.5，符合老年骨质疏松症诊断。

问题5. 疾病严重程度。

基于DXA测量结果（表5-5）：骨密度值低于同性别、同种族健康成年人的骨峰值1个标准差及以内属正常；降低1~2.5个标准差为骨量低下（或低骨量）；降低等于和超过2.5个标准差为骨质疏松症；骨密度降低程度符合骨质疏松症诊断标准，同时伴有一处或多处脆性骨折为严重骨质疏松症。骨密度通常用T值表示。

表5-5　基于DXA测定骨密度分类标准

分类	T值
正常	T值≥-1.0
低骨量	-2.5<T值<-1.0
骨质疏松症	T值≤-2.5
严重骨质疏松症	T值≤-2.5+脆性骨折

该患者T值≤−2.5，同时伴有脆性骨折，属于严重骨质疏松症。

问题6. 需要和哪些疾病鉴别?

主要除外继发性骨质疏松症。

继发性骨质疏松症是指由任何影响骨代谢的疾病或药物导致的骨质疏松症，如糖尿病、甲亢或甲减、甲状旁腺功能亢进、骨髓瘤、白血病、恶性肿瘤、贫血、服用糖皮质激素。患者既往无高血压、糖尿病、甲状腺疾病及骨骼疾病等影响骨代谢的内分泌疾病和免疫性疾病，也有不影响钙和维生素D吸收和代谢的消化系统和肾脏疾病史，也无相应的临床表现，未长期服用糖皮质激素或其他影响骨代谢药物等，基本可以排除。

该患者有老年性骨质疏松的危险因素、临床表现，有辅助检查支持，诊断老年骨质疏松症成立，基本可除外继发性骨质疏松症。

（三）问题评估（A）

1. 目前诊断老年骨质疏松症

2. 目前存在的健康问题

（1）老年退行性变：胸腰椎退行性变。

（2）烟草的有害使用。

（3）缺乏运动。

（4）饮食结构不良。

3. 并发症或其他临床情况　腰椎骨质疏松性骨折。

4. 患者依从性和家庭可利用的资源　患者文化水平不高，健康素养一般，对全科医生的治疗方案和指导建议尚能理解，依从性尚可；家庭和睦，经济条件较好，家庭支持度较高。

问题7. 针对该疾病目前的治疗方法。

1. 骨质疏松症的预防　包括坚持运动、饮食清淡、不吸烟（烟会促进骨的破坏，抑制骨的形成）；增加户外活动和晒太阳；避免防止跌倒的各种措施；合理膳食营养，注意富含钙的食品如乳类、豆制品、海产品等。

2. 骨健康基本补充剂　钙剂和维生素D。中国营养学会制定成人每日钙摄入推荐量800mg，绝经后妇女和老年人1 000mg，是获得理想骨峰值、维护骨骼健康的适宜剂量。维生素D是活性维生素D_3前体，成人推荐剂量为每日200U（5μg），老年人为400~800U，用于骨质疏松症防治时，维生素D剂量可为800~1 200U/d。国际骨质疏松基金会建议老年人血清25-(OH)D_3水平≥30mg/L（75mmol/L）以降低跌倒和骨折风险。

3. 抑制骨吸收　抑制骨吸收的治疗包括激素替代疗法、选择性雌激素受体调节剂、双膦酸盐和降钙素四类骨吸收抑制剂。

4. 刺激骨形成的药物　包括甲状旁腺素（PTH）、氟制剂等。

5. 同时作用于破骨细胞和成骨细胞的药物锶盐。

问题8. 转诊指征。

1. 有相关症状、体征但不能明确诊断者及时转诊。

2. 需要上级医院制定治疗方案者及时转诊。

3. 骨质疏松性骨折患者需要外科治疗者及时转诊。

4. 因设备原因无法进行检查者及时转诊　患者骨质疏松严重，且有新发腰椎骨折，需转上级医院综合评估，明确是否需要手术治疗及后续治疗方案。

（四）问题处理计划（P）

1. 解释和安慰　告知目前诊断，针对患者对疾病和健康状况的认识、担忧和期望，解释病情和给予安慰。

2. 建议

（1）针对患者目前的病情，建议其先转诊上级医院骨科综合评估腰椎骨折病情，制定治疗方案。经同意，协助其联系专科医生，预约专科就诊时间。

（2）告知患者，待治疗方案确定后，如病情需要可在社区卫生服务中心随诊。

（3）健康生活方式指导：与患者初步探讨吸烟、饮食和锻炼问题，根据患者的认知阶段给予初步生活方式建议，患者部分认同。

3. 处方骨健康补充剂　碳酸钙D_3 600mg，口服，1次/d；维生素D（骨化三醇软胶囊）0.25μg，口服，1次/d。

4. 抗骨质疏松药物待专科确定治疗方案后跟进。

5. 为其建立健康档案、签订家庭医生服务协议，纳入老年保健专案管理。

【案例提示】

老年性骨质疏松症是老年人常见疾病之一，起病隐匿，早期常无明显症状，典型症状为疼痛、脊柱变形和骨折，初次骨折发生后，再次骨折风险明显增加。骨质疏松症防治的目的是减少骨折、缓解疼痛、提高生活质量，社区干预目标除避免初次骨折和再次骨折的发生，更重要的是做好骨质疏松症预防和早期筛查工作。骨质疏松的预防比治疗更重要，预防从任何时候开始都不算早，从任何时候开始都不算迟。儿童青少年时期应保证足量的钙摄入，以获得理想的骨峰值。对成人而言主要则是避免各种影响因素，减少骨量丢失，延缓骨质疏松的发生，应提倡健康生活方式、摄入充足的钙和维生素D等。骨质疏松症筛查方法可参考《原发性骨质疏松症社区规范化管理方案》和《原发性骨质疏松症社区诊疗指导原则》。全科医生可对辖区居住的中老年居民采用详细询问病史、国际骨质疏松基金会（IOF）一分钟危险因素测评、亚洲人骨质疏松自我筛查工具（OSTA）、骨折风险预测工具FRAX评估、超声骨密度检测的方法，早期发现骨质疏松症高危人群及患者。对于严重骨质疏松患者，往往需要全科和专科合作，共同管理好患者健康。

第七节　桥本甲状腺炎案例

【案例概要】

患者，男性，53岁，高中学历，已婚，工人。

（一）主观资料（S）

发现颈部包块1年余，加重伴吞咽哽噎感3个月。

患者1年前起无明显诱因自觉颈部有包块，位于右侧颈前部，偶有咽部不适感，病初无怕冷、心悸、便秘等，颈部包块亦无红、热、痛、皮肤溃破等不适，未就诊。近3个月颈部包块增大，左右颈前均有，且出现吞咽时哽噎感，伴畏冷、乏力，但无心悸、气短、咳嗽、喘息、胸闷、腹痛、反酸及发热等不适，亦无明显体重改变，今日来社区卫生服务中心就医。近3个月来精神尚可，食欲较差，睡眠可，无睡眠鼾症，大便2~3日1次，大便干结，小便正常。

既往高血压病史5年，现规律服用“缬沙坦氨氯地平片，每日1片”，血压控制在120~130/70~80mmHg范围；10年前曾因“肺癌”在当地医院手术治疗，术后康复；否认糖尿病、血脂异常、肝肾疾病、自身免疫性疾病等病史；吸烟30年，未戒掉，现每日约10支，不饮酒，饮食清淡，常食海鲜，基本不锻炼。父亲患有高血压、卒中，已去世，母亲体健，与妻及两子租住城中村，家人均体健，家庭关系和睦，经济条件一般。

患者担心颈部包块为癌症转移，不知道能否治愈，也不知道治疗的经济压力能否承担。

问题1. 根据现有资料，考虑可能的问题是什么？为什么？

患者主诉颈部包块1年，可以解剖定位诊断法来分析其可能的病因。颈部包块可由于局部组织和器官异常所致，包括甲状腺、颈淋巴结、食管和气管、颈部血管、局部软组织等。诊断首先应考虑常见的病因，包括甲状腺肿块（如Graves病、甲状腺腺瘤、甲状腺炎症性疾）病，颈部淋巴结肿大则多由头面部或口咽部感染所致，颈部的脂肪组织异常堆积也可在颈部形成脂肪瘤样包块。本患者男性，53岁，“颈部包块1年”来诊，慢性病程，有吞咽哽噎感，说明有压迫症状或食管梗阻，伴随症状有非特异性表现畏冷、乏力、轻度便秘，伴随症状的病因要注意甲减，结合包块位于颈前部，首先考虑甲状腺疾病可能。

问题2. 有没有不能忽视的问题？

患者以颈部包块就诊，且有吞咽哽噎感，说明包块较大，要注意一些严重疾病的排除：甲状腺恶性肿瘤，可以通过甲状腺超声或CT检查明确甲状腺病变的性质；颈部淋巴瘤患者可表现为颈部、腋窝、腹股沟区的多发淋巴结肿大，多有相应淋巴结肿大体征，可行淋巴结的穿刺活检明确病变性质；肺癌或食管癌等恶性肿瘤颈部淋巴结转移；很少见的颈动脉体瘤也可表现为颈前部肿块。目前患者临床症状均不支持上述严重疾病，仅既往病史中患者10年前有肺癌病史这一危险因素。

问题3. 接下来需要做哪些检查?

基于患者临床表现的诊断方向思考，体格检查应重点注意颈部包块、甲状腺、颈动脉、肺部和腹部的阴性和阳性体征。必要时完善甲状腺功能、甲状腺超声、甲状腺抗体、肺癌标志物及必要时的CT等影像学检查等辅助检查项目。

（二）客观资料（O）

1. 体格检查　体温36.5℃，脉搏72次/min，呼吸17次/min，血压120/70mmHg，身高165cm，体重70kg，BMI 25.7kg/m^2。发育正常，营养中等，神清，语利，自动体位，回答切题，查体合作。皮肤红润，无黄染，浅表淋巴结未触及肿大。双眼结膜无充血、苍白，巩膜无黄染。双侧瞳孔等大等圆，对光反射灵敏。舌质淡红，伸舌无震颤。颈软，气管略向左偏，甲状腺左侧Ⅱ度肿大，右侧Ⅲ度肿大，左右叶均无触痛，右叶触及1个直径约1.5cm大结节，质软无压痛。颈动脉区未闻及血管杂音。双肺吸音清，未闻及干、湿啰音。心界不大，心率72次/min，律齐，各瓣膜听诊区未闻及杂音和心包摩擦音。腹软，无压痛及反跳痛，肝脾肋下未及，移动性浊音（-），双下肢无水肿，生理反射对称存在，病理反射未引出。

2. 辅助检查

甲状腺超声：双叶甲状腺包膜规整，边界清，双叶甲状腺弥漫性肿大伴右叶甲状腺结节1个，结节直径约1.6cm，中等回声，边界清楚，ACRTI-RADS 2级。

甲状腺功能：FT_3 2.96pmol/L，FT_4 13.63pmol/L，TSH 65.02mU/L。

问题4. 目前诊断是什么？依据是什么?

依据患者临床病史、体征、甲状腺功能和甲状腺超声检查结果，诊断为：甲状腺肿块，甲减，桥本甲状腺炎不能排除。

桥本甲状腺炎（Hashimoto thyroiditis），又称慢性淋巴细胞性甲状腺炎（chronic lymphocytic thyroiditis），是临床常见的甲状腺炎，属于自身免疫性甲状腺炎，本病男女均可发病，女性多发，患者的甲状腺肿大通常不伴有疼痛，其临床表现多样，可以表现为甲亢也可以表现为甲减。本患者病史1年余，以双侧甲状腺弥漫性肿大为主，无发热、甲状腺肿大部位疼痛等感染表现，有不典型的畏冷、乏力、轻度便秘的甲减表现，不能排除本病。患者最终的确诊，应该结合临床表现、甲状腺功能检查、甲状腺超声或CT，必要时细针穿刺活检结果综合分析。

问题5. 疾病严重程度。

甲状腺肿块除需要明确病因外，要注意肿块过大产生的压迫症状。患者甲状腺肿块，目前已有压迫症状吞咽哽噎感，有甲减临床表现，需要及时处理。

问题6. 需要和哪些疾病鉴别?

甲状腺肿块的原因比较多，从形态上可以分为局限性甲状腺肿大和弥漫性甲状腺肿大。

1. 甲状腺囊肿、甲状腺结节、甲状腺肿瘤［包括良性肿瘤（如甲状腺乳头状瘤等）及恶性肿瘤（如甲状腺滤泡细胞癌）］等占位性疾病，因为病灶增大，可以导致单侧甲状腺肿大或局限性甲状腺肿大，形成局限性的甲状腺肿块。本患者的甲状腺肿大呈双侧弥漫性肿大的基础上有小的结节，尤其是无肿瘤的局部或全身症状，甲状腺超声除结节外未发现其他占位病变，暂不支持上述疾病。

2. 如果是弥漫性的甲状腺肿大，多与缺碘或甲状腺炎有关，缺碘时机体会分泌比较多的促甲状腺素，刺激甲状腺细胞增生，形成单纯性甲状腺肿，本病目前多因青春期、妊娠、哺乳期需碘相对增多而又摄入不足所致的散发性甲状腺肿。本患者无类似的诱因，且饮食习惯缺碘的可能性不大，临床有甲减表现，目前不太支持本病诊断。

3. 甲状腺炎病因包括感染所致或自身免疫反应所致，甲状腺的炎性反应可以出现甲状腺的充血、水肿，引起甲状腺增大形成颈部肿块。细菌感染可以诱发急性甲状腺炎，病毒感染可诱发亚急性甲状腺炎，急性和亚急性甲状腺炎起病到就医病史多不长，多有感染表现或病毒感染的前驱症状，本患者暂无相关表现。

4. Graves病是一种伴甲状腺激素分泌增多的多器官特异性自身免疫性疾病，临床上有甲状腺肿大、高代谢综合征、突眼等甲亢表现，患者无类似表现，暂不支持本病诊断。

（三）问题评估（A）

1. 现患问题的诊断　甲状腺肿块、甲减。

2. 目前存在的健康问题

（1）高血压。

（2）肺癌术后。

（3）吸烟。

（4）缺乏运动。

3. 患者依从性和家庭可利用的资源　患者经济一般，对自我健康照顾的能力不够。家庭和睦，家人支持度较高。

问题7. 针对该疾病目前的治疗方法。

患者目前甲状腺肿不能排除桥本甲状腺炎可能，但诊断尚未完成明确，患者的甲状腺肿为弥漫性肿伴有小结节，且结节恶性可能不大，应先转诊内分泌科完善相关检查明确诊断为宜。即使诊断桥本甲状腺炎成立，肿大的甲状腺虽有压迫症状，但因手术治疗的破坏性、副作用和疗效一般，也非必须手术治疗。桥本甲状腺炎患者早期应用糖皮质激素，可以有效抑制甲状腺的增大和细胞免疫对甲状腺的损害。另外，患者存在甲减，可补充左甲状腺素。

问题8. 转诊指征。

甲状腺肿块患者如有下列情况应及时转诊：

1. 甲状腺肿块病因不明者。

2. 甲状腺肿块过大产生明显压迫症状者。

3. 甲状腺肿块不能排除恶性肿瘤者。

根据患者目前病情，考虑桥本甲状腺炎可能，但还需进一步完善细针穿刺等检查，也需要评估压迫症状和手术的适应证和禁忌证，建议先转诊上级医院内分泌科。

（四）问题处理计划（P）

1. 解释和安慰　告知目前诊断，针对患者对疾病和健康状况的认识、担忧和期望，解释病情和给予安慰。

2. 建议

（1）针对患者目前的病情，建议其转诊上级医院内分泌科明确诊断和下一步治疗方案。经同意，协助其联系专科医生，预约专科就诊时间。

（2）告知患者，待治疗方案确定后如病情需要可在社区卫生服务中心随诊。

（3）健康生活方式指导：与患者初步探讨吸烟、饮酒和锻炼问题，根据患者的认知阶段给予初步生活方式建议，患者部分认同。

3. 机会性预防　患者为高血压，目前血压控制稳定，为其建立慢性病专案，纳入慢性病管理，定期随访。

4. 追踪和随访　患者于市人民医院内分泌科完善相关检查如下：复查甲状腺功能示，FT_3 2.92pmol/L，FT_4 12.63pmol/L，TSH 61.02mU/L。TG 2.88ng/L，TGAb（－），TMAb（－），TRAb（－），TSI（－）。ESR 6mm/h，CRP 8mg/L，肝肾功能、电解质、血糖血脂均无异常。甲状腺超声示甲状腺双叶肿大伴结节。甲状腺右叶细针穿刺涂片镜下见成团淋巴细胞及散在变性滤泡上皮。诊断为桥本甲状腺炎。处方左甲状腺素片和泼尼松口服治疗，门诊随访观察甲状腺大小和甲状腺功能变化。

【案例提示】

甲状腺肿块是临床常见的甲状腺症状，其原因众多，可有严重的疾病隐藏，如甲状腺恶性肿瘤，部分患者可无明显的其他症状表现，全科医生应掌握其诊断和初步鉴别诊断。

桥本甲状腺炎是临床上十分常见的甲状腺疾病，患者的甲状腺肿大通常不伴有疼痛，其临床表现多样，可以表现为甲亢也可以表现为甲减，本病的早期识别对全科医生来说重要，应在接诊颈部肿块患者中注意鉴别，及时转诊。

第八节　低血糖案例

【案例概要】

患者，女，53岁，已婚，大专文化水平，工人。

（一）主观资料（S）

阵发性冷汗、心悸1周。

近1周来患者无明显诱因2次在夜间（22时左右）突发心悸、出冷汗，伴乏力、饥饿感等症状，进食后症状缓解，未重视。午餐前类似症状再次出现，出冷汗、心悸、手抖，伴短暂黑矇，就诊于社区卫生服务中心。追问病史，患者有2型糖尿病8年，每日早餐后服用格列美脲2mg，平时空腹血糖控制在5.0~6.0mmol/L，餐后2小时血糖6.0~7.5mmol/L。自述1周来胃肠不适，食欲减少，就诊当日未吃早餐。

否认高血压、冠心病、血脂异常病史。母亲患有糖尿病，父亲患有高血压。糖尿病饮食，平日缺乏运动。无烟酒嗜好。患者家庭经济水平稳定，夫妻关系和睦。

问题1. 根据现有资料，考虑可能的问题是什么？为什么？

考虑糖尿病低血糖发作。

糖尿病低血糖是指糖尿病患者在药物治疗过程中发生的血糖过低现象，可导致患者出汗、饥饿、心悸、颤抖、面色苍白等不适，甚至危及生命。本患者有2型糖尿病病史8年，目前服用格列美脲2mg，血糖控制偏低，发作时有出冷汗、心悸、手抖、伴短暂黑矇等低血糖表现，且夜间发作时进食后症状缓解，符合低血糖反应。

问题2. 有没有不能忽视的问题？

糖尿病急性并发症，如严重低血糖、高渗性高血糖状态或酮症酸中毒，是绝对不能忽视的问题。

问题3. 接下来需要做哪些检查？

立即检查指尖血糖或静脉血糖，同时完成体格检查。

（二）客观资料（O）

1. 体格检查　体温36.2℃，脉搏102次/min，呼吸18次/min，血压100/70mmHg。身高1.62m，体重52kg，BMI 19.8kg/m^2。发育正常，营养中等，自主体位，神清语利，查体合作。面色苍白、浅表淋巴结未及肿大，巩膜无黄染。双肺呼吸音清，未闻及干、湿啰音。叩诊心界不大，心音有力，心率102次/min，律齐，未闻及病理性杂音。腹软，无压痛、反跳痛。肝脾未触及。双下肢不肿。

2. 辅助检查　指尖随机血糖3.2mmol/L。

既往化验单：TC 3.9mmol/L，LDL-C 2.62mmol/L，TG 1.64mmol/L，HDL-C 0.95mmol/L，BUN 7.0mmol/L，Cr 63μmol/l，ALT 14U/L。

问题4. 目前诊断是什么？依据是什么？

目前诊断：2型糖尿病，低血糖。

低血糖诊断标准：非糖尿病患者，血糖<2.8mmol/L；接受药物治疗的糖尿病患者，血糖≤3.9mmol/L。

问题5. 疾病严重程度。

根据《中国2型糖尿病防治指南（2020年版）》糖尿病患者低血糖严重程度可分为3级。1级低血糖：3.0mmol/L≤血糖≤3.9mmol/L；2级低血糖：血糖<3.0mmol/L；3级低血糖：没有特定的血糖界限，伴有意识和/或躯体改变的严重事件需要他人帮助的低血糖。本患者低血糖发作时末梢血糖为3.4mmol/L，没有明显的意识丧失和躯体改变，虽末梢血糖通常会略高于静脉血血糖，仍可归入1级低血糖。

问题6. 需要和哪些疾病鉴别?

理论上低血糖需与其临床表现相似的疾病鉴别。实际上，怀疑低血糖时立即测定血糖水平，即可明确诊断；无法测定血糖时按低血糖处理。

（三）问题评估（A）

1. 目前诊断　2型糖尿病，低血糖。

2. 目前存在的健康问题

（1）危险因素：中年女性，糖尿病病史8年，服用磺脲类降糖药，格列美脲。

（2）潜在诱因：1周来食欲不佳，当日未吃早餐。

（3）健康教育：需进行糖尿病低血糖防治健康教育。

3. 并发症或其他临床情况　目前无评估依据。

4. 患者依从性和家庭可利用的资源　患者经济收入稳定，能够充分理解全科医生的治疗方案和指导建议，但发生低血糖发作未及时就医，依从性欠佳；患者家庭和睦，家庭支持度较高。

问题7. 针对该疾病目前的治疗方法。

意识清楚者：口服15~20g糖类食品（葡萄糖为佳）；意识障碍者：给予50%葡萄糖溶液20~40ml静脉注射。

每15分钟监测血糖1次，血糖仍≤3.9mmol/L，再给予葡萄糖口服或静脉注射，血糖>3.9mmol/L，但距离下一次就餐时间>1小时，给予含淀粉或蛋白质食物，血糖仍≤3.0mmol/L，继续给予50%葡萄糖溶液60ml静脉注射。

问题8. 转诊指征。

低血糖患者经反复注射葡萄糖，低血糖未能纠正，静脉滴注5%或10%葡萄糖溶液的同时及时转诊。本患者经及时处理，低血糖很快恢复，无须转诊。

（四）问题处理计划（P）

1. 诊断计划

（1）口服50%葡萄糖20ml，5分钟后症状好转，30分钟后复测指尖血糖5.9mmol/L。

（2）定期复查空腹血糖、餐后2小时血糖、血脂、肝肾功能、糖化血红蛋白、尿微量白蛋白，以及眼底、心电图、颈动脉超声等。

2. 治疗计划

（1）非药物干预

①糖尿病教育：讲解糖尿病相关知识，包括低血糖预防等。②饮食疗法：患者体重正常，不能过于限制热量的摄入，应注意碳水化合物、蛋白质、脂肪三大能量物质的均衡摄入。患者身高162cm，体重52kg，轻体力劳动人群，每日需要的总热量1 650kcal（1kcal=4.19kJ）。③规律有氧运动：每周至少运动5日，每次至少30分钟，可选择快走、慢跑、游泳等运动方式，运动时携带适量食物，有低血糖反应（如头晕、出冷汗、饥饿感）时服用。④维持目前体重。⑤心理指导。该患者对高血糖过分关注，应告知患者低血糖的危害，预防低血糖发生。

（2）药物治疗：停用格列美脲，改用盐酸二甲双胍片0.5g，2次/d。格列美脲是磺脲类降糖药，有低血糖副作用，不作为首选口服降糖药，已发生低血糖多次，建议停用。二甲双胍是2型糖尿病的首选口服降糖药，一般不会引起低血糖，若无禁忌，均应选用。患者肾功能、肝功能正常，无二甲双胍禁忌证。

【案例提示】

警惕糖尿病低血糖症。对于非糖尿病的患者，低血糖的标准为小于2.8mmol/L，但糖尿病患者只要血糖值小于3.9mmol/L即诊断低血糖。

糖尿病教育对减少患者低血糖的发生及正确认识和处理低血糖有至关重要的意义。出现低血糖时，轻者可进食少许糖水、果汁、饼干等，迅速提高血糖水平，病情严重时要及时送医院救治。对于神志不清的患者，应迅速静脉注射50%葡萄糖，苏醒后可让患者少量进食，以防止再度昏迷。

糖尿病患者低血糖常见原因：

1. 胰岛素使用过量　常见。长效胰岛素类似物可以减少低血糖发生的风险。

2. 口服降糖药物使用不当　磺脲类药物易发生低血糖。若无禁忌，首选二甲双胍。

3. 饮食不规律或应激状态　食物摄入不足或机体在各种应激状态下，如感染、手术、创伤等或精神应激，常导致胰岛素的需要量增加以控制高血糖，一旦应激状态缓解，胰岛素剂量未及时调整，易发生低血糖。

4. 运动不规范　空腹运动或运动量过大而未能及时增加饮食量，或胰岛素注射在运动有关的肌肉附近部位时，运动可明显促进胰岛素吸收，增加低血糖风险。

5. 饮酒过量　酒精有抑制肝糖原分解及异生作用，同时可增强胰岛素的降糖作用，过量饮酒可增加低血糖的发生率。

6. 使用镇静药物　由于镇静、安眠类药物可使升血糖激素分泌减少，导致低血糖。

7. 药物相互作用　使用磺脲类药物治疗时可能与其他药物发生作用，如水杨酸类、磺胺、β受体阻滞剂等，增强磺脲类药物的降血糖效应而致低血糖。

第九节　肥 胖 案 例

【案例概要】

患者，女性，29岁，未婚，专科学历，公司文员。

（一）主观资料（S）

面部、腹部肥胖1年，多饮多尿1个月。

患者无明显诱因1年前出现肥胖，以面部和腹部肥胖为主，逐渐加重，体重较前增加约

5kg，腹部渐出现紫纹，1个月来多饮多尿，乏力明显，偶有头晕，表现为头部晕沉感，无眩晕，无发热、头痛、肢体无力，无胸闷、胸痛、心悸、咳嗽、气促，无尿频、尿急、尿痛，无视力、视野改变，无呕吐、腹泻、腹痛及腰背痛等。起病以来未就医，精神一般，病初食欲好，近1个月食欲不振，睡眠较差，大便正常。

既往无高血压、糖尿病等慢性病病史，无遗传病及传染病病史。无药物及食物过敏史，近期无服用特殊药物史。父亲因肺癌去世，母亲健在，一姐身体健康。14岁初潮，既往月经规律，但近1年来不规律，1~2个月一次，每次持续2~5日。公司文员，工作压力较大，经常加班，饮食不规律，偏辣偏咸，无烟酒嗜好，平素以清淡、均衡饮食为主，未婚，有一男友，感情好。

患者担心疾病对健康的影响，如肥胖对外貌的影响，月经不调对生育的影响。

问题1. 根据现有资料，考虑可能的问题是什么？为什么？

患者现患问题考虑库欣综合征可能性大。

库欣综合征（Cushing syndrome），又称皮质醇增多症，是由于多种原因引起的肾上腺皮质长期分泌过多糖皮质激素所产生的临床综合征。高发年龄在20~40岁，男女发病率之比约为1∶3。按其病因可分为促肾上腺皮质激素（ACTH）依赖型和非依赖型两种。主要表现为满月脸、多血质外貌、向心性肥胖、痤疮、紫纹、高血压、继发性糖尿病和骨质疏松等。此外，长期应用大剂量糖皮质激素或长期酗酒也可引起类似库欣综合征的临床表现，称为外源性、药源性或类库欣综合征。

本例患者具有年轻女性、面部和腹部肥胖（向心性肥胖）、皮肤紫纹，多饮多尿及乏力表现，但无尿路刺激征，月经不调，要注意继发性血糖升高，考虑库欣综合征可能。

问题2. 有没有不能忽视的问题？

库欣综合征病因复杂，其中要注意恶性肿瘤伴发的异位ACTH综合征、颅内肿瘤如垂体腺瘤，且库欣综合征可继发多种严重的健康问题，包括继发高血压及其他严重心血管问题、潜在的感染的问题及泌尿系结石等。

问题3. 接下来需要做哪些检查？

应重点寻找向心性肥胖体征、负氮平衡的皮肤紫纹表现、血压测量、面容、皮肤感染灶、心脏检查以排除心血管并发症，脊柱检查排除病理骨折（患者无腰背痛暂不支持）、神经系统体格检查排除颅内肿瘤表现。

库欣综合征是一个临床综合征，其病因诊断需要实验室依据和影像学检查，首先要完成定性检查，包括血/尿皮质醇测定、地塞米松抑制试验等。库欣综合征诊断明确后应进一步查找病因，可做大剂量地塞米松抑制试验、ACTH水平测定、促肾上腺皮质激素释放激素（CRH）兴奋试验等。病因确定后应完成定位诊断，可通过影像学检查，包括蝶鞍区垂体磁共振或CT扫描和肾上腺影像学检查包括超声、CT、磁共振等，异位ACTH病灶影像学检查如胸部X线、CT扫描等检查。

（二）客观资料（O）

1. 体格检查　体温36.6℃，呼吸18次/min，脉搏83次/min，血压146/90mmHg，身高

156cm，体重56kg，腰围88cm。神志清楚，自主体位，查体合作。水牛背、满月脸、悬垂腹。全身皮肤无黄染、出血点，浅表淋巴结不大。面部充血，面部痤疮稍多，鬓角、口周汗毛多，眼睑无水肿，结膜无充血。颈软、气管居中，双肺未闻及干、湿啰音，心界不大，心率83次/min，律齐，心音有力，未闻及病理杂音。腹部皮肤可见宽大紫纹，腹软，无压痛，肝脾未及，双肾区无叩击痛、各输尿管点无压痛，肠鸣音无异常。四肢肌力、肌张力正常，关节无红肿及变形，双下肢无水肿，脊椎无畸形，无压痛及叩击痛。神经系统检查无异常，生理反射存在，病理反射未引出。

2. 辅助检查

血常规：WBC 7.06×10^9/ L，LY% 32.3%，NE% 62.2%。

尿常规：黄色，外观清，酮体（–），蛋白（–），白细胞（–），红细胞（–）；

电解质：K^+ 1.71mmol/L，Na^+ 160mmol/L，Ca^{2+} 2.0mmol/L。血生化：空腹血糖10.2mmol/L，HbA1c 9.2%。

问题4. 目前诊断是什么？依据是什么？

目前临床诊断：库欣综合征。

患者具有典型的库欣综合征的临床表现：29岁女性，病史1年余，向心性肥胖、负氮平衡（皮肤紫纹）、血糖升高、血压升高、月经紊乱、痤疮、低钾血症。临床诊断考虑库欣综合征成立。进一步明确诊断及病因，需要系统的实验室检查和影像学检查。

问题5. 病情严重程度。

患者库欣综合征临床诊断成立，除向心性肥胖、皮肤紫纹、痤疮等特征表现外，还出现继发性糖尿病、继发性高血压、月经紊乱、低钾血症多种并发症，病情较为严重，需要明确诊断和尽快处理。

问题6. 需要和哪些疾病鉴别？

本患者的诊断主要考虑肥胖（体重增加）的鉴别诊断。

社区就诊的肥胖患者常见原因是不健康饮食和缺乏运动引起的单纯性肥胖，一些严重的疾病也会引起体重增加，包括心衰、肝衰竭、肾病综合征、颅咽管瘤、视神经胶质瘤等。其他需要鉴别的疾病包括：神经性疾病，如下丘脑病变、垂体病变（脑炎）；内分泌性疾病，如甲减、多囊卵巢综合征、2型糖尿病；药源性因素，如精神病药、三环类抗抑郁药、降糖药、抗癫痫药、赛庚啶、β受体阻滞剂、糖皮质激素、避孕药等；精神心理性因素，如抑郁症。

本患者的病史和体格检查均不支持，基本可以排除上述疾病，进一步鉴别需要实验室检查。

（三）问题评估

1. 现患问题诊断　库欣综合征。

2. 并发症

（1）继发性糖尿病。

（2）继发性高血压。

（3）低钾血症。

3. 目前存在的健康问题

（1）缺乏锻炼。

（2）工作压力问题。

（3）不健康饮食。

4. 患者依从性和家庭可利用的资源　患者经济状况尚可，对自我健康照顾的能力有待提高，治疗和随访的依从性有待提高；患者单身在外，家人支持度不够。

问题7. 针对该疾病目前的治疗方法。

库欣综合征的病因复杂，可由垂体病变、肾上腺病变或异位肾上腺肿瘤导致，其治疗依原发病的不同而有所不同，但目前主要的治疗手段为手术治疗，不能手术者可行放疗或药物治疗。

问题8. 转诊指征。

库欣综合征是一个高度专科化的临床综合征，临床表现多样，全科医生的责任是能早期识别，及时转诊到上级医院明确病因诊断和治疗方案。

（四）问题处理计划（P）

1. 解释和安慰　告知目前诊断，针对患者对疾病的认识、担忧和期望，解释病情和给予安慰。

2. 建议

（1）针对患者目前的病情，建议其转诊上级医院内分泌科明确诊断和治疗方案，经同意联系专科医生，预约专科就诊时间。并告知治疗方案确定后，如病情需要可在社区卫生服务中心随诊。

（2）健康生活方式指导：与患者初步探讨健康饮食、运动和工作压力问题，根据患者的认知阶段给予初步建议，患者部分认同。

3. 追踪和随访　患者转诊至上级三甲医院内分泌科，地塞米松抑制试验异常、垂体MRI增强示垂体微腺瘤，考虑库欣病可能性大，转神经外科，目前准备手术治疗中。

【案例提示】

库欣综合征发病率不高，但起病隐匿，临床表现多样，有的甚至只以高血压或血糖升高就诊，在推进分级诊疗的大形势下，这些患者往往会在社区首诊，因此，全科医生应加强对疾病临床表现的认识，对肥胖（体重增加）的患者有清晰的全科诊断思路，做到早期识别、及时转诊。推荐对以下人群进行库欣综合征的筛查：①年轻患者出现骨质疏松、高血压、糖尿病等与年龄不相称的临床表现；②具有库欣综合征的临床表现，且进行性加重，特别是有典型症状，如肌病、多血质、紫纹、瘀斑和皮肤变薄；③体重增加，而身高百分位数下降、生长停滞的肥胖儿童；④肾上腺异位瘤患者。

第十节　肥胖营养管理案例

【案例概要】

患者，女性，18岁，未婚，大学生。

（一）主观资料（S）

体重增加3年。

患者3年前体重54kg，身高153cm，BMI 23.1kg/m²，上高中后因学习紧张、锻炼少，食欲较前增大，逐渐出现体重增加和肥胖，近3年每年体重增加5~7kg。肥胖为全身性，无向心性肥胖，无皮肤紫纹，病中无低热、头晕、头痛，无胸闷、心悸、咳嗽、气促，无多饮、多食、多尿及腰背痛等，半月前曾在市人民医院检查，诊断为单纯性肥胖，今日来社区卫生服务中心就诊，咨询手术减肥及体重控制。精神可，胃纳如常，睡眠及大小便无异常。

出生时体重3.2kg，母亲无"妊娠糖尿病"。既往体健，无高血压、糖尿病、血脂异常等病史，否认肝炎、结核史，无手术外伤史。规律预防接种。无药物、食物过敏史，平素无特殊药品及补品服用史。初潮13岁，近2年月经不规律，1~1.5个月1次，每次2~4日。父亲肥胖，有高血压，母亲和一弟均体重正常，健康，家族中无早发冠心病或卒中患者。饮食偏咸偏辣，喜食奶油制品，如奶酪、奶油蛋糕，1个月3~4次吃汉堡、薯条等高热量食品，平日缺乏运动。家庭经济收入稳定，家庭关系和睦。

患者在意外貌，担心肥胖影响形象，希望有简单有效的减肥方法，如减重手术。

问题1. 根据现有资料，考虑可能的问题是什么？为什么？

患者诊断考虑为单纯性肥胖。

单纯性肥胖，又称肥胖症，是一种由多种因素引起的慢性代谢性疾病，以体内脂肪细胞的体积和细胞数增加致体脂占体重的百分比异常增高，并在某些局部过多沉积脂肪为特点。单纯性肥胖患者全身脂肪分布比较均匀，没有内分泌紊乱现象，也无代谢障碍性疾病，其家族往往有肥胖病史。

患者18岁，因高中学习压力大，缺乏锻炼，高热量饮食习惯，体重逐渐增加至全身均匀性肥胖，无其他内分泌疾病表现，家族中父亲肥胖，初步诊断考虑单纯性肥胖。

问题2. 有没有不能忽视的情况？

一些严重的疾病也会引起体重增加，全科医生应注意排除，包括心衰、肝衰竭、肾病综合征、颅咽管瘤、视神经胶质瘤等，本患者目前从病史上无更多临床表现支持上述疾病。下一步在体格检查中注意相应的阳性或阴性体征，也应注意分析实验室和辅助检查结果，以排除。

对单纯性肥胖患者，也要注意排除肥胖相关疾病的严重并发症，如冠心病、心衰、糖尿病慢性并发症等。本患者目前均无相关诊断依据。

问题3. 接下来需要做哪些检查？

首先要进行体格检查，重点关注神经系统、心脏、肝部、妇科体格检查等，辅助检查可查血常规、血糖、血脂谱、电解质、性激素、甲状腺功能、血皮质醇水平、心电图、腹部超声（含妇科超声）、肾上腺CT等，以排除各种继发性肥胖和明确肥胖的并发症。

（二）客观资料（O）

1. 体格检查　体温36.2℃，脉搏80次/min，呼吸19次/min，血压120/60mmHg，体重71kg，身高155cm，BMI 30.3kg/m^2，胸围120cm，腰围98cm，臀围110cm。发育正常，体型呈均匀性肥胖，无水牛背、满月脸，自主体位，神清语利，查体合作。全身皮肤和黏膜无黄染、无皮肤紫纹、无瘀点和瘀斑、无局部色素沉着，全身浅表淋巴结不大。颈软，甲状腺不大，双侧颈动脉无血管杂音。双肺呼吸音清，未闻及干、湿啰音。心界不大，心率80次/min，心音有力，律齐，各瓣膜听诊区未闻及病理性杂音。腹软，无压痛及反跳痛，肝脾肋下未及，双下肢无水肿。双侧足背动脉搏动正常。神经系统查体未及异常。乳房、阴毛等第二性征发育正常。

2. 辅助检查（半月前市人民医院检查结果）TC 5.6mmol/L，LDL-C 4.34mmol/L，TG 1.69mmol/ L，HDL-C 1.25mmol/L，BUN 4.9mmol/L，Cr 66μmol/L，ALT 12U/L，UA 365μmol/L，FBG 4.8mmol/L，2小时PBG 6.5mmol/L。肌酸激酶：320U/L。

血常规、电解质、性激素、甲状腺功能（TSH、FT_3、FT_4）、血皮质醇水平和昼夜节律测定均未见异常。

心电图未见异常。妇科超声、腹部超声：①轻度脂肪肝；②胆、脾、双肾未见明显异常，子宫及双侧卵巢未见明显异常。肾上腺CT：双侧肾上腺未见明显异常。

问题4. 目前诊断是什么？依据是什么？

青年女性，因缺乏锻炼，高热量饮食习惯等，体重增加3年，BMI 30.3kg/m^2，查体身高正常，呈均匀性肥胖，无其他内分泌疾病临床症状和体征，有肥胖、高血压家族史。结合实验室和辅助检查，诊断单纯性肥胖明确。

问题5. 疾病严重程度。

患者体重71kg，身高155cm，BMI 30.3kg/m^2，胸围120cm，腰围98cm，臀围110cm。根据《中国超重/肥胖医学营养治疗指南（2021）》的超重或肥胖分期，患者目前有肥胖表现，且存在肥胖相关疾病（血脂异常、脂肪肝），没有高血压、高血糖及肥胖相关疾病的严重并发症（如冠心病、脑血管意外），目前病情可分为2期，需要及时干预。

问题6. 需要和哪些疾病鉴别？

应考虑排除一些继发于其他疾病的肥胖，包括：

（1）多囊卵巢综合征：患者为年轻女性，体重增加3年，且有月经紊乱，应注意本病，但性激素检测、妇科超声双侧卵巢未见明显异常，不支持本病诊断。

（2）库欣综合征：患者无皮肤紫纹、无向心性肥胖表现，血皮质醇水平和昼夜节律测定均正常，双侧肾上腺未见明显异常，不支持本病诊断。

（3）甲减：本病女性发病率较高，由于基础代谢率低，可出现水肿、体重增加，但患者无畏冷、反应迟钝、记忆力减退等表现，甲状腺功能正常，可排除本病。

（4）下丘脑综合征：下丘脑的肿瘤、外伤、炎症等疾病可引起下丘脑综合征，患者可表现为近视异常、肥胖、体温调节异常、睡眠异常、尿崩症等表现，本患者均无上述异常表现，不支持本病诊断。

（5）基因异常所致肥胖：青少年肥胖要注意一些先天性疾病，如Prader-Will综合征、Laurence-Moon-Biedl综合征等，但这些疾病肥胖出现早，且多有其他表现如精神异常、智力发育异常、身材矮小、性腺发育异常等，与本患者临床表现不符。

（6）药源性因素：如精神病药、抗抑郁药、抗癫痫药、赛庚啶、糖皮质激素、避孕药等也可以引起肥胖，本患者无特殊服药史。

（三）问题评估（A）

1. 现患问题的诊断　单纯性肥胖、向心性肥胖。

2. 目前存在的健康问题

（1）血脂异常。

（2）轻度非酒精性脂肪肝。

（3）月经不调。

（4）缺乏运动。

（5）不健康饮食习惯。

3. 患者依从性和家庭可利用的资源　患者家庭经济较好，文化水平和健康素养高，具备一定的自我健康管理能力，治疗依从性较好；患者家庭和睦，但单身在外，家人支持度不够。

问题7. 针对该疾病目前的治疗方法。

1. 饮食治疗　膳食原则：低能量、低脂肪、适量优质蛋白质为主的平衡膳食，保持理想体重和正常的生理功能；避免吃油腻食物和吃过多零食，少食油炸食品；尽量减少吃点心和加餐，控制食欲，七分饱即可。适当减少饮用含糖饮料，养成饮用白水和茶水的习惯。进食有规律，不暴饮暴食。

2. 运动治疗　选择适宜的运动强度，适当的运动持续时间，注意适度的运动频度，选择以大肌群参与的动力型、节律性的有氧运动，同时应进行适度力量锻炼（肌肉锻炼）。

3. 减肥药物治疗　目前治疗肥胖症的药物主要有食欲抑制剂和消化吸收阻滞剂，食欲抑制剂因其心血管和精神副作用基本淘汰，如西布曲明、苯丙胺类等。目前临床上较常用消化吸收阻滞剂奥利司他，可以造成约200kcal的能量负平衡；降糖药物二甲双胍、α-糖苷酶抑制剂、胰高糖素样肽-1等也有一定的减重作用。本患者重度肥胖，如随访6月后饮食和运动减肥无效，可以考虑服用减肥药物辅助治疗。

4. 手术减肥　肥胖的减重手术常见有胃旁路术、胃束带术、胃成形术等，各种手术治疗多能明显减轻患者体重，同时可改善并发的糖尿病、高脂血症病情。因任何手术都有风险和并发症的可能，目前减重手术主要适用于BMI超标严重、减重失败且有并发症（如伴有2型糖尿病）的肥胖患者。本患者BMI 30.3kg/m^2，但血糖正常，年轻女性，且未开始控制饮食和锻炼，目前不适宜手术减重。

5. 其他治疗方法　如认知教育、中医适宜技术减肥可适当应用。

6. 目前是否需要降血脂药物治疗　患者血脂检查示：TC 5.6mmol/L，LDL-C 4.34mmol/L，TG 1.69mmol/ L，HDL-C 1.25mmol/L，低密度脂蛋白胆固醇升高，总胆固醇和甘油三酯边缘升高，高密度脂蛋白胆固醇不低，年龄18岁肥胖女性，家族中无早发冠心病或卒中患者，血脂异常危险分层属于低危。因此目前可不应用调脂药物，以生活方式调整为主。

问题8. 转诊指征。

当肥胖患者出现如下情况时，应及时转诊：

1. 不能排除继发性肥胖者。

2. 启用常规药物减肥效果不明显者。

3. BMI超标严重、减重失败且有并发症如伴有2型糖尿病的肥胖，考虑手术减重者。

4. 出现肥胖相关疾病严重并发症如急性冠心病、脑血管意外、抑郁等。

本患者目前均无上述情况，可在社区以生活方式治疗为主，暂无转诊指征。

（四）问题处理计划（P）

1. 解释和安慰　告知目前诊断，针对患者对肥胖及身体健康状况的认识、担忧和期望，解释病情和给予安慰。

2. 建议　基于患者病情和健康状况，建议其保守治疗为主，暂不考虑手术减重和药物减肥治疗；轻度脂肪肝，由于其肝功能正常，目前以生活方式干预为主；月经不调，目前不支持多囊卵巢综合征诊断，可继续观察体重的改变。血脂异常亦以生活方式调整为主。

3. 治疗计划

（1）饮食治疗（营养科医生参与共同制定）

①膳食原则：规律进食，不暴饮暴食；以低能量、低脂肪、优质蛋白质的膳食为主；减少加餐，少食油炸食品，减少饮用含糖饮料。

②平衡膳食计划：患者女性，18岁，身高155cm，理想体重50kg，轻度体力劳动，日均总热量=50kg×（25~30）kcal/kg=1 250~1 500kcal。碳水化合物、脂肪和蛋白质提供的能量比，分别占总能量的60%~65%、25%和15%~20%。

日碳水化合物摄入量：1 300×60%÷4=195g。牛奶和蔬菜中的碳水化合物：250ml牛奶含碳水化合物9g；500g蔬菜含碳水化合物18g；200g水果含碳水化合物20g，25g豆类含碳水化合物4g，合计51g，由谷物提供碳水化合物195−51=144g，粗粮、细粮比例为1∶1。

日脂肪摄入量：1 300×25%÷9=36g，烹调油占总脂肪一半左右，每日用量为18g。

日蛋白质摄入量：1 300×20%÷4=65g，减去250ml牛奶含蛋白质7.5g；500g蔬菜含蛋白质5g；200g水果含蛋白质1g，230g谷类含蛋白质18g，合计31.5g，应由肉蛋提供蛋白质65−31.5=33.5g，1个鸡蛋含蛋白质9g，瘦肉类含蛋白质20%左右，（33.5−9）÷0.20=122.5g瘦肉。盐的摄入控制在<6g/d。

（2）运动治疗

①运动强度：选择适宜的运动强度，即确定适宜的运动中应达到的心率，有条件的最好

先作一次运动试验，得到运动试验中最高心率，以最高心率的70%作为肥胖人运动中适宜心率，开始宜先用较低运动心率，后视情况逐渐提高到适宜心率。简单的方法计算，即适宜的运动心率相当于静息心率乘以1.5左右。

②运动持续时间：耐力运动可自每次10分钟逐步延长到30分钟，运动中间可穿插几次休息，每次运动开始时，可以体操、太极拳等作为准备活动，运动最后以放松活动结束。

③运动频度：一般每日或隔日运动1次，视运动量大小而定；运动量大时，间隔时间宜适当稍长，以避免疲劳的积累；但若间隔时间超过3~4日，则运动效果的蓄积作用将消失，疗效就会降低。因此，运动锻炼应强调循序渐进、持之以恒的康复治疗原则；若情况允许，有氧运动也可每日早晚各一次，提高减肥效果。

④运动方式：选择大肌群参与的动力型、节律性的有氧运动，步行、快走、健身操或游泳等。同时应进行适度力量锻炼（肌肉锻炼），可选择哑铃、肢体肌肉锻炼等，每周3~5次，每次3~5种，每种3~5组。

4. 随访计划　患者坚持生活方式干预3个月后复诊，复查体重变化、肝功能、血糖、血脂、腹部超声（肝、卵巢等），根据体重及血脂、脂肪肝变化情况，决定下一步治疗方案。

【案例提示】

肥胖症是一组常见的代谢症候群，在诊断单纯性肥胖时，要注意与一些继发于其他疾病的肥胖或体重增加相鉴别，常见的继发性肥胖包括多囊卵巢综合征、库欣综合征、甲减、下丘脑综合征、肢端肥大症及一些基因异常所致的肥胖。尤其要注意一些严重的疾病也会引起体重增加，全科医生在接诊时应注意排除，包括心衰、肝衰竭、肾病综合征等，另外怀孕有时也会被误诊为肥胖症。肥胖症治疗的两个主要环节是减少热量摄取及增加热量消耗，强调以行为、饮食、运动为主的综合治疗，必要时辅以药物或手术治疗。肥胖患者往往伴有各种并发症及伴随病如2型糖尿病、血脂异常、脂肪肝、高血压等，应予重视并给予相应的处理。

第十一节　糖尿病营养管理案例

【案例概要】

患者，女，30岁，已婚未育，大学专科学历，护士。

（一）主观资料（S）

发现血糖升高2年。

患者在2年前单位体检时发现空腹血糖11.0mmol/L，无明显口干、口渴、多饮、多食、多尿等症状。到某三级医院行OGTT检查，空腹血糖7.3mmol/L，餐后2小时血糖12.3mmol/L，诊断为2型糖尿病，给予二甲双胍0.5g，3次/d，格列美脲1mg，1次/d治疗，用药后空腹血糖控制在5.1~6.9mmol/L，餐后2小时血糖在8~9mmol/L，能按时复诊检查。患者1年前因患系统性红斑狼疮，停格列美脲，改用诺和灵30R 15U，2次/d，空腹血糖控制在7mmol/L以下。患者自发病以来，食欲及大小便正常，睡眠较好，近1年体重增加10kg。

既往否认肝炎、结核病病史，否认高血压、血脂异常、慢性肾脏病病史，1年前因发热伴呕吐、腹泻、关节疼痛到某三级医院就诊，经住院治疗确诊为系统性红斑狼疮，先用羟氯喹0.2g、2次/d，甲泼尼龙6mg、1次/d，碳酸钙D_3 1 200mg、1次/d，骨化三醇胶丸0.25μg、2次/d，病情控制稳定，定期复诊。否认食物与药物过敏史。

无烟酒及其他不良嗜好，肥胖史20年，日常缺乏体育锻炼。初潮年龄13岁，月经周期28~32日，行经5~6日，月经量正常，已婚未育，家庭经济收入稳定，夫妻关系和睦。否认家族遗传病史。

问题1. 根据现有资料，考虑可能的问题是什么？为什么？

考虑：2型糖尿病；系统性红斑狼疮；肥胖。

根据病史可诊断。

问题2. 有没有不能忽视的问题？

糖尿病急性并发症，不论低血糖、高渗性高血糖状态还是酮症酸中毒，都是不能忽视的问题。目前该患者没有以上情况。

问题3. 接下来需要做哪些检查？

首先要进行体格检查及以下辅助检查：血尿常规、血生化、糖化血红蛋白、尿微量白蛋白、红斑狼疮相关免疫检查及心电图。

（二）客观资料（O）

1. 体格检查　体温36.4℃，脉搏70次/min，呼吸16次/min，血压125/70mmHg，身高169cm，体重91.7kg，BMI 32.1kg/m^2。发育正常，营养中等，体型肥胖，自主体位，神清语利，查体合作，轻度满月脸，未见红斑等皮疹，浅表淋巴结未及肿大，双肺呼吸音清，未闻及干湿啰音。心界不大，心音有力，心率70次/min，律齐，未闻及杂音。腹壁膨隆，腹软，无压痛及反跳痛。肝脾触诊不满意，肠鸣音正常，双下肢不肿，双侧足背动脉搏动正常，生理反射存在，病理反射未引出。

2. 辅助检查

血常规：WBC 4.75×10^9/L，RBC 4.63×10^{12}/L，Hb 134g/L，PLT 173×10^9/L。

生化：BUN 5.8mmol/ L，Cr 52μmol/ L，UA 217μmol/ L，ALT 17U/L，AST 12U/L，ALB 39.6g/L，K^+ 3.5mmol/L，Na^+ 139mmol/L，Cl^- 103mmol/L，Ca^{2+} 2.2mmol/L，P^{3+} 1.26mmol/L，FBG 6.9mmol/L。HbA1c 6.7%。

免疫：总补体44U/ml，IgG 6.35g/L↓，IgA 1.58g/L，IgM 0.348g/L，IgE 275.4U/ml，补体C3 0.751g/L，补体C4 0.134g/L，抗双链DNA抗体（+）。

尿常规：白细胞、红细胞、上皮细胞正常，尿蛋白（+）。24小时尿蛋白78mg/L，尿肌酐2 440μmol/L，尿微量白蛋白9.4mg/L，尿微量白蛋白/肌酐6.7mg/g。

心电图：窦性心律，心电图正常。

3. 营养门诊检查　身高169cm，体重91.7kg，BMI 32.1kg/m^2，脂肪量41.2kg，脂肪率44.9%，推定骨量3.2kg，体内水分量38.7kg，肌肉量47.3kg，基础代谢率1 636kcal，膳食日记评估每日摄入总热量1 413kcal，蛋白质49.5g，脂肪51g，胆固醇184.7g。蔬菜及蛋奶的摄入量偏少，粗粮的摄入少。

问题4. 目前诊断是什么？

目前诊断：2型糖尿病；系统性红斑狼疮；肥胖。

问题5. 疾病严重程度。

患者2型糖尿病基本控制、系统性红斑狼疮病情稳定，但肥胖程度较重。

（三）问题评估（A）

1. 目前诊断　2型糖尿病；系统性红斑狼疮；肥胖。

2. 目前存在的健康问题

（1）危险因素：青年女性，肥胖，缺乏运动，糖皮质激素治疗。

（2）共病情况：糖尿病合并系统性红斑狼疮，服用糖皮质激素，会对患者的血糖控制有一定影响，并会导致骨质疏松。

（3）特殊药物副作用：服用羟氯喹会导致光敏感性增加，患者从事社区护理工作，平时有出诊，建议室内工作，避免出诊及日晒。

（4）健康教育：患者虽然是医务人员，但仍然需要接受2型糖尿病、系统性红斑狼疮、肥胖相关健康教育。

3. 并发症或其他临床情况　目前无评估依据。

4. 患者依从性和家庭可利用的资源　患者经济收入稳定，文化水平较高，执业护士，依从性较好；患者家庭和睦，家庭支持度较高。

问题6. 针对该疾病目前的治疗方法。

本节仅介绍糖尿病的医学营养疗法（medical nutrition therapy，MNT）。

1. 推荐意见

（1）任何类型糖尿病及糖尿病前期患者均需依据治疗目标接受个体化MNT，建议由熟悉糖尿病治疗的营养（医）师指导下完成更佳。

（2）MNT可预防糖尿病，改善生活质量和临床结局，节约医疗费用。

（3）对于2型糖尿病高危人群，强调改善生活方式，包括适度减轻体重（7%）和规律、适度的体力活动（每周>150分钟），合理饮食控制，能够降低糖尿病发生风险。

（4）制定MNT方案时，应考虑患者具体需求、是否愿意改变及具有改变的能力。

（5）MNT能够改善肥胖糖尿病患者的血糖、血脂、血压、体重等指标。

（6）针对住院糖尿病患者MNT能够减少感染及并发症发生、缩短住院时间及胰岛素用量。

2. 营养相关因素推荐

（1）能量

1）糖尿病前期或糖尿病患者应接受个体化能量平衡计划，目标是既达到或维持理想体重，又满足不同情况下的营养需求。

2）对于所有患糖尿病或有糖尿病患病风险的肥胖或超重个体，应建议减重。

3）在超重或肥胖的胰岛素抵抗个体中，适当减轻体重可改善胰岛素抵抗。

4）就减重效果而言，限制能量摄入较单纯调节营养素比例更关键。

5）不推荐2型糖尿病患者长期接受极低能量（<800kcal/d）的营养治疗。

（2）碳水化合物

1）推荐每日碳水化合物供能比45%~60%；如碳水化合物的来源为低血糖指数（GI）食物，其供能比可达60%。

2）低碳水化合物饮食有利于血糖控制，但对于血脂仅观察到改善高密度脂蛋白胆固醇（HDL-C）。

3）糖尿病患者膳食纤维摄入可高于健康成年人推荐摄入量，推荐25~30g/d或10~14g/1 000kcal。

4）蔗糖引起的血糖升幅并不比相同能量的淀粉引起的升幅更高，但摄入量太高时可能升高血糖及TG水平，不推荐常规摄入；不推荐在糖尿病饮食中常规添加大量果糖作为甜味剂，过量果糖不利于血脂代谢。

5）不推荐糖尿病患者饮酒，如饮酒则需计入全日总能量，具体摄入量可参考：女性每日不超过1个酒精单位，男性每日不超过2个酒精单位，建议每周饮酒不超过2次。

（3）脂肪

1）脂肪总摄入量对心血管事件发生率的影响并不明确；膳食总脂肪的摄入以每日占总能量的25%~35%为宜；对超重或肥胖患者，脂肪供能比应控制在30%以内。

2）应增加植物脂肪占总脂肪摄入的比例。

3）限制饱和脂肪酸与反式脂肪酸摄入量，饱和脂肪酸的摄入量不应超过供能比的10%。

4）单不饱和脂肪酸可取代部分饱和脂肪酸供能，宜大于总能量的12%。

5）多不饱和脂肪酸不宜超过总能量的10%。

6）膳食中宜增加富含ω-3多不饱和脂肪酸的植物油。推荐每周吃鱼2~4次（尤其是ω-3多不饱和脂肪酸含量丰富的鱼）。

7）每日摄入3.5g的ω-3脂肪酸可显著降低TG水平；ω-3多不饱和脂肪酸与ω-6多不饱和脂肪酸比例宜为1∶4~1∶10。

8）每日胆固醇摄入量不宜超过300mg。

（4）蛋白质

1）针对肾功能正常的糖尿病患者，推荐蛋白质的适宜摄入量占总能量的15%~20%。

2）植物来源蛋白质，尤其是大豆蛋白，相比动物蛋白更有助于降低血脂水平。

3）高蛋白膳食在短期内（3个月内）有助于减轻体重。

4）不建议超重或肥胖人群长期使用高蛋白质膳食。

5）乳清蛋白有助促进胰岛素分泌，改善糖代谢，并在短期内减轻体重。

（5）维生素及微量元素

1）尚无明确证据表明，无维生素缺乏的糖尿病患者大量补充维生素会产生代谢益处，不推荐此类患者常规大剂量补充维生素。

2）维生素D缺乏与糖尿病发生有关，但无证据表明在糖耐量减低（IGT）的患者补充维生素D能预防糖尿病发生。

3）不建议常规大量补充抗氧化维生素，如维生素E、维生素C和胡萝卜素。

4）烟酸不能减少糖尿病发生，但对已确诊糖尿病的患者补充烟酸具有调节血脂、降低血磷等作用。

5）补充B族维生素，可改善糖尿病神经病变。

6）补充300~600mg的α-硫辛酸，可改善神经传导速度及周围神经症状。

7）联合补充维生素C、维生素E、镁、锌可能有助于糖尿病患者的血糖控制，并改善肾小球功能，降低血压；但联合补充维生素C、维生素E并不能降低1型糖尿病孕妇发生先兆子痫的风险。

（6）无机盐及微量元素

1）适量补充微量营养素可提高2型糖尿病患者免疫功能，减少一般感染的发生。

2）限制糖尿病患者食盐摄入量可明显降低血压，其效果接近于单用降压药物。

3）糖尿病患者缺乏钙及维生素D可对血糖产生负面影响，联合补充可有助于改善糖代谢。

4）对于已经有足够硒摄入者若再额外补充，可能会增加2型糖尿病的患病风险。

5）常规补充铬是否有益于糖尿病患者目前尚有争议。有铬缺乏的糖尿病或肥胖症患者，补充铬可能有益。

6）铁摄入过量可能引发或加剧糖尿病及其并发症的发生，但从孕16周开始到分娩补充铁剂并不增加妊娠糖尿病的风险。

7）未得到控制的糖尿病容易发生微量元素缺乏，在某些人群中，如幼儿、老年人、孕妇、严格的素食者和严格限制饮食的肥胖者、糖尿病手术者可能需要补充部分微量元素。

8）膳食摄入足够锌可降低空腹血糖水平。

9）膳食摄入足够镁可有助于预防胰岛素抵抗及2型糖尿病。

（7）二甲双胍与营养素

1）长期应用二甲双胍增加维生素B_{12}缺乏风险，推荐此类患者常规补充维生素B_{12}。

2）长期使用二甲双胍者应定期监测维生素B_{12}浓度，以预防和治疗维生素B_{12}缺乏。

3）维生素B_{12}的推荐量（2.4mg/d）和常规用量（6mg）可能不足以纠正二甲双胍相关维生素B_{12}缺乏，建议增加其摄入。

3. 膳食结构推荐意见

（1）建议糖尿病患者遵循平衡膳食原则，膳食总能量摄入应符合体重管理目标，其中45%~60%来自碳水化合物，25%~35%来自脂肪，15%~20%来自蛋白质。

（2）在保证宏量营养素的供能比适当的前提下，可结合患者的代谢目标和个人喜好制定个体化的膳食结构。

（3）低碳水化合物、限制能量的低脂饮食或地中海饮食在短期内（2年内）可有效减轻体重。若采取低碳水化合物饮食，应定期监测血脂、肾功能和蛋白质摄入量。

（4）限制能量的地中海饮食能降低糖尿病患者心血管疾病的风险。

（5）地中海饮食有助于降低糖尿病的发生风险。

问题7. 转诊指征。

有关2型糖尿病、系统性红斑狼疮、肥胖的转诊指征参见相应章节。

（四）问题处理计划（P）

1. 进一步检查计划

（1）完善血脂、HbA1c、骨密度、营养素检测等检查。

（2）建议营养科就诊，制定膳食处方，保证足够热量摄入及营养素均衡。

（3）定期复查血糖、血脂、肝功能、肾功能、HbA1c、免疫学指标等。重点掌握患者应用调脂治疗后血脂控制是否达标。

2. 治疗计划

（1）营养门诊治疗

膳食原则：平衡膳食，保持理想体重；摄入需要的一切营养素，保证正常的生理功能；兼顾血糖、血脂、血压；兼顾合并疾病；兼顾预防和治疗并发症；兼顾个人饮食爱好和习惯。

患者女性，30岁，身高169cm，体重91.7kg，BMI 32.1kg/m^2，轻度体力劳动，总热量＝65kg×25kcal/kg＝1 625kcal。

碳水化合物摄入量：1 625×55%÷4＝223.4g。

总碳水化合物去牛奶和蔬菜中的碳水化合物：250ml牛奶含碳水化合物9g，500g蔬菜含碳水化合物18g，200g水果含碳水化合物20g，25g豆类含碳水化合物4g，合计51g，由谷物提供碳水化合物223.4−51＝172.4g或按谷类含碳水化合物量为75%，全日提供谷类食物172.4÷0.75＝230g，粗粮、细粮比例为1∶1，优先选择血糖指数低的食物。

脂肪摄入量：1 625×25%÷9＝45g，烹调油占总脂肪一半左右，每日用量为25g。

蛋白质摄入量：1 625×15%÷4＝60g。减去250ml牛奶含蛋白质7.5g，500g蔬菜含蛋白质5g，200g水果含蛋白质1g，230g谷类含蛋白质18g，合计31.5g。应由肉蛋提供蛋白质60−31.5＝28.5g，1个鸡蛋含蛋白质9g，瘦肉类含蛋白质20%左右，即（28.5−9）÷0.20＝97.5g瘦肉。

每日盐的摄入量控制在<6g。每日饮水1 500ml左右。

为减少食物对钙吸收影响，菌类及芹菜的摄入应适量；钙剂应分少量多次分服以利吸收。

（2）药物治疗：诺和灵30R 15U皮下注射，2次/d；二甲双胍0.5g，3次/d；羟氯喹0.2g，2次/d；甲泼尼龙6mg，1次/d；碳酸钙D_3 1 200mg，1次/d；骨化三醇胶丸0.25μg，2次/d。

（3）运动干预：坚持运动治疗，减低体重，尽量达到理想体重，BMI<25kg/m^2，要在餐后0.5~1小时开始运动，运动前要检查鞋袜，并做好防晒措施。

①运动强度：选择适宜的运动强度，即确定适宜的运动中应达到的心率，有条件的最好先作一次运动试验，得到运动试验中最高心率，以最高心率的70%为宜。

②运动持续时间：耐力运动可自10分钟逐步延长到30分钟，运动中间穿插几次休息，每次运动开始时，可以体操、太极拳等作为准备活动，运动最后要有放松活动结束。

③运动频度：一般每日或隔日运动1次，视运动量大小而定；运动量大时，间隔时间宜适当稍长，以避免疲劳的积累；但若间隔时间超过3~4日，则运动效果的蓄积作用将消失，疗效就会降低。因此，运动锻炼应强调循序渐进、持之以恒的康复治疗原则。

④运动方式：常用的方式为快走、慢跑、游泳等。因患者肥胖，为减轻对膝关节的损伤，推荐游泳。患者还可以根据自身爱好选择运动方式。

（4）心理指导：患者为年轻未育妇女，有生育要求，减轻心理压力。动员患者配合医生的治疗，必要时请心理科医生对患者进行情绪疏导。

3. 全科医生建议　完善患者的血脂检查，定期复查免疫学指标调整用药。

【案例提示】

在社区会接诊到较多的糖尿病患者，但是合并有系统性红斑狼疮的比例较少，全科医生对患者的非药物干预有一定掌握，但专业的营养评估及治疗还有欠缺，多种慢性病共病，且治疗措施有冲突时需要医生全面评估。本例患者有糖尿病、系统性红斑狼疮、肥胖，既要保证营养充足，还要平衡肥胖与两种疾病对营养需求的冲突，逐步控制体重减轻糖尿病并发症的风险。通过本病例的管理，要求全科医生遇到多种疾病并存的患者，采用非药物干预时，应全面评估患者的疾病程度、营养状况，进行饮食处方时要遵循平衡原则，逐步调整患者不健康的饮食习惯，实现协调性、连续性照顾，体现全科医疗对患者“以人为本”的全程管理。

第六章　泌尿系统案例

泌尿系统案例

第一节　尿路感染案例

【案例概要】

患者，女性，68岁，已婚，大专学历，退休中学教师。

（一）主观资料（S）

反复尿频、尿急、尿痛1年，加重2日。

患者1年前于劳累后出现尿频、尿急，有时1小时排尿3~5次，每次尿量不多，排尿时伴有尿道烧灼感和疼痛，无肉眼血尿、腰痛及发热。曾至某综合性医院就诊，诊断为“尿路感染”，给予“氧氟沙星”治疗3日，症状缓解后自行停药。5个月前患者劳累后再次出现尿频、尿急、尿痛，伴下腹部不适，患者自行服用“复方磺胺甲噁唑”3日，症状缓解后停药。2日前患者因搬家劳累后再次出现上述症状而来社区卫生服务中心就诊。本次发病以来患者饮食可，大便正常，因该症状反复发作，影响日常生活，情绪焦虑、睡眠差。2型糖尿病病史3年，口服“二甲双胍片250mg，3次/d”，FBG 9~10mmol/L，2小时PBG 11~12mmol/L，HbA1c 9%左右；否认高血压、冠心病、血脂异常病史；否认结核病及慢性肾脏病史；46岁绝经；育有1子1女，子女体健；父母均逝（死因不详），母亲患有糖尿病；患者饮食偏咸，食盐量10g/d，主食300g/d，油脂36g/d，肉蛋类约100g/d，喜好油炸食物，不喜甜食，烹饪方法以炒为主；无烟酒嗜好；平素饮食规律，不喜运动；家庭经济收入稳定，夫妻关系和睦。

问题1. 根据现有资料，考虑可能的问题是什么？为什么？

考虑复杂性尿路感染可能。

复杂性尿路感染（urinary tract infection，UTI）是指尿路感染伴有增加获得感染或治疗失败风险的疾病。诊断复杂性尿路感染有两条标准：尿培养阳性和表6-1所列1条或1条以上的因素（2019版《中国泌尿外科疾病诊断治疗指南》）。

表6-1　复杂性尿路感染潜在诱发因素

留置导尿管，支架管，或间歇性膀胱导尿
残余尿＞100ml
任何原因引起的梗阻性尿路疾病，如膀胱出口梗阻、神经源性膀胱、结石和肿瘤
膀胱输尿管反流或其他功能异常
尿流改道

续表

化疗或放疗损伤尿路上皮
围手术期和术后尿路感染
肾功能不全、肾移植、糖尿病、免疫缺陷

复杂性尿路感染的危险因素分为可控因素和不可控因素两类。

不可控因素：①性别，女性好发；②年龄，育龄期女性和老年女性为高发人；③妊娠，2%~8%妊娠妇女可发生尿路感染；④泌尿系统结构异常，肾发育不良、肾盂及输尿管畸形、移植肾、多囊肾；⑤神经源性膀胱，支配膀胱的神经功能出现障碍，如脊髓损伤、糖尿病、多发性硬化等疾病引起。

可控因素：①尿路梗阻，如膀胱出口梗阻、结石和肿瘤等；②医源性操作，导尿或留置导尿管、膀胱镜和输尿管镜检查、逆行性尿路造影等；③机体免疫力低下，如长期使用免疫抑制剂、糖尿病、长期卧床、严重的慢性病和艾滋病等；④个人行为，如应用避孕药进行节育、性生活后未及时排尿、穿紧身内裤、排便后的卫生习惯差、使用公共盆浴及劳累、饮水少、憋尿行为、月经期卫生情况差等，易诱发尿路感染。

本例患者为老年女性，有尿频、尿急、尿痛等典型的尿路感染症状，既往有多次尿路感染的病史。患者有明确的糖尿病史，血糖控制不佳。根据症状、病史及合并疾病考虑复杂性尿路感染可能。

问题2. 有没有绝对不能忽视的问题？

该患者既往经验性抗生素治疗后尿路感染可缓解，但仍有反复发作，应关注诱发因素的控制及治疗方案是否规范：患者有糖尿病这一明确的潜在诱发因素，但未予重视，血糖长期控制未达标，应关注血糖水平，积极降糖治疗；患者应根据药敏试验选择敏感的抗生素，抗菌疗程应足够。

问题3. 接下来需要做哪些检查？

首先要进行体格检查，重点关注有无上尿路感染体征（肋脊角叩痛）等情况。另外，要进行以下辅助检查：

1. 用药前完善中段尿细菌培养及药敏试验等检查。

2. 完善尿常规、尿A/C、血糖、糖化血红蛋白、肝肾功能、血脂等化验，了解血糖控制情况及肝肾功能有无异常。

3. 完善腹部超声检查，了解有无尿路畸形、尿路结石等。

4. 必要时行静脉肾盂造影或CT尿路造影（CTU）检查，以与肾盂肾炎、肾结核、感染性尿道综合征鉴别诊断，并排除尿路结石、肾积水、尿路畸形等特殊情况。

患者留取中段尿后，药敏试验结果出来之前，予经验性抗感染治疗：左氧氟沙星0.5g，每日1次；三金片3片，每日3次；观察疗效。

（二）客观资料（O）

1. 体格检查　体温36.3℃，脉搏78次/min，呼吸18次/min，血压128/68mmHg，身高158cm，

体重56kg，BMI 22.4kg/m²，腹围76.3cm；神志清楚，发育正常，体型匀称，查体合作；咽部无充血，扁桃体无肿大，双肺呼吸音清，未闻及干、湿啰音；心率78次/min，律齐，各瓣膜听诊区未闻及病理性杂音；腹平软，未见胃肠型及肠蠕动波，耻骨上轻压痛，无反跳痛，肝脾肋下未及，墨菲征（-）；肋脊角无叩击痛，双下肢无水肿，双侧足背动脉搏动正常。

2. 辅助检查

血常规：RBC 4.93×10^{12}/L，WBC 8.6×10^{9}/L，NE% 75%，LY% 25%；血糖：FBG 9.2mmol/L，HbA1c 8.6%；肝功能：ALT 28U/L，AST 34U/L；肾功能：BUN 4.7mmol/L，Cr 76μmol/L，UA 375μmol/L；血脂：TC 5.14mmol/L，TG 1.92mmol/L，HDL-C 3.04mmol/L，LDL-C 1.02mmol/L；尿常规：WBC 15~25个/HP，RBC 8~10个/HP，PRO（-），SG 1.012；尿A/C 23mg/g。

超声检查：双肾、输尿管、膀胱未见异常。

转诊到上级医院完成的中段尿细菌培养及药敏试验显示：大肠埃希菌≥10^5/ml，对喹诺酮类、氨苄西林耐药，对头孢呋辛酯敏感。

问题4. 目前诊断是什么？依据是什么？

目前诊断：复杂性尿路感染。

依据2019版《中国泌尿外科疾病诊断治疗指南》，诊断复杂性尿路感染有2条标准：尿培养阳性和1条或1条以上的潜在诱发因素。本例患者为老年女性，有尿频、尿急、尿痛等典型的尿路感染症状，中段尿细菌培养示大肠埃希菌（+），同时合并糖尿病这一诱发因素，且血糖控制不佳，符合复杂性尿路感染的诊断。

问题5. 疾病严重程度。

尿路感染是常见的疾病，占社区感染的第2位。本例患者病情并不严重，虽然合并糖尿病，但尚无肾功能异常，无尿脓毒症等严重并发症，只要遵从医嘱规范治疗，积极控制好血糖，并且采取一定的预防措施，是完全可以治愈的。

问题6. 需要和哪些疾病鉴别？

复杂性尿路感染需与急性肾盂肾炎、肾结核、膀胱过度活动症、尿道综合征等鉴别。

1. 急性肾盂肾炎　该病除尿频、尿急、尿痛等膀胱刺激症状外，多有腰部不适，并常伴有寒战、发热、头痛、恶心、呕吐、食欲下降等全身症状；体格检查可有肋脊角及输尿管点压痛；化验可见白细胞升高、红细胞沉降率增快等；该患者仅表现为下尿路感染症状等，故不支持该诊断。

2. 肾结核　早期无明显症状，病情进展可出现尿频、尿急、尿痛等典型临床表现；除此之外可有血尿、脓尿、患侧腰痛、盗汗、乏力等症状；病原菌主要来源于肺结核。该患者无结核病史，无明显血尿、脓尿及全身症状，暂不考虑。

3. 膀胱过度活动症　以尿急症状为特征的综合征，常伴有尿频和夜尿症状，可伴或不伴急迫性尿失禁，尿动力学上可表现为逼尿肌过度活动，也可为其他形式的尿道——膀胱功能障碍。根据病史和尿培养结果，可排除。

4. 尿道综合征　是指有下尿路刺激症状，但无明显膀胱尿道器质性病变及菌尿的一组症状群。诊断是排除法，只有排除了其他可以导致尿路刺激征的疾病后才能确诊。该患者尿培养示大肠埃希菌（+），存在细菌感染因素，故可排除。

（三）问题评估（A）

1. 目前诊断　复杂性尿路感染；2型糖尿病；高甘油三酯血症。

2. 目前存在的健康问题

（1）老年女性，有尿路感染病史，用药不规范；合并糖尿病且用药依从性差，血糖控制不达标，目前无肾功能异常。

（2）存在不良生活习惯：饮食偏咸，食盐量、食油量过多，喜好油炸食物，缺乏规律运动。

（3）疾病造成的身体不适使患者有焦虑不安情绪。

3. 并发症或其他临床情况　尿路感染反复发作，可能会出现肾盂肾炎、膀胱结石、肾功能损、肾脏周围脓肿、脓毒血症等并发症或临床情况。患者目前暂未发现以上并发症或其他临床情况。

4. 患者依从性和家庭可利用的资源　与患者沟通顺利，可充分理解谈话内容；患者经济收入稳定，家庭支持力度可，无其他生活压力。

问题7. 针对该疾病目前的治疗方法。

1. 一般治疗　包括对症治疗、生活方式的调整等。多饮水，勤排尿，不憋尿；避免劳累、熬夜；规律有氧运动，提高身体抵抗力；注意会阴部清洁卫生；保持愉快的心情；与性生活有关的尿路感染，应于性交后立即排尿，并口服一次常用量抗生素。

2. 抗菌药物治疗　抗菌药物治疗是尿路感染的主要治疗方式，推荐根据药敏试验选择用药。

3. 中药治疗　采用滋阴清热、利湿通淋、健脾利湿的方法。针灸治疗也可以减少尿路感染的复发。

4. 手术治疗　在适当时机针对感染病灶或引起感染的病因实施相应的手术治疗。

5. 祛除慢性感染因素　积极治疗慢性结肠炎、慢性妇科疾病、糖尿病、慢性肾脏病、高血压等易发生尿路感染疾病，是预防复发的重要措施。

6. 治疗后的随访　复杂性尿路感染含有耐药细菌的可能性较大是本病的一个特点，这也是复杂性尿路感染患者易于复发的原因之一。如果泌尿系统解剖功能异常或潜在性疾病不能得到纠正，则尿路感染必然复发。为此必须在治疗结束的前后行细菌培养和药敏试验。治疗后的长期管理随访对于预防复杂性尿路感染复发非常重要。

问题8. 转诊指征。

1. 有相关症状和体征但不能明确诊断者及时转诊。

2. 需要上级医院制定治疗方案者及时转诊。

3. 因设备原因无法进行检查者及时转诊。

4. 如随访过程中出现严重并发症者应及时转诊。

患者尿路感染反复发作且合并2型糖尿病，故建议患者至上级医院泌尿专科就诊，行中段尿培养及药敏试验，并根据药敏试验结果及时调整用药。

（四）问题处理计划（P）

1. 进一步检查计划　患者诊断明确，可暂不进行其他检查。

2. 治疗计划

（1）非药物治疗

①合理饮食：患者为正常体重的轻体力劳动者，建议每日饮食总热量控制在1 431kcal左右，需要的食物份数约为16份，按早餐：中餐：晚餐=3:4:3比例分配。每餐有主食、蛋白质、蔬菜，两餐间可加少量水果。建议选用炖、清蒸、烩、凉拌、煮、氽、煲等烹饪方法，选用橄榄油、山茶油作为烹调用油。食盐量6g/d以下，油脂量25~30g/d。

②急性期一般治疗：多休息，适量饮水，每日饮水量约2.5L，勤排尿，可予膀胱区热敷、热水坐浴等减轻膀胱刺激症状。

③非急性期运动指导：建议以规律适宜的有氧运动为主，每周至少运动3日，每次20~60分钟，可选择快走、游泳等运动方式，运动时携带适量食物，有低血糖反应（如头昏、出冷汗、饥饿感）时服用。

④心理指导：给患者和家属进行尿路感染、糖尿病相关的健康教育，让其了解该病相关情况，减轻心理压力，积极配合治疗、参与疾病管理。

⑤纳入社区糖尿病慢性病管理，定期随访。

⑥调整饮食2周后复查血脂。

（2）药物治疗

①根据药敏试验调整抗生素：头孢呋辛酯片0.125g，2次/d，口服；三金片3片，3次/d，口服；患者有尿痛及烧灼感，加用碳酸氢钠片1.0g，3次/d，口服，至症状消失。观察疗效。

②控制血糖：为提高用药依从性，将二甲双胍片改为二甲双胍缓释片1.0g，2次/d，口服，患者无胃肠道不适等副作用。定期监测血糖。

3. 全科医生建议　考虑患者为老年女性合并糖尿病，且有尿路感染反复发作史，抗生素治疗应完成1周治疗疗程。停药1周和1个月后转至上级医院行中段尿细菌培养。

4. 随访　社区随访尿常规、尿A/C，监测血糖、糖化血红蛋白，半年后复查肝肾功能、血脂、腹部超声等。

【案例提示】

老年女性尿路感染常合并如糖尿病等易感因素，但有时这些易感因素在接诊过程中常会被医生所忽视，只是简单地以单纯性尿路感染处理，予“3日疗法”经验性抗感染治疗，也不进行中段尿培养及药敏试验，导致治疗疗程不足，病情反复，严重者还可造成细菌耐药。或医生虽然考虑了复杂性尿路感染，但在积极治疗尿路感染的时候，却忽视了对血糖的控制，同样也可导致尿路感染治疗效果不佳。此例患者为合并糖尿病的老年女性，有尿路感染病史，全科医生根据病情动员患者及时转诊至上级医院泌尿专科行中段尿培养及药敏试验，根据药敏试验结果及时调整用药，避免了可能出现的抗生素耐药问题。在此例尿路感染的治疗过程中，全科医生同时重视对血糖的控制，及时调整糖尿病用药，并将患者纳入慢性病规范化管理，定期随访，取得了满意的效果。在后期的随访过程中，全科医生应告知患者如何采集和留取尿液标本及对尿路感染症状的识别等知识，对需要长期治疗和随访者，还应做好相关解释工作和确定具体随访时间。

第二节 肾炎案例

【案例概要】

患者，男性，31岁，已婚，本科学历，公司职员。

（一）主观资料（S）

面部及双下肢水肿2周。

患者2周前劳累后出现面部水肿，以两上眼睑为主，晨起明显，并出现双下肢水肿，有泡沫尿；略感腰酸不适，尿色变深，未见肉眼血尿，尿量略减少，每日尿量约500ml，伴有轻度恶心、头痛而来社区卫生服务中心就诊。发病来无尿频、尿急、尿痛，无咳嗽、咳痰和腹痛、腹泻、关节痛等。患者1个月前受凉后曾出现咽痛，伴发热，当时未予重视，自服“克感敏”后症状好转。患者有慢性咽炎，慢性扁桃体炎史。长期自行间断服用抗生素治疗。发病以来，患者睡眠欠佳，胃纳略差，大便正常，体重增加约3kg；自测血压155/95mmHg，未服用降压药物；因症状持续加重，身体不适，患者的工作和生活受到一定影响，对病情也颇感担忧。

平素体健，否认高血压、糖尿病病史；父母健在，已婚未育，否认家族遗传性疾病史；每日食盐量约9g、主食约300g、油脂约30g、肉蛋类约200g；平日缺乏运动，无烟酒嗜好；家庭经济收入稳定，夫妻关系和睦。

问题1. 根据现有资料，考虑可能的问题是什么？为什么？

考虑急性肾小球肾炎可能。

急性肾小球肾炎是以急性肾炎综合征为主要临床表现的一组疾病，多见于儿童，男性多于女性，多见于链球菌感染后，呼吸道感染者的潜伏期较皮肤感染者短。本病起病较急，典型表现为晨起眼睑水肿及双下肢轻度凹陷性水肿。

本例患者为年轻男性，发病前有上呼吸道感染史，劳累后出现面部水肿，有泡沫尿、高血压，考虑急性肾小球肾炎可能。

问题2. 有没有绝对不能忽视的问题？

该患者双下肢水肿，要除外急性心力衰竭的可能。急性心力衰竭患者有夜间阵发性呼吸困难、心动过速、颈静脉扩张等表现。该患者无心血管病史，无上述相关症状，可除外急性心力衰竭的可能。

问题3. 接下来需要做哪些检查？

首先要进行体格检查，重点关注肾脏及相关症状体格检查情况。另外，要进行以下辅助检查：

1. 常规检查 进行血常规、尿常规、肝肾功能、血电解质、血糖等检查。

2. 相关肾脏指标检查 肾小球滤过率测定，24小时尿蛋白定量，血清补体C3、C4及CH50、ASO、ANA，免疫球蛋白、乙、丙型肝炎抗原抗体指标检测等。

3. 肾脏超声检查 了解肾脏大小，排除肾脏器质性病变。

（二）客观资料（O）

1. 体格检查 体温36.7℃，脉搏88次/min，呼吸20次/min，血压160/90mmHg，身高176cm，体重70kg，腰围80cm，BMI 22.6kg/m^2；发育正常，营养中等，体型适中，自主体位，神清语利；轻度贫血貌，浅表淋巴结未及肿大；眼睑水肿，巩膜无黄染，咽无明显充血，双侧扁桃体不大；双肺呼吸音清，未闻及干、湿啰音；叩诊心界不大，心音有力，心率88次/min，律齐，未闻及杂音；腹壁膨隆，腹软，无压痛及反跳痛，肝脾未触及；双肾区叩击痛（－），腹水征（－），双下肢脚踝处凹陷性水肿。

2. 实验室及辅助检查

血常规：RBC 3.3×10^{12}/L，WBC 8.6×10^9/L，Hb 101g/L；尿常规：PRO（++），RBC 30~50个/HP，WBC 0~3个/HP；血生化检查：BUN 6.3μmol/L，Cr 94μmol/L，UA 234μmol/L，ALB 32g/L，TC 4.34mmol/L，TG 1.62mmol/L，HDL-C 1.26mmol/L，LDL-C 2.71mmol/L，K^+ 3.5mmol/L，Na^+ 150.8mmol/L，Cl^- 97.8mmol/L，Ca^{2+} 2.6mmol/L，FBG 5.5mmol/L，HbA1c 5.3%；肝功能：ALT 45U/L，AST 36U/L，GGT 31U/L，TP 55.6g/L，ALB 38.8g/L，GLB 23.5g/L；ASO滴度>200U。

肾脏超声：左、右肾长径102mm、98mm，无明显肾皮质回声增强等。

问题4. 目前诊断是什么？依据是什么？

目前诊断：急性肾小球肾炎。

该患者上呼吸道感染后出现血尿、蛋白尿、水肿和高血压，面部水肿以两上眼睑为主，晨起明显，伴双下肢水肿；结合临床表现及实验室检查，考虑为急性肾小球肾炎。

问题5. 疾病严重程度。

急性肾小球肾炎经过对症治疗1~2周后，病情逐渐好转。该疾病预后良好，无后遗症。

问题6. 需要和哪些疾病鉴别？

1. 系膜增生性肾小球肾炎（IgA肾病和非IgA系膜增生性肾小球肾炎） 本病潜伏期较短，多于前驱感染后1~2日内出现血尿等急性肾炎综合征症状，患者血清C3多正常，结合肾活检可明确。

2. 膜增生性肾小球肾炎（又称系膜毛细血管性肾小球肾炎） 本病临床表现类似急性肾炎综合征，病变持续，无自愈倾向，50%~70%有持续性低补体血症。

3. 急进性肾小球肾炎 本病临床症状常较重，常出现少尿或无尿，肾功能持续性进行性下降；必要时可做肾活检以明确诊断。

4. 全身性疾病肾脏损害　如SLE、过敏性紫癜、系统性血管炎等均可引起肾脏损害，类似急性肾炎综合征；狼疮肾炎常伴有关节痛、光过敏、口腔溃疡及其他系统病变；过敏性紫癜性肾炎有皮肤紫癜，可伴有腹痛、黑便、关节痛症状。

该患者无上述病史，基本可除外其他疾病可能。

（三）问题评估（A）

1. 目前诊断　急性肾小球肾炎；轻度贫血

2. 目前存在的健康问题

（1）危险因素：年轻男性，高盐饮食，缺乏运动；血压高于正常值，否认高血压史。

（2）目前有血压控制不佳，有蛋白尿、血尿，并有体液潴留，出现水肿，要积极控制病情发生发展，促使疾病转归，避免肾功能受损。

（3）患者有慢性咽炎，慢性扁桃体炎史。长期自行间断服用抗生素治疗。

3. 并发症或其他临床情况　患者如出现进行性尿量减少伴肾功能恶化，病程超过2个月而无好转的趋势，必要时行肾穿刺检查，排除急进性肾小球肾炎。

4. 患者依从性和家庭可利用的资源　患者经济收入稳定，文化水平较高，能够充分理解全科医生的治疗方案和指导建议，依从性好；患者家庭和睦，家庭支持度较高。

问题7. 针对该疾病目前的治疗方法。

1. 一般治疗　包括避免劳累、祛除感染等诱因；避免接触肾毒性药物或毒物；采取健康的生活方式（如戒烟、适量运动等）及合理的饮食等。肾功能正常者不需要限制蛋白质入量，但氮质血症时应限制蛋白质摄入，并以优质动物蛋白为主；伴有高血压及高脂血症者，需限制膳食中饱和脂肪酸与胆固醇的含量。

2. 药物治疗　以休息及对症治疗为主，给予利尿、降压等治疗。如有感染灶，还需进行抗感染治疗。

3. 康复疗法　临床症状好转后可以逐步增加活动量，锻炼身体预防感冒，预防呼吸道及尿路感染。规律性的有氧运动可以促进机体的代谢循环，使得机体内酸性物质的排除，减轻症状和促进康复。包括：①按摩腰眼；②扭腰转身；③仰卧摆腰；④俯卧摆腰；⑤桥式支撑；⑥轻拍腰腹。

问题8. 转诊指征。

初诊转诊指征：

（1）有相关症状和体征但不能明确诊断者及时转诊。

（2）需要上级医院制定治疗方案者及时转诊。

（3）出现并发症需进一步肾穿刺者及时转诊。

患者诊断基本明确，考虑患者心理负担较重，可转诊到上级医院进一步完善血清补体等相关检查，明确诊断。

（四）问题处理计划（P）

1. 诊断计划

（1）转诊治疗：该患者急性肾小球肾炎，病情需要转诊至上级医院进一步完善检查，综合评估，患者情绪也较为焦虑，首先考虑转诊治疗。

（2）完善检查：肾小球滤过率测定，24小时尿蛋白定量、血清补体C3、C4及CH50，ASO、ANA、免疫球蛋白、乙型和丙型肝炎抗原抗体指标检测等。

（3）因患者对病情较为担忧，可与患者做好充分沟通及预后分析工作，建议患者到上级医院肾内科专科就诊，有助于减轻患者心理压力。

（4）随访肝肾功能、血清补体、尿常规等指标，了解病情控制情况。

2. 治疗计划

（1）转诊治疗：转诊至上级医院，进一步完善相关实验室检查，该患者在上级医院确诊“急性肾小球肾炎”，在上级医院住院治疗。

非药物治疗：①急性期应卧床休息，待症状好转、水肿消退、血压恢复正常后逐步增加活动量；②饮食，急性期应予低盐饮食，每日3g以下，患者血肌酐值正常上限，蛋白质入量尚不需特殊限制，注意优质动物蛋白为主；③心理指导，做好病情沟通与预后分析，给予心理疏导，减轻患者心理压力，放松心情，鼓励患者积极主动配合治疗。

药物治疗：本病为自限性疾病，以休息及对症治疗为主，不宜使用糖皮质激素及细胞毒性药物。①利尿消肿：氢氯噻嗪25mg，每日2次口服；螺内酯20mg，每日2次口服；②降血压：如经休息、低盐饮食和利尿后血压控制仍不满意，可加用降压药物，如贝那普利10mg，每日2次口服；③清除感染灶：存在感染灶时应给予规范连续性抗生素治疗；经常反复发生炎症的慢性感染灶如扁桃体炎、龋齿等应予以清除，但须在肾炎基本恢复后进行；④中药扶正祛邪、导水下行，肾炎康复片5片，每日3次口服。

（2）定期随访：出院应定期测量血压，观察肾功能各项指标，注意水、盐、酸碱平衡情况。在无水肿时尽量多饮水，使尿量达到2 000ml/d为宜。

【案例提示】

在社区全科门诊中会遇到以“水肿”为主诉就诊的患者，全科医生对此类患者应仔细询问病史，包括相关症状及诱因，了解患者疾病发展的进程，详细了解患者用药情况，完善相关必要检查，作出初步系统的评估。此例患者水肿2周，为明确诊断转上级医院肾内科专科住院检查，规范治疗。病情稳定后转回社区随访及后续康复治疗。社区治疗重点是进行相关健康教育，指导患者建立合理的膳食模式，限制水和盐的摄入量；对具体用药情况进行个体化指导，向患者及家属介绍所用药物的疗效、副作用及注意事项等；叮嘱患者定期复查尿常规及尿标本留置注意事项等，并根据随访情况作出评估及处理。对疗效欠佳者或迁延不愈者可以采用中医中药治疗，根据不同的证型采取不同的方法进行辨证施治。如为慢性肾炎须告知患者及家属病情容易反复及需要长期治疗，并应纳入社区慢性病规范管理，从而实现协调性、连续性的照顾和全程管理。

第三节 肾病综合征案例

【案例概要】

患者，男性，65岁，已婚，初中学历，退休工人。

（一）主观资料（S）

间歇性腰酸伴双下肢水肿7年，加重1个月。

患者7年前无明显诱因出现腰酸、乏力，晨起颜面部水肿，并逐渐出现双下肢水肿。病程中无发热、尿频、尿急、尿痛，无肉眼血尿，无关节疼痛，无皮疹，无腹痛、腹泻，当时前往某三级医院住院治疗。查24小时尿蛋白5.01g，血白蛋白23g/L，肾穿刺活检病理报告“膜性肾病Ⅱ期”，诊断为“肾病综合征（膜性肾病Ⅱ期）”。在该院予醋酸泼尼松片60mg/d连续口服12周，复查24小时尿蛋白降至3.0g，开始逐渐减量至30mg/d，同时联合环磷酰胺（CTX）1.0g/月，静脉滴注，累积剂量7.0g。患者病情缓解，长期在肾病门诊随访。1个月前，患者无明显诱因再次出现双下肢水肿，查24小时尿蛋白4.6g，目前口服“黄葵胶囊、百令片”治疗。患者自发病以来，食欲一般，小便泡沫多，大便正常，近期体重无明显减轻，因忧虑疾病睡眠不佳。

否认高血压、糖尿病、冠心病、脑梗死病史；否认肝炎、结核、伤寒等传染病病史；生活习惯：每日食盐量9g、主食200g、油脂35g、肉蛋类约200g、蔬菜类约200g；每周运动<3次；否认吸烟饮酒史；父亲有高血压史。育有1子，已独立生活，家庭经济收入稳定，家庭关系和睦。

问题1. 根据现有资料，考虑可能的问题是什么？为什么？

考虑肾病综合征（膜性肾病Ⅱ期）

肾病综合征（nephrotic syndrome）是一组以尿蛋白大于3.5g/d、血白蛋白低于30g/L、水肿、血脂升高为特征的临床综合征。传统上分为原发性及继发性两类。原发性是指原发于肾小球病变引起，继发性是指继发于全身性疾病引起。常见的有系统性红斑狼疮肾炎、糖尿病肾病、骨髓瘤性肾病、过敏性紫癜性肾炎、药物或毒物导致的肾病等。肾病综合征可表现为多种病理类型，微小病变性肾病、局灶节段性肾小球硬化、膜性肾病、系膜增生性肾小球肾炎、膜增生性肾小球肾炎。肾病综合征需长期治疗，患者容易产生焦虑抑郁情绪。

肾病综合征危险因素包括不可控因素和可控因素。不可控因素：①年龄，膜性肾病发病年龄多见于40岁以上；②性别，多见于男性，发病率男女比例约为2∶1；③家族史，高血压家族史是疾病进展的危险因素。可控因素：①血脂异常，LDL-C是导致包括肾动脉在内全身动脉粥样硬化的危险因素，而肾动脉的粥样硬化与终末期肾脏疾病进展密切相关；②蛋白尿及肾功能，膜性肾病自发缓解和疾病进展的可能性取决于发病后年龄、性别、蛋白尿程度及肾功能情况。

本例患者危险因素有40岁以上，男性，有蛋白尿、血脂异常及高血压家族史，为恶化进展低风险患者。

问题2. 有没有绝对不能忽视的问题？

该患者病程较长，要关注是否有感染、血栓及栓塞、急性肾损伤、蛋白质及脂肪代谢紊乱等并发症的发生。

问题3. 接下来需要做哪些检查？

首先要进行体格检查，重点查水肿、血压情况。另外，要进行以下辅助检查：

血常规、尿常规、电解质、肝功能、肾功能、D-二聚体、抗PLA2R抗体、ANA检测、血清C3和C4补体水平监测以评估病情进展及并发症情况。

（二）客观资料（O）

1. 体格检查　体温36.8℃，脉搏74次/min，呼吸18次/min，血压130/80mmHg，腰围85cm，BMI 23.39kg/m^2，发育正常，营养中等，体型中等，自主体位，神清语利，查体合作；浅表淋巴结未及肿大，巩膜无黄染；双肺呼吸音清，未闻及干、湿啰音；心界叩诊不大，心音有力，心率74次/min，律齐，未闻及杂音；腹壁膨隆，腹软，无压痛及反跳痛，移动性浊音（-），肝脾未触及；双下肢轻度水肿。

2. 辅助检查

血常规：RBC 4.25×10^{12}/L，WBC 6.3×10^9/L，Hb 124g/L，PLT 208×10^9/L，LY% 20.1%、NE% 73.4%，CRP 8mg/L；尿常规：SG 1.010，pH 6.0，KET（-），PRO（++），WBC 0~2个/HP；

肝功能：TP 67.5g/L，TA 28g/L，TG 32.3g/L，A/G 1.0~1.5，CB 1.8μmol/L，TBIL 8.4μmol/L，ALT 32U/L，AST 30U/L，LDH 144U/L，γ-GT 40U/L，CK 26U/L，ChE 259U/L，BA 1.1μmol/L，PAB 300mg/L，ALP 115U/L；肾功能：BUN 4.3mmol/L，Cr 78μmol/L，UA 256μmol/L；FBG 5.6mmol/L；血脂：TC 5.62mmol/L，TG 1.05mmol/L，HDL-C 1.29mmol/L，LDL-C 4.08mmol/L；24小时尿蛋白定量4.6g/24h；抗PLA2R抗体阳性，ANA（-）。

问题4. 目前诊断是什么？依据是什么？

目前诊断：肾病综合征（膜性肾病Ⅱ期）。

肾病综合征可由多种病因引起致肾小球基膜通透性增加，表现为大量蛋白尿、低蛋白血症、高度水肿、高脂血症的一组临床综合征。参照肾病综合征的定义，该患者表现为反复双下肢水肿，结合实验室检查结果提示：TA 28g/L↓，24小时尿蛋白定量4.6g/24h↑，LDL-C 4.08mmol/L↑，肾穿刺活检病理报告："膜性肾病（Ⅱ期）"，符合肾病综合征（膜性肾病Ⅱ期）诊断。

问题5. 疾病严重程度。

肾病综合征预后的个体差异很大。早期膜性肾病有较高的治疗缓解率，晚期虽难以达到治疗缓解，但病情多数进展缓慢，发生肾衰竭较晚。肾病综合征、原发性膜性肾病患者评估一般会结合临床及免疫学参数（表6-2）。

该患者肾小球滤过率正常，24小时尿蛋白4.6g/d，属于疾病进展中危患者。

表6-2 原发性膜性肾病患者基于临床及免疫学参数的评估方法

分类	特征（存在以下2种或2种以上）
高危	估算肾小球滤过率（eGFR）在观察期内至少下降25%且其他原因无法解释；观察期结束时尿蛋白 >8g/d，或持续存在肾病综合征；若患者抗PLA2R抗体阳性，则应多次检测PLA2R抗体滴度高且不下降，或即将增加至≥150RU/ml
中危	3~6个月内的eGFR正常或保持稳定；观察期结束时年度持续介于4~8g/d；若患者抗PLA2R抗体阳性，则应多次检测PLA2R抗体滴度高且不下降，或即将增加至 <150RU/ml，且在6个月内保持稳定或增幅 <25%
低危	3~6个月内的eGFR正常或保持稳定；观察期结束时年度持续 <4g/d；若患者抗PLA2R抗体阳性，则应多次检测PLA2R抗体滴度高且不下降，或即将增加至 <150RU/ml，或在3~6个月内降幅≥25%

问题6. 需要和哪些疾病鉴别?

1. 系统性红斑狼疮肾炎　好发于中年女性及青少年，常有发热，蝶形红斑及光过敏、口腔黏膜溃疡、多发性浆膜炎等表现，依据多系统受损的临床表现和免疫学检查可检出多种自身抗体，血清免疫学检查有助于鉴别。该患者无多系统受损的临床表现，血清免疫学检查阴性，故排除该诊断。

2. 乙型肝炎病毒相关性肾炎　多见于儿童及青少年，临床主要表现为蛋白尿或肾病综合征，常见病理类型为膜性肾病。鉴别诊断可依据：①血清HBV抗原阳性；②患肾小球肾炎，并且排除继发性肾小球肾炎；③肾活检切片找到HBV抗原。该患者肾脏活检病理未检测出HBV抗原，故排除该诊断。

3. 肾淀粉样变性病　好发于中老年，肾淀粉样变性是全身多器官受累的一部分。原发性淀粉样变性主要累及心、肾、消化道、皮肤和神经；继发性淀粉样变性常继发于慢性化脓性感染、结核、恶性肿瘤等疾病，主要累及肾脏、肝和脾等器官。肾受累时体积增大，常呈NS。该患者肾脏活检病理与该病不符，故排除该诊断。

4. 骨髓瘤性肾病　好发于中老年，男性多见，患者可有多发性骨髓瘤的特征性临床表现，如骨痛、血清单株球蛋白增高，蛋白电泳M带及尿本周蛋白阳性，骨髓象显示浆细胞异常增生（占有核细胞的15%以上），并伴有质的改变。多发性骨髓瘤累及肾小球时可出现肾病综合征。该患者无上述骨髓瘤特征性表现，故排除该诊断。

（三）问题评估（A）

1. 目前诊断　肾病综合征（膜性肾病Ⅱ期）。

2. 目前存在的健康问题

（1）疾病进展的危险因素：年龄、男性、具有高血压家族史、吸烟、高脂血症、蛋白尿。

（2）目前患者24小时尿蛋白量4.6g，血脂代谢紊乱，处于肾病综合征、膜性肾病治疗后临床部分缓解复发状态。

（3）目前要积极控制尿蛋白，保护肾功能，减少并发症，延缓疾病发生发展；避免感染、血栓及栓塞、急性肾损伤、蛋白质及脂肪代谢紊乱。

3. 并发症或其他临床情况　肾病综合征可出现蛋白质营养不良、低血容量、感染、血栓及栓塞、急性肾损伤等并发症或临床情况的发生。该患者目前暂未发现上述并发症或临床情况。

4. 患者依从性和家庭可利用的资源　患者经济收入稳定，但文化水平较低，对疾病缺乏认识，过分焦虑，勉强能够遵从医护人员的指导，定期随诊，依从性一般。但患者家庭和睦，家庭支持度较高。

问题7. 针对该疾病目前的治疗方法。

1. 一般治疗

蛋白尿：在缺乏针对基础疾病的特异治疗时，应尽可能采取措施降低肾小球内压，减少蛋白排泄，延缓疾病进展，可应用血管紧张素转换酶抑制剂（ACEI）或血管紧张素Ⅱ受体阻滞剂（ARB）治疗。

水肿：大多数患者的外周水肿和腹水由原发性肾脏钠潴留所致，因此应限制膳食钠的摄入（2g/d）和使用利尿剂。

高脂血症：改善饮食通常获益很少，多数患者需使用他汀类药物。

血液高凝状态：动静脉血栓栓塞在膜性肾病患者中较为常见，如果血栓形成，则通常予以肝素治疗后使用华法林治疗，后续只要患者仍为肾病性血液高凝状态即应持续治疗。

2. 康复治疗　目的是配合药物治疗，改善生活方式及膳食结构，减少复发和避免不良反应，保护肾功能，防止并发症；从而延缓疾病的进展，增加患者对疾病的信心。肾病综合征康复治疗的主要方法是饮食疗法。

3. 限制钠盐摄入　低盐饮食，水肿时应低盐（$<2g/d$）饮食。

4. 蛋白质　对无明显肾功能损害者，蛋白质摄入以1~1.5g/（kg·d）为宜，应以含必需氨基酸的动物蛋白为主。

5. 热量摄入　每日摄入热量要保证充分，每日每千克体重不应少于30~35kcal，足够的热量摄入可减少蛋白质分解。

6. 低脂饮食　宜多吃富含多聚不饱和脂肪酸（如植物油、鱼油）及富含可溶性纤维（如燕麦、米糠及豆类）的饮食。

问题8. 转诊指征。

初诊转诊指征：

（1）有相关症状、体征但不能明确诊断者及时转诊。

（2）需要上级医院制定治疗方案者及时转诊。

（3）肾病综合征患者需要肾脏专科医生评估病情者及时转诊。

（4）因设备原因无法完善检查者及时转诊。

该患者需要进一步治疗，应到上级医院专科进行综合评估，明确下一步治疗方案。

（四）问题处理计划（P）

1. 非药物治疗

（1）休息：大量蛋白尿，水肿明显时应卧床休息；水肿消失、一般情况好转后可起床活动。

（2）限制钠盐摄入，水肿时应低盐（<2g/d）饮食。

（3）蛋白质和热量摄入：高蛋白饮食可导致肾小球高负荷、高滤过而致肾损害；对无明显肾功能损害者，蛋白质摄入以1~1.5g/（kg·d）为宜，应以含必需氨基酸的优质蛋白为主；必要时适当静脉滴注白蛋白，以提高胶体渗透压和循环血容量，增强利尿，减轻水肿；每日摄入热量要保证充分，每日每千克体重不应少于30~35kcal，足够的热量摄入可减少蛋白质分解。

（4）心理指导：肾病综合征患者需长期治疗，需予以心理疏导，减少患者焦虑情绪，使其能积极配合肾病专科的长期治疗及社区全科医生的康复指导。

2. 药物治疗　阿托伐他汀20mg，每晚一次。

3. 全科医生建议　患者转上级医院肾脏专科进一步治疗。

4. 1个月后随访，全科医生应了解患者症状改善情况、服药依从性、不良反应等，告知患者肾病综合征膜性肾病疾病特点：年龄、男性、具有高血压家族史、吸烟、高脂血症、蛋白尿是疾病进展的危险因素，目前要积极控制尿蛋白，保护肾功能，减少并发症，延缓疾病发生发展；避免感染、血栓及栓塞、急性肾损伤、蛋白质及脂肪代谢紊乱等急性并发症。强调坚持长期治疗的必要性。

【案例提示】

在社区全科门诊也会遇到肾病综合征患者，多数全科医生在处理时会仅给予简单中药类护肾、降低尿蛋白治疗，或直接建议患者前往专科医生处就诊。对此类患者，全科医生应在全面了解患者疾病发生发展过程的基础上，给予患者更多的帮助，包括完善相关检查、综合评估病情，将患者转诊至上级医院专科进一步完善相关免疫学检查及肾脏穿刺活检，明确原发或继发及病理类型，行规范化专科治疗。病情稳定后转回社区卫生服务中心行继续药物治疗，随访各项生化指标，康复指导，健康宣教及心理辅导等。此例患者“间歇性腰酸伴双下肢水肿7年，加重1个月”就诊，全科医生接诊后应运用“生物–心理–社会”的现代医学模式来对患者进行诊疗。分析其目前所处的疾病状态，存在的影响疾病进展的危险因素及合并症情况。患者尿蛋白量4.6g/24h，临床处于复发状态，且为疾病进展中危患者，故应转诊至上级医院肾病专科行进一步评估及药物治疗，完全缓解后再转回社区给予康复治疗，防止并发症，预防疾病复发。本病例体现全科医疗不仅针对疾病本身，而是以患者为中心的医疗理念。

第四节　慢性肾脏病案例

【案例概要】

患者，男性，73岁，已婚，初中文化，退休工人。

（一）主观资料（S）

发现肌酐升高5年，水肿半年余，加重2周。

患者5年前体检发现肌酐升高，为212μmol/L，无明显不适，外院肾内科就诊，诊断为“肾功能不全”，建议肾穿刺明确诊断，患者未予接受，予以“金水宝”口服治疗。2年前患者自觉乏力，前往附近三级医院做肾穿刺检查，诊断为IgA肾病，未予特殊治疗。近半年来患者感乏力加重，出现胫前、双足水肿，夜尿增多，有泡沫尿，自觉腹胀，有便秘症状，对症治疗后缓解。2周前复查肾功能：肌酐335.2μmol/L，水肿进行性加重而来社区卫生服务中心就诊。病程中无视物模糊，无肢端麻木，无便秘、腹泻交替，无胸闷、胸痛、心悸等症状。此次发病以来睡眠可，大便如常，夜尿每晚3~4次，尿量无明显改变。运动耐力降低，活动后气短。

既往患者发现血压升高30年，规律服用药物氨氯地平片5mg，每日一次，血压控制不平稳，在180/100mmHg至120/70mmHg左右，近5年血压升高情况加剧，最高230/120mmHg；现予以硝苯地平控释片30mg，1次/d，口服，氯沙坦钾片100mg，1次/d，口服。10年前体检时发现血糖升高，空腹血糖最高12.1mmol/L，无多饮、多食、多尿、体重下降及其他不适，予以格列齐特60mg，1次/d，口服，血糖控制平稳，近期随访空腹血糖均在7.0mmol/L以下。有高脂血症病史5年，服用普伐他汀20mg，1次/d。母亲有高血压；平日饮食较清淡，每日食盐量6g左右，近日腹胀，进食量相对较少；无烟酒嗜好，无食物、药物过敏史，无外伤、手术史，否认其他家族性遗传性疾病史。患者现生活自理，夫妻两人的退休金为家庭经济收入来源，家庭关系和睦，有1女，女儿体健。

问题1. 根据现有资料，考虑可能的问题是什么？为什么？

根据患者5年前发现肌酐升高，2周前肾功能示肌酐335.2μmol/L，考虑患者现在为慢性肾脏病（chronic kidney disease，CKD）。在外院做肾穿刺检查，诊断为IgA肾病，考虑为近年来肌酐显著上升的主要原因。同时根据病史，考虑患者有高血压、2型糖尿病、血脂异常。

问题2. 有没有绝对不能忽视的问题？

该患者血压不平稳，要注意有无心脑血管意外可能。另外，该患者运动耐力降低，活动后气短，需除外心功能不全的情况。

问题3. 接下来需要做哪些检查？

首先要进行体格检查，重点查水肿、血压情况。另外，要进行以下辅助检查：血常规、肝肾功能、电解质、甲状腺功能、钙磷代谢及骨代谢、骨密度、甲状腺、甲状旁腺及肾脏超声等检查。

（二）客观资料（O）

1. 体格检查　体温36.6℃，脉搏80次/min，呼吸20次/min，血压160/96mmHg，身高168cm，体重65kg，BMI 23.03kg/m^2；腰围78cm，腹围85cm；发育正常，营养不良，贫血貌，双眼睑轻度水肿；体型中等，自主体位，神清，反应可，查体合作；浅表淋巴结未及肿大，巩膜无黄染，皮肤无出血点，双侧甲状腺无肿大；双肺呼吸音清，未闻及干、湿啰音；叩诊心界不大，心尖搏动位于左锁骨中线第5肋间外0.5cm，心率80次/min，律齐，各瓣膜听诊区未闻及杂音；腹壁膨隆，腹软，无压痛及反跳痛，肝脾肋下未触及，双肾区叩击痛（-）；双下肢胫前轻度凹陷性水肿，足背动脉未触及。

2. 辅助检查

血常规：RBC 2.50×10^{12}/L，Hb 71g/L，WBC 7.32×10^9/L，NE% 38%，HCT 17.2%，其余（-）；尿常规：PRO（+++），其余（-）；血糖：FBG 6.5mmol/L，HbA1c 6.2%；血脂：TC 4.8mmol/L，LDL-C 2.62mmol/L，TG 1.36mmol/L，HDL-C 1.26mmol/L；肾功能：BUN 30.97mmol/L，Cr335.2μmmol/L；电解质：K^+ 5.35mmol/L，Na^+ 136.1mmol/L，Cl^- 97.8mmol/L，Ca^{2+} 2.18mmol/L，P^{3+} 2.26mmol/L，HCO_3^- 15.5mmol/L；BNP：537.00ng/L。

双肾超声：左肾10.3cm×5.6cm×3.4cm，右肾10.1cm×5.3cm×3.2cm，提示双肾慢性肾脏病。

超声心动：左心房、左心室、右心房增大，左心室壁增厚，主动脉瓣增厚钙化，主动脉瓣微量反流，左心室舒张功能降低。

问题4. 目前诊断是什么？依据是什么？

目前诊断：①慢性肾脏病4期；②肾性贫血；③高血压3级（很高危）；④2型糖尿病；⑤血脂异常；⑥心功能不全2级。

诊断依据：

（1）患者发现肌酐升高5年，乏力2年，水肿半年余，加重2周，根据症状及2周前肾功能：肌酐335.2μmol/L，计算eGFR 16.72ml/（min·1.73m^2），提示慢性肾脏病4期。在外院做肾穿刺检查，诊断为IgA肾病，考虑为近年来肌酐显著上升的主要原因。

（2）患者发现血压升高30年，最高230/120mmHg，根据既往史诊断为高血压3级（很高危）。

（3）患者10年前体检时发现血糖升高，空腹血糖最高12.1mmol/L，根据既往史诊断为2型糖尿病。

（4）患者辅助检查，血常规示血红蛋白71g/L，根据慢性肾脏病病史，诊断为肾性贫血。

（5）根据既往史提示患者有高脂血症。

（6）患者运动耐力降低，活动后气短，根据病史及辅助检查，诊断为心功能不全2级。

问题5. 疾病严重程度。

根据eGFR，慢性肾脏病分为5期。1期：eGFR≥90ml/（min·1.73m^2）；2期：eGFR为60~89ml/（min·1.73m^2）；3期：eGFR为30~59ml/（min·1.73m^2）；4期：eGFR为

15~29ml/(min·1.73m^2)；5期：eGFR<15ml/(min·1.73m^2)或需要透析。该患者为4期。

问题6. 需要和哪些疾病鉴别？

1. 原发性高血压肾损害　即高血压肾病，是指由于原发性高血压导致肾脏结构受损及肾功能障碍。此病进展缓慢，少数逐渐发展为肾衰竭。主要表现为肾小管功能的损伤，患者有多尿，夜尿增多的症状，有微量至轻度的蛋白尿，常有高血压的其他靶器官（心、脑）的并发症。此患者蛋白尿较重，故暂不首先考虑此诊断。

2. 糖尿病肾病　糖尿病肾病是糖尿病引起的最重要的微血管慢性并发症，可出现水肿、蛋白尿、贫血、肾衰竭，但是糖尿病肾脏疾病的临床诊断要除外其他原因引起的肾脏疾病，并且糖尿病肾病一般都伴有糖尿病视网膜病变等并发症，此病例高血压病程相对更长，且无糖尿病视网膜病变，故不考虑糖尿病肾病。

3. 甲减　甲减是由于甲状腺激素合成、分泌或生物效应不足或缺少所致的以甲减为主要特征的疾病，也有水肿、腹胀、贫血等症状，但是此患者体格检查双侧甲状腺无异常，化验甲状腺功能正常，故不予以考虑此诊断。

（三）问题评估（A）

1. 目前诊断　①慢性肾脏病4期；②肾性贫血；③高血压3级（很高危）；④2型糖尿病；⑤血脂异常；⑥心功能不全2级。

2. 目前存在的健康问题

（1）危险因素：老年男性，发现高血压30余年，血压控制不佳，有糖尿病病史。

（2）目前肾功能提示慢性肾脏病4期，可能会出现消化系统的症状、酸中毒、电解质紊乱等情况，应尽快给予规范治疗，积极控制疾病进程，延缓病情发展。

（3）肾性高血压，血压不平稳，应积极控制血压，防止血压异常升高引起的心脑血管意外。

3. 患者依从性和家庭可利用的资源　患者和全科医生比较熟悉，对全科医生的指导建议能够积极配合，依从性较高，但对于疾病的知识了解很少；个人家庭经济主要来源为退休金，勉强可负担医疗费用；女儿体健，且对其病情也很关心，经济上能予以支持，就医方面也能给予及时的帮助。全科医生在治疗患者的同时应对家属进行疾病相关的健康教育，共同给予患者精神上的鼓励与支持。

问题7. 针对该疾病目前的治疗方法。

1. 治疗目的　慢性肾脏病4期的康复治疗包括营养治疗、药物治疗、日常生活康复指导及心理疏导等；慢性肾衰竭病程长，需做透析治疗等多种治疗，所以在透析治疗的间歇期，在社区做好慢性肾衰竭患者的康复治疗和指导是十分重要的。

2. 饮食指导

（1）优质蛋白饮食：一般每日每千克体重0.6~0.8g，肾功能严重衰竭者需减量。

（2）保证充足的热量：主食应是高热量低蛋白食物，如麦淀粉、玉米淀粉、藕粉等，可代替米面；同时应适量供给植物油，以确保足够热能的摄入。

（3）低脂饮食：采用不饱和脂肪酸，如二十碳五烯酸（EPA）或二十碳六烯酸

（DHA），严格限制饱和脂肪酸、胆固醇的摄入。

（4）控制水摄入量：每日入液量以前一日（24小时）尿量加500ml左右水分计算。

（5）限盐：对有水肿的高血压患者应限盐，每日以3g左右为宜；如出现少尿、高血钾者，不仅限制水和钾的摄入，还应限制含钾食物的摄入。

（6）补充富含铁剂的食物，避免高磷食物，同时适当增加钙的摄入。

（7）慢性肾衰竭患者容易缺乏水溶性维生素，特别是B族维生素，饮食中应给予适当补充。

（8）戒烟忌酒，忌食辛辣刺激性食品，慎用各类保健品。

3. 其他健康指导

（1）适当运动：慢性肾衰竭患者在病情稳定期可进行轻强度的运动，如散步、八段锦、太极拳等；每周运动次数按具体身体情况而定，以运动后无明显乏力症状为宜；做透析治疗时应多休息，减少活动。

（2）生活起居：养成良好的起居、饮食、排便习惯，保证足够的睡眠和休息时间。

（3）合理用药：指导患者按时按量服药，并告知相关服用药物特别是降压药、利尿药常见的副作用和注意事项。

（4）预防感染：告知患者预防感染的重要性，注意皮肤清洁，皮肤瘙痒时勿抓伤皮肤，保持口腔清洁等。

4. 药物治疗　慢性肾衰竭患者由于肾素-血管紧张素-醛固酮系统亢进，以及肾小球滤过率下降引起水钠潴留，多数会伴有肾性高血压，此类患者血压一般较高，并且单一药物难以控制，往往需要多种药物联合治疗。长时间血压控制不良可以导致良性肾小球硬化症，加重慢性肾衰竭，所以控制血压不仅可延缓肾衰竭的进展，还可减少心脑血管合并症的发生，降低死亡率。可选用ACEI或ARB降压药，但血肌酐≥3mg/dl时需慎用或不用。

5. 纠正水、电解质和酸碱平衡紊乱　患者有水肿、少尿或无尿时应限制入液量，每日入液量以前一日（24小时）尿量加500ml左右水分计算；水肿较重者可适当使用利尿剂，有酸中毒者可适当用5%碳酸氢钠纠正。高钾血症患者应纠正血钾，可予以碳酸氢钠静脉滴注或葡萄糖加胰岛素治疗，如治疗后血钾无下降，应予透析治疗。

6. 并发症处理　有心衰者积极控制心衰，如药物效果欠佳者，应考虑透析治疗；贫血可酌情输全血并补充铁剂，同时予以补充促红细胞生成素；有肾性骨病者应给予补充维生素D及钙剂。

7. 防治感染　可酌情选用抗生素，但避免使用影响肾功能的药物，并根据肾小球滤过率调整药物剂量。

8. 对症处理　有恶心、呕吐者可给莫沙必利口服，有谵妄、烦躁及抽搐可给予地西泮肌内注射。

9. 透析治疗　符合透析指征者及时给予透析治疗。

问题8. 转诊指征。

1. 发现有肾功能不全的患者应转诊上级医院进一步明确病因和诊断，制定相应的治疗方案。

2. 对短期内肾功能恶化较快而不能找出原因者，应转诊上级医院明确病因，及时治疗。

3. 对终末期肾衰竭需要透析治疗的患者，应转诊上级医院进一步处理。

本例患者已向其解释病程可能的发展及不良后果，建议转诊上级医院以明确是否需要进行透析治疗。

（四）问题处理计划（P）

及时转诊上级医院肾内科，完善检查，规范治疗，必要时尽早开始透析治疗。

1. 进一步检查

（1）完善血气分析、凝血功能、24小时尿蛋白定量、肾小球滤过率检查，完成颈动脉超声、骨密度、胸部X线片、超声心动图等检查。

（2）可选择做肾脏CT或磁共振、肾血管造影、膀胱镜等进一步明确病情。

（3）定期复查血尿常规、血糖、血脂、肝肾功能、电解质等指标。积极治疗，控制原发病，延缓慢性肾功能不全的进展。

（4）可做肾活检明确病理类型，以判断治疗是否恰当及预后情况。

2. 治疗计划

（1）非药物干预

1）合理饮食：根据肾功能损害程度，采取优质低蛋白饮食治疗，饮食定时定量，适当减少水的摄入。

2）生活起居：养成良好的起居、饮食、排便习惯，适当运动，保证足够的睡眠和休息。

3）合理用药：指导患者注意服用药物特别是降压药、利尿药常见的副作用和注意事项。

4）预防感染：告知患者预防感染的重要性，注意预防皮肤、口腔等感染。

（2）药物治疗

复方α-酮酸片（开同）2.52g，每日3次口服；重组促红细胞生成素（EPO）2 000U，皮下注射，隔日一次；硝苯地平控释片30mg，1次/d，口服，氯沙坦钾片100mg，1次/d，口服。

3. 随访　患者在上级医院经过控制血压、血糖、调节钙磷代谢、纠正贫血等治疗后出院，目前生活基本自理，有时做些轻体力活动，平时无乏力、厌食等不适；检查血肌酐指标控制稳定。现社区卫生服务中心定期复诊，继续控制血压、血糖等治疗，注意合理饮食、用药、预防感染、定期随访血尿常规、肾功能、电解质等指标。全科医生予以慢性肾衰竭康复指导，定期健康教育及心理情绪管理，同时纳入高血压、糖尿病、心血管病高危人群的社区规范管理。

【案例提示】

随着生活水平不断提高，慢性肾功能不全的发病率不断增高，是目前肾病防治中面临的新挑战。因而应加强肾病的早期诊断、早期治疗，防止病情恶化，以及加强对高血压、糖尿病的管理，将相关内容纳入社区全科医生日常的工作。慢性肾功能不全病程长，特别是到终末期，需做透析等多种治疗，社区全科医生接诊后应对患者给予安慰、鼓励和支持，并对此疾病的病因、诊断、治疗及预后与患者及家属以充分的解释和沟通，指导患者及家属了解疾病的性质和病程，以利于积极配合以后的治疗。对全科医生而言，应熟悉慢性肾衰竭转诊指征、慢性肾衰竭非药物治疗和药物治疗原则，在全科随访中对高血压、糖尿病等慢性病进行规范管理的同时，也应对患者进行饮食指导和康复治疗指导，尤其是对于患者病情的变化及时予以治疗或转诊。

第五节　前列腺增生案例

【案例概要】

患者，男性，68岁，已婚，高中学历，公司退休职员。

（一）主观资料（S）

尿频、尿急伴排尿困难4年，加重3个月。

患者自4年前起出现尿频、尿急，夜尿次数增多，夜尿2~3次/晚，并逐渐出现排尿困难，尿无力、尿等待，且排尿分叉分段、淋漓不尽。近3个月来症状明显加重，夜尿6~7次/晚，严重影响睡眠，偶有尿失禁，近日并伴有尿痛及小腹胀痛而来社区卫生服务中心就诊。患者自发病以来夜眠差，精神欠佳，大便正常。

既往有2型糖尿病病史8年，平时规律口服“二甲双胍缓释片”（0.5g，2次/d）及“格列美脲”（2mg，1次/d）控制血糖，空腹血糖控制在7~9mmol/L，餐后未测。否认高血压、冠心病病史；其父于5年前因脑梗死去世，其母健在，妻子与儿子均体健；家族中无过敏性疾病，无恶性肿瘤病史；生活习惯：饮酒史20余年，每日约500ml黄酒；每日饮咖啡及浓茶；每周运动<1次；家庭关系和睦，收入稳定；儿子已成家独立生活。

问题1. 根据现有资料，考虑可能的问题是什么？为什么？

考虑良性前列腺增生（hyperplasia of prostate）可能。

患者为老年男性，出现尿频、尿急，夜尿增多，伴有排尿困难，且病程时间较长并呈渐进性，故首先应考虑良性前列腺增生可能。

良性前列腺增生是引起中老年男性排尿障碍最为常见的一种良性疾病，其发病机制主要与年龄、性激素、炎症、血管损害及代谢综合征因素相关。其发病率随年龄的增长而增加，临床上表现为尿频、尿急、夜尿次数增加和排尿困难。随着病情的发展，会导致急性尿潴留、尿路感染、结石、肾衰竭等并发症，从而严重影响生活质量。

良性前列腺增生的危险因素包括可控因素和不可控因素两类。不可控因素主要为年龄和性激素（雄性激素与雌性激素的代谢失衡）；可控因素主要包括不健康的生活方式（饮酒、辛辣刺激性食物、肥胖、缺乏运动等）和提高发病率、加快发病进展的相关疾病（前列腺炎、代谢综合征等）。

本例患者具有年龄、饮酒、缺乏运动及2型糖尿病等多重危险因素。结合患者症状，考虑良性前列腺增生成立。

问题2. 有没有绝对不能忽视的问题?

患者有排尿困难，需考虑是否有泌尿系统肿瘤的可能。

问题3. 接下来需要做哪些检查?

1. 体格检查　重点关注直肠指检及外生殖器检查。

2. 实验室检查和辅助检查　①尿常规：明确患者是否有尿路感染、血尿及蛋白尿。②血前列腺特异性抗原测定：对排除前列腺癌，尤其在检查有前列腺结节或指检前列腺质地较硬时十分必要。③超声检查：经腹壁超声检查可以了解前列腺形态、大小、有无异常回声及突入膀胱的程度，还可以测定膀胱残余尿量，并了解泌尿系统有无积水、扩张、结石或占位性病变；经直肠超声还可以精确测定前列腺体积。④尿流率检查：可以确定良性前列腺增生的梗阻程度。⑤尿动力学检查：可以鉴别膀胱出口梗阻的原因，以排除是否为神经系统疾病或糖尿病神经病变引起的神经源性膀胱。

（二）客观资料（O）

1. 体格检查　体温36.5℃，呼吸18次/min，脉搏76次/min，血压130/80mmHg，身高175cm，体重88kg，腹围102cm，BMI 28.7kg/m^2；发育正常，营养良好，体型肥胖，自主体位，神清语利，查体合作；浅表淋巴结未及肿大，巩膜无黄染；双肺呼吸音清，未闻及干、湿啰音；叩诊心界不大，心音有力，心率76次/min，律齐，未闻及杂音；腹膨隆，腹软，无压痛及反跳痛，肝脾未触及；双下肢无水肿；生殖器无发育畸形及瘢痕，尿道口无溃疡、糜烂及异常分泌物。直肠指诊：前列腺Ⅱ度增大，中央沟消失，质韧，无压痛，边界清楚，未及明显结节。

2. 实验室检查和辅助检查

尿常规：PRO（-），WBC（-），RBC（-）；血前列腺特异性抗原：T-PSA 3.4μg/L，F-PSA 0.89μg/L，F-PSA/T-PSA 0.26；肾功能：BUN 7.5mmol/L，Cr 78μmol/L，UA 362μmol/L。

超声：双侧肾脏、输尿管未见异常；膀胱未见结石、憩室；前列腺形态饱满，体积增大，大小约54mm×32mm×46mm，向膀胱突出；膀胱残余尿约80ml。

问题4. 目前诊断是什么？依据是什么？

目前诊断：①良性前列腺增生；②2型糖尿病、糖尿病神经源性膀胱待排。

良性前列腺增生的诊断主要依据症状、体格检查（尤其是直肠指诊）、超声检查及尿动力学检查综合判断。该患者为老年男性，尿频、尿急伴排尿困难症状加重3个月；直肠指诊提示前列腺Ⅱ度增大，质韧，无压痛，边界清楚，未及明显结节；超声检查提示前列腺体积增大，向膀胱突出，残余尿过多；故符合良性前列腺增生诊断。

问题5. 疾病严重程度。

国际前列腺症状（I-PSS）评分（表6-3）是目前国际上公认的判断良性前列腺增生患者症状严重程度的最佳方法。I-PSS评分总分为35分，由患者自己填写，共7个问题，每个问题答案为0~5分，患者从中选择1个答案以表示该症状的发生频率，最后合计7个问题总分。根据评分可分为：轻度症状（0~7分）、中度症状（8~19分）及重度症状（20~35分）。

表6-3 国际前列腺症状（I-PSS）评分表

在最近1个月内，您是否有以下症状	无	在5次中					症状评分/分
		少于1次	少于半数	大约半数	多于半数	几乎每次	
1. 是否经常有尿不尽感	0	1	2	3	4	5	
2. 两次排尿间隔是否经常小于2小时	0	1	2	3	4	5	
3. 是否曾经有间断性排尿	0	1	2	3	4	5	
4. 是否有排尿不能等待现象	0	1	2	3	4	5	
5. 是否有尿线变细现象	0	1	2	3	4	5	
6. 是否需要用力及使劲才能开始排尿	0	1	2	3	4	5	
7. 从入睡到早起一般需要排尿几次	无 0	1次 1	2次 2	3次 3	4次 4	5次 5	

注：0~7分为轻度；8~19分为中度；20~35分为重度。

QOL评分（表6-4）是了解患者对其目前症状程度的主观感受，明确患者症状困扰的程度及是否能够忍受，因此又称为困扰评分。该表评分为0~6分，评分越高，患者的生活质量越差。

表6-4 生活质量指数（QOL）评分表

项目	高兴	满意	大致满意	还可以	不太满意	苦恼	很糟
如果在您今后的生活中始终有现在的排尿症状，您认为如何？	0	1	2	3	4	5	6
生活质量评分（QOL）/分							

该患者I-PSS评分为25分，QOL评分5分，属于重度症状。

问题6. 需要和哪些疾病鉴别？

50岁以上男性任何能引起排尿困难的疾病，都应与良性前列腺增生相鉴别，需要鉴别的常见疾病有以下几种：

1. 膀胱颈挛缩 发病年龄较轻，症状与良性前列腺增生相似，多为慢性炎症所致，但前列腺体积增大不明显。

2. 前列腺癌 通常早期无症状，常伴随前列腺增生，也可引起排尿梗阻，但病情进展较快。直肠指诊前列腺坚硬如石，呈结节状；血前列腺特异性抗原升高，可行穿刺活组织病检以明确诊断。

3. 尿道狭窄 多有尿道损伤或感染史，尿道镜检查可明确。

4. 神经源性膀胱功能障碍 本病患者多有中枢神经或周围神经系统损害的基础，有排尿困难甚至出现尿潴留，可继发感染、结石、肾积水和肾功能损害；尿流动力学检查可明确诊断。

5. 膀胱癌 发生在膀胱颈附近的膀胱癌，症状可表现为膀胱出口梗阻，常伴有血尿，超声检查、尿道膀胱镜检查可较容易鉴别。

6. 膀胱结石 疼痛伴尿流中断是其典型表现，改变体位后又可继续排尿，可有血尿；超声检查、尿道膀胱镜检查可明确诊断。

（三）问题评估（A）

1. 目前诊断 ①良性前列腺增生；②2型糖尿病。

2. 目前存在的健康问题

（1）危险因素：老年男性，饮酒，肥胖，缺乏运动，2型糖尿病。

（2）目前患者尿频、尿急伴排尿困难症状加重，膀胱残余尿量过多，I-PSS及QOL评分较高，需尽快缓解症状，降低并发症发生率。

（3）病程长，患者长期睡眠差，存在心理紧张焦虑状况。

3. 并发症或其他临床情况 患者目前临床症状为重度，残余尿较多，应在积极控制危险因素及缓解症状的同时预防肾积水、肾衰竭、腹股沟疝等并发症的发生。

4. 患者依从性和家庭可利用的资源 患者经济收入稳定，能够基本理解全科医生的治疗方案和指导建议，依从性好；患者家庭和睦，家庭支持度较高。

问题7. 针对该疾病目前的治疗方法。

良性前列腺增生是常见病，个体差异极大，临床症状有轻有重，患者对疾病症状的耐受程度也不尽相同，所以需要针对患者的具体情况而制定合理的治疗方案。治疗方案包括观察等待、药物治疗、手术和微创治疗。

1. 观察等待　良性前列腺增生发展缓慢，观察等待对于大多数患者适用，尤其是I-PSS≤7分或I-PSS≥8分，但下尿路梗阻症状尚未明显影响到生活质量的患者。观察等待期间应对患者进行健康教育、生活方式指导、合理用药指导及随访。如建议患者适当限制饮水（不少于1 500ml/d），节制饮酒及刺激性食品，如咖啡、浓茶等，优化排尿习惯及膀胱训练；如患者合并其他全身疾病而需同时使用多种药物，全科医生应评估这些药物对前列腺的潜在影响，必要时在专科医师的指导下进行调整以减少影响。而随访是接受观察等待的重要临床过程，目的在于了解患者的病情发展状况，是否出现临床进展及并发症从而决定是否需要改变治疗方式。

2. 药物治疗　良性前列腺增生患者药物治疗的短期目标是缓解患者的下尿路症状，长期目标是延缓疾病的临床进展，预防并发症的发生。药物治疗主要包括以下几类：

（1）α受体阻滞剂：通过阻滞分布在前列腺和膀胱颈部平滑肌表面的肾上腺素受体，松弛平滑肌，达到缓解膀胱出口动力性梗阻的作用。常用药物有特拉唑嗪、多沙唑嗪、坦索罗辛等。

（2）5-α还原酶抑制剂：通过抑制体内睾酮向双氢睾酮的转变，进而降低前列腺内双氢睾酮的含量，达到缩小前列腺体积、改善排尿困难的治疗目的。常用药物为非那雄胺和依立雄胺。

（3）M受体拮抗剂：通过阻断膀胱毒蕈受体缓解逼尿肌过度收缩，降低膀胱敏感性，从而改善患者储尿期症状。常用药物为托特罗定、索利那新。

（4）抑制胆固醇类药：在增生的前列腺组织中，胆固醇明显增高，可能与雄激素的代谢有关。美帕曲星具有抑制胆固醇从肠道中吸收的作用，减少前列腺内胆固醇的含量，能改善排尿症状，减少残余尿。

（5）中药和植物制剂：许多中药和植物制剂含有植物固醇和多种氨基酸，能干扰前列腺素的合成，产生抗炎作用，也能降低激素的结合，还可能降低5-α还原酶的活性，减少双氢睾酮的生成。

（6）α受体阻滞剂与5-α还原酶抑制剂联合治疗：联合治疗能显著降低临床进展风险，适用于有中重度下尿路症状并有进展风险的患者。

3. 手术治疗　当梗阻症状加重，尤其是药物治疗效果不佳的患者，以及因良性前列腺增生所导致的下述并发症：①反复尿潴留（至少在一次拔管后不能排尿或两次尿潴留）；②反复血尿，5-α还原酶抑制剂治疗无效；③反复发作的继发性尿路感染；④继发膀胱结石；⑤继发性上尿路积水（伴或不伴肾功能损害）；⑥合并膀胱大憩室、腹股沟疝、严重的痔疮或脱肛，临床判断不解除下尿路梗阻难以达到治疗效果者；⑦经正规药物治疗后残余尿量仍较多甚至有充溢性尿失禁者。有上述并发症的患者可选择手术及微创治疗。

良性前列腺增生的手术治疗包括开放性手术、经尿道手术及激光治疗，目前经尿道前列腺切除术（TURP）为最常用的手术方式。

4. 微创治疗　对良性前列腺增生患者，如果药物治疗效果不满意，而又不能或不愿采用手术治疗，可选用微创治疗。常用且有确切疗效的方法包括经尿道微波治疗、高强度聚焦超声、经尿道针刺消融术及前列腺支架等方法。

问题8. 转诊指征。

1. 有相关症状和体征但不能明确诊断者。

2. 药物治疗无效或拒绝接受药物治疗者。

3. 良性前列腺增生导致反复尿潴留、血尿、尿路感染、膀胱结石及继发性肾积水等并发症。

4. 良性前列腺增生患者合并膀胱大憩室、腹股沟疝、严重的痔疮或脱肛，或临床判断不解除下尿路梗阻难以达到治疗效果者。

5. 急性尿潴留需手术行膀胱造瘘术时　本患者为老年男性，症状持续时间4年，伴有2型糖尿病，需排除神经源性膀胱功能障碍的可能，故需转诊至上级医院进一步检查以明确诊断。

（四）问题处理计划（P）

1. 进一步检查计划　转诊患者到上级医院泌尿专科就诊，完善尿流率及尿流动力学检查等以进一步明确尿道梗阻程度并排除神经源性膀胱功能障碍的可能。

2. 治疗计划

（1）非药物治疗

①合理饮食：前列腺增生患者的饮食宜清淡易消化，防止便秘而加重排尿困难，避免辛辣和刺激性食品。②规律有氧运动：适当的体育锻炼可改善血液循环，促进前列腺液分泌增多从而改善前列腺局部充血，延缓前列腺增生的发生。③戒酒：饮酒可使前列腺及膀胱颈充血而诱发尿潴留，患者需绝对戒酒。④减重：控制体重在正常范围。⑤注意外生殖器卫生：防止隐藏在外阴部的细菌进入男性尿道，侵犯前列腺，导致前列腺炎症；少穿或不穿紧身内裤，以改善前列腺的血液循环，有利于保护前列腺。⑥优化排尿习惯：伴排尿不尽症状的患者可使用放松排尿、二次排尿和尿后尿道挤压等方法。⑦膀胱训练：伴尿频症状者可以鼓励其适当憋尿，以增加膀胱容量和排尿间歇时间。⑧心理沟通：患者因长期夜眠差，易情绪低落，导致焦虑、抑郁情绪，通过心理问卷评估患者心理状态，开展心理疏导，减轻或消除不必要的思想负担和精神压力。

（2）药物治疗：①非那雄胺5mg，每日1次，口服；②盐酸坦索洛新0.2mg，每晚1次，口服。

3. 随访　患者在接受药物治疗的同时，经全科医生的转诊，在上级医院泌尿专科进行了尿流率及尿流动力学检查，明确了治疗初期的梗阻程度，并排除了糖尿病神经源性膀胱的可能，经过1个月的治疗后于全科门诊随访。患者下尿路症状明显减轻，复查超声残余尿25ml，I-PSS评分14分，QOL评分3分；患者治疗期间无明显用药后不适反应，嘱患者维持药物治疗，并于半年后随访。

【案例提示】

随着人均寿命不断延长，良性前列腺增生作为老年男性的常见病，其患病率逐步升高。社区老年男性中大部分都会有“尿频、尿急、排尿困难”等症状，不少老年人会认为这是年老应有的情况而不予重视。如本案例中患者病程长达4年却未进行干预，直至严重影响了生活质量才来就诊。全科医生应在平时的工作中运用多种途径对社区居民实施健康宣教，提高居民对良性前列腺增生相关知识的认知，及早进行干预，从而降低并发症的发生并提高患者的生活质量。因此，做好社区健康宣教，普及疾病相关知识是社区良性前列腺增生防治非常重要的内容。良性前列腺增生的诊断主要依靠症状、体征及超声检查，而治疗上以改善生活方式及口服药物治疗为主，这些基本都可以在社区卫生服务中心完成，充分体现了社区卫生服务的可及性。

第六节　泌尿系结石案例

【案例概要】

患者，女，76岁，已婚，初中学历，退休工人。

（一）主观资料（S）

右腰部疼痛3小时。

患者3小时前无明显诱因下出现右腰部疼痛，呈阵发性绞痛，疼痛向会阴部放射，伴恶心，无呕吐，无发热，无尿频、尿急、尿痛，无肉眼血尿。发病以来，患者精神不振，胃纳欠佳，夜间睡眠一般，大小便正常。既往有胆囊结石病史，无高血压、糖尿病、冠心病等慢性病史，无遗传病及传染病病史。否认尿石症家族史。饮食偏咸，喜饮浓茶，喜食菠菜；平日缺乏运动，基本不出门，饮水量少（每日2杯，每杯200ml），无吸烟、饮酒史。夫妻两人生活，关系和睦，有退休金，经济收入稳定。子女已独立生活。

问题1. 根据现有资料，考虑可能的问题是什么？为什么？

考虑泌尿系结石引发肾绞痛可能。

肾绞痛是泌尿外科的常见急症，通常在运动后或夜间突然发生一侧腰背部剧烈疼痛，同时可以出现下腰部及大腿内侧疼痛，伴恶心、呕吐、面色苍白等；很多患者也以腰部隐痛、胀痛为首发症状。

肾绞痛大多是泌尿系结石引起。影响结石形成的因素很多，年龄、性别、种族、遗传、环境因素、饮食习惯和职业对结石的形成影响很大。实验证明，高脂高钠饮食、精制糖增多及纤维素减少均易促使上尿路结石形成；大量饮水可以使尿液稀释，能减少尿中晶体形成；而草酸则是形成含钙尿路结石的重要因素之一，70%~80%的上尿路结石是草酸结石。草酸广泛存在于菠菜、大黄、可可、茶及其他深色的绿叶蔬菜和植物中，如菠菜的草酸含量很高，每200g菠菜含草酸725~1 236mg。

本例患者的危险因素有饮水量及活动量少，高钠饮食，喜饮浓茶，喜食菠菜，结合肾绞痛症状，考虑泌尿系结石可能。

问题2. 有没有绝对不能忽视的问题?

1. 肾细胞癌　肾细胞癌肾脏内出血，可产生凝血块，暂时嵌顿于输尿管，可引起肾绞痛。

2. 该患者右腰部疼痛3小时，有恶心，胃纳欠佳，既往有胆囊结石病史，要排除是否有急性胆囊炎的可能。

3. 心理反应　疼痛会使人产生大量消极情绪。该患者右腰部阵发性绞痛3小时，处于紧张、焦虑的状态，对治疗方案及预后不了解，心理压力大。

问题3. 接下来需要做哪些检查?

首先要进行体格检查，重点检查是否有肾区压痛、叩击痛，输尿管走行区压痛；另外，要进行以下实验室检查和辅助检查：

1. 血、尿常规　检查血白细胞及C反应蛋白水平，明确是否有镜下血尿及脓尿，了解尿pH。

2. 肝肾功能检查　泌尿系结石患者肝功能通常在正常范围，当急性胆囊炎时，可伴有胆红素、ALT、AST升高。

3. 辅助检查　超声可作为泌尿系结石的常规检查方法，尤其是在肾绞痛时作为首选方法，检查项目包括胆囊及肾、输尿管；受肠道内容物的影响，超声检查诊断输尿管中下段结石的敏感性较低，必要时可行腹部CT扫描明确诊断。

（二）客观资料（O）

1. 体格检查　体温36.0℃，呼吸19次/min，脉搏83次/min，血压132/80mmHg，身高154cm，体重59kg，腰围83cm，BMI 25.5kg/m^2；发育正常，营养良好，神志清楚，自主体位，查体合作；皮肤、巩膜无黄染；心肺未闻及异常；腹软，无压痛、反跳痛，肝脾未及，墨菲征阴性；右肾区压痛（-）、叩击痛（+），左肾区压痛（-）、叩击痛（-），右上输尿管点有深压痛，左输尿管走行区无压痛；双下肢无水肿。

2. 实验室检查和辅助检查

血常规：WBC 4.74×10^9/L，NE% 93.7%，LY% 5.9%，CRP<5.0mg/L；尿常规：尿pH 5.0，RBC 30~50个/HP，WBC 3~4个/HP；肝功能：TBIL 19.4μmol/L，DBIL<1μmol/L，ALT 20U/L，AST 25U/L；肾功能：BUN 7.6mmol/L，Cr 70μmol/L，UA 250μmol/L。

超声：右侧输尿管上段结石大小约5mm×8mm，双肾形态规则，包膜完整，皮髓质分界清，右肾集合系统分离18mm，内未见占位回声；胆囊壁光滑，胆囊内见一粒强回声，其后伴声影，大小约8mm×7mm，胆总管未见扩张。

问题4. 目前诊断是什么？依据是什么？

目前诊断：①肾绞痛，右输尿管结石；②胆囊结石。

患者有右侧腰部阵发性绞痛3小时，体格检查有泌尿系结石阳性体征，结合尿常规、超声结果符合右输尿管结石诊断；根据既往史及超声结果，胆囊结石诊断成立。

问题5. 疾病严重程度。

输尿管结石有症状者均有不同程度的肾积水，肾积水会导致肾实质不同程度受压、缺氧和萎缩。临床上依据肾积水的严重程度来判定肾功能损害的严重程度。

1. 超声检查　对肾积水的程度及肾实质厚度，超声检查可提供可靠的直观资料。肾积水时肾脏声像图改变可随积水程度分为轻、中、重度。①轻度肾积水：可见到肾盂和肾盏回声分离，中央无回声液性暗区增宽，肾脏实质的厚度正常。②中度肾积水：见到肾脏集合系统中央液性暗区明显扩大，在横切面呈圆形或椭圆形；在纵切面上形态多样，有呈椭圆形、花瓣形或烟斗形，肾脏体积增大，肾皮质变薄，肾外形仍呈蚕豆样。③重度肾积水：肾脏轮廓显著增大，失去正常形态，肾内呈现巨大无回声液性暗区，肾实质变薄。

2. 静脉尿路造影　能对肾功能进行粗略的评估，确定肾积水的程度、残存的肾实质多少及结石治疗后病变肾脏恢复的可能性等。临床上一般根据肾盏、肾盂扩张情况将肾积水程度分为轻、中、重三度。①轻度：肾小盏杯口变平，肾大盏扩张增粗呈杵状；②中度：肾盏继续扩张增粗、肾盂扩张体积增大，但各盏系分界清楚；③重度：肾盂、肾盏扩张、增大，互相融合成球状。

该患者超声提示右输尿管上段结石，右肾集合系统分离18mm，考虑轻度肾积水；有必要完善静脉尿路造影来进一步明确肾功能的情况。

问题6. 需要和哪些疾病鉴别？

泌尿系结石需要与急性阑尾炎、急性胆囊炎、消化道穿孔、输尿管肿瘤等疾病鉴别。

1. 急性阑尾炎　典型症状为转移性右下腹痛，呈持续性疼痛；输尿管结石多为阵发性绞痛，疼痛程度一般比阑尾炎重；阑尾炎可有反跳痛、肌紧张，而输尿管结石一般无肌紧张及反跳痛。患者症状和体征不符，结合尿常规及腹部超声暂不考虑该病，必要时可进一步完善腹部CT排除。

2. 急性胆囊炎　疼痛在右上腹，胆囊区压痛明显，可有肌紧张、反跳痛，墨菲征阳性；尿常规正常，血常规白细胞明显增高，中性粒细胞增高，超声提示胆囊壁增厚，可探及胆囊内结石，肾和输尿管无改变。该患者既往有胆囊结石病史，超声提示胆囊结石，但查体无阳性体征，有镜下血尿，右输尿管有结石，故暂时不考虑该病。

3. 消化道穿孔　突然发生剧烈腹痛是胃穿孔最常见的症状，疼痛最初开始于上腹部或穿孔的部位，常呈刀割或烧灼样痛，一般为持续性，但也有阵发性加重，疼痛很快扩散至全腹部；常伴有恶心、呕吐、腹胀。体格检查发现腹肌高度紧张，腹部压痛。该患者疼痛特点及体征不符，可排除该诊断。

4. 输尿管肿瘤　输尿管阴性结石需与输尿管肿瘤相鉴别，输尿管肿瘤以无痛性全程血尿为主，患者多以血尿就诊，尿脱落细胞学检查可找到瘤细胞，输尿管结石以疼痛为主，肉眼血尿少见，多为镜下血尿。结合病史，暂不考虑该病，静脉尿路造影有助于鉴别。

（三）问题评估（A）

1. 目前诊断　①肾绞痛，右输尿管结石；②胆囊结石。

2. 目前存在的健康问题

（1）超重，缺乏运动，饮水量少，高钠饮食，喜饮浓茶，喜食菠菜。

（2）目前患者肾绞痛发作期，病情不稳定。

（3）因疼痛导致患者情绪紧张，对治疗及预后存在焦虑情绪。

3. 并发症或其他临床情况　患者有胆囊结石病史，需注意饮食清淡，避免诱发急性胆囊炎。

4. 患者依从性和家庭可利用的资源　患者有退休金，文化程度尚可，能够理解全科医生的治疗方案和意见；依从性好，夫妻关系和睦，家庭支持度高。

问题7. 针对该疾病目前的治疗方法。

1. 急症处理　多数患者初发或再次发作都是以疼痛为首发症状，这也是患者迫切需要解决的问题。

（1）解除痉挛：剧烈的绞痛是输尿管痉挛所致，治疗的根本在于解除平滑肌的痉挛；常用药物有阿托品、山莨菪碱、黄体酮等。

（2）镇痛：一般镇痛药效果不佳，常需要较强镇痛药，且单用效果差，应与解痉剂合用；可采用肌内注射盐酸哌替啶50mg或并用异丙嗪25mg，症状无好转时，每4小时可重复注射一次；也可采用吗啡10mg并用阿托品0.5mg；此外，硝苯地平片、吲哚美辛、黄体酮对镇痛也有效果。

2. 排石疗法　适用于结石直径≤4mm，对侧肾功能良好、在输尿管内停留时间短者。也可服用中药汤剂、排石冲剂或排石饮等，配合多饮水，多运动（身体上下震动的运动，如蹦楼梯、跑步、跳绳等），以促进结石排出。

3. 手术　包括体外冲击波碎石、输尿管镜取石术、腹腔镜输尿管切开取石术、开放性输尿管切开取石术，具体方法选择根据患者情况确定。

4. 祛除病因　在去除结石的同时，应积极治疗尿石症病因。肾小管酸中毒者应积极纠正酸中毒、补钾；痛风患者应降低血尿酸并碱化尿液；甲状旁腺功能亢进者应行甲状旁腺手术等。

5. 预防复发　应从注重饮食的控制来预防复发。

饮食与尿路结石的形成密切相关，饮水不足或含有成石物质的食物摄入过量在促进尿石症的形成中起重要作用。合理饮食能有效地纠正尿液生化异常并防止结石复发。合理饮食方式主要包括大量饮水，低钠饮食、低脂饮食，控制糖摄入量，多食水果和忌浓茶，勿大量食用菠菜等。

问题8. 转诊指征。

初诊转诊指征：

（1）对症治疗后疼痛未得到控制者及时转诊。

（2）出现尿脓毒症症状时及时转诊。

（3）出现明显肾功能不全时及时转诊。

（4）需要上级医院制定治疗方案者及时转诊。

（5）社区不能明确诊断者及时转诊。

（四）问题处理计划（P）

1. 进一步检查计划　转诊至上级医院泌尿外科进一步完善静脉尿路造影、非增强螺旋CT检查、结石成分分析等检查。

（1）静脉尿路造影：评估两肾功能情况，包括明确结石停留确切位置、对尿路所造成影响及结石形成的可能原因等，为治疗方案提供有价值的资料。

（2）非增强螺旋CT：可检查其他影像检查中容易遗漏的小结石，还可用于肾绞痛与一些急腹症如急性阑尾炎、输尿管肿瘤等疾病的鉴别。

（3）结石成分分析：有助于明确结石性质，为制定结石预防措施提供依据。

2. 治疗计划

（1）非药物干预

①饮食指导：每日饮水2 000~3 000ml，昼夜均匀，保持尿量在2 000ml以上；低钠饮食，每日食盐量<6g；减少菠菜摄入；不饮浓茶。②适量运动：每周3~5次，每次30分钟以上，运动方式可选择慢跑或步行等。③心理疏导：患者现因剧烈腰痛存在焦虑、紧张情绪，对病情及预后不了解，顾虑较多，应帮助患者减轻心理压力，进行健康宣教，并动员患者及家属积极配合治疗方案，接受专科治疗。

（2）药物治疗：①解痉，山莨菪碱注射液10mg，肌内注射；②镇痛，肌内注射盐酸哌替啶50mg；③中药排石，复方金钱草颗粒2包，每日3次冲服。

3. 转诊　因患者结石直径大于6mm，超声提示右输尿管上段结石伴轻度肾积水，转诊至上级医院泌尿科专科就诊，了解肾功能情况，选择合适的排石方法。

4. 随访　患者当日转诊至上级医院泌尿外科就诊，予解痉、镇痛、消炎及排石等保守治疗，并嘱患者多饮水、清淡饮食，2周后行体外冲击波治疗。术后转回社区卫生服务中心进行随访，患者腹痛症状消失，随访尿常规正常。术后3个月和6个月复查腹部X线片、超声确认结石是否完全排出。

【案例提示】

泌尿系结石是我国常见的泌尿外科疾病之一。根据结石所在部位，可分为肾结石、输尿管结石、膀胱结石和尿道结石。前两者统称为上尿路结石，后两者则称为下尿路结石。随着我国经济发展及人们日常饮食结构的改变，上尿路结石的发病率逐年上升。其主要症状是疼痛和血尿。治疗目的是缓解疼痛、清除结石、控制感染、保护肾功能并纠正泌尿系统病理解剖异常。全科医生要充分发挥自身的优势，整合多方面资源为患者提供最佳治疗方案；同时应密切关注患者情况，对症状不能缓解者、肾功能异常者及时转诊。我国不仅泌尿系结石的发病率高，复发率也很高。患者术后病情稳定后转归社区随访，全科医生应重视疾病的预后，将社区管理重点聚焦健康宣教、饮食生活指导，最终让患者形成健康生活方式，定期随访，预防复发。

第七章　风湿性疾病和血液系统案例

风湿性疾病和
血液系统案例

第一节　系统性红斑狼疮案例

【案例概要】

患者，女性，35岁，已婚，大学本科学历，某公司职工。

（一）主观资料（S）

面颊部皮疹2个月，双眼睑水肿2周。

患者于2个月前无明显诱因下出现面颊部皮疹，两侧对称呈蝶形，颜色鲜红，表面无脱屑，日光照射后加重，患者自行服用抗过敏药物，皮疹未见明显消退。2周前患者又无明显诱因出现双眼睑水肿，晨起明显。病程中，患者自觉全身肌肉酸痛，乏力明显，偶有低热，体温波动于38℃上下，自服抗生素无效，伴有膝关节酸痛，时有夜间双下肢水肿，有泡沫尿，无尿频、尿急、尿痛，无尿色改变。1周前患者到某综合医院就诊，查尿常规：RBC 20个/HP，WBC 10个/HP，尿蛋白（++）；24小时尿蛋白定量5g；血白蛋白30g/L；肾穿刺活检提示"系膜增殖性肾炎"；予以"泼尼松60mg/d联合环磷酰胺（CTX）1.0g/月"治疗。目前患者水肿较前消退，小便仍有泡沫。患者自发病以来饮食可，睡眠一般，大便正常，因担心疾病进展而常感焦虑。

既往无高血压、糖尿病、冠心病等慢性病病史；无遗传病及传染病病史；平素月经正常；父母亲身体健康；生活习惯：每日食盐量6g，主食200g，油脂30g，肉蛋类约200g，蔬菜200g；每日饮咖啡2杯（每杯约200ml），每周运动<3次；家庭和睦，收入稳定，与丈夫关系良好，一子现在上学。

问题1. 根据现有资料，考虑可能的问题是什么？为什么？

考虑系统性红斑狼疮可能。

系统性红斑狼疮（systemic lupus erythematosus，SLE）是一种由机体自身免疫介导的慢性、反复迁延的自身免疫疾病。病因至今尚未肯定，大量研究显示SLE的发病与遗传、内分泌、环境因素（如感染、紫外线、药物）及免疫异常有关。

SLE的临床表现复杂多样，多数呈隐匿起病，开始仅累及1~2个系统，表现为轻度的关节炎、皮疹、隐匿性肾炎和/或血小板减少性紫癜等。随着疾病的进展，多数患者逐渐出现多系统损害，仅有少数患者长期稳定在亚临床或轻型狼疮状态。SLE的自然病程多表现为病情的加重与缓解交替。

本例患者为育龄期妇女，具有面部蝶形红斑、关节痛，有发热等全身症状，有肾脏等脏器受累表现，考虑SLE可能。

问题2. 有没有绝对不能忽视的问题?

SLE临床上可累及全身多个器官，需检查全身重要脏器受累情况，评估疾病的活动性，减少器官损害和死亡的风险，改善患者预后。该患者在病程中有血尿、蛋白尿等肾脏受累表现，需完善肾脏功能和肾活检等检查，进一步明确病变情况。对于肾功能急剧恶化者，应采用紧急血液透析或腹膜透析等治疗，使患者度过危险期，为其他治疗创造条件。

患者为育龄期女性，对疾病的未知和恐惧及生育需求促使患者产生焦虑情绪。虽然焦虑是正常的具有自我保护作用的反应，但若是不明原因或反应过度，影响正常的社会功能，则可能构成精神问题。在SLE的治疗管理过程中，应当引导患者正确认识疾病，缓解焦虑情绪。若是患者有不明原因的紧张不安情绪，或有显著的自主神经功能紊乱症状、运动性不安，甚至有突发惊恐时，应及时引导患者前往精神专科规范治疗，综合运用药物治疗与心理治疗，帮助恢复患者正常社会功能，提升生活质量。

问题3. 接下来需要做哪些检查?

首先要进行详细的体格检查。SLE患者可有皮疹、脱发、口腔溃疡和雷诺征；血液系统受累的贫血、血小板低等导致的相应体征；肾炎引起的水肿、高血压和神经系统异常体征等，应重点关注SLE通常累及的靶器官。另外，要进行以下辅助检查：

1. 靶器官受损的指标　血常规、尿常规、肝肾功能等。

2. 反应免疫异常的指标　免疫球蛋白、补体水平、特异性抗体等。

3. 反应体内炎症水平的指标　红细胞沉降率、C反应蛋白等。

4. 重要的影像检查　X线片、CT、心脏超声、肾脏超声等。

（二）客观资料（O）

1. 体格检查　体温36.3℃，呼吸18次/min，脉搏88次/min，血压110/70mmHg，身高162cm，体重58kg，BMI 22.1kg/m^2。发育正常，营养中等，神志清楚，自主体位，查体合作。全身浅表淋巴结未触及肿大；颊部蝶形红斑，边界清楚，表面无脱屑；眼睑轻度凹陷性水肿；口唇无苍白，口腔颊黏膜、齿龈和舌未见溃疡；两肺呼吸音清晰，无干、湿啰音；心率88次/min，节律规整，心音有力，各瓣膜区未闻及杂音；腹软，无压痛及反跳痛，肝脾肋下未及，双肾未触及，肋脊角无压痛及叩击痛；四肢关节无红肿及变形，双膝关节压痛（+），余四肢关节无压痛及叩击痛，双下肢无水肿。

2. 辅助检查

血常规：RBC 2.0×10^{12}/L，WBC 3.4×10^9/L，Hb 115g/L，PLT 204×10^9/L，NE% 80%。

尿常规：RBC 15~18个/HP，WBC 6~8个/HP，尿蛋白（++）；24小时尿蛋白定量2.5g。

肝功能：ALB 33g/L，ALT 35U/L，AST 25U/L，CK 45U/L。

肾功能：BUN 7.0mmol/L，Cr 75μmol/L，UA 300μmol/L；血脂：TC 5.2mmol/L，TG 1.0mmol/L，HDL-C 1.4mmol/L，LDL-C 2.0mmol/L。

免疫学检查：ANA 1:80颗粒型（+），抗SSA/Ro（+），抗SSB/La（+），抗ds-DNA（+），ANCA（-），ACL（-），抗肾小球基底膜抗体（-），血补体C3 0.45g/L，C4 0.10g/L，IgG 20.5g/L，IgA 1.2g/L，IgM 1.5g/L，CRP 18.6mg/dl，ESR 30mm/h。

影像学检查：泌尿系超声、腹部超声、心脏超声、肺部CT、膝关节X线等均未见明显异常。

肾穿刺活检病理：系膜增殖性狼疮肾炎。

问题4. 目前诊断是什么？依据是什么？

目前诊断：系统性红斑狼疮；系膜增殖性狼疮肾炎。

SLE的诊断目前主要根据2019年欧洲抗风湿病联盟（EULAR）联合美国风湿病学会（ACR）共同发布的诊断分类标准。首先需符合SLE入围标准：抗核抗体（ANA）滴度≥1∶80，如果不符合，不考虑SLE分类；如果符合，进一步参照附加标准进行评分。分类标准要求至少包括1条临床分类标准及总分≥10分。临床分类标准包括：①发热；②血液学改变；③神经精神症状；④皮肤、黏膜改变；⑤浆膜炎；⑥肌肉骨骼症状；⑦肾脏病变；免疫学分类标准包括：①抗磷脂抗体；②补体；③SLE特异性抗体。

该患者ANA 1∶80颗粒型（+），符合入围标准；该患者存在皮肤、黏膜改变、肌肉骨骼症状及肾脏病变，同时免疫学检查提示补体C3、C4偏低，抗SSA/Ro（+），抗SSB/La（+），抗ds-DNA（+），总分>10分，故此诊断。结合病理结果，患者肾脏病变明确，故诊断狼疮肾炎。

问题5. 疾病严重程度。

SLE病情评估应判定疾病的活动性和器官受累程度。根据《2020中国系统性红斑狼疮诊疗指南》推荐意见，使用SLE疾病活动指数（SLEDAI）评分标准对疾病的活动性进行评估。SLE病情活动的主要表现有：中枢神经系统受累、肾脏受累、血管炎、关节炎、肌炎、发热、皮肤和黏膜表现、胸膜炎、心包炎、低补体血症、DNA抗体滴度增高、血三系减少及红细胞沉降率增快等。病情轻者临床稳定且无明显内脏损害，SLEDAI积分<10分。中度活动SLE是指有重要脏器明显累及且需要治疗，SLEDAI评分在10~14分。重型SLE是指累及重要脏器，SLEDAI评分≥15分。狼疮危象指急性且危及生命的重症SLE，如急进性狼疮肾炎、血小板减少性紫癜、粒细胞缺乏症等。

该患者有典型皮疹，肌肉酸痛，双膝关节疼痛，发热（体温>38℃），检查见低补体及抗ds-DNA（+），尿常规提示血尿、蛋白尿、脓尿，病理检查明确提示肾脏病变，SLEDAI评分≥15分，属重度活动。需迅速控制病情，延缓内脏损害。

问题6. 需要和哪些疾病鉴别？

SLE存在多系统受累，每种临床表现均需与相应的各系统疾病相鉴别。本例患者以皮疹为主要症状前来就诊，其表现有关节及肌肉酸痛，需与多形红斑及多发性肌炎相鉴别；同时患者在病程中有血尿、蛋白尿等肾脏受累表现，需与原发性肾小球疾病鉴别。

1. 多形红斑　皮损为多形性的损害，且常以某一种损害为主，好发于四肢远端及面部，皮肤和黏膜均可受累，尤其可见虹膜样的皮疹，全身症状轻，免疫学指标阴性。

2. 多发性肌炎　好发于成年女性，一般无皮肤损害，主要表现为肢体近段进行性肌无力，出现局部肌肉酸胀疼痛，部分患者伴有发热、疲乏、体重下降等全身症状，血肌酶升高，免疫学指标抗Jo-1抗体阳性最具代表性。肌电图提示肌源性损害。

3. 原发性肾小球疾病　原发性肾小球疾病病因不明，临床多表现为蛋白尿、血尿、水肿、高血压、肾功能异常等，通常无多系统、多器官受累表现，ANA，抗dsDNA、抗Sm抗体阴性。根据临床表现可分为急性肾小球肾炎、急进性肾小球肾炎、慢性肾小球肾炎、无症状性血尿和/或蛋白尿、肾病综合征。肾活检可确定肾小球疾病病理类型和病变程度，从而明确诊断。

该患者无上述病史，同时结合典型症状及血清免疫学检查结果，基本可除外多形红斑及多发性肌炎等疾病，同时结合肾活检结果也明确排除了原发性肾小球疾病可能。

（三）问题评估（A）

1. 目前诊断　系统性红斑狼疮；系膜增殖性狼疮肾炎。

2. 目前存在的健康问题

（1）危险因素：育龄期妇女，缺乏运动，喜欢喝咖啡。

（2）患者有皮疹、发热、肌肉及关节酸痛、血尿及蛋白尿，专科医生给予激素联合免疫抑制剂治疗，诱导疾病快速缓解，需注意有无药物副作用及观察症状缓解情况。

（3）患者对病情感到焦虑，应引导其正确认识疾病和治疗方案，帮助患者稳定情绪。

3. 并发症或其他临床情况　该患者有明显的肾脏受累表现，需积极治疗，避免疾病的进一步发展及狼疮危象的发生。

4. 患者依从性和家庭可利用的资源　患者经济收入稳定，文化水平较高，能够充分理解全科医生的治疗方案和指导建议；依从性好；家庭和睦，家庭支持度较高。

问题7. 针对该疾病目前的治疗方法。

1. 患者宣教　患者对病情有所担忧，需鼓励患者正确认识疾病，消除恐惧心理，建立战胜疾病的信心；嘱患者生活规律化，注意劳逸结合，适当休息，预防感染；教育患者理解规则用药和长期随访的意义和必要性，学会自我认识疾病活动的征象，遵从医嘱，配合治疗；告知患者应坚持使用防晒霜和遮光衣物，避免药物诱因刺激。此患者目前还应注意避孕。

2. 药物治疗　SLE目前没有根治的办法，但合理规范的治疗可使大多数患者达到病情缓解。早期诊断和早期治疗，可以避免或延缓组织脏器发生不可逆性损害，有助于改善预后。SLE的治疗强调个体化，同时需注意权衡风险/效果比。常用的药物包括糖皮质激素、免疫抑制剂、抗疟疾药物（羟氯喹）等。常规治疗效果不佳和复发性SLE可加用生物制剂。对于重度或难治性SLE患者，可考虑血浆置换或免疫吸附辅助治疗；对于合并感染或难治性SLE患者，可加用免疫球蛋白；对于无生育要求的SLE患者，可使用雷公藤多苷。该患者目前处于重度活动期，推荐标准剂量激素加免疫抑制剂进行治疗，待病情稳定后调整激素用量。同时，对病情严重的SLE患者，必要时可使用激素冲击治疗。

问题8. 转诊指征。

对于有相关症状和体征的患者均应及时转诊至专科，明确诊断、评估活动度和制定治疗方案。对于活动期的SLE患者，建议至少每月评估一次疾病活动度；对于稳定期SLE患者，建议每3~6个月评估一次疾病活动度，如有异常，及时转诊；如出现复发，则按疾病活动度来处理。

该患者诊断明确，目前疾病仍处于活动期，需定期检测血清学指标和受累脏器功能，每个月评估1次疾病活动度。待病情稳定后按照专科意见调整治疗方案，继续维持治疗，尽早减少激素用量。

（四）问题处理计划（P）

1. 进一步检查计划

（1）建议转诊上级医院风湿免疫专科就诊，调整泼尼松及环磷酰胺的剂量，控制尿蛋白，改善发热、关节与肌肉酸痛的症状。

（2）定期监测血常规、尿常规、肝肾功能、电解质、红细胞沉降率、C反应蛋白、24小时尿蛋白、免疫学指标，定期复查X线及影像学检查等，注意观察激素及免疫抑制剂不良反应。

2. 治疗计划

（1）非药物治疗：①注意休息，急性活动期应卧床休息，病情稳定的慢性患者可适当工作，勿过劳；②戒除不良生活习惯，改变每日饮咖啡的不良生活方式，控制盐和蛋白质的摄入；③及早发现和治疗感染；④避免强光暴晒和紫外线照射；⑤进行心理指导使患者树立乐观情绪；⑥避免使用可能诱发狼疮的药物，教导患者遵从医嘱，配合治疗；⑦病情未完全缓解应避免妊娠。

（2）药物治疗：①继续泼尼松60mg/d，口服，联合环磷酰胺1.0g/月，静脉滴注；该患者目前仍处于诱导治疗期，维持原治疗方案以迅速控制病情，使血清学指标和受损器官功能恢复；激素起始治疗8~12周后，如临床症状缓解且病情稳定，再按专科意见予以逐渐减量，治疗6个月转至维持治疗，以小剂量激素和免疫抑制剂防止疾病复发。②预防骨质疏松，骨化三醇软胶囊0.25μg，1次/d，口服；碳酸钙D_3片600mg，1片/d，口服。③预防其他药物不良反应，予以抑酸护胃治疗，复查肝功能指标出现异常及时进行保肝治疗。④中医中药辅助治疗。

3. 全科医生建议患者及时前往上级医院风湿免疫专科复诊，评估疗效及调整治疗方案。

【案例提示】

SLE病因尚未明确，临床表现多样，育龄期女性好发。急性期的及时诊断、快速诱导缓解及制定个体化的缓解期维持治疗方案是本病处置的关键。在疾病诊治过程中，需尽早测定ANA系列抗体和双链DNA抗体，评估疾病的活动性和器官受累程度。在治疗用药方面，糖皮质激素和免疫抑制剂能够有效控制病情发展，但同时也会带来诸多副作用，如长期应用糖皮质激素可能引起消化道损害、骨质疏松、感染等，而免疫抑制剂常会导致骨髓抑制、肝肾功能受损等情况。这就需要医师在治疗时权衡利弊，规范用药，同时根据病情进展及时调整用药；对病情长期稳定的患者，可考虑逐渐减停药物。SLE好发于育龄期女性，根据《2020中国系统性红斑狼疮诊疗指南》推荐意见，对病情稳定且无重要脏器损害的SLE育龄期女性，停用可能致畸的药物至足够安全的时间后，可以考虑妊娠。备孕前需向风湿免疫科、妇产科医生进行生育咨询及相关评估，妊娠期间密切监测SLE疾病活动度及胎儿生长发育情况。此外，患者普遍存在对本病的错误认识及对治疗药物的恐惧，全科医生应加强对患者的健康教育和有针对性的心理疏导，提升患者信心，预防疾病复发。

第二节 类风湿关节炎案例

【案例概要】

患者，女性，52岁，已婚，大专学历，幼师。

(一)主观资料(S)

反复多关节疼痛2年，加重1周。

患者2年前无明显诱因反复出现双手、双腕关节肿胀、疼痛，以双手掌指关节为主，伴有明显晨僵，时间>1小时，且全身不适、乏力。前往某三级医院治疗，检查提示类风湿因子59U/ml，诊断"类风湿关节炎"，予服用"甲氨蝶呤"，患者连续服药2个月后，症状缓解，遂自行停药。其间上述症状仍时轻时重，发作时自行去药店购买镇痛药及膏药外敷缓解。近1周来患者感冒后上述症状加重，尤以右腕关节胀痛明显，镇痛药及膏药外敷症状无明显好转，影响到教学工作，遂来社区卫生服务中心就诊。患者此次发病关节疼痛明显，影响睡眠和日常工作，因担心疾病进展而烦躁焦虑，食欲减退，大小便正常。既往无高血压、糖尿病、冠心病等慢性病病史；无遗传病及传染病病史；姐姐患有骨质疏松症，父母亲已去世，病因不详；不吸烟、不饮酒，饮咖啡约每日250ml，平时喜甜食、素食，乳糖不耐受不饮牛奶；每周运动≤2次；夫妻关系和睦，经济收入稳定，其子成家后与父母分开居住。

问题1. 根据现有资料，考虑可能的问题是什么？为什么？

考虑类风湿关节炎疾病活动期可能。

类风湿关节炎（rheumatoid arthritis，RA）属于自身免疫炎性疾病，多发于45~54岁年龄段，女性发病率是男性的3倍；疾病早期有关节红肿热痛和功能障碍，常伴有晨僵；晚期关节可出现不同程度的僵硬畸形，并伴有骨和骨骼肌的萎缩，极易致残；除关节病变外，还可有发热、乏力及心包炎、皮下结节、胸膜炎、动脉炎、周围神经病变等全身症状。

本例患者为女性，52岁，曾外院诊断"类风湿关节炎"，未规律服用药物，患者感冒后双手及双腕关节肿痛加重，考虑类风湿关节炎疾病活动期可能。

问题2. 有没有绝对不能忽视的问题？

该患者目前双手及双腕关节肿痛明显，影响到工作生活，因此需重视关节功能障碍程度及是否存在畸形，同时要除外全身的广泛性病变情况可能。

问题3. 接下来需要做哪些检查？

首先要进行体格检查，重点关注各关节检查。另外，要进行以下辅助检查：

1. 首先要了解患者目前关节炎症、急性发作情况及用药相关的肝肾功能 血、尿常规，C反应蛋白，肝肾功能，红细胞沉降率，自身抗体（类风湿因子、抗环状瓜氨酸抗体）等。

2. 了解关节功能及关节畸形程度 X线片、CT及MRI检查。

3. 评估炎症情况及关节病变程度　关节超声检查。

4. 评估可能存在的关节外病变　腹部超声、胸部X线/CT、心脏超声、眼部检查等。

5. 骨密度测定　患者为绝经后女性、体重偏低、户外运动较少、有类风湿关节炎、骨质疏松症家族史，需了解骨强度情况。

（二）客观资料（O）

1. 体格检查　体温36.6℃，呼吸19次/min，脉搏80次/min，血压120/74mmHg，身高158cm（原161cm），体重50kg，BMI 20.0kg/m^2；营养良好，皮肤未见出血点和皮疹、未见皮下结节，浅表淋巴结未触及肿大；睑结膜略苍白，巩膜无黄染；甲状腺无肿大；心肺未及异常；腹软，肝脾肋下未及，无压痛及反跳痛；双下肢无水肿；双侧腕关节肿胀，皮温稍高，关节压痛阳性，尤其以右腕关节为甚；双手2、3掌指关节肿胀，压痛阳性，余关节正常；生理反射存在，病理反射未引出。

2. 实验室及辅助检查

血常规：WBC 7.5×10^9/L，Hb 102g/L，PLT 330×10^9/L，CRP 45mg/L；尿常规：未见异常；肝功能：ALT 32U/L，AST 36U/L；RF 68U/ml（正常值0~30U/ml），抗CCP抗体58RU/ml（正常值0~5RU/ml），ESR 80mm/h。

右腕部X线片：提示右腕关节周围软组织肿胀，关节附近骨质疏松。

骨密度检查（半年前）：L_1~L_4 T值−1.3；右股骨颈T值−1.5，提示低骨量。

超声心动图：未见明显异常。

问题4. 目前诊断是什么？依据是什么？

目前诊断：①类风湿关节炎；②轻度贫血。

1. 类风湿关节炎的诊断　主要依据美国风湿病学会/欧洲抗风湿病联盟（ACR/EULAR）的类风湿关节炎分类诊断标准：①晨僵至少1小时（≥6周）；②3个或3个以上关节肿（≥6周）；③腕、掌指关节或近端指间关节肿（≥6周）；④对称性关节肿（≥6周）；⑤皮下结节；⑥手X线片改变（至少有骨质疏松和关节间隙的狭窄）；⑦类风湿因子（RF）阳性（滴度>1∶32）。符合以上4项者可诊断。

该患者关节内或周围晨僵持续至少1小时；腕、掌指关节区肿；有对称性关节炎；右腕部X线片提示右腕关节周围软组织肿胀，关节附近骨质疏松；RF阳性。7项中有5项，故此诊断。

2. 轻度贫血的诊断　主要依据WHO对贫血诊断标准。

问题5. 疾病严重程度。

疾病严重程度评估包括疾病活动度和重要脏器受累情况。疾病活动度：参考28个关节的疾病活动评分（DAS28）：$DAS28=0.56\times\sqrt{TJC}+0.28\times\sqrt{SJC}+0.7\times In(ESR)+0.014\times PG$。其中TJC=压痛关节计数（0~28）；SJC=肿胀关节计数（0~28）；ESR=红细胞沉降率（mm/h）；PG=患者对其健康的总体全局健康评估［视觉模拟评分法（VAS）≤100mm］。

根据上述公式计算得分：缓解为<2.6分；低度活动度为2.6~3.2分；中度活动度为2~5.1；>5.1为高度活动度。

本例患者TJC=6、SJC=6、VAS=60mm、ESR=80mm/h；得DAS28=6.0分，故疾病活动度属于高度，再结合患者目前存在慢性病性贫血，综合判断疾病较为严重。

问题6. 需要和哪些疾病鉴别?

需要与骨关节炎及强直性脊柱炎等疾病相鉴别。

1. 骨关节炎　骨关节炎为退行性骨关节病，多见于50岁以上者，主要累及膝、脊柱等负重关节。活动时关节痛加重，可有关节肿、积液，通常无游走性疼痛，大多数患者红细胞沉降率正常，RF阴性或低滴度阳性。

2. 强直性脊柱炎　本病主要侵犯脊柱，多见于青壮年男性；外周关节受累以非对称性的下肢大关节炎为主，极少累及手关节，骶髂关节炎具有典型的X线改变。可有家族史，90%以上患者HLA-B27阳性，RF阴性。

该患者无上述病史，同时RF阳性、红细胞沉降率升高且侵犯关节为对称性腕关节，基本可除外骨关节炎及强直性脊柱炎等疾病。

（三）问题评估（A）

1. 目前诊断　①类风湿关节炎；②轻度贫血。

2. 目前存在的健康问题

（1）危险因素：绝经后女性，喜食素食、甜食，乳糖不耐受不饮牛奶，喜饮咖啡，幼儿园工作较劳累，平时缺乏运动，有骨质疏松家族史。

（2）患者目前双侧腕关节、掌指关节胀痛明显，伴全身不适、乏力，影响到日常工作，需积极控制炎症改善症状；患者有轻度贫血，考虑与疾病持续活动所致慢性消耗相关，注意随访观察，可予益气补血治疗；患者身高较年轻时缩短3cm，骨密度提示低骨量，需对患者进行骨健康教育，予以骨健康补充剂（钙和维生素D），定期检查骨密度，以避免骨强度进一步下降。

（3）VAS疼痛评分6分。

（4）PHQ-9抑郁症筛查量表得分1分；GAD-7焦虑症筛查量表得分5分（轻度焦虑）。

3. 并发症或其他临床情况　评估关节外受累情况，如心、肺、血液、眼等器官或组织及神经系统。患者目前处于疾病高度活动期，关节活动功能部分受限，应加强疾病控制，避免关节活动能力进一步丧失，延缓病情进展，减少关节畸形和残疾发生。

4. 患者依从性和家庭可利用的资源　患者经济收入稳定，文化水平较高，理解和接受全科医生的治疗方案和指导建议，依从性较好；家庭和睦，家庭支持度较高。

问题7. 针对该疾病目前的治疗方法。

1. 基础治疗　注意饮食及避免诱发因素。

（1）足量蛋白质及合理均衡膳食：高热量，高蛋白质，富含钙、维生素D、维生素B和维生素C的饮食，以提供组织修复的需要；避免高糖及含有反式脂肪酸、油炸食品摄入。

（2）注意休息，避免感染、寒冷、潮湿、过度劳累、精神刺激等各种诱因；病情复发时，应及早就医，以免重要脏器受损。

2. 药物治疗

（1）控制关节及其他组织的炎症、缓解症状：非甾体抗炎药、糖皮质激素。

（2）控制滑膜炎、预防关节破坏的改变：甲氨蝶呤、来氟米特等。

（3）预防骨质疏松。

3. 康复治疗

（1）指导患者每日有计划地进行锻炼，增强机体的抗病能力，保护关节功能，防止废用及致残。

急性期关节制动：急性期双上肢舒适体位，双腕关节及双手限制活动，以休息为主，保持肢体温暖，维持良好血液循环。为改善晨僵则可起床时进行温水浸泡双手，活动关节以等长收缩运动为主。症状控制后，及早锻炼从被动向主动活动渐进，防止痉挛，也可用理疗。

恢复期关节功能锻炼：缓解期的患者应加强活动，改善关节活动度；平日工作时避免过度使用小关节，避免关节长时间处于变形位置或保持一个位置，避免劳累及过度体力消耗。

（2）心理康复治疗：类风湿关节炎患者往往伴焦虑或睡眠障碍，可予心理干预、药物治疗及适当运动，从而帮助患者消除心理负担及不良情绪，恢复社会功能。

4. 外科手术治疗　根据不同的病期实施不同的手术。单关节炎、大关节炎为主时可行病变滑膜切除术；对中晚期患者在此基础上还需行关节清理术、骨矫正术、关节成形术或人工关节置换术等。

问题8. 转诊指征。

初诊转诊指征：

（1）有相关症状和体征但不能明确诊断者。

（2）需用肾上腺皮激素治疗者。

（3）需要外科治疗者。

（4）有关节外临床表现，需进一步检查治疗者。

（四）问题处理计划（P）

1. 进一步检查计划　患者1周前到社区卫生服务中心行血尿常规、红细胞沉降率、RF及抗CCP抗体检测，半年前行骨密度检测，根据症状及体征，类风湿关节炎诊断明确，可暂不进行其他检查。

2. 治疗计划

（1）非药物干预：①疾病急性期双腕关节及双手限制活动，以休息为主，温水浸泡双手2~3次/周，再活动关节；②疾病缓解期加强锻炼，避免过度使用小关节、关节长时间保持一个位置及长时间处于变形位置，平时运动3~5次/周，每次30分钟以上，运动方式可以选择散步、游泳等，以运动后不增加疼痛等疾病症状为原则；③饮食指导，减少甜食摄入，均衡膳食荤素搭配，建议增加蛋白质摄入，饮用低乳糖奶；④戒除不良生活习惯，改变每日饮咖啡的不良生活方式；⑤注意休息及保暖，平时预防感冒，避免过度体力消耗等诱发因素；⑥加强对疾病的学习及认知，缓解焦虑，改善情绪。

（2）药物治疗：控制关节及其他组织的炎症缓解症状，非甾体抗炎药（洛索洛芬60mg，

3次/d，口服）+糖皮质激素（泼尼松7.5mg，1次/d，口服）。

3. 全科医生建议转诊至上级医院进一步检查、治疗并确定诊疗方案，予以加用改善病情的抗风湿药（甲氨蝶呤10mg，1次/周，口服）。

4. 后期随诊计划　治疗方案下沉社区，家庭医生建议加用碳酸钙D_3（600mg，1次/d），补充钙及维生素D预防骨质疏松；建议继续在社区卫生服务中心随诊，了解症状改善情况、服药依从性、不良反应等。重点告知患者抗风湿药须坚持长期规律治疗，服用甲氨蝶呤者常规补充叶酸5mg/周，在使用甲氨蝶呤次日或隔日服用，若口服甲氨蝶呤剂量偏大，可适当增加叶酸服用剂量以减少胃肠道副作用、肝功能损害等；临床条件允许时应尽快递减糖皮质激素用量至停用。规律服药1个月后建议前往上级医院复诊评估疗效及调整治疗方案，监测RF、抗CCP抗体、ESR、CRP等指标，若达标，复诊频率可放宽至3~6个月。

【案例提示】

在类风湿关节炎早期，患者就可出现明显的症状，如病情持续进展出现关节软骨破坏，往往进入不可逆转阶段，影响生活的各个方面，给患者和家庭带来沉重负担。慢性病管理的及时介入能帮助患者正确面对疾病，及早采取延缓病情的健康行为；适当的体力活动和锻炼有助于患者提高肌力，维护关节功能，延缓病程进展。因此，社区全科医生除了应做到早发现、早诊断、早治疗，还需重点做好类风湿关节炎的三级预防，采取连续规范的慢性病管理，结合个体化的心理治疗及康复指导，增强患者信心，促进功能恢复，减少疾病危害。类风湿关节炎筛查及诊断方法可参考《2018中国类风湿关节炎诊疗指南》和《2020类风湿关节炎患者实践指南》，采用详细询问病史及症状、体格检查及辅助检查，基于ACR/EULAR的分类诊断标准行初步判断，掌握指征，及时有效转诊。社区全科医生应掌握类风湿关节炎的治疗原则，做到早期、规范治疗，定期监测与随访，做好类风湿关节炎慢性病管理，从而达到疾病缓解或低疾病活动度，即达标治疗。最终目的为控制病情、减少致残率，改善患者的生活质量。

第三节　贫血案例

【案例概要】

患者，男性，66岁，已婚，大专学历，退休职员。

（一）主观资料（S）

反复头晕、乏力1年，加重2个月。

患者1年前开始出现头晕、乏力，多于劳累或活动时出现，伴活动后眼花、心悸，偶有耳鸣，休息后可缓解，近2个月来头晕、乏力加重，伴活动后心悸，今日来社区卫生服务中心就诊。患者病程中常有中上腹部隐痛，呈间歇性胀痛，一般餐后半小时发生，伴阵发性嗳气、反酸，无恶心、呕吐、黑矇、晕厥，无发热、腹泻，腹痛期间大便颜色常偏黑，自服“铝碳酸镁片”症状可缓解，未予重视，也未去医院就诊。此次发病以来，患者精神尚可，近期对自身病情感到疑虑担忧，夜间多梦，时有早醒，食欲欠佳，大便每日1~2次，成形，大小便正常，体重无明显减轻。

否认高血压、冠心病、糖尿病病史。患者无特殊药物服用史，近期无手术及外伤史。家族中无地中海贫血、先天性球形红细胞增多症等遗传性疾病患者。父亲已去世多年（死因不详），母亲健在，有胃病史多年。饮食习惯无特殊偏好，每日食盐量约6g，主食约200g，油脂约20g，肉蛋类约100g。平日不喜运动，否认吸烟、饮酒史，家庭经济收入稳定，夫妻关系和睦。

问题1. 根据现有资料，考虑可能的问题是什么？为什么？

考虑贫血可能。

贫血（anemia）是指外周血中单位容积内的血红蛋白、红细胞计数、血细胞比容低于同年龄、性别和地区的正常值。贫血的相关症状主要表现为疲乏困倦、活动耐力减退，是最常见和最早出现的症状，体征可有皮肤、黏膜颜色苍白。循环、神经系统可出现乏力、心悸、气短、头晕、眼花、耳鸣、记忆力减退、注意力不集中等症状，消化系统可有食欲不振、腹部胀满、恶心、呕吐、便秘、反酸等症状，泌尿生殖系统可有夜尿增多、尿色加深、尿道不适等症状。临床表现可分为三种不同形式：①快速发生的急性贫血，患者临床症状和体征主要与低血压血流动力学改变相关，由血液容积减少所致；②慢性和急性贫血，患者症状主要由组织器官缺氧所致；③溶血性贫血，红细胞破坏释出及代谢产生的毒性产物也可导致某些特殊临床表现。

本例患者为老年男性，反复头晕、乏力，伴心悸、眼花、耳鸣，病程中有餐后中上腹隐痛、嗳气、反酸病史，腹痛期间大便颜色常偏黑，考虑消化性溃疡出血所致贫血可能。

问题2. 有没有绝对不能忽视的问题？

该患者为老年男性，临床症状中有与饮食相关的中上腹隐痛、嗳气、反酸病史，腹痛期间大便颜色常偏黑，需要考虑是否合并有上消化道出血；同时要除外是否有消化系统肿瘤或造血系统肿瘤的可能。

问题3. 接下来需要做哪些检查？

首先要进行体格检查，重点关注皮肤黏膜等改变。同时要完善相关辅助检查。

1. 常规检查　血常规、网织红细胞计数及比例、血涂片、肝肾功能、粪便常规＋隐血试验、尿常规＋沉渣、凝血功能。

2. 贫血相关检查　如血清铁、铁蛋白、总铁结合力、叶酸、维生素B_{12}、促红细胞生成素等检查。

3. 辅助检查　腹部脏器超声、胃镜检查等。

（二）客观资料（O）

1. 体格检查　体温36.3℃，脉搏89次/min，呼吸18次/min，血压116/60mmHg，BMI 19.5kg/m²；发育正常，营养中等，自主体位；神志清楚，精神不振，对答切题，查体合作；浅表淋巴结未触及肿大，睑结膜略苍白，巩膜无黄染，口唇较苍白；双肺呼吸音清，未闻及干、湿啰音；叩诊心界不大，心率89次/min，律齐，心音有力，未闻及杂音；腹壁平坦，腹软，无压痛及反跳痛，墨菲征（-），未扪及明显包块；肝脾未触及，移动性浊音（-），肠鸣音正常；双下肢无水肿。

2. 实验室及辅助检查

血常规：RBC 3.1×10^{12}/L，WBC 8.7×10^{9}/L，Hb 86g/L，PLT 150×10^{9}/L，HCT 25%，MCV 76fl，MCH 20pg，MCHC 298g/L；FBG 5.0mmol/L。肝功能：ALT 30U/L，AST 33U/L。肾功能：BUN 6.3mmol/L，Cr 76μmol/L，UA 300μmol/L。血脂：TC 5.1mmol/L，TG 1.77mmol/L，HDL-C 1.5mmol/L，LDL-C 2.28mmol/L。尿常规+沉渣：无异常。粪便常规+隐血试验：隐血试验（±）。

辅助检查：心电图，正常；胸部X线片、腹部超声：无异常。

问题4. 目前诊断是什么？依据是什么？

目前诊断：①小细胞低色素性贫血；②消化性溃疡并出血可能。

诊断依据：

1. 患者有贫血的表现，出现反复头晕、乏力，伴心悸、眼花、耳鸣等，伴有消化性溃疡表现，如食欲不振、偶发餐后中上腹隐痛、嗳气、反酸；腹痛期间大便颜色偏深；有胃病家族史。

2. 血常规示RBC、Hb、HCT、MCV、MCH、MCHC降低，提示小细胞低色素性贫血。

3. 粪便常规+隐血试验　隐血试验（±）。

问题5. 疾病严重程度。

该患者为老年男性，RBC$<4\times10^{12}$/L，HCT$<$40%，60g/L$<$Hb$<$90g/L，根据我国的贫血诊断与分级标准，考虑为小细胞低色素性贫血（中度）。

问题6. 需要和哪些疾病鉴别？

缺铁性贫血需与下述引起贫血的其他疾病相鉴别：

1. 铁粒幼细胞贫血　遗传或不明原因导致的红细胞铁利用障碍性贫血；表现为小细胞性贫血，但血清铁蛋白浓度增高、骨髓小粒含铁血黄素颗粒增多、铁粒幼细胞增多，并出现环形铁粒幼细胞。血清铁和铁饱和度增高，总铁结合力不低。该患者无贫血家族史，但血常规提示小细胞性贫血，缺乏铁代谢相关指标，需进一步检查以鉴别诊断。

2. 地中海贫血　患者有家族史，常有溶血表现；血涂片中可见多量靶形红细胞，并有珠蛋白肽链合成数量异常的证据；血清铁蛋白、骨髓可染铁、血清铁和铁饱和度不低且增高。该患者无贫血家族史，暂不支持该诊断。

3. 慢性病性贫血　慢性炎症、感染或肿瘤引起的铁代谢异常性贫血。实验室检查可见小细胞性贫血，血清铁、血清铁饱和度、总铁结合力减低。该患者有消化性溃疡临床表现，需要考虑是否有慢性消化道炎症、消化道肿瘤导致的铁代谢异常性贫血，需要进一步完善铁代谢相关指标、胃镜检查以作鉴别诊断。

4. 血液系统恶性肿瘤　血液系统恶性肿瘤如白血病、多发性骨髓瘤等可经骨髓穿刺、骨髓活检明确诊断。该患者目前临床表现和实验室检查暂不支持该诊断。

（三）问题评估（A）

1. 目前诊断　小细胞低色素性贫血（中度）；消化性溃疡并出血可能。

2. 目前存在的健康问题

（1）危险因素：老年男性、缺乏运动。

（2）患者常有餐后中上腹隐痛、嗳气、反酸，粪便隐血试验（±），可能存在消化性溃疡，需要注意贫血与上腹痛是否有相关性，应明确病因，积极控制原发疾病和危险因素，规律合理用药，延缓疾病发生发展。

3. 并发症或其他临床情况　患者病程中伴有情绪异常及睡眠异常，全科医生应及时告知患者贫血相关知识，如病因、危险因素、常用药物治疗方案、日常生活应该注意的问题、如何调整膳食结构等，消除患者的疑虑，减轻不必要的心理压力，改善患者的精神和心理状态，使患者积极配合制定的治疗方案，接受规范治疗。必要时可请精神心理科会诊予以药物治疗。

4. 患者依从性和家庭可利用的资源　患者经济收入稳定，文化水平较高，能够充分理解全科医生的治疗方案和指导建议，依从性好；患者家庭和睦，家庭支持度较高。

问题7. 针对该疾病目前的治疗方法。

1. 基础措施　调整生活方式，主要包括加强营养、均衡膳食、充足日照、规律运动。

2. 病因治疗　根据病因进行治疗，密切观察症状。完善铁代谢检查，根据需要进行补铁。

3. 补充铁剂　如患者有明显缺铁性贫血症状及实验室检查支持时可选用铁剂治疗。包括口服铁剂（如硫酸亚铁和富马酸亚铁等）；肠道外铁剂，如右旋糖酐铁、葡萄糖酸铁、蔗糖铁；右旋糖酐铁，如低分子量右旋糖酐铁。

问题8. 转诊指征。

该患者在社区卫生服务中心全科门诊进行了血常规、粪便常规＋隐血试验、尿常规＋沉渣等相关检查，目前贫血原因及消化性溃疡不能明确诊断，故建议转上级医院进一步诊治。但患者本人诉近期家中有事走不开，拒绝转诊，要求就在社区卫生服务中心治疗。

（四）问题处理计划（P）

1. 诊断计划　转上级医院行贫血相关生化检查，如外周血涂片、骨髓穿刺检查、铁代谢、凝血功能、溶血功能，并行胃镜检查以协助明确消化道疾病诊断。

2. 治疗计划

（1）非药物治疗：①合理饮食，注意营养均衡，多进食含铁、维生素丰富的食物，足量补充B族维生素（豆类、谷类等）和维生素C（新鲜的蔬菜、水果等），避免刺激性饮食；

②适量运动，充足日照，规律运动，调整生活作息；③心理指导，减轻心理压力，积极制定治疗方案，动员患者接受专科诊断及治疗。

（2）药物治疗：①纠正贫血，硫酸亚铁控释片0.5g，每日1次，于每晨饭后服；②维生素C 0.1g，3次/d，口服；此外，尽早明确贫血、腹痛病因，针对病因调整用药及治疗方法。

3. 全科医生建议　因患者拒绝转上级医院进一步治疗，故予调整饮食、口服维铁控释片补充铁剂、维生素C对症等治疗。患者接受药物治疗2周后，头晕、乏力、症状较前改善，考虑铁剂治疗有效。与患者进一步沟通并解释病情后，患者同意转上级医院进一步诊治。血液科查铁代谢、血涂片后诊断为"缺铁性贫血（中度）"。消化内科行胃镜提示"胃小弯溃疡"，病理报告未出。初步考虑胃溃疡引起缺铁性贫血，嘱继续目前用药，随访相关检查，关注胃镜病理报告，如病情变化及时复诊，必要时行骨髓穿刺检查。现已转回社区卫生服务中心定期复诊。建议继续在社区卫生服务机构随诊，了解症状改善情况、服药依从性、不良反应等。

4. 随访　根据患者的临床表现，继续观察病情变化；定期监测血常规、粪便常规+隐血试验，必要时完善血液学评估以判断药物疗效。

【案例提示】

贫血可以由多种病因引起。临床表现既有共同的一般表现，如疲乏、困倦、软弱无力，皮肤、黏膜苍白，或心血管、中枢神经、消化系统的症状和体征，同时也有原发疾病的自身症状，而且后者较前者更为重要。而老年人贫血常继发于其他疾病，如恶性肿瘤、慢性感染、肾功能不全等，起病不仅多缓慢、隐匿，贫血症状也多变、无特异性，且常常和其他慢性疾病交杂一起，有时甚至被其他疾病所掩盖。缺铁性贫血是老年患者中最常见的一种贫血，也已成为危害老年患者健康的常见疾病。其特点是骨髓、肝、脾及其他组织中缺乏可染色铁，血清铁浓度和血清转铁蛋白饱和度均降低。典型病例贫血是属于小细胞低色素型。老年缺铁性贫血患者应警惕消化道肿瘤。

此例患者"反复头晕、乏力1年，加重2周"，全科医生接诊后对其进行了综合评估，分析其存在的危险因素及合并症情况，作出初步诊断，多次与患者沟通以缓解情绪，转诊至上级医院专科明确诊断后经对症治疗后症状好转，并于病情相对稳定后转回社区卫生服务中心继续治疗随访。本例中引起缺铁性贫血的病因与胃溃疡密切相关，因而在补铁的同时还应注意胃溃疡的治疗。全科医生在后期的社区疾病管理过程中，需要动态随访血红蛋白、血清铁、总铁结合力、转铁蛋白变化情况外，还应注意随访大便隐血并嘱患者定期复查胃镜。全科医生在社区接诊贫血患者时，应在系统评估病情后，完善相关检查以明确诊断。社区干预目标，全科医生接诊患者后应对其进行生理、心理、社会方面的综合评估，分析其存在的危险因素及合并症情况，了解并掌握转诊指征，做好复诊与随访，在为患者提供个体化诊治的同时体现全科医疗"以人为本，全程管理"的理念。

第四节　过敏性紫癜案例

【案例概要】

患儿，男性，8岁，小学二年级学生。

（一）主观资料（S）

双下肢瘀点、瘀斑伴膝关节肿痛7日。

患儿7日前受凉后出现双下肢瘀点、瘀斑，大腿、膝关节、小腿均有出现，呈对称性分布，因上学原因未行检查与治疗。近日双下肢瘀点、瘀斑进行性加重，数目较前增多，伴膝关节疼痛，初起为紫红色斑丘疹，数日后变为暗紫色，皮疹略高于皮肤表面，压之不褪色。不伴有瘙痒，无皮疹周围皮肤破损；偶有脐周疼痛，阵发性发作，可自行缓解。无腹泻，无血便，无血尿；无恶心、呕吐、发热，无其他关节疼痛等。发病以来，患儿精神好，胃纳、睡眠尚可，大小便正常。否认传染病患者接触史，否认外伤史，无食物、药物过敏史，无特殊药物应用史。患儿为G_1P_1，孕39周自然分娩，出生时无产伤，无窒息，出生时体重3 800g。母乳喂养，按序添加辅食，心理行为发育正常。按时疫苗接种，既往体健，无输血史，无血小板减少和关节炎病史。无肝炎、结核等传染病病史。父母本科学历，生活规律，平素体健，无不良嗜好。否认家族遗传性疾病史，否认家族肿瘤病史。

问题1. 根据现有资料，考虑可能的问题是什么？为什么？

考虑过敏性紫癜可能。

过敏性紫癜（anaphylactoid purpura）是一种以小血管炎为主要病变的系统性血管炎，病因与发病机制仍未完全阐明，可能与血管自身免疫损伤有关。临床主要表现为非血小板减少性紫癜，血液溢于皮肤、黏膜之下，出现瘀点、瘀斑，常伴关节炎、腹痛、便血、血尿和蛋白尿。多发于学龄前和学龄期儿童，平均年龄为5岁，男女之比为2∶3。一年四季均有发病，以春秋两季居多。起病前1~3周常有上呼吸道感染史，可有倦怠、乏力、低热、食欲不振等前驱症状。

本例患儿为学龄期儿童，受凉后出现双下肢瘀点、瘀斑，伴膝关节及腹部疼痛，考虑过敏性紫癜可能。

问题2. 有没有绝对不能忽视的问题？

该患儿有皮肤紫癜样皮疹，伴有腹部疼痛，需警惕合并外科急腹症。

问题3. 接下来需要做哪些检查？

首先要进行体格检查，重点关注皮肤紫癜的分布情况，腹痛的部位，有无膝、踝、肘、腕等大关节肿痛及活动受限，有无关节畸形，有无高血压、水肿、腰痛、贫血等表现。另外，要进行以下辅助检查：

1. 一般检查　血、尿常规，粪便常规＋隐血试验，凝血功能，肝肾功能，红细胞沉降率，抗“O”与血清循环免疫复合物（CIC），划痕试验。

2. 免疫学检查　补体C3、补体C4，IgG、IgA、IgE等。

3. X线片及超声　排除急腹症，腹部立卧位X线片了解有无肠梗阻、肠套叠、肠穿孔；腹部超声了解有无阑尾炎等；泌尿系超声了解有无肾脏病变。

（二）客观资料（O）

1. 体格检查　体温36.8℃，呼吸20次/min，脉搏90次/min，血压100/70mmHg，身高130cm，体重30kg；神清，反应可，发育正常，营养良好，自主体位，查体合作；双下肢可见紫红色斑丘疹，新旧不一，对称分布，高出皮面，压之不褪色；部分皮疹有融合，未见水疱和坏死；无贫血貌，头皮无包块，颜面无水肿；颈软，双肺呼吸音清，未闻及啰音；心率90次/min，心律齐，心音有力，未闻及杂音；腹软，脐周有压痛，无反跳痛，无肌卫，未扪及包块；双侧膝关节稍肿胀，有压痛，无皮肤发热和关节畸形，双下肢无水肿。

2. 辅助检查

血常规：WBC 9.0×10^9/L，NE% 65%，Hb 130g/L，PLT 330×10^9/L，CRP<8.0mg/L；尿常规：隐血试验（+），蛋白（+），红细胞20个/μl；粪便常规：红细胞（++），隐血试验（+）；出凝血时间：BT 7秒，CT（试管法）10分钟，APTT 30秒，PT 12秒；ESR 20mm/h；抗核抗体均阴性，补体C3 0.9g/L，补体C4 320mg/L，免疫球蛋白IgA 3.9g/L，IgG 16.0g/L，IgM 2.0g/L。

腹部超声：部分肠壁稍增厚，少量腹水，未见同心圆样结构，双肾皮质回声稍增强，余未见异常。

腹部立卧位X线片：肠腔稍胀气，未见膈下游离气体。

问题4. 目前诊断是什么？依据是什么？

目前诊断：过敏性紫癜（混合型）。

过敏性紫癜的诊断标准：①紫癜（必备特征），有可接触紫癜或瘀斑，以下肢为主。除了紫癜之外，同时至少符合以下标准中一项：②腹痛，弥漫性急性绞痛，可能还可有肠套叠和消化道出血；③组织病理学表现，伴有以IgA为主的免疫沉积物的白细胞碎裂性血管炎，或伴有以IgA为主的免疫沉积物的增生性肾小球肾炎；④关节炎或关节痛，急性关节肿胀或疼痛伴活动受限，或急性关节炎疼痛不伴关节肿胀或活动受限；⑤肾脏受损，蛋白尿>0.3g持续时间>24小时，或点时间晨尿样本中点时间尿蛋白/尿肌酐比值>30mmol/mg；血尿或红细胞管型>5个红细胞/HP，或通过试纸条法检测尿液发现红细胞≥++。

该患儿受凉后出现双下肢皮肤紫癜，合并膝关节及腹部疼痛，粪便隐血试验阳性，提示有消化道出血；尿常规有血尿和蛋白尿，提示肾脏受累；且血小板及凝血功能检查均正常，故考虑为过敏性紫癜。

问题5. 疾病严重程度。

过敏性紫癜的严重程度主要取决于该病肾脏损害的程度；其诊断需结合临床分型与肾脏穿刺病理分级，肾型的临床分型和病理分级诊断如下：

1. 临床分型

①孤立型血尿：离心尿红细胞>5个/HP；②孤立性蛋白尿：24小时尿蛋白定量

>0.15g或每小时>4mg/kg；③血尿和蛋白尿：同时有上述血尿和蛋白尿表现，无其他异常；④急性肾炎型：有血尿和蛋白尿，并有不同程度的水肿与高血压，肾功能一般正常；⑤肾病综合征：符合肾病综合征的诊断依据；⑥急进性肾炎：有急性肾炎表现，并持续性少尿和蛋白尿，部分患者有水肿、高血压、贫血和不同程度的肾功能减退。

2. 病理分型

①Ⅰ级：肾小球轻微异常。②Ⅱ级：单纯系膜增生。Ⅱa，局灶阶段性，Ⅱb，弥漫性，无新月体形成。③Ⅲ级：系膜增生，伴有<50%肾小球新月体形成/阶段性病变（硬化、粘连、血栓、坏死）。其系膜增生可为：Ⅲa，局灶阶段性；Ⅲb，弥漫性。④Ⅳ级：病变同Ⅲ级，50%~70%的肾小球伴上述病变。分为：Ⅳa，局灶阶段性；Ⅳb，弥漫性。⑤Ⅴ级：病变同Ⅳ级，>75%的肾小球伴上述病变。分为：Ⅴa，局灶阶段性；Ⅴb，弥漫性。⑥Ⅵ级：膜增生性肾小球肾炎，有或无新月体形成。

该患儿肾脏受累，故应转上级医院儿科完善肾脏病理等相关检查以明确病情严重程度。

问题6. 需要和哪些疾病鉴别？

过敏性紫癜累及全身小血管，全身各器官系统均可受累，鉴别主要从皮肤紫癜及结合患者的临床表现考虑。

1. 药疹　药疹患者有明确的用药史，皮疹常对称分布于全身，停药后药疹即可消失。

2. 血小板减少性紫癜　患者瘀点、瘀斑可呈不规则分布，皮疹不隆起，无丘疹、荨麻疹，血小板计数减少，骨髓象常见巨核细胞成熟障碍。

3. 风湿性疾病　关节受累者需与风湿性关节炎相鉴别。

4. 急腹症　本病腹痛部位不固定，腹痛虽明显，但局部体征较轻，且多无腹肌紧张，需要与急性阑尾炎、肠梗阻、肠套叠、肠穿孔等鉴别。

5. 肾脏疾病　肾脏受累时需与急性肾小球肾炎、狼疮肾炎、肾结核等区别。肾小球肾炎患者无皮肤紫癜及腹部、关节症状。狼疮肾炎患者多有脏器损害，白细胞减少，红细胞沉降率增快，狼疮细胞阳性及其他免疫指标阳性。

该患者无服药史，皮疹高出皮面，同时血常规感染指标正常，血小板数量、出凝血时间均正常，腹部X线片及腹部超声除外急腹症，基本可诊断过敏性紫癜。

（三）问题评估（A）

1. 目前诊断　过敏性紫癜（混合型）。

2. 目前存在的健康问题　危险因素：学龄期儿童、各系统器官发育不完善、抵抗力差。

3. 并发症或其他临床情况　双下肢皮肤紫癜进行性加重，合并腹痛、肾脏受累。

4. 患儿依从性和家庭可利用资源　患儿父母经济收入稳定，文化程度较高，家庭关系和睦，能够听从医护人员的指导照顾好患儿，能定期随诊，依从性好。

问题7. 针对该疾病目前的治疗方法。

1. 消除致病因素　急性期卧床休息，消化道出血时禁食；原则上应停止接触任何可能引起过敏的物质，停用可能引起过敏的食物或药物，祛除病因，控制感染，祛除寄生虫。

2. 对症治疗

（1）抗过敏药：孟鲁司特钠，5mg，1次/d。

（2）镇痛、抗炎、解热、抗风湿及抑制血小板聚集：对乙酰氨基酚，0.65~1.3g，每8小时1次，可见粒细胞缺乏和血小板减少及肝肾功能损害，肝肾功能不全者慎用。阿司匹林，0.3~0.6g，3次/d，必要时每4小时1次，禁用于活动性溃疡或消化道出血及对阿司匹林过敏者。

（3）止血药：卡巴克洛10mg，每日2~3次，肌内注射，或10~60mg加入葡萄糖溶液中静脉滴注；酚磺乙胺0.25~0.5g，每日2~3次，肌内注射、静脉滴注或静脉推注；有肾脏病变者抗纤溶药慎用。

（4）辅助用药：口服；维生素C 1g，每日1~2次，口服或静脉滴注。

3. 肾上腺皮质激素　肾上腺皮质激素主要用于关节肿痛、严重腹痛合并消化道出血及有急进性肾炎或肾病综合征等严重肾脏病变者。有抑制抗原抗体反应、抗过敏及改善血管通透性作用，对减少出血和减轻症状有效。常用泼尼松30mg，1次/d，直至紫癜消失后逐渐停药，如1周后皮疹不消退可加至40~60mg；病情急重者可用氢化可的松100~200mg，静脉滴注，病情好转后改口服。

4. 免疫抑制剂　如以上疗法效果不佳或合并肾脏损害时可试用免疫抑制剂，环磷酰胺2.5mg/（kg·d）口服，或硫唑嘌呤2.5mg/（kg·d）口服，连续4~6个月。免疫抑制剂也可与肾上腺皮质激素合用。

5. 抗凝治疗　急进性肾炎、肾病综合征病例，除用肾上腺皮质激素、环磷酰胺外，还可用抗凝治疗，如肝素治疗使APTT维持正常值的1.5~2.0倍后改为华法林10~20mg/d，以3~5mg/d维持，使凝血酶原时间维持在正常的1~2倍。

问题8. 转诊指征。

初诊转诊指征：

（1）有相关症状和体征但不能明确诊断者及时转诊。

（2）需要上级医院制定治疗方案者及时转诊。

（3）病情严重，生命体征不稳定者及时转诊。

（4）因设备原因无法进行检查者及时转诊。

（5）治疗效果无效，病情加重时转诊。

该患儿肾脏受累，疾病严重程度不明确，应到上级医院专科完善相关检查，评估病情并制定治疗方案。

（四）问题处理计划（P）

1. 进一步检查计划　可行变应原测定，了解致敏物质，脱离变应原。

2. 治疗计划

（1）非药物干预：卧床休息、禁食，寻找和祛除病因，停用可能引起过敏的食物或药物。

（2）药物治疗：①糖皮质激素，可改善腹痛和关节症状，本例患儿有腹痛、消化道出血、关节疼痛，可静脉滴注激素，症状缓解后即可停药，建议转上级医院制定治疗方案；②抗血小板聚集和抗凝药物，如低分子量肝素和双嘧达莫等；③其他，如钙通道阻滞剂、非甾体抗炎药均有利于血管炎恢复。

3. 全科医生建议患者转诊上级医院儿科诊疗，病情稳定后随访。

4. 患者在上级医院住院治疗病情好转出院后，继续在社区卫生服务机构随诊。重点了解患儿症状改善情况，服药依从性和药物不良反应等；告知患儿父母过敏性紫癜累积肾脏时病程常较迁延，可持续数月或数年，要持续定期随访。

【案例提示】

紫癜为皮肤、黏膜下出血的表现，是皮疹的一种特殊类型，常伴随其他皮疹同时存在。本病起病前常有上呼吸道感染史，对于仅有单纯性皮肤表现的患儿，医生诊治过程中更容易倾向于儿童中发病率较高、且同样具有前驱症状的急慢性出疹性疾病，而容易忽视皮下出血及其他系统异常，从而出现漏诊与误诊。因此，全科医生在接诊因皮肤紫癜为首起症状而就诊的患儿时，在关注皮肤紫癜的同时，也要关注有无累及消化系统、肾脏、关节的证据，对病情进行综合评估。在明确有出血性疾病后，再与血小板性紫癜、血管性紫癜、凝血功能异常所致的紫癜等相鉴别。考虑过敏性紫癜者，应尽早明确变应原，如细菌、病毒、药物、食物、花粉、虫咬等，停止接触一切变应原，及时祛除病因，控制感染，驱除寄生虫等。过敏性紫癜的预后主要取决于该病肾脏损害的程度，医生在接诊初诊的患儿时需重点关注其肾脏受累情况，尽早完善尿常规、肾脏超声等检查，及时转上级医院专科进行疾病严重程度评估，尽早启动个体化治疗。本病预后一般良好，除少数重症患儿外，大多数可痊愈，病程一般3~6个月，少数可达1年以上。肾脏受累者常迁延，少部分患儿可缓慢进展为慢性肾脏病。因此全科医生应与患儿及家属充分沟通，坚持长期规律门诊随访，监测肾脏功能，避免出现肾衰竭。

第八章　常见肿瘤案例

常见肿瘤案例

第一节　肺 癌 案 例

【案例概要】

患者，男性，46岁，已婚，初中文化，水泥厂工人。

（一）主观资料（S）

咳嗽半年，加重伴痰中带血半月。

患者半年来出现咳嗽，为干咳，少痰，近半月受凉后咳嗽、咳痰加重，痰为白色黏痰，量不多，带血丝，易咳出，伴胸闷、气短，自服抗生素、感冒药（具体不详）症状无明显改善。无胸痛，无咯血、无夜间盗汗，今日来社区卫生服务中心就诊。患者发病以来精神不振，食欲缺乏，大小便正常，睡眠可，近半年体重下降5kg。

既往史：否认高血压、糖尿病、冠心病等病史。吸烟30余年，每日20支；粉尘接触史20余年；否认毒物、放射性物质接触史；否认药物过敏史；1子1女均体健，在校学习；否认家族遗传病病史。

问题1. 根据现有资料，考虑可能的问题是什么？为什么？

考虑支气管肺部疾病可能。

该患者46岁，中年男性，有吸烟史，咳嗽半年，加重伴痰中带血半月，有支气管-肺感染性疾病可能，如肺结核、肺脓肿、条件性致病真菌感染等；中年男性，既往长期吸烟，出现体重下降应高度警惕支气管肺癌；既往有粉尘接触史20余年，不能除外肺纤维化。

问题2. 有没有绝对不能忽视的问题？

该患者有长期慢性咳嗽，痰中带血，体重下降等情况，要考虑支气管肺癌的可能。

问题3. 接下来需要做哪些检查？

首先要进行体格检查，重点关注胸部检查。另外，要进行以下辅助检查：

1. 血常规，判断有无贫血，有无感染。
2. 胸部X线检查，必要时行肺CT检查。

（二）客观资料（O）

1. 体格检查　体温37.0℃，脉搏80次/min，呼吸25次/min，血压120/70mmHg。发育正常，精神差，自主体位，左锁骨上可触及肿大淋巴结，约5mm×4mm，质硬，活动度差，无压痛。口唇无发绀，气管居中，双侧胸廓对称，未触及胸壁肿物。右肺呼吸音粗，左肺呼吸音低，可闻及湿啰音，无胸膜摩擦音。叩诊心界不大，心音有力，心率80次/min，律齐，各瓣膜区未闻及病理性杂音。腹软，全腹无压痛及反跳痛，肝脾肋下未触及。双下肢不肿。

2. 辅助检查

血常规：WBC 11.5 × 10^9/L，NE% 78%，Hb 128g/L。

胸部X线：左侧肺门可见类圆形阴影，边缘毛糙，远端肺不张，纵隔内可见肿大淋巴结。

问题4. 目前诊断是什么？依据是什么？

目前诊断：肺癌可能性大，左侧阻塞性肺炎。

诊断依据：①有吸烟史，咳嗽半年，加重伴痰中带血半月；②近半年体重下降明显；③体格检查提示左锁骨上淋巴结肿大；④X线见左侧肺门可见类圆形阴影，边缘毛糙，远端肺不张，纵隔内可见肿大淋巴结。

结合临床表现和辅助检查结果，考虑肺癌可能性大。建议进一步查肺CT，有必要行纤维支气管镜及支气管肺泡灌洗液的检查，查痰找癌细胞。

问题5. 疾病严重程度。

肺癌的严重程度一般通过病理类型和肺癌临床分期来判断。

大约95%的肺癌被分类为小细胞肺癌（small cell lung cancer，SCLC）或非小细胞肺癌（non-small cell lung cancer，NSCLC）。对肺癌进行适当分期、治疗和预后分析需要病理分型。其他细胞类型的肺癌约占5%。一般小细胞肺癌发现时已转移，非小细胞肺癌多为局限性，对于可耐受手术的Ⅰa、Ⅰb、Ⅱa、Ⅱb期非小细胞肺癌手术切除获得长期生存和治愈的可能性较大。

问题6. 需要和哪些疾病鉴别？

影像学检查提示左肺门占位性病灶，需重点与以下疾病鉴别：

1. 肺结核　年轻患者多见，多同时伴有低热、盗汗等结核中毒症状，病灶易发于肺上叶尖后段及下叶背段，具有多病灶、多性状、多钙化的特点，结核菌素试验常阳性。若呼吸道分泌物中找到结核分枝杆菌可确诊。该患者中年，无低热盗汗等症状，病灶位于左侧肺门部位，暂不考虑此疾病，可进一步转诊至上级医院完善肺结核相关检查。

2. 肺部炎性假瘤　常为肺部慢性炎症机化形成，但影像学表现多形态不整，中心密度较高，易伴有胸膜增厚，病灶长期无变化。病理学活检可明确。该患者有长期粉尘接触史，有肺部慢性炎症危险因素，但影像学并不支持，可初步排除。

3. 肺脓肿　起病急，高热、寒战、脓痰等中毒症状严重，影像学可见均匀大片状炎症阴影，可有空洞形成，血常规提示白细胞和中性粒细胞增多，抗感染治疗有效。结合支气管镜和痰脱落细胞等检查可以鉴别。该患者有高热寒战症状，但影像学资料不支持，血常规检查结果不支持，抗感染治疗无效，可初步排除。

4. 肺部良性肿瘤　如支气管腺瘤、错构瘤等，在影像学上与肺癌常难以鉴别，需病理学确诊。该患者症状相似，可转诊至上级医院完善相关检查，明确病灶部位病理改变。

（三）问题评估（A）

1. 目前诊断　左肺中央型肺癌；左肺阻塞性肺炎。

2. 目前存在的健康问题

（1）危险因素：吸烟，水泥厂工人长期处于粉尘职业暴露中。

（2）患者因咳嗽、痰中带血就诊，胸部X线提示左侧中央型肺癌，合并阻塞性肺炎。得知身患恶性肿瘤后，患者情绪低落。

（3）患者收入尚稳定，城镇居民医疗保险，依从性尚可，可配合各项治疗及随访；但子女均在校读书，家庭负担重。

问题7. 针对该疾病目前的治疗方法。

肺癌的处理主要根据分期及病理类型。按病理类型的不同，肺癌主要分为小细胞肺癌和非小细胞肺癌。其中，非小细胞肺癌中又包括腺癌、鳞癌和大细胞肺癌等多种类型。小细胞肺癌由于恶性程度高、远处转移早，一般不推荐手术，而首选以化疗为主的综合治疗。非小细胞肺癌则根据分期不同而选择不同的治疗方式。

肺癌分期目前使用的是TNM法，T代表原发肿瘤的大小及位置，N为淋巴结转移情况，M为远处转移情况。根据TNM分期法，Ⅰ期、Ⅱ期及部分ⅢA期肺癌，如无明确的手术禁忌证，首选外科根治性手术；ⅢB期及Ⅳ期患者则无手术指征，以姑息性治疗为主。

对于肺癌患者，应针对不同的个体、根据病情实施多手段结合的综合治疗。常用的治疗手段包括：

（1）手术：对于非小细胞肺癌，首选的是手术治疗，但确诊时，仅约25%的患者适合手术，多数在初诊时已是中晚期，失去了手术时机。

（2）化学治疗：对于部分中晚期非小细胞肺癌，以及小细胞肺癌患者，可选择化学治疗，用于肺癌化疗的药物种类较多，需要根据肿瘤的病理学类型及患者的一般情况等因素综合考虑后进行个体化选择用药。

（3）放射治疗：放疗在局部晚期患者的根治性治疗及转移患者的姑息治疗中，都占据举足轻重的地位，有助于降低局部肿瘤负荷、改善局部症状。

（4）靶向治疗：目前我国可用于肺癌临床治疗的靶向药物主要是针对*EGFR*及*ALK*基因有突变的患者。对于*EGFR*基因有突变的患者，可以一线使用EGFR-TKI进行靶向治疗。

（5）对症支持治疗：主要目的是改善患者的症状，提高其生活质量。比较重要的是局部介入治疗、镇痛治疗和营养支持。

①局部介入治疗：对于肿瘤生长或压迫等导致的较大气道的阻塞，可通过经支气管镜下腔内介入治疗改善通气；对于反复大咯血，可根据病情酌情实施支气管动脉栓塞术等。

②对于癌症引起的疼痛，应当遵循“常规、量化、全面、动态”的原则，对癌痛进行评估，之后按照WHO癌痛三阶梯镇痛治疗指南进行分阶梯镇痛治疗。轻度疼痛可选用非甾体抗炎药，中度疼痛可选用弱阿片类药物，并可合用非甾体抗炎药；重度疼痛可选用强阿片类药，并可合用非甾体抗炎药，除镇痛药物外，还可加用抗惊厥药物、抗抑郁药物或糖皮质激素等，可加强镇痛效果。此外，还可借助一些非药物治疗方法，包括局部介入治疗、针灸、经皮穴位电刺激等物理治疗、认知-行为训练、社会心理支持治疗等。适当应用非药物疗法，可作为药物镇痛治疗的有益补充，与镇痛药物治疗联用，可增加镇痛治疗的效果。

③中医药治疗，有助于增强患者的机体免疫力，减轻化疗等药物产生的不良反应。

④营养支持。

⑤人文关怀。

问题8. 转诊指征。

肺癌的诊断（尤其是基于活检技术的病理诊断和分子病理检测）要求高、难度大，同时肺癌的多学科综合治疗策略极其复杂。因此，具有以下情况者建议转诊。

1. 疑似肺癌时需转诊进行确诊。

2. 随访时发现可疑转移症状、体征时需转诊。

3. 肿瘤晚期出现严重并发症，临床处理困难。

（四）问题处理计划（P）

1. 转诊

（1）为评估病情，转诊至上级医院，进一步行胸部CT及纤维支气管镜等检查。

（2）全面评估患者的病情：肺部感染、营养状况、有无转移等。尽快制定治疗方案，改善患者症状及预后。

2. 非药物治疗

（1）戒烟教育。

（2）呼吸道防护：减少呼吸道感染概率。

（3）营养支持：注重营养，保证热量、蛋白质的供给，增强机体抵抗力。

（4）心理疏导：重视患者的心理变化，选择典型事例，解除患者内心的悲观情绪，帮助患者增强治疗的信心，让患者配合医生接受相关检查和治疗。

【案例提示】

在肺癌的防治方面，全科医生应加强相关知识的学习，提高对疾病的认识，做到早期筛查、及时转诊和定期随访。

1. 早期筛查　肺癌筛查风险评估因素包括吸烟史、氡暴露史、职业史、肿瘤病史、肺癌家族史、疾病史（慢性阻塞性肺疾病或肺结核）、烟雾接触史（被动吸烟暴露）等。

高危人群：年龄55~74岁，吸烟史≥30包年（1包年=每日吸烟1包×吸烟1年），戒烟年限<15年；或年龄≥50岁，吸烟史≥20包年，另外具有被动吸烟除外的1项危险因素。

2. 疑似肺癌患者的转诊　由于肺癌临床症状缺乏特异性，X线征象又不典型，大多数医生可能对肺癌转移症状及非转移肺外症状认识不足，容易造成肺癌的漏诊和误诊。全科医生应早期识别肺癌的特殊症状：咯血、可疑肿大的淋巴结、吞咽困难、原因不明且持续3周的以下症状（咳嗽、体重减轻或食欲减退、气短、胸或肩疼痛、异常的胸部体征、声音嘶哑）、新发杵状指、既往有慢性呼吸系统疾病的患者出现不明原因的症状变化、出现肺癌转移到其他部位的症状（颅内压增高引起头痛、骨痛、病理性骨折、淋巴结肿大）等。

3. 定期随访　肿瘤患者术后或放化疗出院返回社区后，应建立健康档案，定期随访进行干预和健康管理。随访内容包括：询问患者是否有咳嗽、咳痰、咯血、胸闷、疼痛等症状；询问饮食、睡眠、运动、吸烟、精神心理等一般状况；了解患者用药情况及是否出现药物不良反应等；进行疾病相关的体格检查；定期复查胸部CT、肿瘤标志物等。每次复诊全科医生应对患者进行全面的评估，并与专科医生一起为患者制定更为优化的治疗和随访方案，使患者受益。

第二节 胃癌案例

【案例概要】

患者，女，58岁，已婚，初中学历，农民。

（一）主观资料（S）

反复上腹痛6年，加重1个月。

患者自诉6年来无明显诱因反复出现中上腹部疼痛，呈间歇性隐痛，无向他处反射，无转移性腹痛，与进食及体位变化关系不大，无反酸、嗳气，无恶心、呕吐，无畏寒、发热，无腹胀、腹泻、肛门停止排便排气等症状，曾到当地县人民医院行胃镜检查提示“慢性浅表性胃炎”，Hp（+++），诊断为“慢性胃炎，幽门螺杆菌感染”，门诊取药治疗（具体不详）后症状可缓解，但病情反复，疼痛发作时自行购买“奥美拉唑”服用，症状可减轻。1个月前无明显诱因上述症状加重，疼痛呈持续性隐痛，无放射痛，伴食欲不振、乏力，时有解黑便，无恶心、呕吐，无厌油腻、黄疸、腹泻等症状，自行购买“奥美拉唑”服用2周未见好转，到当地医院就诊，行胃镜检查提示“胃溃疡”，黏膜组织活检为“胃腺癌”，建议住院治疗，患者暂不同意，现来社区卫生服务中心咨询。患者发病以来精神、睡眠尚可，食欲欠佳，小便正常。1个月以来体重减少5kg。既往无高血压、糖尿病病史，无肝炎、肺结核病史，无腹部手术史，无药物过敏史。时常不吃早餐，饮食不规律，不运动。月经史：初潮13岁，行经5~7日，周期28~30日，48岁绝经。已婚，育有1子1女，丈夫体健，夫妻关系和睦，经济条件尚可，有医疗保险，父母已去世。

问题1. 根据现有资料，考虑可能的问题是什么？为什么？

考虑胃癌。

在我国，胃癌（gastric carcinoma）绝大多数是腺癌，55~70岁为高发年龄段。在幽门螺杆菌（Hp）感染、不良环境与不健康饮食等多种因素作用下，慢性萎缩性胃炎－萎缩性胃炎伴肠上皮化生异型增生而逐渐向胃癌演变。本例患者慢性胃炎病史6年，既往有

Hp感染，是否根除具体不详，1个月以来出现了消瘦、乏力、黑便等症状，考虑进展为胃癌的可能。

问题2. 有没有绝对不能忽视的问题?

Hp感染与胃癌有共同的流行病学特点，胃癌高发区人群Hp感染率高；Hp抗体阳性人群发生胃癌的危险性高于阴性人群。1994年WHO的国际癌肿研究机构将Hp感染定为人类I类（即肯定的）致癌原。胃癌是不能忽视的问题。

问题3. 接下来需要做哪些检查?

首先要进行体格检查，重点关注腹部检查。另外，要进行以下辅助检查：

1. 三大常规、凝血、电解质、肝肾功能、心肌酶、空腹血糖、CEA、CA19-9、血胃蛋白酶原（PG）Ⅰ/Ⅱ、粪便常规+隐血试验。

2. 胃镜检查、幽门螺杆菌检测。

3. 影像学检查（超声、CT或MRI） 尤以腹部CT为首选。

（二）客观资料（O）

1. 体格检查　体温36.3℃，脉搏82次/min，呼吸20次/min，血压120/70mmHg，身高155cm，体重45kg，腹围68cm，BMI 18.7kg/m^2。发育正常，神志清楚，精神可，自主体位，查体合作。贫血貌，双肺呼吸音清，未闻及啰音。心界不大，心率82次/min，律齐，各瓣膜听诊区未闻及杂音。腹软，剑突下压痛，无反跳痛，肝脾肋下未触及，未触及包块，移动性浊音阴性，肠鸣音正常。

2. 辅助检查

血常规：WBC 4.5×10^9/L，NE % 59.0%，LY% 23.6%，RBC 3.21×10^{12}/L，Hb 105g/L，PLT 182×10^9/L。粪便常规：棕褐色，软便。OB（±）。

问题4. 目前诊断是什么？依据是什么?

目前诊断：①胃癌；②轻度贫血。

根据患者症状、胃镜及病理学检查结果，明确诊断。

问题5. 疾病严重程度。

该患者目前一般情况尚可，需手术后才能对疾病严重程度进行评估。Lauren分型根据胃癌组织学生长方式将胃腺癌分为肠型、弥漫型、混合型。第8版胃癌pTNM分期将癌组织侵犯胃固有肌层分为“T_2”，但未对侵犯浅肌、深肌层细致划分。这些都有助于对胃癌预后的评估。

问题6. 需要和哪些疾病鉴别?

需要与其他腹痛疾病进行鉴别，如消化性溃疡、胆道系统疾病、泌尿系统结石、急性心肌梗死等疾病。

1. 消化性溃疡　病程长，上腹疼痛周期性间歇性发作，具有季节性和节律性。服用抑酸药可以缓解。内镜下溃疡的表现：形状规则，圆形或椭圆形，一般较小；底部平滑洁净，覆盖灰白或灰黄色苔；周围黏膜柔软，皱襞常向溃疡集中；胃壁蠕动正常。病理活检可以证实。胃十二指肠溃疡急性穿孔“板状腹”和X线检查膈下游离气体是溃疡穿孔的典型表现；既往一般有溃疡病史，突发上腹部刀割样疼痛，迅速蔓延至全腹部，明显腹膜刺激症状。

2. 胃良性肿瘤　最常见的是腺瘤及平滑肌瘤。胃腺瘤早期无症状，当肿瘤增大或有并发症时，可有上腹不适、隐痛、恶心、呕吐及出血。胃平滑肌瘤最常见的临床表现是上消化道出血、上腹痛、腹部肿块等。诊断主要依靠胃镜，病理活检看有无恶变。

3. 胆道系统疾病

（1）急性胆囊炎：典型疼痛可为进食油腻食物后发作的右上腹绞痛，向右肩和右腰背部放射。查体可有右上腹压痛、反跳痛、肌紧张、墨菲征阳性。超声及CT有助于鉴别。

（2）急性胆管炎：可出现Charcot三联征（上腹部痛、寒战高热、黄疸）甚至Reynolds五联征（上腹部痛、寒战高热、黄疸、休克、精神神经系统症状）。

此外还需要与急性肠梗阻、泌尿系统结石、急性心肌梗死等疾病相鉴别。根据患者现有的检查结果，上述疾病可排除。

（三）问题评估（A）

1. 目前诊断　①胃癌；②轻度贫血。

2. 目前存在的健康问题

（1）危险因素：老年女性，58岁，既往曾有Hp感染。

（2）患者饮食不规律，不运动。

（3）胃镜检查提示“胃溃疡”，黏膜组织活检为“胃腺癌”。

3. 并发症或其他临床情况　患者目前未发现并发症。

4. 患者依从性和家庭可利用的资源　患者经济收入稳定，有医疗保险，能够充分理解全科医生的治疗方案和指导建议，依从性好；患者家庭和睦，家庭支持度较高。

问题7. 针对该疾病目前的治疗方法。

1. 早期胃癌可采取内镜治疗，包括内镜黏膜切除术（EMR）或内镜黏膜下剥离术（ESD）。对于不适合内镜治疗的患者可进行开腹手术或腹腔镜手术，若术后病理证实淋巴结阳性患者应进行术后化疗；进展期胃癌的标准是手术治疗联合术后辅助化疗，肿瘤切除后，应尽可能清除残胃的Hp感染。

2. 对于失去手术根治机会或复发转移的胃癌患者，目前公认应采取以全身药物治疗为主的综合治疗，诸如姑息手术、放射治疗、射频消融、腹腔灌注及动脉介入栓塞灌注等局部治疗手段，有助于延长生存期和提高生活质量。目前胃癌药物治疗主要包括化学药物和分子靶向药物。

问题8. 转诊指征。

1. 怀疑胃癌时需要转诊进行确诊。

2. 确诊后需转诊进一步治疗或手术。

（四）问题处理计划（P）

1. 诊疗计划　患者需要进一步手术治疗，由基层转诊至上级医院明确诊断，进一步治疗。术后1~2年每3个月随访1次；术后3~5年每6个月随访1次；术后5年以上每年复查1次，包括体格检查、体重监测、肿瘤标志物监测、腹部CT、腹部超声等，择期复查Hp。每年复查1次胃镜。

2. 治疗计划

①心理疏导：减轻心理压力保持心情舒畅，避免焦虑。

②合理饮食：规律饮食，少食多餐（每日5~6餐），从软食多餐逐渐向正常饮食过渡，细嚼慢咽，避免进食过快，给予高热量、高蛋白、高维生素、新鲜易消化饮食；适当食用动物肝脏、新鲜蔬菜等，以提高各种维生素、矿物质的获取量；适当食用瘦肉、鱼、虾、动物血、蛋黄、豆制品及大枣、绿叶菜、芝麻酱等富含蛋白质与铁质的食品，防止贫血；忌烟、酒。

③作息规律：避免过度紧张与劳累、保证足够睡眠。

④规律有氧运动，晚餐勿过饱，待食物消化完才入睡。

⑤合理用药：忌服用阿司匹林、对乙酰氨基酚、保泰松、吲哚类药、四环素、红霉素、泼尼松等药物。

3. 药物治疗　转诊上级医院消化内科，行Hp清除方案，根据患者病情再评估是否需要化学治疗。

【案例提示】

早期胃癌患者常无临床症状，仅部分有上腹隐痛不适、轻微饱胀、疼痛、恶心、嗳气等，易被忽略。但大多数胃癌发生在慢性胃炎（尤其是萎缩性胃炎）、Hp感染、胃息肉、胃溃疡等基础上，因此当患者在短期内出现上腹疼痛、上腹饱满等不适症状用药不能缓解，或既往胃部不适症状性质有所改变或程度有所加重、节律发生变化、服药后不能缓解，以及出现体重下降、乏力、黑便时，要警惕胃癌的发生，及时做胃镜等检查以明确诊断。对于患有消化性溃疡、糜烂性胃炎、有胃病家族史的Hp感染患者，还应及时根除Hp治疗。胃癌作为消化系统最常见的恶性肿瘤，早发现、早诊断、早治疗及术后随访、日常生活指导、心理疏导都很重要。

第三节　结肠癌案例

【案例概要】

患者，男性，68岁，已婚，大学专科学历，退休人员。

（一）主观资料（S）

便血1个月。

1个月以来无明显诱因出现5次粪便中带血，颜色深，便量约200ml，无后滴鲜血，无黏液便，无脓血便，无腹痛、腹泻、便秘，无头晕、乏力、黑便，无畏寒、发热等症状。自发病以来，患者精神、睡眠、食欲尚可，每1~2日排1次大便，小便正常，体重无明显减轻。既往有结肠息肉病病史，未定期复查。无高血压、糖尿病史，无胃炎、痔疮等疾病，无药物过敏史，无遗传病及传染病病史。生活习惯：喜辣，饮食不规律，无烟酒嗜好，不运动。收入稳定，有职工医疗保险，家庭和睦，妻子及儿子均体健。父母已逝（具体不详），否认家族中有类似病史。

问题1. 根据现有资料，考虑可能的问题是什么？为什么？

考虑结肠癌可能。

引起便血的原因很多，常见的有下列疾病。

1. 下消化道疾病

（1）小肠疾病：肠结核、肠伤寒、急性出血性坏死性肠炎、钩虫病、克罗恩病、小肠肿瘤、小肠血管瘤，空肠憩室炎或溃疡、梅克尔憩室炎或溃疡、肠套叠等。

（2）结肠疾病：急性细菌性痢疾、阿米巴痢疾、血吸虫病、溃疡性结肠炎、结肠憩室炎、结肠癌结肠息肉等。

（3）直肠肛管疾病：直肠肛管损伤、非特异性直肠炎、放射性直肠炎、直肠息肉、直肠癌、肛裂、肛瘘等。

（4）肠道血管畸形：先天性血管畸形、血管退行性变、遗传性毛细血管扩张症。

2. 上消化道疾病　视出血量与速度的不同，可表现为便血或黑便。

3. 全身性疾病　白血病、血小板减少性紫癜、血友病、遗传性毛细血管扩张症、维生素C及维生素K缺乏症、严重的肝脏疾病、尿毒症、流行性出血热、败血症等。

结肠癌病因虽未明确，但其相关的高危因素逐渐被认识，如腺瘤性息肉、炎症性肠病、家族史、过多脂肪蛋白质的摄入、缺乏膳食纤维、年龄、肥胖、人种、吸烟等。家族性肠息肉病已被公认为癌前期病变；结肠腺瘤、溃疡性结肠炎及结肠血吸虫病肉芽肿，与结肠癌的发生有较密切的关系。

本例患者为老年男性，主要以粪便中带血为主要表现，既往有结肠息肉病史，考虑结肠癌的可能。

问题2. 有没有绝对不能忽视的问题？

患者为老年患者，便血有1个月，目前绝对不能忽视的问题是结肠癌，接诊过程中还应注意患者是否有面色苍白、心率增快、血压下降及腹部包块、恶病质等情况。

问题3. 接下来需要做哪些检查？

首先要进行体格检查，重点关注腹部检查、直肠指诊。另外，要进行以下辅助检查：

1. 血、尿及粪便常规＋隐血试验及生化检查。

2. 内镜检查　报告包括进镜深度、肿物大小、距肛缘距离、形态局部浸润的范围，对可疑病变必须行活检。

3. 超声、CT及MRI检查　行胸部＋全腹＋盆腔CT增强扫描、腹部超声、MRI，有利于进行临床分期及判断治疗效果，了解有无转移灶。

4. CEA、CA19-9、甲胎蛋白（AFP）。

（二）客观资料（O）

1. 体格检查　体温36.2℃，脉搏75次/min，呼吸20次/min，血压120/80mmHg，身高172cm，体重62kg，BMI 20.96kg/m²。发育正常，消瘦体型，神志清楚，精神可，自主体位，查体合作。双肺呼吸音清，未闻及啰音。心界不大，心率75次/min，心律齐，各瓣膜听诊区未闻及杂音。腹软，右下腹轻压痛，未触及包块，肝脾肋下未触及，移动性浊音阴性，肠鸣音正常。直肠指诊：肛门括约肌紧张，未触及肿物，指套退出无血染。

2. 辅助检查　粪便常规+隐血试验：红细胞3~5个/HP；血常规：Hb 133.0g/L，PLT 200×10^9/L；尿常规、肝肾功能、电解质未见异常；CEA、CA125、CA19-9、肝脏肿瘤标志物检查未见明显异常。

问题4. 目前诊断是什么？依据是什么？

目前诊断：便血原因待查；结肠癌待排。

结肠癌的诊断依靠内镜检查，镜下发现病灶取病理活检本来明确诊断。基层医疗机构根据现有病历资料结合大便检查结果，考虑结肠癌的可能，需转诊上级医院进一步检查以明确诊断。

问题5. 疾病严重程度。

疾病严重程度要根据病变病理分型和病理分期来综合判断。分期目的在于了解肿瘤发展过程，拟定有效的治疗方案及估计预后。国际抗癌联盟（UICC）结直肠癌2017年第8版TNM分期法：

T代表原发肿瘤，T_X为原发肿瘤无法评价。无原发肿瘤证据为T_0；原位癌为T_{is}；肿瘤侵及黏膜下层为T_1；侵及固有肌层为T_2；穿透固有肌层至浆膜下或侵犯无腹膜覆盖的结直肠旁组织为T_3；穿透腹膜为T_{4a}，侵犯或粘连于其他器官或结构为T_{4b}。

N为区域淋巴结，N_X代表区域淋巴结无法评价；无区域淋巴结转移为N_0：1~3个区域淋巴结转移为N_1；4个及以上区域淋巴结转移为N_2。

M为远处转移，无法估计远处转移为M_X；无远处转移为M_0；凡有远处转移为M_1。

结直肠癌的TNM分期基本能够客观反映其预后。

问题6. 需要和哪些疾病鉴别？

结肠癌主要与以下疾病进行鉴别：

1. 溃疡性结肠炎　症状颇似慢性细菌性痢疾，但有反复发作史，粪便培养阴性，乙状结肠镜检可见黏膜呈细颗粒状改变，血管纹理消失，伴红斑状充血及椭圆形小溃疡，其表面常覆以黄白色渗出物，严重者有大的不规则溃疡。溃疡性结肠炎是引起结肠癌的原因之一，应警惕发生癌变。

2. 结肠良性肿物　一般病程较长，症状相对较轻，X线检查可表现为局部充盈缺损，形态规则，表面光滑，边缘锐利，肠腔不狭窄。

3. 痔　内痔多为无痛性出血，色鲜不与粪便相混，而肠癌患者的便血常伴有黏液和直肠刺激症状，直肠指诊和乙状结肠镜检可与之鉴别。

4. 阿米巴痢疾　慢性期，溃疡基底部肉芽组织增生及周围纤维增生，使肠壁增厚、肠腔狭窄，易被误诊为癌肿，此时须做活检。

5. 肠结核　发病年龄较轻，既往多有其他器官结核史，好发于回盲部。由于大量结核性肉芽肿和纤维组织增生，使肠壁变厚、变硬，易与盲肠癌混淆，须做病理活检才能明确诊断，X线钡餐检查，可发现病灶处的激惹现象或跳跃现象，对诊断有帮助。

该患者需转上级医院完善内镜、组织病理学检查等明确诊断。

（三）问题评估（A）

1. 目前诊断　便血原因待查；结肠癌待排。

2. 目前存在的健康问题

（1）危险因素：饮食不规律，缺乏运动，既往有结肠息肉病史。

（2）患者以便血为主要表现，根据病史及体格检查，考虑结肠癌。

3. 并发症或其他临床情况　患者目前暂无并发症发生，但需警惕晚期并发症的发生。

4. 患者依从性和家庭可利用的资源　患者经济收入稳定，有医疗保险，能够充分理解全科医生的治疗方案和指导建议，依从性好；患者家庭和睦，家庭支持度较高。

问题7. 针对该疾病目前的治疗方法。

目前治疗方法包括：外科治疗、内科治疗、放射治疗及最佳支持治疗。

1. 外科治疗　根据TMN分期选择手术方式。

2. 内科药物治疗　总原则：必须明确治疗目的，确定属于术前治疗、术后辅助治疗或姑息治疗；必须在全身治疗前完善影像学基线评估，同时推荐完善相关分子标记物检测。

3. 放射治疗　推荐多个学科的医生共同讨论，最终制定出最合理的治疗方案。一般根据以下几方面判断：①转移灶大小、个数、具体部位；②患者接受其他治疗的情况；③转移器官如肝脏本身的功能状态；④其他部位肿瘤的控制情况。结直肠癌转移灶放射治疗的主要获益是减轻局部症状，对数目少或孤立的病灶起到根治作用。

4. 最佳支持治疗　支持治疗应贯穿于患者的治疗全过程，建议多学科综合治疗，包括疼痛管理营养支持、精神心理干预。结肠癌的预防，由于存在腺瘤—腺癌的演进序列，历时长，因而为预防提供了可能。结肠癌筛查显得意义重大，不仅使早期癌发现率升高，且能阻断结肠癌的发生和发展。对于基层医院来说，应该及时识别高危人群，对健康保健作出正确的指导。

问题8. 转诊指征。

出血部位及诊断不明确者转诊至上级医院明确诊断，进一步治疗。

（四）问题处理计划（P）

1. 诊查计划　全科医生与医联体医院消化内科联系进行双向转诊，安排患者住院。

2. 治疗计划　2周后电话随访患者，住院后明确诊断结肠癌，行右半结肠癌根治术，术中顺利，术后无感染，伤口愈合好出院。

3. 健康宣教　①饮食：营养均衡，低脂，适当蛋白质，增加纤维素的摄入，多吃新鲜蔬菜和水果；②运动：每周至少运动5日，每次至少30分钟，可选择步行、太极拳、游泳等运动方式；③保持心情舒畅，生活规律，恢复自信自强信念；④术后1~3个月避免重体力活动；⑤1周后到社区卫生服务中心伤口拆线。

【案例提示】

结肠癌是威胁我国居民生命健康的主要癌症之一，早期无明显症状，易被忽视。结肠癌筛查意义重大，高危因素如腺瘤性息肉、炎症性肠病、家族史、过多脂肪蛋白质的摄入、缺乏膳食纤维、年龄、肥胖、人种、吸烟等，与结肠癌的发生有密切的关系。应该及时识别高危人群，定期检查结肠镜，并对健康促进作出正确的指导，如采用健康生活方式、摄入充足膳食纤维、进行适当的运动等。结肠癌的筛查方法可参考《中国结直肠癌筛查与早诊早治指南（2020，北京）》，采用详细询问病史、评估危险因素、结肠镜检查、免疫法粪便隐血试验（FIT）等方法，早期发现结肠癌患者及高危人群。

第四节　乳腺癌案例

【案例概要】

患者，女性，57岁，已婚，大专学历，退休。

（一）主观资料（S）

发现左乳肿物2日。

患者2日前无明显诱因发现左乳房肿物，无疼痛，无乳头溢液。无头晕头痛，无胸痛、咳痰、咯血，无上腹痛、恶心、呕吐，无肢体疼痛。饮食正常，大小便正常。既往5年前因子宫腺肌病，行子宫全切术。14岁月经初潮，无雌激素应用史，无高血压、糖尿病等慢性病史，无遗传病及传染病病史。父亲已去世，有胃癌病史，母亲无肿瘤病史。生活习惯：退休2年，退休后生活不规律，经常熬夜看剧，长期服用艾司唑仑才能入睡。基本不运动。已婚，收入稳定，与丈夫关系尚可，32岁育有一子，经常与儿子生气。近2年没有常规体检。

问题1. 根据现有资料，考虑可能的问题是什么？为什么？

考虑乳腺肿物，性质待查。

中年女性，自我检查时发现乳腺肿物，因此还需要进一步临床检查和辅助检查明确肿物的性质。患者生活不规律，睡眠障碍，不运动等是乳腺癌高危因素，因此也需要警惕。

问题2. 有没有绝对不能忽视的问题？

中年女性，新发乳腺肿物，最需要除外乳腺恶性肿瘤的问题。

问题3. 接下来需要做哪些检查？

1. 乳腺临床检查，重点关注肿物的大小、质地、与周围软组织和胸壁的关系，局部皮肤情况，有无乳头凹陷、乳头溢液；腋窝淋巴结情况。

2. 乳腺超声检查或乳腺钼靶检查。

（二）客观资料（O）

1. 体格检查 体温36.5℃，呼吸18次/min，脉搏72次/min，血压125/75mmHg，身高167cm，体重66kg。发育正常，营养良好，神志清楚，自主体位，查体合作。心肺未闻及异常，腹软，肝脾未及，无压痛及反跳痛。乳腺检查：双侧乳房对称，皮肤无红肿、破溃，无橘皮样变，无酒窝征。双侧乳头无凹陷，无溢液。左侧乳腺11点钟方向可触及一肿物，直径约2cm，质硬，活动度差，有压痛，表面不光滑，与周围组织分界不清。右侧乳腺未及包块。左腋下可触及1枚小肿物，直径约1cm，双侧锁骨上未及肿大淋巴结。

2. 辅助检查 乳腺超声：左乳11点结节1.5cm×1.5cm，BI-RADS 5级。

问题4. 目前诊断是什么？依据是什么？

目前诊断：左乳肿物，乳腺癌可能性大。

患者中年女性，自检发现左侧乳房肿物，临床检查提示肿物质硬，活动度差，且表面不光滑，与周围组织分界不清。同时左侧腋下有1枚可疑淋巴结。辅助检查乳腺超声，提示左侧乳腺肿物，Bi-RADS 5级，以上均支持乳腺恶性肿瘤的诊断。

问题5. 疾病严重程度。

在社区发现乳腺肿物，如果可疑乳腺癌，属于最严重类型的乳腺肿物，因此需要立即转诊专科处理。

问题6. 需要和哪些疾病鉴别？

需要和乳腺良性疾病鉴别，如乳腺炎，乳腺纤维瘤等。

乳腺炎：急性期多有红肿、局部疼痛，患者自己发现乳腺肿物，没有明显疼痛，局部检查也没有红肿热等急性炎症反应征象，仅有一些压痛，因此不支持急性乳腺炎诊断。

乳腺纤维瘤：属于乳腺良性肿瘤，多发生于年轻女性，查体纤维瘤质地较硬，但光滑，与周围组织分离，可滑动。超声检查多提示为BI-RADS 2~3类。

（三）问题评估（A）

1. 目前诊断 左乳肿物，乳腺癌可能性大。

2. 目前存在的健康问题

（1）危险因素：生育年龄大于30岁；生活不规律，睡眠障碍；不运动；经常与孩子生气。

（2）自检发现乳腺肿物，临床检查和辅助检查均支持乳腺恶性肿瘤可能。

3. 并发症或其他临床情况 有可能存在淋巴结转移。

4. 患者依从性和家庭可利用的资源 患者经济收入稳定，文化水平较高，能够充分理解全科医生的治疗方案和指导建议，依从性好；家庭支持度尚可。

问题7. 针对该疾病目前的治疗方法。

转诊外科专科处理。

问题8. 转诊指征。

1. 临床发现乳腺结节，可疑恶性。

2. 乳腺超声提示BI-RADS 3类、4类、5类、0类。

（四）问题处理计划（P）

尽快转诊外科专科处理，2周后随访，结果提示：

乳腺钼靶：左侧BI-RADS 5类；乳腺MRI：MR BI-RADS 5类，双乳多发实性结节。MR BI-RADS 2类；穿刺活检：乳腺浸润性导管癌。诊断明确，已经安排住院手术。

【案例提示】

中年女性，自查发现乳腺无痛性肿物，应高度警惕乳腺癌的发生。社区全科医生要重视乳腺癌高危因素：乳腺癌家族史；有乳腺癌病史的妇女；既往乳腺良性肿瘤病史；乳腺活检病理为非典型性增生；未生育或第一胎生育年龄大于30岁；月经初潮年龄小于12岁或绝经晚于55岁；口服或注射雌激素3个月以上；卵巢上皮癌、输卵管癌、原发性腹膜癌病史；既往行胸部放疗史等均是乳腺癌的高危因素。生活不规律，睡眠障碍；不运动；经常生气也可能是很多疾病的好发因素。此外，乳腺癌是我国乃至全球女性发病率最高的恶性肿瘤，应十分重视筛查。适龄女性建议每年进行1次乳腺超声或每3年进行乳腺钼靶检查进行乳腺癌筛查，发现问题及时转诊。

第五节　宫颈癌案例

【案例概要】

患者，女性，39岁，已婚，大专学历，办公室文员。

（一）主观资料（S）

体检宫颈细胞学提示宫颈低级别鳞状上皮内病变2周。

2周前患者体检，目前宫颈细胞学结果回报：宫颈低级别鳞状上皮内病变。无接触性阴道出血，无阴道排液，无腹痛、下腹坠胀。平素月经规律，14岁月经初潮，行经5~7日，周期28~30日，末次月经2016年6月12日，经量中等，无痛经。26岁结婚，婚前曾交往男朋友1个，没有性行为，初次性行为时间25岁，G_1P_1，28岁育有一子，体健，目前工具避孕。既往未行宫颈癌常规筛查。父母体健，家族中无肿瘤病史。夫妻关系一般，丈夫热衷于长跑，经常外出参赛，有孩子后性生活很少。

问题1. 根据现有资料，考虑可能的问题是什么？为什么？

考虑可能的问题是宫颈病变。

中年女性，体检筛查发现宫颈低级别鳞状上皮内病变（low-grade squamous intraepithelial

lesion，LSIL），虽然没有任何症状，但宫颈病变早期可以没有症状，因此仍考虑有宫颈病变，需要进一步行阴道镜病理检查明确。

问题2. 有没有绝对不能忽视的问题？

结合病历，需要阴道镜活检病理检查，除外是否存在宫颈高级别病变和宫颈癌的发生。

问题3. 接下来需要做哪些检查？

1. 宫颈人乳头瘤病毒（HPV）检测。

2. 阴道镜检查。

（二）客观资料（O）

1. 体格检查　体温36.2℃，呼吸16次/min，脉搏76次/min，血压120/80mmHg，身高162cm，体重58kg。发育正常，营养良好，神志清楚，自主体位，查体合作。心肺未闻及异常，腹部平坦，无压痛及反跳痛，肝脾未触及，双下肢不肿。

妇科检查：外阴经产型，阴道通畅，宫颈柱状上皮异位，无接触性出血，子宫前位，大小正常，活动好，无压痛，双侧附件区无增厚及肿物，无压痛。

2. 辅助检查

宫颈HPV检测：HPV 16型（+），52型（+）。

阴道镜检查：宫颈右上象限、宫颈下唇可见淡薄醋白上皮，消退较快；宫颈11点可见较厚醋白上皮，消退慢。考虑宫颈低级别鳞状上皮内病变，不除外高级别鳞状上皮内病变（high-grade squamous intraepithelial lesion，HSIL）。

活检病理结果：宫颈上皮内瘤变1点、6点Ⅱ级，11点Ⅲ级。

问题4. 目前诊断是什么？依据是什么？

目前诊断：宫颈上皮内瘤变Ⅱ～Ⅲ级（CIN Ⅱ～Ⅲ）。

患者中年女性，体检筛查发现宫颈低级别鳞状上皮内病变，没有任何症状；阴道镜检查病理提示CIN Ⅱ～Ⅲ，诊断明确。

问题5. 疾病严重程度。

患者阴道镜病理结果提示存在宫颈高级别病变，属宫颈癌前病变，需要手术干预。

问题6. 需要和哪些疾病鉴别？

宫颈低级别鳞状上皮内病变（LSIL）、宫颈高级别鳞状上皮内病变（HSIL）、宫颈原位癌（SCC）是宫颈HPV感染向宫颈病变、宫颈癌逐步发展的一个过程。但不是所有HPV都会发展为癌。该患者的筛查中HPV 16型阳性，属于宫颈HPV病毒中的高危类型，16型、18型HPV致病力和发展都较其他高危型更快，其生物学特性也更倾向于导致高级别病变和癌。因此应给予更多的关注。

（三）问题评估（A）

1. 目前诊断　宫颈鳞状上皮内高度病变。

2. 目前存在的健康问题

（1）危险因素：高危型HPV病毒感染，HPV 16型。

（2）宫颈鳞状上皮内高度病变。

3. 并发症或其他临床情况 无。

4. 患者依从性和家庭可利用的资源 患者经济收入稳定，文化水平能够充分理解妇女保健医生的治疗方案和指导建议，依从性好；家庭支持度尚可。

问题7. 针对该疾病目前的治疗方法。

转诊妇科专科行宫颈锥切术。

问题8. 转诊指征。

1. 病理证实宫颈高级别病变。

2. 病理证实宫颈癌。

（四）问题处理计划（P）

尽快转诊妇科专科行宫颈锥切术，1个月后随访。

1个月后随访结果回报：于上级医院行宫颈锥形切除，术后病理证实为：宫颈高级别病变，切缘干净。建议术后3个月复查TCT、HPV，长期随访管理。

【案例提示】

中年女性，宫颈癌筛查发现宫颈低级别鳞状上皮内病变，没有任何症状。宫颈病变和早期宫颈癌经常无症状，因此筛查对于早期发现宫颈病变和宫颈癌尤为重要。宫颈癌和宫颈病变的危险因素与高危型HPV病毒感染有关，性行为过早、多性伴侣、高危性伴侣、性传播疾病感染史、外阴或阴道鳞状上皮内病变或癌症病史、免疫抑制等可能增加HPV持续感染的风险。不同类型的HPV病毒感染的致病风险不同，宫颈癌筛查中16型、18型HPV病毒感染，应当给予足够关注。

第六节 膀胱癌案例

【案例概要】

患者，男性，75岁，已婚，大专学历，机关退休人员。

（一）主观资料（S）

尿频、尿急、尿色发红2个月。

患者2个月前无明显诱因下出现尿频、尿急、尿色发红，无发热，无疼痛，无排尿困难，自以为前列腺肥大所致，未就诊。近日来尿色加深，并感觉乏力，遂来社区卫生服务中心就诊。近期无外阴部外伤，无其他食物或药物服用史。既往有前列腺增生病史6年，未接受系统治疗。否认高血压、糖尿病、冠心病等病史，无药物及食物过敏史，无化学染料等工业化学品接触史。平日生活规律，吸烟30余年，戒烟2年，无饮酒嗜好。近5年未系统体检。父母已去世，死因不详。夫妻关系和睦。

问题1. 根据现有资料，考虑可能的问题是什么？为什么？

根据现有资料，应首先考虑泌尿系统恶性肿瘤疾病。

1. 患者尿色发红，2个月来逐步尿色加深，判断为血尿。患者无外阴部外伤，可排除其他部位的出血混入尿中引起的假性血尿；患者无其他食物或药物服用史，可排除食物、药物导致的尿色发红；患者无化学染料等工业化学品接触史，可排除溶血产生的血红蛋白尿。

2. 患者血尿不伴有疼痛，表现为无痛性全程肉眼血尿。

3. 临床无痛性全程肉眼血尿首先考虑泌尿系统恶性肿瘤疾病。因血尿的出血部位根据现有资料尚不明确，绝大多数血尿属于泌尿系统本身病变所致。在排除非泌尿系统，如全身性出血引起的泌尿系统的表现和排除来自泌尿系统邻近器官病变后，根据病变部位不同，再细分为上尿路、下尿路病变。

问题2. 有没有绝对不能忽视的问题？

无痛性血尿首先要除外泌尿系统恶性肿瘤，另外患者出血时间较长，要注意是否有重度贫血的可能。

问题3. 接下来需要做哪些检查？

首先是要进行全身体格检查和详细的腹部体格检查。另外要进行相关的辅助检查，如血常规、尿常规，泌尿系超声检查等。

（二）客观资料（O）

1. 体格检查 体温36.3℃，呼吸16次/min，脉搏72次/min，血压142/70mmHg，身高172cm，体重78kg，BMI 26.4kg/m^2；发育正常，营养良好，神志清楚，自主体位，查体合作。双眼睑略见苍白，全身皮肤、黏膜正常，未见瘀点、瘀斑。双肺呼吸音清，未闻及啰音。心音有力，心率72次/min，律齐，未闻及杂音。腹软，无肌紧张，无压痛、反跳痛，肝、脾肋下未触及。双肾区无叩击痛，膀胱区叩击痛（–）。双下肢无水肿，双足背动脉搏动有力。

2. 辅助检查

血常规：WBC 7.3×10^9/L，NE 71.8%，Hb 108g/L，PLT 219×10^9/L；尿常规：RBC满视野，WBC（+），未见管型。

泌尿系超声：肾脏结构正常，未见结石、占位影；双侧输尿管正常，未见输尿管扩张；肾盂分离（–）；膀胱三角区内可见实性肿物，肿块内回声不均，表面凹凸不平，呈“菜花状”，不随体位移动改变；前列腺形态饱满，体积增大，大小约48mm×32mm×36mm，内部回声增粗，欠均匀。

问题4. 目前诊断是什么？依据是什么？

目前诊断：①血尿原因待查（膀胱癌可能）；②轻度贫血；③良性前列腺增生。

患者临床表现为无痛性肉眼血尿2个月，伴尿频、尿急，有前列腺增生病史6年。体格检查：眼睑略苍白，腹软，无肌紧张，无压痛、反跳痛，肝、脾肋下未触及，双肾区无叩击痛，膀胱区叩击痛（-）。血常规：血红蛋白108g/L。泌尿系超声显示膀胱三角区内可见实性肿物，前列腺形态饱满，体积增大。膀胱癌（carcinoma of bladder）诊断主要依据病理表现，目前膀胱内的肿物尚未进行病理检查，因此目前诊断为血尿原因待查（膀胱癌可能）；轻度贫血；良性前列腺增生。

问题5. 疾病严重程度。

1. 患者通过在社区卫生服务中心的初步检查，考虑膀胱癌可能，病变性质、病理及临床分期尚不明确，需要进一步做CT等影像学检查、膀胱镜检查和手术后病理检查来明确。

2. 患者血尿2个月，出现轻度贫血，尚未危及生命。

问题6. 需要和哪些疾病鉴别？

1. 上尿路肿瘤　肾盂、输尿管尿路上皮肿瘤出现的血尿和膀胱肿瘤相似，都表现为无痛性全程肉眼血尿。膀胱肿瘤血尿可同时伴有膀胱刺激症状，有时影响排尿，可以尿出血块或“腐肉”。但肾脏或输尿管肿瘤一般没有膀胱刺激症状，排尿通畅，尿出的血块呈条状，不含“腐肉”。通过影像学检查及膀胱镜检查可以区分血尿的来源。需要注意的是部分膀胱肿瘤可合并有上尿路肿瘤。

2. 尿石症　尿石症一般血尿较轻，以镜下血尿多见，活动或劳累后可有加重，常伴有尿路结石的疼痛症状，根据结石部位不同症状表现有区别。膀胱结石可有膀胱刺激症状，上尿路结石可有恶心、呕吐，超声检查、腹部X线片和静脉肾盂造影检查可以确诊结石。

3. 良性前列腺增生伴出血　良性前列腺增生也可以出现无痛性肉眼血尿，多由于腺体表面静脉曲张破裂出血引起。由于常有排尿梗阻症状，有时可以合并感染和结石，血尿症状和膀胱肿瘤类似，且两者也可同时存在。但良性前列腺增生的血尿多为一过性，间歇期可长达数月或数年，尿细胞学检查、尿肿瘤标志物及膀胱镜检查可以帮助鉴别。

4. 腺性膀胱炎　临床表现与膀胱肿瘤很相似，血尿一般不严重，通过膀胱镜检查和活检可以鉴别。

5. 前列腺癌　前列腺癌侵犯尿道和膀胱可以出现血尿，但常伴有排尿困难症状。前列腺特异性抗原（PSA）测定、直肠腔内超声加前列腺活组织检查等有助于诊断前列腺癌，有时需要行膀胱镜检查。

（三）问题评估（A）

1. 目前诊断　血尿原因待查（膀胱癌可能）；轻度贫血；良性前列腺增生。

2. 目前存在的健康问题

（1）危险因素：老年男性，血尿，既往吸烟史30余年。

（2）出现尿频、尿急、血尿症状，泌尿系超声提示膀胱肿物，考虑恶性肿瘤可能性较大。

（3）患者对血尿有紧张焦虑情绪，但愿意配合治疗。

3. 并发症或其他临床情况

（1）患者血红蛋白108g/L，属于轻度贫血，考虑贫血与血尿引起的失血有关，同时也需考虑慢性病性贫血或其他原因所致的贫血。

（2）既往有良性前列腺增生史。

4. 患者依从性和家庭可利用的资源　患者文化水平较高，能够充分理解全科医生的指导建议，积极配合治疗。患者经济基础稳定，可以负担相关治疗费用。患者家庭和睦，其家人接受全科医生进行的疾病健康教育，并给予患者精神上鼓励与支持。

问题7. 针对该疾病目前的治疗方法。

1. 社区医院超声发现膀胱肿物，需立即转诊至上级医院，进一步行腹盆腔增强CT或MRI、膀胱镜等检查，病理明确病变性质。

2. 根据检查结果制定治疗方案。

问题8. 转诊指征。

患者血尿原因考虑膀胱癌可能，有明确的转诊指征。

（四）问题处理计划（P）

1. 进一步检查计划

（1）转诊至上级医院，进一步行腹盆腔增强CT或MRI、膀胱镜等检查，病理明确病变性质。

（2）完善肝肾功能、凝血功能、电解质、肿瘤标志物等相关检查，评估患者整体情况。

2. 治疗计划

（1）非药物干预：患者现存在情绪焦虑、紧张，对病情及预后不了解，总是担心能否完全治好，是否会影响肾功能等，疑虑重重，内心忧郁过重等。应及时予以心理沟通改善患者的精神和心理状态，消除不必要的思想负担和精神压力，帮助患者及其家属认识肿瘤的病因、对身体的危害、常用治疗方法、日常生活应该注意的问题及如何进行术后康复等，消除患者焦虑心态，减轻不必要的心理压力，积极配合医生制定治疗方案，接受专科治疗。

（2）药物治疗：对症处理，可予以口服止血药物处理。

3. 转诊　全科医生建议立即转诊至上级医院泌尿外科明确诊断，进一步治疗。

患者转诊至上级医院泌尿外科后，经住院行膀胱镜下肿物电切术，术后病理明确诊断为膀胱癌，具体病理分型和TNM分期不详。

4. 随访　患者术后2周后转回社区，全科医生进行跟踪随访管理。

（1）关注患者的健康相关生活质量（health-related quality of life，HRQL）。HRQL研究已被广泛应用于肿瘤和慢性病干预方法效果评价等方面。膀胱癌患者HRQL评估应包含身体、情绪、社会活动及相关的并发症（如排尿问题、尿瘘、皮肤问题、性功能问题等）等。HRQL评估主要是通过包括癌症患者生命质量测定量表（FACT-G），欧洲癌症治疗研究组织（EORTC）生命质量测定量表（QLQ-C30）和健康调查量表36（SF-36）等适宜的量表来完成。

（2）膀胱癌患者治疗后随访的目的是尽早发现局部复发和远处转移。全科医生应尽可能与专科医生取得联系，了解患者的预后情况，并根据预后评估、手术方式所确定的随访方案，配合专科医生，督促患者及时到专科随访。

【案例提示】

膀胱癌常以无痛性肉眼或镜下血尿为主要表现。血尿可以间歇出现，自行停止或减轻，多为全程血尿，亦可以是终末血尿。根据肿瘤浸润范围和程度的不同，部分患者也可能以尿频、尿急、排尿困难等常见症状为首发表现。膀胱癌的影像学检查有很多种，包括尿路X线片、静脉尿路造影检查、CT、MRI、骨扫描、PET/CT等，各有优缺点。对于社区卫生服务中心而言，最适合的检查是超声检查，该检查无创、简便、易行，可同时检查肾脏、输尿管、前列腺和其他脏器（如肝脏等）。

本案例就是通过超声检查初步确定为膀胱癌，予以及时转诊后确诊及手术的。患者以“尿频、血尿”等主诉就诊时，全科医生常会先考虑“尿路感染”“泌尿系结石”等疾病，治疗以抗感染治疗为主。本案例患者临床症状为“无痛性全程肉眼血尿”，综合患者年龄、长期吸烟史等特点，应首先考虑恶性肿瘤疾病的可能，尽早安排超声等相关检查，及时转诊至上级医院专科确诊并及时行手术治疗，实现疾病的“早发现、早诊断、早治疗”。手术后患者再回到社区由全科医生进行跟踪随访管理，体现了社区卫生服务的连续性、可及性和全面照顾。

第九章　儿童常见健康问题案例

儿童常见健康
问题案例

第一节　先天性心脏病案例

【案例概要】

患儿，女，1岁2个月，足月，顺产。

（一）主观资料（S）

体检时听诊胸骨左缘第3~4肋间可闻及2/6级收缩期杂音。

患儿为G_1P_1，足月顺产，生后纯母乳喂养至6个月，现饮食同成人，平素无反复呼吸道感染病史，无喂养困难、生长发育落后、发绀、晕厥等症状。

问题1. 根据现有资料，考虑可能的问题是什么？为什么？

考虑先天性心脏病（congenital heart disease）可能。

患儿系幼儿，心脏听诊心前区胸骨左缘第3~4肋间可闻及2/6级收缩期杂音，故考虑，需进一步完善超声心动图检查。

问题2. 有没有绝对不能忽视的问题？

考虑患儿先天性心脏病可能，要怀疑其是否合并复杂先天性心脏病、肺动脉高压，以及有无多发畸形。

问题3. 接下来需要做哪些检查？

要进行以下辅助检查：

1. 超声心动图
2. 心电图
3. 胸部X线检查
4. 如合并严重肺动脉高压、主动脉瓣脱垂或怀疑合并其他心脏畸形时可行心脏导管检查。

（二）客观资料（O）

1. 体格检查　体重10.1kg，身长75.0cm，头围45.5cm，精神可，面色口唇红润，呼吸平稳，前囟已闭。心律齐，心音有力，心前区胸骨左缘第3~4肋间可闻及2/6级收缩期杂音。肺、腹及神经系统查体未见异常。

2. 辅助检查　超声心动图提示各房室腔大小正常，各心瓣膜纤细光滑，启闭良好，室间隔见连续中断约0.8mm，室间隔缺损位于室间隔膜部，房间隔连续完整，左心室壁运动协调。多普勒示：心室水平左向右分流，各瓣膜口前向血流速度正常。检查提示：先天性心脏病，室间隔缺损（膜部）。心电图、胸部X线片无明显异常。

问题4. 目前诊断是什么？依据是什么？

目前诊断：先天性心脏病，室间隔缺损。

先天性心脏病的诊断主要基于症状、体征、辅助检查。患儿心前区可闻及杂音，超声心动图提示先天性心脏病，室间隔缺损，故诊断成立。

问题5. 疾病严重程度。

该患儿无室间隔缺损相关临床症状，常规体格检查闻及心脏杂音，超声心动图提示膜周部室间隔中型缺损（缺损直径0.5~1mm），仍有自然闭合的可能性，需在门诊密切随访至学龄前期，考虑手术方式。对于中大型室间隔缺损，在婴幼儿期出现反复肺炎、难以控制的心衰、生长发育严重落后或合并肺动脉高压的患儿应尽早手术。

问题6. 需要和哪些疾病鉴别？

可以和房间隔缺损、动脉导管未闭等其他先天性心脏病鉴别，均是体格检查时胸骨左缘可闻及收缩期杂音，需完善超声心动图以明确诊断。

问题7. 针对该疾病目前的治疗方法。

1. 室间隔缺损有20%自然闭合的可能，中小型缺损可先在门诊随访至学龄前期，每3~6个月复查一次，根据专科医生的意见，决定是否手术治疗。

2. 如反复呼吸道感染和充血性心衰时需进行抗感染、强心、利尿、扩血管等对症治疗。

3. 大中型缺损或出现无法控制的心衰，肺动脉压力过高等临床症状都应及时手术。

问题8. 转诊指征。

1. 首次发现心脏杂音，需及时转诊到相应的上级医院，完善检查并全面评估病情、确定治疗方案。

2. 随访过程中出现病情变化，需要及时就诊专科门诊进行评估。

3. 至少每年一次专科门诊随访与评估，根据病情严重程度来调整随访周期。

4. 专科评估具有手术或介入治疗适应证，需要进行干预治疗。

5. 术后患者要定期专科随访。

（三）问题评估（A）

1. 目前诊断　先天性心脏病：室间隔缺损。

2. 目前存在的健康问题　先天性心脏病的患儿易感染疾病，尤其是呼吸道疾病为多见，应加强护理，及早采取预防措施。

（四）问题处理计划（P）

1. 进一步检查计划　该患儿已确诊，无其他相关临床表现，目前可不进行其他检查，3~6个月复查超声心动图。

2. 治疗计划

（1）生活有规律，适度活动，适当增减衣物，防止感冒。尽量避免到人群聚集的场所，防止交叉感染。饮食上注意搭配合理、补充营养、易消化，避免过饱及暴饮暴食，尽量控制零食、饮料。

（2）如出现并发症可以对症治疗。

（3）必要时专科随诊，评估手术或介入治疗适应证。

【案例提示】

先天性心脏病是最常见的先天性畸形之一，早发现、早诊断，并给予规范化管理及早转诊、有效治疗，可以大大降低婴幼儿死亡率。基层医院儿童保健医生应提高专业技术水平，掌握筛查技术，及时转诊，使先天性心脏病患儿早期得到诊治，提高儿童健康水平。

第二节　婴儿湿疹案例

【案例概要】

患儿，女，2个月，足月剖宫产。

（一）主观资料（S）

近3日发现颜面部及颈部皮肤发红，有针尖大小的对称性红色丘疹。

患儿为G_2P_1，足月剖宫产，纯母乳喂养，奶量可，生长发育正常。近3日哭闹较频，睡眠不安，进食较前无变化，无呕吐、腹泻等症状。母亲哺乳期间饮食清淡。

问题1. 根据现有资料，考虑可能的问题是什么？为什么？

考虑婴儿湿疹。

婴儿湿疹（infantile eczema）好发于婴幼儿，多在婴儿面颊两侧、额部、眉间、头部等区域出现对称性红斑、丘疹、斑丘疹等，个别患儿可发展至四肢、全身。其原因复杂，是遗传性过敏体质对环境中某些物质的过敏反应。婴儿皮肤较薄，容易发生过敏反应，如接触不良刺激或食用过敏的饮食可导致症状加重。

问题2. 有没有绝对不能忽视的问题？

婴儿湿疹严重的继发感染可出现脓疱、局部淋巴结肿大甚至败血症而出现全身发热症状。患儿纯母乳喂养，若反复湿疹，需考虑是否因母亲摄入牛奶蛋白过敏导致。

问题3. 接下来需要做哪些检查？

婴儿湿疹的诊断主要依靠临床表现，暂不需要进行辅助检查。

（二）客观资料（O）

1. 体格检查　精神可，面色口唇红润，呼吸平稳，颜面部及颈部皮肤发红，有针尖大小的对称性红色丘疹，皮肤干燥，有少许渗液、薄痂和鳞屑。心肺腹查体无特殊。神经系统无异常发现。

2. 辅助检查　无。

问题4. 目前诊断是什么？依据是什么？

目前诊断：婴儿湿疹。

婴儿皮肤发育尚不健全，患儿皮肤的角质层很薄（毛细血管丰富，以及内皮含水及氯化物较多，因而容易发生变态反应），容易发生过敏反应。该患儿颜面部及颈部皮肤发红，有针尖大小的红色丘疹，皮肤干燥，有少许渗液、薄痂和鳞屑，符合婴儿湿疹表现，故诊断。

问题5. 疾病严重程度。

婴儿湿疹严重者可继发感染，部分长期不愈患儿因长期瘙痒导致睡眠障碍，可能引起生长发育迟缓等。婴儿湿疹一般随年龄增长而逐渐减轻，少数患儿可能长期反复而发展为特异性皮炎。

问题6. 需要和哪些疾病鉴别？

1. 尿布皮炎　发生在尿布区域或肛周的湿疹，应与尿布皮炎相鉴别。

2. 接触性皮炎　接触性皮炎有接触史，皮肤损害发生于接触部位，边界清楚。可行斑贴试验鉴别。

问题7. 针对该疾病目前的治疗方法。

（1）饮食管理：纯母乳喂养，乳母可采取食物回避法2~4周。牛奶蛋白过敏患儿应改食氨基酸配方粉或深度水解蛋白配方奶粉。

（2）患儿皮肤护理方法：婴儿着装尽量宽松、纯棉衣物为主，衣物应注意勤洗、晾晒。洗浴时采用适宜的水温（32~38℃），视情况每日1次左右，最好只用清水擦洗。合理选用润肤剂。

（3）局部治疗：局部短期外用低效糖皮质激素霜剂涂抹，如伴有破溃感染需局部涂抹抗生素软膏。

问题8. 转诊指征。

婴儿湿疹迁延不愈、治疗效果欠佳，继发严重的局部感染，或反复发作时需及时转诊到上级医院儿科或皮肤科诊治。

（三）问题评估（A）

1. 目前诊断　婴儿湿疹。

2. 目前存在的健康问题　近3日哭闹较前略增多，睡眠不安，进食尚好。

该患儿诱发湿疹的原因可能有：①过量喂养而致消化不良；②乳母高糖高脂饮食；③母亲乳腺接触致敏因素或母亲吃了某些致敏食品，通过乳汁影响婴儿。

（四）问题处理计划（P）

1. 进一步检查计划　该患儿若食物回避疗法及外用药治疗后仍反复湿疹，可待6个月时，完善变应原检查。

2. 治疗计划

（1）饮食管理：纯母乳喂养，乳母可采取食物回避法2~4周。牛奶蛋白过敏患儿应改食氨基酸配方粉或深度水解蛋白配方奶粉。

（2）一般治疗：婴儿着装尽量宽松、纯棉衣物为主，衣物应注意勤洗、晾晒。洗浴时采用适宜的水温（32~38℃），视情况每日1次左右，最好只用清水擦洗。合理选用润肤剂。

【案例提示】

婴儿湿疹要注意家庭护理，预防婴儿湿疹的反复发作或恶化。对于常患皮疹的儿童，还应考虑是否有过敏体质，决定是否推迟预防接种，注意疫苗接种的安全性。

第三节　儿童孤独症案例

【案例概要】

患儿，女，3岁3个月，足月，顺产。

（一）主观资料（S）

发现说话少，说话简单1年。

患儿为G_1P_1，足月顺产，出生体重3kg，孕期无特殊，1岁时独走，2岁10个月开始说话。目前只会说爸爸、妈妈、狗、不要、开灯等少数单字词，能听懂部分指令，如扔垃圾、关门等。不会用示指指物，不会用“点头、摇头”表示需求。叫名字有反应，与家人有目光交流，无互动游戏，不与小朋友玩，有自言自语、重复语言，对玩具有特殊癖好，无明显刻板行为。不依恋带养人。挑食，能控制大小便。否认惊厥、癫痫及脑瘫等病史。

问题1. 根据现有资料，考虑可能的问题是什么？为什么？

考虑孤独症（autism）。孤独症表现为社会交往障碍、交流障碍、兴趣狭窄和刻板重复的行为方式。该患儿临床表现相符，但需确诊，可根据《精神障碍诊断与统计手册》第5版（DSM 5）为标准，孤独症早期筛查量表（CHAT-23）、孤独症儿童行为量表（ABC量表）是国内常用筛查量表。孤独症诊断访谈量表（修订版）（ADI-R）、孤独症诊断观察量表（ADOS）是诊断金标准。

问题2. 有没有绝对不能忽视的问题？

患儿目前语言和交流能力明显落后，考虑孤独症的前提需完善头颅MRI检查，除外器质性病变。

问题3. 接下来需要做哪些检查？

头颅MRI检查、发育测评、孤独症筛查及诊断量表。

（二）客观资料（O）

1. 体格检查 体重13.5kg，身高97.3cm，头围49.3cm，精神可，无特殊面容、特殊体征。目光对视少，不能听指令，叫名字有反应，但较迟钝，对父母依恋少。心腹及神经系统未见异常。

2. 辅助检查 Gesell发育量表（格塞尔发育量表）检查：59分-68分-60分-42分-51分，提示发育迟缓。头颅MRI检查正常。

问题4. 目前诊断是什么？依据是什么？

目前诊断：孤独症？

患儿有社会交往障碍、交流障碍、兴趣狭窄和刻板重复的行为方式，头颅影像学检查未见异常，智力筛查测试提示发育迟缓，结合临床表现及辅助检查，初步考虑孤独症，需精神科专科医师进行综合评估来确诊。

问题5. 疾病严重程度。

孤独症为慢性病程，预后较差，约2/3患儿成年后无法独立生活，需要终身照顾和养护。

问题6. 需要和哪些疾病鉴别？

1. 阿斯佩格综合征（Asperger syndrome） 男孩多见。一般到学龄期7岁左右症状才明显，主要表现为人际交往障碍、局限、刻板、重复的兴趣和行为方式。无明显的言语和智能障碍。

2. 表达性或感受性语言障碍 该类患儿主要表现为语言表达或理解能力问题，智力水平正常或接近正常，无社会交往的质的缺陷和兴趣狭窄及刻板重复行为。

问题7. 针对该疾病目前的治疗方法。

孤独症的早期干预以教育训练为主，教育训练的目的在于改善核心症状，即促进社会交往能力、言语和非言语交流能力的发展，减少刻板重复行为。

问题8. 转诊指征。

1. 任何年龄阶段出现语言功能倒退或社交技能倒退、CHAT-23筛查为阳性的儿童，均需转诊到精神专科医生进行综合评估与诊断。

2. 定期精神专科门诊随访。

3. 长期干预过程中出现病情变化，需转诊专科门诊。

（三）问题评估（A）

1. 目前诊断 孤独症？

2. 目前存在的健康问题 患儿存在语言、智力发育落后。

（四）问题处理计划（P）

1. 进一步检查计划 需转诊精神科专科医生进行DSM-Ⅳ、ADI-R、ADOS等量表筛查与评估以明确诊断。

2. 治疗计划 一旦确诊需根据“早开始、科学性、系统性、个体化、家庭化、社区化、长程高强度”的原则进行干预。应逐步建立社区训练中心，使ASD患儿可以就近干预，实现以社区为基地、家庭积极参与的干预模式。

【案例提示】

儿童心理疾病发生率虽然低，一旦患病会影响儿童日后生活质量，千万不能忽视。对于语言和行为发育有异常表现的儿童，及时转诊到专科医院，尽早给予干预，对于儿童预后及生活质量提升有很大帮助。

第四节　儿童贫血案例

【案例概要】

患儿，女性，6个月，足月剖宫产。

（一）主观资料（S）

体检常规筛查血常规提示血红蛋白100g/L，MCV 67fl。

纯母乳喂养，未添加辅食。身高、体重测量值在正常范围。

问题1. 根据现有资料，考虑可能的问题是什么？为什么？

考虑轻度贫血。患儿纯母乳喂养，未添加辅食，血常规提示血红蛋白低于103g/L（6个月~1岁正常范围：103~138g/L），MCV低，提示小细胞性贫血。

问题2. 有没有绝对不能忽视的问题？

患儿目前贫血诊断明确，需进一步寻找贫血原因，除外脊髓造血功能障碍、溶血性贫血、失血性贫血等。

问题3. 接下来需要做哪些检查？

1. 网织红细胞
2. 血清铁、总铁结合力、转铁蛋白饱和度、铁蛋白
3. 必要时需行骨髓检查

（二）客观资料（O）

1. 体格检查　体重7kg，身长68cm，头围42cm，前囟未闭，精神可，面色、口唇尚红润。心肺腹查体无特殊。四肢活动良好，肌张力正常，双下肢长度一致，臀纹对称，神经系统无异常发现。

2. 辅助检查　血常规：Hb 100g/L，MCV 67fl，余未见明显异常。

问题4. 目前诊断是什么？依据是什么？

目前诊断：轻度贫血。

患儿纯母乳喂养，未添加辅食，血常规提示血红蛋白低于103g/L，MCV提示小细胞

性贫血，考虑缺铁性贫血可能性大。

问题5. 疾病严重程度。

缺铁性贫血会出现体力减弱、易疲劳、表情淡漠、注意力减退、智力减低等。还能引起组织器官的异常，口腔黏膜异常角化、舌炎、反甲，细胞免疫功能降低，易患感染性疾病。

问题6. 需要和哪些疾病鉴别？

1. 地中海贫血　两者均为小细胞低色素性贫血，地中海贫血常有家族史，铁剂治疗无效，外周血涂片可见靶型红细胞等异型红细胞，血红蛋白检查血红蛋白F异常升高或出现异常区带，必要时可完善基因检测协助鉴别。

2. 其他贫血　巨幼细胞贫血MCV升高，慢性疾病引起的贫血红细胞形态多正常。

问题7. 针对该疾病目前的治疗方法。

1. 合理喂养指导　及时添加辅食，给婴儿首选食物应是易于吸收、能满足生长需要、富含铁的食物，如强化铁米粉。并逐渐引入动物性食物，如动物肝、瘦肉、鱼、豆制品和蛋类等含铁丰富的食物，吃含维生素C高的蔬菜、水果，有利于铁的吸收。

2. 铁剂治疗　小婴儿贫血大部分是营养性缺铁性贫血。

问题8. 转诊指征。

贫血原因不清、治疗效果欠佳及重度贫血患者应及时转上级医院。

（三）问题评估（A）

1. 目前诊断　轻度贫血：缺铁性贫血？

2. 目前存在的健康问题　纯母乳喂养，没有添加含铁丰富的辅食。

（四）问题处理计划（P）

1. 进一步检查计划　铁蛋白，补铁后定期复查血常规。

2. 治疗计划　及时添加辅食，并补充铁剂，若3周内血红蛋白上升不足20g/L应注意寻找原因。血红蛋白恢复正常后需继续补充铁剂6~8周。

【案例提示】

儿童喂养不当极易导致儿童贫血的出现。在日常体检中，儿童保健医生要指导家长正确喂养，合理添加辅食，防止贫血的发生。

第五节　鹅口疮案例

【案例概要】

新生儿，女，28日，足月顺产，出生体重3 300g。

（一）主观资料（S）

拒奶2日，精神可，食欲欠佳，奶量较前减少一半，无发热、流涕、咳嗽、吐泻等，生后母乳喂养，患儿母亲平素未做好乳头清洁。

问题1. 根据现有资料，考虑可能的问题是什么？为什么？

考虑鹅口疮（thrush）。患儿口腔黏膜出现乳白色、微高起斑膜，周围无炎症反应，形似奶块。擦去斑膜后，可见下方不出血的红色创面。斑膜面积大小不等，可出现在舌、颊、腭或唇内黏膜上。

问题2. 有没有绝对不能忽视的问题？

需要注意该患儿是否存在免疫力低下、原发性免疫缺陷病或肿瘤、血液疾病等继发性免疫缺陷病等情况。

问题3. 接下来需要做哪些检查？

一般不需要进行其他方面的检查。如果鹅口疮反复发作，可以小心地刮下一点白斑送检验室检测。通过检验能够确定酵母菌的类型。

（二）客观资料（O）

1. 体格检查　前囟未闭，精神可，面色、口唇红润。口腔内出现状似奶块的白色片状物，不易拭去。心律齐，心音有力，未闻及杂音。双肺呼吸音清，未闻及啰音。神经系统无异常发现。

2. 辅助检查　无。

问题4. 目前诊断是什么？依据是什么？

目前诊断：鹅口疮。

患儿为新生儿，纯母乳喂养，口腔内出现状似奶块的白色片状物，不易拭去，考虑母亲乳头清洁不到位导致。

问题5. 疾病严重程度。

患儿会因疼痛而烦躁不安、食欲不佳、啼哭、哺乳困难，有时伴有轻度发热。受损的黏膜治疗不及时可不断扩大，蔓延到咽部、扁桃体、牙龈等，严重者可蔓延至食管、支气管，引起念珠菌性食管炎或肺念珠菌病，出现呼吸、吞咽困难，甚至可继发其他细菌感染，造成败血症。

问题6. 需要和哪些疾病鉴别？

本病应与滞留奶块相鉴别。口腔滞留奶块，其性状虽与鹅口疮相似，但用温开水或棉签轻拭，即可移动、除去奶块。

问题7. 针对该疾病目前的治疗方法。

用弱碱性溶液，如2%~5%碳酸氢钠涂口腔，制霉菌素混悬剂等效果良好。加强护理；加强营养；保持患儿口腔清洁；注意乳具的消毒；母乳喂养患儿需注意母亲乳头清洁；注意喂养时手卫生；注意隔离以预防传播。

问题8. 转诊指征。

治疗效果不佳需转诊。

（三）问题评估（A）

1. 目前诊断　鹅口疮。

2. 目前存在的健康问题　家庭喂养方式欠合理，患儿母亲哺乳前未清洗乳头。

（四）问题处理计划（P）

1. 进一步检查计划　无。

2. 治疗计划　用弱碱性溶液，如2%~5%碳酸氢钠涂口腔，制霉菌素混悬剂等效果良好。

3. 教育计划　哺乳期的母亲在哺乳前应用温水清洗乳晕和乳头；而且应经常洗澡、换内衣、剪指甲，每次抱孩子时要先洗手。

【案例提示】

鹅口疮是由白色假丝酵母菌感染所引起的口腔黏膜炎症，常见于营养不良、慢性腹泻、体质衰弱，长期使用广谱抗生素或肾上腺皮质激素的患儿。新生儿多由产道感染，或因哺乳时奶头不洁、乳具不洁或喂养者手指污染传播。

本病婴幼儿多见，在体弱的成年人中亦可发生。白色假丝酵母菌在健康儿童的口腔也常可发现，但并不致病。

第六节　小儿呼吸道感染案例

【案例概要】

患儿，男，1岁4个月，足月顺产。

（一）主观资料（S）

患儿发热1日，体温最高39℃，口服退热药后体温可降至正常，伴有鼻塞，无抽搐、咳嗽、流涕、皮疹、呕吐、腹泻等，精神欠佳，食欲减退，大小便正常。

问题1. 根据现有资料，考虑可能的问题是什么？为什么？

考虑上呼吸道感染，患儿起病急，病程短，以发热为主要表现，伴鼻塞，幼儿常见病以上呼吸道感染为主。

问题2. 有没有绝对不能忽视的问题？

发热常为各种传染病的前驱症状如麻疹、流行性脑脊髓膜炎等，需结合流行病史、临床表现和实验室资料等综合分析。患儿若反复发热超过5日，需进一步寻找感染灶，警惕川崎病、支气管肺炎、尿路感染等疾病。

问题3. 接下来需要做哪些检查？

应进行血常规、尿常规、呼吸道病原学检查（如咽拭子培养）。C反应蛋白和前降钙素原有助于鉴别细菌感染。

（二）客观资料（O）

1. 体格检查　体温38.7℃，体重11kg，身长79cm，头围47cm，精神可，面色、口唇红润。全身皮肤未见皮疹。咽部充血，扁桃体Ⅰ度肿大，未见分泌物及疱疹。心率120次/min，律齐，心音有力，未闻及杂音。双肺呼吸音稍粗，未闻及啰音。神经系统无异常发现。

2. 辅助检查　血常规：WBC 7.7×10^9/L，血红蛋白114g/L，NE% 32.9%，LY% 63.1%，M% 3.4%，PLT 126×10^9/L，CRP<5mg/L，余未见明显异常。

问题4. 目前诊断是什么？依据是什么？

目前诊断：急性上呼吸道感染。

患儿以发热为主要表现，查体咽部充血，扁桃体肥大，故考虑急性上呼吸道感染。结合患儿白细胞总数、中性粒细胞比例不高，以淋巴细胞分类为主，CRP未升高，目前怀疑病毒感染可能性大。

问题5. 疾病严重程度。

若感染未能控制，可能造成下呼吸道的感染，引发支气管炎、肺炎等疾病。

问题6. 需要和哪些疾病鉴别？

1. 流感　为流感病毒、副流感病毒所致的急性呼吸道传染性疾病，传染性强，局部症状较轻，全身症状较重，病程较长。

2. 麻疹　常以上呼吸道感染为前驱期症状起病，约有90%的患者在发病后2~3日可见科氏斑。

问题7. 针对该疾病目前的治疗方法。

1. 加强护理　保持室内空气流通，多吃富含维生素、蛋白质的食物，少吃油腻食物；保持呼吸道通畅，补充维生素C，多喝水。

2. 一般对症治疗　如果体温上升到38℃，给予物理降温，温水擦浴。当体温达到38.5℃时给予退烧药，选用儿童剂型的布洛芬和对乙酰氨基酚制剂。必要时选用适合的抗病毒中成药；血常规白细胞计数增高时，可选用合适的抗生素。

问题8. 转诊指征。

若治疗不见好转，反复发热超过3日体温无明显下降，或出现新发症状，需及时转上级医院诊治。

（三）问题评估（A）

1. 目前诊断　急性上呼吸道感染。

2. 目前存在的健康问题　婴幼儿年龄小，免疫系统尚未发育完善，易患呼吸道感染，平时要加强护理，减少呼吸道感染机会。一旦感染，就易发生肺炎。

（四）问题处理计划（P）

1. 进一步检查计划　若出现咳嗽、喘憋等表现，完善胸部X线片检查。

2. 治疗计划 保持室内空气流通，多吃富含维生素、蛋白质的食物，多饮水，对症处理，根据实际情况选择抗病毒药物、抗生素治疗。

【案例提示】

急性上呼吸道感染有70%~80%由病毒感染引起，多呈自限性。常见病原为鼻病毒、冠状病毒、腺病毒、流感病毒、呼吸道合胞病毒等。婴幼儿抵抗力弱，呼吸道易感染，平时要加强护理，减少呼吸道感染机会。一旦感染易发生肺炎。因此，儿童上呼吸道感染应尽早积极治疗，以免病情进一步发展。

第七节 消化不良案例

【案例概要】

患儿，男，2岁，足月顺产。

（一）主观资料（S）

腹泻2日。

2日前进食较多肉类、水果后出现腹泻，排便一日5次，为稀水样便，无黏液及脓血，无发热、呕吐，无腹痛。

问题1. 根据现有资料，考虑可能的问题是什么？为什么？

目前考虑消化不良，患儿无感染症状，无发热，表现为单纯腹泻，稀水样便，有过度喂养史，粪便无黏液及脓血，故考虑诊断。

问题2. 有没有绝对不能忽视的问题？

患儿腹泻次数多，年龄小，需警惕腹泻导致脱水、休克，导致多脏器功能衰弱，严重者危及生命。

问题3. 接下来需要做哪些检查？

粪便常规、血常规，必要时可检测血电解质、血气分析及粪便病原学检测。

（二）客观资料（O）

1. 体格检查 精神可，面色、口唇红润。无脱水貌。心律齐，心音有力，未闻及杂音。双肺呼吸音清晰，未闻及啰音。腹软，无压痛、反跳痛，肠鸣音活跃。神经系统无异常发现。

2. 辅助检查 粪便常规未见异常。

问题4. 目前诊断是什么？依据是什么？

目前诊断：消化不良。

该患儿腹泻2日，一般情况尚可，无脱水表现，粪便性状可，无脓血便，体格检查无异常发现，无感染性腹泻的病因，查粪便常规正常，故诊断。

问题5. 疾病严重程度。

消化不良导致腹泻，如果不能及时有效地补充水分和电解质，可出现不同程度的脱水和电解质紊乱，严重时危及生命。

问题6. 需要和哪些疾病鉴别？

1. 感染性腹泻　感染性腹泻通常会伴有发热，粪便有黏液及脓血，粪便常规可见红细胞、白细胞和脓细胞。

2. 轮状病毒性肠炎　有流行病学史及好发季节，可做粪便病原学检查。

问题7. 针对该疾病目前的治疗方法。

1. 喂养指导　一般宜选择清淡流质饮食，如浓米汤、面汤等。

2. 加强护理　每次大便后温水冲洗臀部，防止臀部感染。

3. 药物治疗　必要时可应用助消化药如多酶片、胃蛋白酶、双歧杆菌等。

问题8. 转诊指征。

如果病情加重，初步治疗不见好转，出现腹泻次数增多、脱水等表现，或迁延不愈影响生长发育等，需转入上级医院诊治。

（三）问题评估（A）

1. 目前诊断消化不良

2. 目前存在的健康问题　喂养不当。

（四）问题处理计划（P）

1. 进一步检查计划　如经初步治疗后，患儿仍有反复腹泻，需完善病原学检测、生化、血常规、腹部超声等除外器质性疾病。

2. 治疗计划

（1）流质饮食，清淡易消化，少食多餐。

（2）药物治疗：必要时可应用助消化药如多酶片、胃蛋白酶、双歧杆菌等。

【案例提示】

小儿消化功能不够完善，易受外界环境的影响，过冷过热，过度喂养，食物的加工不当，都会引起积食、消化不良。

第八节　小儿营养不良案例

【案例概要】

患儿，女，1岁，足月顺产。

（一）主观资料（S）

患儿1岁常规体检时发现身材瘦小。

现已断离母乳，不规律添加牛乳、配方奶，6月龄添加辅食，已添加肉、蛋、蔬菜、水果、主食，有挑食、偏食，进食量少。平素免疫力低下，易患上呼吸道感染等疾病。G_2P_2，出生体重2.5kg，身长48cm。目前体重6.7kg（$<P_3$），身长63cm（$<P_3$），W/H（P_{25}~P_{50}）。

问题1. 根据现有资料，考虑可能的问题是什么？为什么？

目前考虑营养不良，患儿目前身高、体重在同年龄、同性别人群中均是$<P_3$，属于营养不良（低体重、生长迟缓）。

问题2. 有没有绝对不能忽视的问题？

患儿低体重、生长迟缓，除家族性因素外，需考虑体质性发育延迟、小于胎龄儿、严重营养不良、生长激素缺乏症、Turner综合征、21三体综合征、Prader-Willi综合征、Laron综合征、精神因素、严重慢性疾病等。

问题3. 接下来需要做哪些检查？

24小时膳食调查、血常规、蛋白质营养状态、胰岛素样生长因子-1。

（二）客观资料（O）

1. 体格检查　体重6.7kg，身长63cm，头围44.5cm。精神可，面色口唇红润，无干裂。皮下脂肪0.4cm。心肺及神经系统无异常发现，双下肢无水肿。

2. 辅助检查　暂无。

问题4. 目前诊断是什么？依据是什么？

目前诊断：营养不良（低体重、生长迟缓）。

患儿为足月儿，目前身高、体重在同年龄、同性别人群中均是$<P_3$，属于低体重和生长迟缓；身高的体重比提示患儿体型匀称。

问题5. 疾病严重程度。

营养不良患儿由于免疫功能低下易患各种感染，可并发自发性低血糖，若不及时诊治可导致死亡。

问题6. 需要和哪些疾病鉴别？

消耗性疾病：急慢性感染（如儿童肠道寄生虫）也可出现体重明显下降，导致消瘦、免疫力低下，需警惕。

问题7. 针对该疾病目前的治疗方法。

1. 维持水、电解质平衡，调整饮食和补充营养。

2. 食物选择　患儿现已1岁，目前的喂养方式不足以保证足够生长所需营养。需规律添加代乳品，如牛乳、配方乳；在食物的选择上，以易消化吸收的优质蛋白质食物为优，并注意保证营养均衡及食物的多样性，同时保证足够的能量供应。

3. 改善消化功能和促进食欲的药物　如B族维生素和胃蛋白酶、胰酶等，可用中药和药膳或食疗调理。

4. 积极寻找和治疗原发病、并发症。

5. 加强护理

问题8. 转诊指征。

如患儿有明显脏器功能损害和其他并发症，不能除外器质性疾病导致，或随访3个月仍无明显改善，建议转诊至上级医院。

（三）问题评估（A）

1. 目前诊断　营养不良（低体重、生长迟缓）。

2. 目前存在的健康问题　喂养不当；免疫功能低下。

（四）问题处理计划（P）

1. 进一步检查计划　最有帮助的是小儿血液和蛋白质营养状态的实验室检查，其他检查可作为佐证。

2. 治疗计划　维持水电解质平衡，调整饮食和补充营养。

【案例提示】

小儿营养不良的原因较多，包括：机体对营养素的摄入不足；机体对营养素的摄取、消化、吸收和利用障碍；机体对营养素的需要量增加；机体排泄营养素增多；体内营养素分解加剧等。通过定期儿童体格检查，对儿童生长发育的监测、关注、干预和转诊，可以早期筛查出异常和疾病状态，并得到控制，减少儿童严重疾病甚至死亡的风险。

第九节　小儿单纯性肥胖案例

【案例概要】

患儿，女，5岁4个月，足月顺产。

（一）主观资料（S）

体检时发现肥胖。

患儿为G_1P_1，出生体重4.1kg，身长51cm，出生后混合喂养，6月龄添加辅食，目前饮食同成人。喜肉食、水果、蛋糕，父亲有肥胖史。目前体重25kg（$>P_{97}$），身高116cm（$P_{50}\sim P_{75}$），头围50cm，BMI 18.58kg/m²（$>P_{97}$）。

问题1. 根据现有资料，考虑可能的问题是什么？为什么？

目前考虑小儿肥胖，患儿目前体重25kg（$>P_{97}$），BMI 18.58kg/m²（$>P_{97}$），故考虑肥胖。

问题2. 有没有绝对不能忽视的问题？

除外高身材、营养失衡，还需警惕疾病因素：严重心肾疾病所致水肿、病理性体重增加；继发性肥胖，如库欣综合征、丘脑、垂体和性腺等疾病；某些综合征，如Prader-Willi综合征、Laurence-Moon-Biedl综合征和Alstrom综合征等。

问题3. 接下来需要做哪些检查？

血糖、甘油三酯，必要时应检测甲状腺功能、甲状旁腺功能、生长激素等。

（二）客观资料（O）

1. 体格检查 体重25kg（$>P_{97}$），身高116cm，头围50cm，BMI 18.58kg/m²（$>P_{97}$）。精神可，面色口唇红润。皮下脂肪1.5cm。心肺及神经系统无异常发现。

2. 辅助检查 无。

问题4. 目前诊断是什么？依据是什么？

目前诊断：小儿单纯性肥胖。

患儿为足月儿，无代谢性疾病，患儿目前体重25kg（$>P_{97}$），BMI 18.58kg/m²（$>P_{97}$），故考虑肥胖。

问题5. 疾病严重程度。

儿童时期的肥胖，不仅会影响体型，还会出现以下问题，给健康带来许多潜在危害：①心血管系统，如高血压、血脂紊乱、心脏功能受损、早期动脉粥样硬化、代谢综合征等；②内分泌系统，如胰岛素抵抗和2型糖尿病、性发育等；③呼吸系统，如哮喘、睡眠、呼吸障碍等；④消化系统，如脂肪肝等；⑤心理行为与认知功能障碍及其他，如骨科并发症等问题。

问题6. 需要和哪些疾病鉴别？

库欣综合征：以向心性肥胖、多毛症、满月脸、高血压为其主要症状。

Prader-Willi综合征：以新生儿期肌张力减退、婴儿期生长缓慢、手脚小、智力低下、性腺功能减退、食欲过盛、严重肥胖、饥饿激素异常增高为其主要症状。

问题7. 针对该疾病目前的治疗方法。

1. 饮食 对小儿进行饮食治疗，先要掌握患儿的食物营养特点，以便于对各个年龄阶段和各个病程阶段的患儿制定节食食谱。要注意食物多样化，维生素充足，不给刺激性调味品，食物宜采用蒸、煮或凉拌的方式烹调，应减少容易消化吸收的碳水化合物（如蔗糖）的摄入。少吃糖果、甜糕点、饼干等甜食，尽量少食面包和土豆，少吃脂肪性食品，特别是肥肉，可适量增加蛋白质饮食，如豆制品、瘦肉等。

2. 运动疗法 多参加户外运动，保证每日运动时间。

问题8. 转诊指征。

若患儿是疾病因素所致肥胖，建议转上级医院进一步诊疗。

（三）问题评估（A）

1. 目前诊断　小儿单纯性肥胖。

2. 目前存在的健康问题　出生即巨大胎儿；能量摄入过多。

（四）问题处理计划（P）

1. 进一步检查计划　常有高胰岛素血症，血糖增高，性发育常较早，血生长激素水平减低。

2. 治疗计划　对各个年龄阶段和各个病程阶段的患儿制定节食食谱。食物多样化，低脂肪、低糖和高蛋白、适量纤维素食谱。多进行户外活动。

【案例提示】

单纯性肥胖是目前严重的健康问题和社会问题，为目前公认的严重危害小儿健康的问题之一，是当今发达国家和经济发达地区一种常见疾病，可能会给个人和家庭带来严重的社会和经济负担，肥胖的预防应该从婴幼儿期开始。

第十节　佝偻病及小儿手足搐搦症案例

【案例概要】

患儿，男，1岁，孕周不详，顺产。

（一）主观资料（S）

体检时发现喉喘鸣，伴有激惹、烦闹、多汗、枕秃，无手足搐搦。

母亲孕期未补充钙剂及维生素D，生后母乳喂养，未及时添加维生素D，目前尚未添加辅食。

问题1. 根据现有资料，考虑可能的问题是什么？为什么？

目前考虑佝偻病，母亲孕期未补充钙剂及维生素D，纯母乳喂养，也未添加维生素D，且患儿有激惹、烦闹、多汗、枕秃，胸骨和邻近的软骨向前突起，形成“鸡胸样”畸形等表现。

问题2. 有没有绝对不能忽视的问题？

婴幼儿期严重佝偻病，会残留不同程度的骨骼畸形，需早发现、早治疗。

问题3. 接下来需要做哪些检查?

血生化、血钙、血磷、25-(OH)D_3、骨骼X线、PTH。

(二)客观资料(O)

1. 体格检查　精神可，面色、口唇红润。可闻及喉鸣音。胸骨和邻近的软骨向前突起，形成“鸡胸样”改变。双肺呼吸音粗糙，未闻及啰音。心腹及神经系统无异常发现。

2. 辅助检查　25-(OH)D_3下降，PTH升高，血钙下降，血磷降低，碱性磷酸酶正常。X线显示长骨钙化带消失，干骺端呈毛刷样、杯口状改变；骨质稀疏，骨皮质变薄。

问题4. 目前诊断是什么? 依据是什么?

目前诊断：佝偻病。

患儿来自农村，母亲孕期未补充钙剂及维生素D，纯母乳喂养，未添加维生素D；患儿有激惹、烦闹、多汗、枕秃。查体：胸骨和邻近的软骨向前突起，形成“鸡胸样”畸形；25-(OH)D_3下降，PTH升高，血钙下降，血磷降低。综上考虑诊断成立。

问题5. 疾病严重程度。

骨骼畸形是佝偻病最常见的危害，小儿可出现囟门大，颅缝加宽，同时会有颅骨软化、方颅、串珠肋等表现，对于小儿佝偻病不及时纠正的话，可导致出现鸡胸、漏斗胸，既影响形体美观，也会因为骨骼畸形影响脏器功能。

问题6. 需要和哪些疾病鉴别?

1. 软骨营养不良　是一种遗传性软骨发育障碍，出生时即可见四肢短、头大、前额突出、腰椎前突、臀部后凸。

2. 低血磷抗维生素D佝偻病　对用一般治疗剂量维生素D治疗佝偻病无效时应与本病鉴别。

问题7. 针对该疾病目前的治疗方法。

1. 目的在于控制活动期，防止骨骼畸形。

2. 除采用维生素D治疗外，应注意加强营养，保证足够奶量，及时添加转乳期食品，坚持每日户外活动。

3. 对已有骨骼畸形的后遗症期患儿应加强体格锻炼，可采用主动或被动运动的方法矫正。

问题8. 转诊指征。

1. 若患儿有低钙惊厥，或X线片提示有骨干弯曲畸形或青枝骨折，需转上级医院就诊。

2. 若活动期经维生素D治疗1个月后，症状、体征、实验室检查无改善，应考虑其他非维生素D缺乏性佝偻病，需转上级医院就诊。

(三)问题评估(A)

1. 目前诊断　佝偻病。

2. 目前存在的健康问题　喂养不当；已出现骨骼异常。

(四)问题处理计划(P)

1. 进一步检查计划　血生化、血钙、血磷、25-(OH)D_3、骨骼X线、PTH。

2. 治疗计划　目的在于控制活动期，防止骨骼畸形。治疗的原则应根据需要补充钙和维生素D，口服维生素D一般剂量为每日2 000~4 000U，1个月后改预防量400U/d。如有低钙，需补钙治疗。

3. 其他　多参加户外活动，接触阳光，加强护理。

【案例提示】

维生素D缺乏性佝偻病是可预防的疾病，如果婴幼儿有足够时间户外活动，可以预防发病。因此，确保儿童每日获得足够的维生素D是预防和治疗本病的关键。

第十一节　小儿腹泻案例

【案例概要】

患儿，女，3岁，足月剖宫产。

（一）主观资料（S）

患儿腹泻3日。

3日前患儿因进食不洁饮食后出现腹泻，排便5~6次/d，黄色稀水样便，伴有少许黏液，无脓血，无呕吐、发热、少尿等。

问题1. 根据现有资料，考虑可能的问题是什么？为什么？

目前考虑腹泻病，患儿有不洁饮食史，以排便次数及性状的改变为主要表现，无脱水貌，故考虑。

问题2. 有没有绝对不能忽视的问题？

急性腹泻时会出现不同程度的脱水和电解质紊乱，如低钾可引起顽固性腹胀，低钙可引起手足搐搦或惊厥，严重时可危及生命。

问题3. 接下来需要做哪些检查？

粪便常规、粪便病原学检查、血常规、电解质、血气分析。

（二）客观资料（O）

1. 体格检查　精神可，面色、口唇红润。皮肤弹性可，眼眶无凹陷，无脱水貌。腹软，肠鸣音活跃。心肺及神经系统无异常发现。

2. 辅助检查　血常规、电解质、粪便常规、粪便培养正常。

问题4. 目前诊断是什么？依据是什么？

目前诊断：非感染性腹泻。

患儿为幼儿，大便性状及次数改变，辅助检查粪便常规、粪便培养正常，可除外感染性腹泻，故诊断。

问题5. 疾病严重程度。

重型腹泻可出现重度脱水、电解质紊乱、酸碱平衡紊乱和/或有明显的全身中毒症状。迁延性和慢性腹泻可影响生长发育。

问题6. 需要和哪些疾病鉴别?

1. 生理性腹泻　多见于<6月龄小儿，外观虚胖，常有湿疹，生后不久即出现排便次数多而稀，呈黄绿色，食欲好，无呕吐，不影响生长发育，添加辅食后可自愈，不需特殊治疗。

2. 急性坏死性肠炎　主要表现为腹痛、腹泻、便血，初始粪便为黄色稀便或蛋花汤样便，很快出现血便，为红色果酱样或赤豆汤样，常伴明显中毒症状甚至休克。

问题7. 针对该疾病目前的治疗方法。

1. 调整饮食　可给常用饮食如粥、烂面，加蔬菜、鱼或肉末等，适当补充新鲜果汁或水果以补充钾。

2. 预防和纠正脱水　多饮水，可适当应用口服补液盐。预防和纠正电解质紊乱和酸碱失衡。

3. 合理用药　包括黏膜保护剂、补锌治疗、微生态制剂，酌情使用助消化药。

问题8. 转诊指征。

经口服补液治疗失败，伴中重度脱水、电解质紊乱、酸中毒和/或全身感染中毒症状重，休克，应转上级医院住院治疗。

（三）问题评估（A）

1. 目前诊断　非感染性腹泻。

2. 目前存在的健康问题　因腹泻影响进食、休息。

（四）问题处理计划（P）

1. 进一步检查计划　粪便常规、粪便培养、血常规、生化、血气分析、电解质等。

2. 治疗计划　调整饮食、预防和纠正脱水、合理用药。

【案例提示】

小儿腹泻是一组多病原多因素引起的疾病，为世界性公共卫生问题，由于发病率高，对儿童健康危害极大，它是造成小儿营养不良、生长发育障碍及死亡的重要原因之一。

第十章　外科常见疾病案例

外科常见疾病案例

第一节　甲状腺结节案例

【案例概要】

患者，女性，34岁，已婚，汉族，大学本科学历，公司职员。

（一）主观资料（S）

体检发现右侧甲状腺结节2个月。

患者于2个月前体检行甲状腺超声检查时发现右侧甲状腺结节，实性，低回声，形态欠规则，边界欠清。不伴食欲亢进、失眠、心悸，无烦躁、易激动等情绪变化；无颈部疼痛不适，无吞咽困难、声嘶、发热，否认上呼吸道感染病史。今来社区卫生服务中心就诊。患者自发病以来饮食可，因担心结节癌变伴有紧张、焦虑情绪，睡眠欠佳；无明显体重下降，大小便正常；否认高血压、冠心病、糖尿病等慢性病病史；有甲状腺癌家族史；平时作息不规律，时有熬夜，无烟、酒等不良嗜好；饮食荤素搭配，平时锻炼少，工作压力大，经常需要加班；已婚，未育，家庭和睦，家庭居住及经济状况良好。

问题1. 根据现有资料，考虑可能的问题是什么？为什么？

考虑右侧甲状腺结节，甲状腺癌不能除外。

甲状腺结节（thyroid nodule）是临床常见病。流行病调查显示一般人群中通过触诊的检出率为3%~7%，而借助高分辨率超声检出率可高达20%~67%，女性和老年人群更为多见，其中5%~15%的甲状腺结节为甲状腺癌。甲状腺癌占所有恶性肿瘤的1%，近年来发病有上升的趋势。美国报告甲状腺癌占女性恶性肿瘤的5%，位次上升为第五位。我国学者报告女性甲状腺癌的患病率是10.16/10万，为女性恶性肿瘤的第七位。

甲状腺癌的危险因素包括可控因素与不可控因素。不可控因素包括：①童年期头颈部放射线照射史或放射性尘埃接触史；②全身放射治疗史；③有分化型甲状腺癌、甲状腺髓样癌或多发性内分泌腺瘤病2型（MEN2型）、家族性多发性息肉病、某些甲状腺癌综合征（如Cowden综合征、Carney综合征、Werner综合征和Gardner综合征等）的既往史或家族史；④结节生长迅速；⑤伴持续性声音嘶哑、发音困难，并可排除声带病变（炎症、息肉等）；⑥伴吞咽困难或呼吸困难；⑦结节形状不规则，与周围组织粘连固定；⑧伴颈部淋巴结病理性肿大。可控因素包括体力活动少、作息不规律等不健康的生活方式。

本例患者有甲状腺癌家族史，长期生活方式不健康，外院体检甲状腺超声提示右叶甲状腺中下部探及一个实性低回声结节区，形态欠规则，边界欠清，故甲状腺癌不能除外。

问题2. 有没有绝对不能忽视的问题?

1. 该患者发现右侧甲状腺结节2个月，需考虑甲状腺癌的可能，同时需要明确是否合并甲状腺功能异常。

2. 患者自发病以来因担心结节癌变伴有紧张、焦虑情绪，不能忽视由此产生的心理问题。

问题3. 接下来需要做哪些检查?

首先要进行体格检查，重点关注甲状腺的相关检查。另外，要进行以下辅助检查：

1. 甲状腺功能　用于评估甲状腺结节是否伴有甲状腺功能的异常。

2. 甲状腺高分辨率超声检查　高分辨率超声是评估甲状腺结节的首选方法。

（二）客观资料（O）

1. 体格检查　体温36.4℃，脉搏80次/min，呼吸18次/min，血压120/66mmHg，BMI 21kg/m^2；发育正常，营养良好，体型中等，自主体位，神志清楚，查体合作；皮肤、巩膜无黄染，无苍白，颜面无水肿；颈软，气管居中，未见甲状腺肿大，未及甲状腺血管杂音；右侧甲状腺可触及一直径约1cm类圆形结节，质硬，与周围组织边界不清，随吞咽上下活动；双肺呼吸音清，未闻及干、湿啰音；叩诊心界不大，心率80次/min，律齐，各瓣膜区未闻及明显杂音；腹软，无压痛、反跳痛，无肌紧张，肝脾肋下未及；双下肢无水肿。

2. 辅助检查

甲状腺功能：T_3 2.0nmol/L、T_4 80nmol/L、FT_3 8pmol/L、FT_4 15pmol/L、超敏TSH 1.73mU/L。

甲状腺高分辨率超声提示：

甲状腺右侧叶左右径15mm、前后径11mm、上下径45mm，左侧叶左右径15mm、前后径11mm、上下径45mm，峡部2.3mm；右侧叶甲状腺中下部探及一个实性低回声结节区，形态欠规则，边界欠清，大小15mm×15mm×10mm，结节内血供丰富，可见微小钙化，C-TIRADS评估为4B类。建议细针穿刺（FNAB）细胞学检查。

问题4. 目前诊断是什么？依据是什么？

目前诊断：①右侧甲状腺结节；②甲状腺癌可能。

依据：甲状腺结节的病因包括良性腺瘤，分化型甲状腺癌，局灶性甲状腺炎，多结节性甲状腺肿，甲状腺、甲状旁腺囊肿或甲状舌管囊肿，单叶甲状腺发育不全导致对侧叶增生，手术后或^{131}I治疗后甲状腺残余组织的瘢痕和增生。该患者体检发现颈部甲状腺结节2个月，无疼痛不适、吞咽困难、声嘶、呼吸困难、高热，否认上呼吸道感染病史，不考虑甲状腺炎表现。患者无食欲亢进、心悸、烦躁、情绪易激动等甲亢表现。甲状腺触诊未见甲状腺肿大，右侧甲状腺可触及一直径约1cm类圆形结节，质硬，与周围组织边界不清，随吞咽上下活动。化验甲状腺功能正常，甲状腺超声提示：右叶甲状腺探及一个实性低回声结节区，形态欠规则，边界欠清，大小15mm×15mm×10mm，结节内血供丰富，可见微小钙化，C-TIRADS分类4B类。综上所述，考虑右侧甲状腺结节，甲状腺癌可能。

问题5. 疾病严重程度。

2020甲状腺结节超声恶性危险分层中国指南（Chinese-thyroid imaging reporting and

data system，C-TIRADS）根据甲状腺结节超声表现对甲状腺结节进行恶性危险分层。C-TIRADS将实性、微钙化、极低回声、垂直位及边缘模糊、不规则或甲状腺外侵犯定义为可疑恶性超声特征，分别赋值1分，彗星尾伪像则定义为良性特征，赋值-1分，最后通过计数甲状腺结节的上述超声特征得到总的分值（表10-1）。

表10-1 基于计数法的C-TIRADS

结节	分值/分	恶性率/%	C-TIRADS分类
无结节	无分值	0	1. 无结节
有结节	-1	0	2. 良性
	0	<2	3. 良性可能
	1	2~10	4A. 低度可疑恶性
	2	10~50	4B. 中度可疑恶性
	3~4	50~90	4C. 高度可疑恶性
	5	>90	5. 高度提示恶性
	–	–	6. 活检证实的恶性

本患者的疾病严重程度目前根据超声恶性分层评估为C-TIRADS分类4B类，为中度可疑恶性。但患者疾病的严重程度需进一步通过甲状腺细针穿刺抽吸活检明确结节性质，并需通过完善颈部淋巴结超声明确淋巴结是否有转移情况来进一步判定。

问题6. 需要和哪些疾病鉴别？

需要与甲状腺腺瘤、桥本甲状腺炎相鉴别。

1. 甲状腺腺瘤　好发于青年女性患者，可单发或多发，表现为甲状腺实质性肿块，生长缓慢，质地中等，边界清楚，活动度可；超声示甲状腺均质性肿块或囊性变；甲状腺功能检查基本正常；进一步需病理检查以明确。

2. 桥本甲状腺炎　多见于40~60岁女性，早期可表现为甲状腺弥漫性肿大，两侧不对称，质地坚韧，表面平整，与周围组织无粘连，可有甲亢症状；后期甲状腺呈结节状，多为甲减；甲状腺球蛋白抗体（TgAb）和甲状腺过氧化物酶抗体（TPOAb）阳性，TSH升高；病理检查可确诊。

该患者甲状腺功能正常，可完善TgAb和TPOAb与桥本甲状腺炎相鉴别；FNAB进一步鉴别甲状腺腺瘤。

（三）问题评估（A）

1. 目前诊断右侧甲状腺结节（甲状腺癌可能）。

2. 目前存在的健康问题

（1）危险因素：有甲状腺癌家族史，长期生活方式不健康。

（2）发现右侧甲状腺结节2个月余，右侧甲状腺可触及一直径约1cm类圆形结节，质硬，与周围组织边界不清，随吞咽上下活动。

（3）超声示：右侧叶甲状腺中下部探及一个实性低回声结节区，大小15mm×15mm×10mm，C-TIRADS 4B类，中度可疑恶性。

（4）体力活动少、工作压力大、作息不规律、缺乏睡眠。

（5）患者自发病以来因担心结节癌变伴有紧张、焦虑等情绪。

3. 并发症或其他临床情况　尚未发现存在并发症。

4. 患者依从性和家庭可利用的资源　患者经济收入稳定，文化水平较高，能够充分理解全科医生的治疗方案和指导建议，依从性好；患者家庭和睦，家庭支持度较高。

问题7. 针对该疾病目前的治疗方法。

多数良性甲状腺结节仅需定期随访，无须特殊治疗。分化型甲状腺癌的治疗方法主要包括：手术治疗、术后^{131}I治疗和TSH抑制治疗。其中手术治疗最为重要，直接影响本病的后续治疗和随访，并与预后密切相关。良恶性甲状腺结节的临床处理不同，对患者生存质量的影响和涉及的医疗花费也有显著差异。因此，甲状腺结节评估的要点是良恶性鉴别。中华医学会内分泌学分会2012年《甲状腺结节和分化型甲状腺癌诊治指南》推荐：所有甲状腺结节患者均应检测TSH水平，所有甲状腺结节患者均应行颈部超声检查，直径>1cm且伴有TSH降低的甲状腺结节，应行甲状腺^{131}I或^{99m}Tc核素显像，判断结节是否有自主摄取功能，术前评估甲状腺结节良恶性时，FNAB是敏感度和特异度最高的方法。

问题8. 转诊指征。

中华医学会内分泌学分会2012年《甲状腺结节和分化型甲状腺癌诊治指南》推荐：凡直径>1cm的甲状腺结节，均可考虑FNAB检查。但在下述情况下，FNAB不作为常规：①经甲状腺核素显像证实为有自主摄取功能的“热结节”；②超声提示为纯囊性的结节；③根据超声影像已高度怀疑为恶性的结节。直径<1cm的甲状腺结节，不推荐常规行FNAB。但如存在下述情况，可考虑超声引导下FNAB：①超声提示结节有恶性征象；②伴颈部淋巴结超声影像异常；③童年期有颈部放射线照射史或辐射污染接触史；④有甲状腺癌或甲状腺癌综合征的病史或家族史；⑤^{18}F-FDG PET显像阳性；⑥伴降钙素水平异常升高。

该患者有甲状腺癌家族史，甲状腺超声提示结节大小超过1cm，有恶性征象，有明确的转诊指征以进一步行FNAB。

（四）问题处理计划（P）

1. 进一步检查计划　在社区医院完善血、尿常规，肝肾功能，心电图检查，转上级医院进一步完善如下检查：①降钙素检查：降钙素>100μg/L，提示甲状腺髓样癌；②甲状腺自身抗体（TPOAb、TgAb和TRAb），用于评估甲状腺功能异常的病因；③颈部淋巴结超声来明确是否有淋巴结转移；④进一步细针穿刺抽吸活检。

2. 治疗计划

（1）非药物干预

①饮食指导：注意补充蛋白质和维生素，宜多吃具有散结消肿作用的食物，包括菱、芋

芳、油菜、芥菜、猕猴桃等；多吃具有增强免疫力的食物如香菇、蘑菇、木耳、核桃、薏米、红枣、山药和新鲜水果等；忌饮浓茶、咖啡。碘元素是人体不可缺少的营养物质，碘超量与不足都会导致一系列疾病，适碘饮食具有十分重要的意义。甲状腺结节患者是需要忌碘还是要补碘，具体根据结节性质及实验室检查结果而定。

②戒烟限酒，避免二手烟的吸入。

③休息与运动：良好的生活习惯、充足的睡眠，符合神经内分泌的周期性节律变化，是防治甲状腺疾病的重要因素。日常生活中要注重运动锻炼，增强体质，提高机体免疫力。

（2）药物治疗：暂不使用药物治疗。

3. 转诊　患者在全科医生的安排下转三级医院专科就诊，经FNAB病理提示为乳头状甲状腺癌，予以手术治疗，术后^{131}I治疗，并予以TSH长期抑制治疗。

4. 随访　患者术后回到社区，全科医生进行随访，告知患者术后3个月复查甲状腺超声，术后6个月复查甲状腺球蛋白（Tg），定期随访甲状腺功能，将TSH抑制在正常低限或低限以下。同时给予患者相关的健康教育、生活和饮食指导、心理疏导。

【案例提示】

甲状腺结节是临床常见病。甲状腺癌仅占甲状腺结节的一小部分，虽然是恶性肿瘤，但多数进展缓慢、预后良好，无须过度恐慌；目前术前能够鉴别甲状腺结节良恶性的最好方法是细针穿刺细胞学检查，但也并非100%准确；甲状腺结节可能随时间进展而发生恶变，但概率不高；大多数良性结节无须治疗（包括手术、药物），仅需随访观察；尚无药物能够彻底消除甲状腺结节；必须坚持定期随访；甲状腺术后至甲状腺功能稳定期间，建议避免妊娠。中医认为，甲状腺疾病的发生多与情志失调有密切关系。过度劳累会加重甲状腺的负担，降低人体免疫力。因此，注意情绪调节，保持心情舒畅、劳逸结合、保持健康的生活与工作方式，也是预防甲状腺疾病的有效方法。

第二节　急性胆囊炎案例

【案例概要】

患者，男性，65岁，已婚，大专学历，退休。

（一）主观资料（S）

右上腹痛伴恶心、呕吐2日。

患者于2日前因油腻饮食后出现右上腹痛，伴恶心、呕吐，呕吐物为胃内容物。无发热、头晕、头痛，无咳嗽、咳痰，无腹泻、便血。自行在家中服用“消炎利胆片”6片后症状未见缓解，前来社区卫生服务中心就诊。患者2年前曾因“腹痛”在当地医院住院，诊断为“胆囊结石”，给予药物治疗后好转出院。无过敏史，无高血压、糖尿病病史，无吸烟、酗酒史。否认家族中有肿瘤、高血压、糖尿病等病史。平时身体状况良好，家庭经济状况稳定，夫妻关系和睦。

问题1. 根据现有资料，考虑可能的问题是什么？为什么？

考虑急性腹痛的原因可能是急性胆囊炎、胆囊结石。

对于急性腹痛患者，全科医生应考虑是腹部疾病还是腹外疾病。在排除了腹外疾病引起的腹痛后可以考虑腹内脏器病变是引起腹痛的病因，包括炎症、结石、肿瘤、局部血液循环障碍等均要考虑，同时还要排除功能性腹痛。

该患者右上腹痛2日伴恶心、呕吐症状，2年前有类似“腹痛”发作，诊断为“胆囊结石”，故首先考虑急性胆囊炎、胆囊结石。

问题2. 有没有绝对不能忽视的问题？

1. 患者急性腹痛要判断有无危、急、重症的腹痛情况，如急性腹膜炎、急性重症胰腺炎、消化性溃疡穿孔或胆囊结石嵌顿或穿孔等急腹症。

2. 需排除腹外疾病　如心肌梗死、肺炎等疾病放射至腹部引起的腹痛症状，以及中毒代谢性疾病如卟啉病、铅中毒、糖尿病酮症酸中毒等引起的腹部疼痛。

3. 患者腹痛用以往的处理无效，不能忽视其紧张、焦虑带来的心理和情绪的变化。

问题3. 接下来需要做哪些检查？

首先要进行全身体格检查和详细的腹部体格检查。另外要进行相关的辅助检查，如血常规、尿常规、C反应蛋白、肝功能、血淀粉酶、尿淀粉酶、腹部超声、心电图、胸部X线片等检查。

（三）客观资料（O）

1. 体格检查　体温36.5℃，脉搏78次/min，呼吸18次/min，血压130/80mmHg，BMI 24kg/m^2；神志清楚，精神可，急性病容；无肝掌及蜘蛛痣，巩膜无黄染，浅表淋巴结未及肿大；双肺呼吸音清，双肺未闻及干、湿啰音；心率78次/min，律齐，未闻及病理性杂音；腹平坦，未见胃肠型及胃肠蠕动波，无腹壁静脉曲张；腹软，右上腹有压痛、肌紧张，无反跳痛，墨菲征（+）；双下肢无水肿。

2. 实验室及辅助检查

血常规：WBC 12.1×10^9/L，NE% 88.3%，Hb 146g/L，PLT 235×10^9/L，CRP 32mg/L；尿常规（-）；血淀粉酶60U/L、尿淀粉酶350U/L；肝功能：TBIL 27μmol/L，ALP 140U/L。

腹部超声检查：肝脏大小、形态未见异常，肝实质回声尚均匀，肝内血管走行清晰，门静脉不宽，肝内外胆管未见扩张；胆囊呈椭圆形，胆囊壁增厚，轮廓模糊，胆囊内可见多个强回声伴声影，较大者约7mm×6mm；胰、脾、肾未见异常。心电图：正常；胸部X线片：未见异常。

问题4. 目前诊断是什么？依据是什么？

目前初步诊断急性胆囊炎、胆囊结石。

诊断依据：

1. 患者右上腹痛2日，伴恶心、呕吐症状，2年前有类似“腹痛”发作，诊断为“胆囊结石”。

2. 腹部体格检查　腹软，右上腹有压痛、肌紧张，无反跳痛，墨菲征（+）。

3. 血常规　WBC 12.1×10^9/L，NE% 88.3%，Hb 146g/L，PLT 235×10^9/L，CRP 32mg/L。尿常规示（-）。血淀粉酶60U/L、尿淀粉酶350U/L。肝功能：TBIL 27μmol/L，ALP 140U/L。

4. 腹部超声检查　胆囊内可见多个强回声伴声影，较大者约7mm×6mm，胆囊壁增厚，轮廓模糊；胰、脾、肾未见异常。心电图：正常。

问题5. 疾病严重程度。

早期诊断、早期治疗可以降低急性胆囊炎的并发症及病死率，但急性胆囊炎在诊断标准、严重性评估、“高危”患者识别、手术时机等诸多方面都缺乏统一标准，存在诸多争议。目前我国急性胆囊炎的诊断标准主要依据包括：

①症状和体征：右上腹痛、墨菲征阳性、右上腹压痛、包块、肌紧张等。②全身反应：发热，CRP（≥30mg/L），WBC增高。③影像学检查：超声、CT、MRI发现胆囊增大、胆囊壁增厚、胆囊颈结石嵌顿、胆囊周围积液等。

按照症状、体征、实验室检查等的严重程度，我国指南将急性胆囊炎分为轻、中、重3个等级。轻度胆囊炎：症状较轻，未达到中、重度评估标准。中度胆囊炎：WBC大于18×10^9/L，右上腹可触及包块，发病持续时间大于72小时，局部炎症严重，坏疽性胆囊炎，胆囊周围脓肿，胆源性腹膜炎，肝脓肿。重度胆囊炎：表现为低血压，需要使用多巴胺大于5μg/（kg·min）维持或需要使用多巴酚丁胺，意识障碍，氧合指数小于300mmHg（1mmHg=0.133kPa）。

此例患者出现右上腹痛2日，属于急性腹痛，但未超过72小时。患者无发热，无暴饮、暴食，无高血压、糖尿病病史。体格检查发现右上腹压痛、肌紧张，墨菲征（+），患者既往有胆囊结石史。此次超声检查发现胆囊壁厚、多发结石影。结合患者CRP增高、WBC升高，可以确定急性胆囊炎诊断。按照该患者整体临床表现，初步判断为轻度急性胆囊炎。但病情的轻重是可以转化的，还需要密切观察病情变化。

问题6. 需要和哪些疾病鉴别？

1. 该患者腹痛来自右上腹脏器。该部位能够引起腹痛的常见脏器除了胆囊还有肝脏、胃和胰腺，需要和急性胰腺炎、急性胃炎、消化性溃疡穿孔等鉴别。

2. 排除腹外疾病放射至腹部引起的腹痛，需要与心肌梗死、肺炎等胸部疾病鉴别。

3. 急性胆囊炎、胆囊结石本身的严重程度需要与胆囊结石是否嵌顿，是否有胆囊穿孔、胆汁性腹膜炎和胆囊周围脓肿等鉴别。

（三）问题评估（A）

1. 目前诊断　急性胆囊炎、胆囊结石。

2. 目前存在的健康问题

（1）危险因素：老年男性，曾有胆囊结石史。

（2）目前患者胆囊炎、胆囊结石急性发作，有腹痛、右上腹有压痛、肌紧张，墨菲征（+），血常规提示全身有炎症，超声检查明确胆囊结石，危及健康。

（3）患者既往有胆囊结石史，对胆囊结石有一定了解；此次发病比以往严重，有紧张焦虑情绪，但愿意配合治疗并观察病情变化。

3. 并发症或其他临床情况　患者目前无胆囊结石嵌顿、胆囊穿孔、胆汁性腹膜炎和胆囊周围脓肿等并发症，但必须注意随着病情的演变而出现相关并发症。

4. 患者依从性和家庭可利用的资源

（1）患者本次发病的心理反应表现为情绪焦虑，精神紧张，担心要进行手术。需及时对患者进行心理疏导，同情、关心患者，给予鼓励、安慰以取得配合，消除患者思想负担和精神压力，使患者及家属积极配合治疗方案。

（2）患者文化水平较高，能够充分理解全科医生的指导建议，积极配合治疗。患者经济基础稳定，可以负担相关治疗费用。患者家庭和睦，全科医生在治疗患者的同时，应注意对其家人进行疾病相关的健康教育，一起给予患者精神上的鼓励和支持。

问题7. 针对该疾病目前的治疗方法。

1. 急性胆囊炎的抗菌治疗

（1）轻度胆囊炎：如果腹痛较轻，实验室和影像学检查提示炎症反应不严重，可以口服抗菌药物治疗。首选第一代或第二代头孢菌素或氟喹诺酮类药物，如对青霉素、头孢唑林耐药的，推荐使用含β-内酰胺酶抑制剂的复合制剂，如头孢哌酮/舒巴坦、哌拉西林/他唑巴坦、氨苄西林/舒巴坦等。

（2）中度胆囊炎：建议静脉用药。经验性用药首选含β-内酰胺酶抑制剂的复合制剂、第二代头孢菌素或氧头孢烯类药物。

（3）重度急性胆囊炎常为多重耐药菌感染：建议静脉用药，首选含β-内酰胺酶抑制剂的复合制剂、第三代及第四代头孢菌素、单环类药物，如果首选药物无效，可改用碳青霉烯类药物，或待药敏结果调整治疗方案。

抗菌治疗至腹部症状及体征缓解，体温、WBC正常后，可考虑停药。

2. 急性胆囊炎的解痉、镇痛治疗　可用硝酸甘油酯0.6mg舌下含服，每3~4小时1次，或阿托品0.5mg肌内注射，1次/4h，可同时异丙嗪25mg肌内注射，与解痉药合用可增强镇痛效果。需注意的是，这些药物并不改变疾病的转归，并且可能掩盖病情，因此一旦无效或疼痛复发，应及时停药。

3. 急性胆囊炎的外科治疗　任何抗菌治疗都不能代替解除胆囊管梗阻的治疗措施。

（1）轻度胆囊炎：患者一般情况稳定，发病小于72小时，无手术禁忌或增加手术风险的其他疾病，可立即行腹腔镜下胆囊切除术。

（2）中度胆囊炎：可以立即行胆囊切除术；如果患者局部炎症反应严重（发病时间>72小时、胆囊壁厚度>8mm、WBC>18×10^9/L），或保守治疗无效，可先行经皮经肝胆囊穿刺置管引流术或行胆囊造口术，待患者一般情况好转后再行二期手术。

（3）重度胆囊炎：应先治疗多器官功能障碍，同时行经皮经肝胆囊穿刺置管引流术，并积极抗菌治疗，待患者一般情况好转后再行二期手术。

该患者为轻度急性胆囊炎，一般情况稳定，发病小于72小时，无手术禁忌，最积极的处理方法是建议患者立即行腹腔镜下胆囊切除术；也可先行保守治疗，如保守治疗无效再行外科治疗，或病情稳定后择期外科手术治疗。保守治疗原则为：①低脂、易消化饮食；②解痉、镇痛；③抗菌治疗；④利胆治疗。

问题8. 转诊指征。

急性胆囊炎胆囊结石需要专科治疗，一旦在社区诊断明确，应立即转诊。

（四）问题处理计划（P）

1. 进一步检查计划　转诊至上级医院进一步治疗。

2. 治疗计划

（1）非药物干预：①低脂、易消化饮食，如手术则予以禁食；②予以心理沟通缓解患者对疼痛或手术的焦虑和紧张情绪。

（2）药物治疗：①解痉、镇痛，给予阿托品0.5mg肌内注射，必要时给予非甾体抗炎药治疗；②抗菌治疗，口服抗生素治疗，如第一代或第二代头孢菌素类；③中药辅助利胆治疗，给予中成药消炎利胆片治疗。

3. 转诊　立即转诊至上级医院就诊。

4. 随访　该患者转诊至上级医院进行保守治疗后病情稳定出院。出院后到社区全科医生处随访，应注意缓解患者紧张情绪，对其进行健康教育及避免再次诱发的饮食调整等相关指导，告知患者择期手术处理。

【案例提示】

对来社区就诊的腹痛患者，全科医生应进行综合分析。首先，判断是急性腹痛还是慢性腹痛，对包括慢性腹痛急性加重在内的急性腹痛，全科医生要特别注意判断有无危及生命的情况存在，对出现的危急重症，应仔细观察患者病情变化，及时转诊上级医院。其次，应正确判别腹痛是腹部疾病还是腹外疾病所致，如急性心肌梗死、肺炎等胸部疾病可以放射至腹部引起腹痛症状，中毒代谢性疾病如卟啉病、铅中毒、糖尿病酮症酸中毒等引起的腹部反应等。腹外疾病引起的腹痛往往没有腹部压痛。最后，通过腹肌收缩试验来判断腹痛是来自腹壁还是腹部内脏器官。对来自腹内脏器的腹痛，应根据患者的症状、腹痛部位及该部位所涉及的器官特点进行综合分析判断，如右下腹痛考虑回盲部、阑尾疾病；还要注意女性的特殊情况，如卵巢病变引起的腹痛等。另外，在判断引起腹痛的病因时，炎症、肿瘤、结石、局部血液循环障碍等病因均要考虑，同时还要排除功能性腹痛。

在腹痛治疗方面，应注意避免使用麻醉类镇痛药物，以免掩盖症状。全科门诊还需要特别注意老年腹痛患者。老年人对于疼痛反应较迟钝，症状更隐蔽和不典型，甚至出现急性腹膜炎时疼痛也不明显，但病变进展却十分迅速，导致有相当比例的老年腹痛患者未能在短时间内明确诊断。所以对老年腹痛患者更需仔细询问病史，进行全面检查，以避免出现误诊或漏诊。

第三节 急性阑尾炎案例

【案例概要】

患者，男性，53岁，已婚，大学学历，某政府机关公务员。

（一）主观资料（S）

转移性右下腹痛1日半。

患者1日半前进食海鲜及饮酒后出现中上腹疼痛，伴腹胀不适，无发热、恶心、呕吐、腹泻，无黑便、血便，无反酸及胸骨后烧灼感，无胸痛，疼痛也未向其他部位放射。患者自认为饮食不当所致，未予重视。疼痛初为阵发性，间歇性加剧，逐渐转至右下腹并呈持续性，且出现发热，遂来社区卫生服务中心就诊。否认高血压、糖尿病、冠心病及其他慢性病病史；否认手术、外伤史；吸烟史20余年，20~40支/d；偶饮酒；妻和子女均健康，夫妻关系和睦；经济收入稳定；父母健在，无遗传性疾病史。

问题1. 根据现有资料，考虑可能的问题是什么？为什么？

考虑急性阑尾炎（acute appendicitis）可能。

临床上急性阑尾炎的诊断主要依靠病史、临床症状、体格检查和实验室检查。典型的腹痛发作始于上腹部，逐渐转移向脐部，数小时（6~8小时）后转移并局限在右下腹，此过程的时间长短取决于病变发展的程度和阑尾的位置。部分病例发病开始即出现右下腹痛，同时可伴有不同程度胃肠道症状与全身症状，如厌食、恶心、呕吐、发热等。

该患者有典型的转移性右下腹痛病史，伴有腹胀不适等胃肠道症状和全身症状，故初步考虑急性阑尾炎可能。

问题2. 有没有绝对不能忽视的问题？

1. 患者转移性右下腹痛1日半，病程略长，大于24小时，绝对不能忽视急性阑尾炎伴穿孔或形成阑尾周围脓肿和包块。

2. 患者为中年男性，不能忽视肠道其他病变，如肠道肿瘤等。

3. 患者腹痛加重，不能忽视其紧张、焦虑带来的心理和情绪的变化进而加重病情。

问题3. 接下来需要做哪些检查？

首先，要进行全身体格检查和详细的腹部体格检查；其次，要进行相关的辅助检查，如血常规、尿常规、肝肾功能、血糖、凝血功能，心电图、超声等，必要时做腹部CT检查。

（二）客观资料（O）

1. 体格检查　体温37.8℃，脉搏90次/min，呼吸20次/min，血压130/80mmHg，神志清晰，营养中等，发育正常，全身浅表淋巴结无肿大。胸廓无畸形，双肺叩诊清音，听诊呼吸音清。心前区无隆起，心界不大，心率90次/min，律齐。腹部平软，右下腹麦氏点压痛（+），反跳痛（+），局部未扪及包块，肠鸣音3次/min。双下肢无水肿。

2. 实验室及辅助检查

血常规：RBC 4.43×10^{12}/L，Hb 141g/L，PLT 267×10^{9}/L，WBC 16.78×10^{9}/L，NE% 77.4%，LY% 16.4%，M% 5.1%，E% 0.7%，B% 0.4%。

尿常规：黄色，微浊，尿比重1.018，pH 5.00，蛋白（–），葡萄糖（–），酮体（–），尿胆原正常，胆红素（–），红细胞（–），白细胞（–），透明管型未找到，颗粒管型未找到。

肝功能：TB 9.1μmol/L，DB 2.9μmol/L，TP 66g/L，ALB 43g/L，ALT 23U/L，AST 19 U/L，r-GT 55U/L。

肾功能：BUN 4.9mmol/L，Cr 76μmol/L；FBG 5.6mmol/L。

凝血功能：PT 11.5秒，PTR 0.99，INR 0.99，TT 15.0秒，APTT 27.4秒，FIB 453mg/dl。

心电图：窦性心律，T波改变。

超声：右下腹阑尾区见47mm×30mm混合回声区，与肠腔相连，肠壁明显增厚，最厚处约4mm，管腔内见7mm强回声伴声影，远端见范围约48mm×10mm条状无回声区，CDFI示局部少量点线状彩色血流。结论：右下腹阑尾区混合回声包块，考虑阑尾结石伴炎症可能大。

问题4. 目前诊断是什么？依据是什么？

目前诊断：急性阑尾炎。

患者进食海鲜及饮酒后出现转移性右下腹痛1日半，伴腹胀不适和发热，无恶心、呕吐、腹泻，无黑便、血便。体格检查：腹部平软，右下腹麦氏点压痛（+），反跳痛（+），局部未扪及包块，肠鸣音3次/min。血常规：WBC 16.78×10^{9}/L，NE% 77.4%。超声提示右下腹阑尾区混合回声包块，考虑阑尾结石伴炎症可能大。根据病史、临床症状、体格检查和辅助检查，符合急性阑尾炎诊断。

问题5. 疾病严重程度。

根据临床过程和病理解剖学变化，急性阑尾炎可分为4种病理类型，代表不同的严重程度：

①急性单纯性阑尾炎：属轻型阑尾炎或病变早期，病变多只限于黏膜和黏膜下层。阑尾外观轻度肿胀，浆膜充血并失去正常光泽，表面有少量纤维素性渗出物。镜下阑尾各层均有水肿和中性粒细胞浸润，黏膜表面有小溃疡和出血点，临床症状和体征均较轻。

②急性化脓性阑尾炎：亦称急性蜂窝织炎性阑尾炎，常由单纯性阑尾炎发展而来。阑尾肿胀明显，浆膜高度充血，表面覆以纤维素性脓性渗出物。镜下阑尾黏膜的溃疡面加大并深达肌层和浆膜层，管壁各层有小脓肿形成，腔内亦有积脓。阑尾周围的腹腔内有稀薄脓液，形成局限性腹膜炎，临床症状和体征较重。

③坏疽性及穿孔性阑尾炎：为一种重型的阑尾炎。阑尾管壁坏死或部分坏死，呈暗紫色或黑色，尾腔内积脓，压力升高，阑尾壁血液循环障；穿孔部位多在阑尾根部和尖端，穿孔如未被包裹或感染继续扩散，则可引起急性弥漫性腹膜炎。

④阑尾周围脓肿：急性阑尾炎化脓、坏疽或穿孔，如果此过程进展较慢，大网膜可移至右下腹部将阑尾包裹并形成粘连，形成炎性肿块或阑尾周围脓肿。

该患者病程较长，有发热等全身性炎症反应，WBC 16.78×10^{9}/L，NE% 77.4%，考

虑急性化脓性阑尾炎，疾病程度较重。

问题6. 需要和哪些疾病鉴别？

1. 急性胃肠炎　恶心、呕吐和腹泻等消化道症状较重，无右下腹固定压痛和腹膜刺激体征。

2. 胃十二指肠溃疡穿孔　穿孔溢出的胃内容物可沿升结肠旁沟流至右下腹部，易误诊为急性阑尾炎的转移性腹痛。但患者多有溃疡病史，临床表现为突然发作的剧烈腹痛，体征除右下腹压痛外，上腹部仍有疼痛和压痛。腹壁板状强直和X线检查膈下游离气体有助于鉴别诊断。

3. 急性胰腺炎　常见于饮酒和暴食后，腹痛多位于左上腹，可向肩背部放射，伴恶心、呕吐，血淀粉酶和腹部增强CT可鉴别。

4. 右侧输尿管结石　多呈突然发生的右下腹阵发性剧烈绞痛，疼痛向会阴部、外生殖器放射。右下腹多无明显压痛，或仅有沿右侧输尿管径路的轻度深压痛；尿中可查到多量红细胞；腹部超声或X线片在输尿管走行部位可见结石影。

5. 急性小肠梗阻　常有腹痛、腹胀、呕吐和便秘四大症状，立、卧位X线片可见气液平及肠腔扩张。

6. 其他疾病　右侧肺炎、胸膜炎、急性胆囊炎、回盲部肿瘤、结核、慢性结肠炎、梅克尔憩室炎、肠伤寒穿孔等也须进行临床鉴别。

（三）问题评估（A）

1. 目前诊断　急性阑尾炎。

2. 目前存在的健康问题

（1）危险因素：中年男性，有吸烟史20余年，20~40支/d。

（2）患者大学学历，对急性阑尾炎有一定了解，对手术治疗有紧张和焦虑的情绪，但愿意配合治疗。

3. 并发症或其他临床情况　根据超声显示，患者目前可排除急性阑尾炎伴穿孔或形成阑尾周围脓肿及回盲部肿瘤等情况。但随着病情演变会发生急性阑尾炎伴穿孔或形成阑尾周围脓肿的并发症。

4. 患者依从性和家庭可利用的资源

（1）患者发病以来情绪焦虑、精神紧张，担心要进行手术。需及时对患者进行心理疏导，消除其思想负担和精神压力；同时应给予安慰和鼓励，使患者及家属积极配合治疗方案。

（2）患者文化水平较高，能够充分理解全科医生的指导建议，配合治疗；患者经济基础稳定，可以负担治疗费用；患者家庭和睦，全科医生在治疗患者的同时，应注意对其家人进行疾病相关的健康教育，一起给予患者精神上的鼓励和支持。

问题7. 针对该疾病目前的治疗方法。

急性阑尾炎治疗原则：非手术治疗适用于单纯性阑尾炎，或急性阑尾炎诊断尚未确定。急性阑尾炎一经确诊，应早期行手术治疗，手术安全、简单、并发症少。对该患者应给予积极的手术治疗。

问题8. 转诊指征。

急性阑尾炎一旦明确诊断，应专科治疗，早期施行阑尾切除术，全科医生应及时转诊患者至上级医院手术。

早期手术系指阑尾炎症还处于管腔阻塞或仅有充血水肿时就行手术切除，此时手术操作较简易，术后并发症少。如化脓、坏疽或穿孔后再行手术治疗，不但操作困难且术后并发症也会明显增加。

（四）问题处理计划（P）

1. 进一步检查计划　尽快将患者转诊到上级医院普外科，明确有无手术指征，可进一步行腹部CT检查。

2. 治疗计划

（1）非药物干预：①予以易消化饮食，如手术则予以禁食；②患者从未有手术经历，对可能需要手术治疗有紧张、担心和焦虑，全科医生对患者应加强沟通并予以心理疏导，告知患者阑尾炎手术成功率高，缓解其对手术的紧张、焦虑情绪。

（2）药物治疗：①如保守治疗应使用抗生素静脉抗菌治疗和对症处理；②如手术治疗，术前预防性应用抗生素处理，有助于防止术后感染的发生。

3. 转诊

（1）转诊到上级医院普外科。

（2）经专科医生检查后初步诊断急性阑尾炎，急诊行腹腔镜阑尾切除术，术后病理为急性化脓性阑尾炎。

4. 随访　患者出院后社区全科医生可上门随访一次。

（1）观察伤口情况，给予换药或拆线处理。

（2）进行健康教育：戒烟、忌酒；术后营养支持；注意休息、暂时避免家务劳动。

（3）缓解手术、创伤带来的紧张情绪。

【案例提示】

全科医生在基层医疗工作中应能对急腹症进行相应的鉴别诊断，早期识别急性阑尾炎，并及时转诊至上级医疗机构行手术治疗。一般成年人急性阑尾炎的诊断多无困难，但社区老年患者多，老年人对于疼痛的感觉迟钝，腹肌薄弱、防御功能减弱，其临床主诉不强烈、体征不典型，体温和白细胞计数升高均不明显，容易延误诊断和治疗。全科医生应特别注意老年人急性阑尾炎不典型的临床表现，仔细、耐心地进行问诊与体格检查，避免贻误病情。

急性阑尾炎是外科常见病，也是最常见的急腹症，除非有特殊原因，否则一经诊断宜立即手术。保守治疗适用于单纯性阑尾炎及急性阑尾炎的早期阶段，适当药物治疗可能恢复正常者。如患者不接受手术、全身情况差或客观条件不允许及伴存其他严重器质性疾病有手术禁忌证者也可采取保守治疗。急性阑尾炎经及时治疗后炎症消退，大部分将转为慢性阑尾炎，易复发。化脓、坏疽或穿孔性阑尾炎，炎症局限形成阑尾周围脓肿，需用大量抗生素或中药治疗，治愈缓慢。如阑尾炎症重、病情发展快，未及时手术切除，炎症扩散，易发展为弥漫性腹膜炎、化脓性门静脉炎、感染性休克等。社区全科医生应及时告知患者急性阑尾炎的处理原则，明确诊断为急性阑尾炎早期积极手术是最佳的处理方式。保守治疗失败会造成化脓、坏疽或穿孔，再行手术治疗不但操作困难且术后并发症会明显增加，亦会造成炎症扩散危及生命之情况。

第四节 乳腺结节案例

【案例概要】

患者，女性，40岁，已婚，大学本科学历，公司职员。

（一）主观资料（S）

左侧乳房结节伴反复胀痛3个月，加重1周。

患者3个月前洗澡时发现左侧乳房有一单个结节，伴乳房反复胀痛，月经期前后疼痛有加重，未予重视及特殊治疗；病程中乳头无异常分泌物，无胸背部及手臂放射疼痛。1周前在与同事交流乳腺癌相关信息后担心有肿瘤可能，同时自觉乳房胀痛较前加重，今特来找家庭医生就诊，咨询相关医学问题。患者近1周来饮食欠佳，自觉有消瘦，体重有下降，睡眠欠佳，大小便正常。

既往体检发现子宫肌瘤10年，未予治疗。无高血压、糖尿病、冠心病等慢性病病史，无遗传病及传染病病史。2年前体检钼靶检查提示乳腺囊性增生。平时饮食清淡，食盐6g/d，三餐规律，营养均衡；主食250g/d，油脂30g/d，肉蛋类200g/d，蔬菜300g/d，每日热量摄入控制在1.8kcal左右。规律锻炼，饭后散步为主，30~40min/次，3~5d/周。患者平素月经规律，14岁初潮，周期28~30日，持续5~7日，末次月经2020年7月5日，经量中等，无痛经。26岁结婚，怀孕1次，顺产1女，体健。父母健在，身体健康，无遗传性家族性疾病史。家庭和睦，收入稳定，与丈夫及女儿同住，关系良好。

问题1. 根据现有资料，考虑可能的问题是什么？为什么？

考虑乳腺囊性增生病可能。

乳腺囊性增生主要因雌孕激素比例失调，使乳腺实质增生过度和复旧不全所致。部分乳腺实质成分中女性激素的质和量异常，使乳房各部分的增生程度参差不齐。通常表现为一侧或双侧乳房胀痛和肿块，部分患者呈现周期性，一般于月经前明显，月经后减轻，严重者整个月经周期都有疼痛。

本例患者为育龄期女性，发现乳房结节为单侧，伴胀痛，与月经周期相关，考虑乳腺囊性增生可能。

问题2. 有没有绝对不能忽视的问题?

该患者年龄为40岁，属于乳腺癌相对高发年龄段，发现乳房结节3个月，为单发结节，近期有体重下降，要除外是否有乳腺癌的可能。

患者近期因了解乳腺癌知识后对自身情况有担心和焦虑，导致寝食不安，体重下降，不能忽略其心理变化引起的焦虑状态。

问题3. 接下来需要做哪些检查?

首先要进行体格检查，重点进行乳房相关检查。另外，要进行以下辅助检查：

1. 乳房检查　乳房检查重点应关注左侧结节形状、大小、质地，有无触痛，活动度如何；需要轻轻挤压乳头，观察有无分泌物及分泌物颜色和形状；注意检查患者双侧腋窝有无肿大淋巴结。

2. 乳腺超声检查　确定结节大小、边缘及位置等信息。还要确认是否在月经期，如在月经期，可待月经干净5日内再来复查超声检查，观察结节大小有无变化。

（二）客观资料（O）

1. 体格检查　体温36.1℃，脉搏86次/min，呼吸20次/min，血压112/70mmHg，身高166cm，体重60kg，BMI 21.8kg/m^2；发育正常，营养良好，神志清楚，自主体位，查体合作。心肺未见异常，腹软，肝脾未及，无压痛及反跳痛。

2. 辅助检查

超声检查：左侧乳房囊性结节，左侧乳房12点方向，距乳头15mm处探及大小约7mm×8mm无回声区，边界欠清，双侧腋窝未见肿块回声。

2年前钼靶检查报告：乳腺囊性增生，大小约6mm×7mm，BI-RADS 2级。

问题4. 目前诊断是什么? 依据是什么?

目前诊断：乳腺囊性增生病。

乳腺囊性增生病的诊断主要根据患者的临床表现。本例患者有与月经相关的乳房胀痛，体格检查发现结节活动度良好，按之有压痛。超声证实左侧乳房囊性结节，边界欠清，无腋窝淋巴结肿大。2年前体检钼靶检查报告，BI-RADS 2级，属于良性。因此考虑诊断乳腺囊性增生病。

问题5. 疾病严重程度。

根据美国放射学会（ACS）1992年创立并推荐的乳腺影像报告和数据系统（breast imaging reporting and data system，BI-RADS）进行分级评估。

BI-RADS检查结论分为0~6级。

0级：评估不完全，需要其他影像学检查。

1级：影像学检查未见异常。

2级：影像学出现良性征象。

3级：影像学提示良性可能性大。

4级：影像学提示恶性程度大，4A级恶性可能性为3%~8%；4B级恶性可能性为9%~49%；4C级恶性可能性为50%~94%。

5级：有3项或3项以上征象提示恶性，恶性可能性很高，大于95%。

6级：已经穿刺或手术病理证实为恶性的病变。

该患者评估结论为BI-RADS 2级，属于良性。

问题6. 需要和哪些疾病鉴别？

乳腺囊性增生病要与以下疾病鉴别：

1. 乳房纤维腺瘤　该病可表现为乳房单侧肿块，体格检查表现为肿块表面光滑，边界清楚，有一定活动度，为小叶内纤维细胞对雌激素敏感性增高，可能与纤维细胞所含雌激素受体的量或质相关。约75%为单发，但月经周期对肿块大小没有明显影响。通常没有疼痛症状，一般需要手术治疗，并做病理检查。

2. 乳腺癌　该病首发单侧肿块，一般体格检查表现为质地偏硬，边界不清，肿块无压痛。乳腺癌病因尚不明确，一级亲属中有乳腺癌病史者发病风险是普通人群2~3倍。同时初潮年龄早、绝经年龄晚、不孕及初次足月产年龄晚均与乳腺癌发病相关。

患者乳房单侧肿块，边界欠清，有疼痛症状，并与月经周期相关，以上特点均不符合乳房纤维腺瘤特点，可排除。患者无乳腺癌家族史等高危因素，但患者近期自觉疼痛加重，食欲欠佳伴体重减轻，在鉴别诊断方面，不能完全除外乳腺肿瘤可能，有必要完善钼靶检查及后续相关专科检查，建议转诊上级医院进一步检查明确诊断。

（三）问题评估（A）

1. 目前诊断　乳腺囊性增生病。

2. 目前存在的健康问题

（1）危险因素：育龄期中年女性。

（2）患者1周来饮食欠佳，自觉有消瘦，体重有下降，伴睡眠欠佳，有轻度焦虑。

3. 并发症或其他临床情况　患者有子宫肌瘤史10年。

4. 患者依从性和家庭可利用的资源　患者经济收入稳定，文化水平较高，能充分理解全科医生的治疗方案和指导建议。此外，患者依从性好，家庭和睦，夫妻关系良好，家庭支持度较高。

问题7. 针对该疾病目前的治疗方法。

1. 手术治疗　乳腺囊性增生病是一种以组织增生和囊肿形成为主的非炎、非瘤病变，恶变率达3%~4%，有学者认为该病可以发生癌变，属于癌前病变，应以外科手术治疗为主，所以临床处理应谨慎，建议转外科进一步明确诊断及确定是否需要手术治疗。

2. 非手术治疗　可用中药，如口服逍遥散3~9g，3次/d。症状较重者，可用他莫昔芬治疗，该药治疗效果较好，但对于子宫内膜及卵巢有影响而不宜长期服用，故需乳腺科医生评估后应用。

问题8. 转诊指征。

1. 有相关症状和体征但不能明确诊断者。

2. 需要上级医院制定治疗方案者。

3. 因缺乏相关设备无法进行检查者。

该患者需要完善钼靶检查及后续乳腺专科综合评估，应转诊到上级医院评估，明确诊断并制定方案。

（四）问题处理计划（P）

1. 进一步检查计划 转诊上级医院完善钼靶检查。

2. 治疗计划

（1）非药物干预：首先进行健康宣教，告知患者乳腺囊性增生病是与月经周期相关、经常反复发作的一个疾病，患者影像学提示为BI-RADS 2级，属于良性病变，帮助患者消除对疾病的焦虑与担忧，保持放松心情。饮食方面强调低盐低脂饮食，保持每周适量运动。

（2）药物治疗：可用中药如逍遥散3~9g口服，3次/d。如服用逍遥散症状未见好转，可用他莫昔芬治疗，于月经干净后5日开始口服，每次10mg，2次/d，连用15日后停药。

3. 转诊 根据患者目前病情，考虑诊断为乳腺囊性增生病，但需进一步复查钼靶摄片来排除乳腺癌可能，建议患者转诊上级医院。

4. 随访 患者在上级医院钼靶检查明确诊断为乳腺囊性增生病，转回社区随访。告知患者定期服药，3~6月后医院复查；同时对患者进行注意饮食清淡、忌辛辣刺激性食物，适当运动等相关健康教育。保持放松心情，调节紧张情绪。

【案例提示】

乳腺囊性增生病是女性的多发病，常见于中年妇女。由于对本病的认识不同，本病有乳腺小叶增生症、乳腺结构不良症、纤维囊性病等多种命名。因本病的临床表现有时易与乳腺癌混淆，因此正确认识十分重要。本例患者近3个月发现乳房胀痛，与月经周期相关，既往钼靶检查提示乳腺囊性增生，BI-RADS 2级，此次超声复查基本同前。同时患者无肿瘤及乳腺癌家族史，妇科系统回顾无高危因素，因此首先考虑诊断乳腺囊性增生病。但患者近期自觉疼痛加重，食欲欠佳伴体重减轻，在鉴别诊断方面，不能完全除外乳腺肿瘤可能，有必要完善钼靶检查及后续相关专科检查，因此建议患者转诊至上级医院进一步诊治。作为全科医生，对此类患者除了适时转诊，还要尽力疏解患者焦虑情绪，普及疾病健康知识，做好健康宣教，也是全科医生践行全人关怀的体现。

第五节　骨关节病案例

【案例概要】

患者，女性，76岁，已婚，高中学历，退休教师。

（一）主观资料（S）

双膝关节肿胀疼痛不适1年，加重1个月。

患者1年前始出现双膝关节酸胀疼痛不适，晨起关节僵硬，有发紧感，一般持续5~15分钟，活动后可缓解。下楼梯时膝关节疼痛尤为明显，休息后可缓解，故未予重视。1个月前患者爬楼梯后上述症状加重，休息后仍有疼痛而前来社区卫生服务中心就诊。病程中无关节交锁感，无发热。发病来精神可，因对自身病情焦虑担忧致睡眠差；大小便正常，体重无明显减轻。

否认高血压、糖尿病、心脏病病史；否认外伤手术史；退休前为小学教师，家庭经济收入稳定，夫妻关系和睦；母亲有骨关节炎病史。无烟酒嗜好，平素饮食清淡；每日饮咖啡1杯（每杯约200ml），每周运动<3次。

问题1. 根据现有资料，考虑可能的问题是什么？为什么？

考虑双膝骨关节炎可能。

骨关节炎（osteoarthritis）是导致成人慢性失能最常见的原因之一，致病因素是特征性关节组织病理改变所引起的疼痛和关节功能改变。所有骨关节炎患者都可以存在关节软骨、骨骼、滑膜和软组织的病理表现，但程度不一，表明不同的损伤可导致关节出现相同的反应。现已确定多种与骨关节炎发病机制有关的危险因素，包括年龄、性别、关节损伤、肥胖、遗传及关节形状和力线等解剖学因素。

患者为老年女性，有遗传及既往职业久站等危险因素，出现双膝关节疼痛，诊断首先应该考虑双膝骨关节炎可能。

问题2. 有没有绝对不能忽视的问题？

1. 患者因关节疼痛就诊，一定要排除骨折造成疼痛的因素，在不能明确排除外伤史的情况下，有必要进行详细的体格检查及完善影像学检查。

2. 患者老年女性，要除外是否有转移性骨肿瘤的可能。

3. 患者因对自身病情焦虑担忧致睡眠差，不能忽视患者的心理健康状况。

问题3. 接下来需要做哪些检查？

1. 进行全身体格检查，重点关注双膝关节检查。

2. 实验室检查及相关辅助检查　双膝关节X线片、ESR或CRP测定、类风湿因子测定、抗“O”抗体测定、尿酸测定等。

（二）客观资料（O）

1. 体格检查　体温36.6℃，脉搏70次/min，呼吸18次/min，血压125/80mmHg，BMI 28.5kg/m^2。发育正常，营养中等，体型肥胖，自主体位，神清语利，查体合作；浅表淋巴结未及肿大，巩膜无黄染；双肺呼吸音清，未闻及干、湿啰音；叩诊心界不大，心率70次/min，律齐，心音有力，未闻及病理性杂音；腹壁膨隆，腹软，无压痛及反跳痛，肝脾未触及；双膝关节肿胀、畸形，局部皮肤不红，皮温正常，双膝关节浮髌试验（+）；康复评定：疼痛VSA评分8分，左膝周径52cm，右膝周径55cm，双下肢徒手肌力4级，双膝关节屈曲120°，背伸10°，日常生活活动（ADL）能力评分85分。

2. 实验室检查及辅助检查

血常规：RBC 4×10^{12}/L，WBC 4.9×10^{9}/L，Hb 120g/L，PLT 134×10^{9}/L，NE% 62.2%，LY% 28.2%；CRP 43mg/L；肾功能：BUN 5.2mmol/L，Cr 66μmoL/L，UA 198μmol/L；类风湿因子：阴性；抗“O”抗体：阴性。

双膝关节X线：双膝关节间隙变窄，软骨下骨硬化和囊性变，关节边缘增生和骨赘形成。

问题4. 目前诊断是什么？依据是什么？

目前诊断：双膝骨关节炎。

诊断依据：膝骨关节炎的诊断主要依据症状、体征及影像学表现综合判断。该患者为老年女性，肥胖，且既往从事需要长期站立的职业；近1年来负重关节即双侧膝关节酸胀疼痛，近1个月来疼痛加重，晨僵时间<30分钟，活动后易诱发，休息后缓解；查体双膝关节肿胀、畸形，双膝关节浮髌试验阳性；双膝X线摄片提示退行性改变；故符合双膝骨关节炎诊断。

问题5. 疾病严重程度。

根据《骨关节炎诊疗指南》（2018年版）及在其基础上更新的2019版《膝骨关节炎阶梯治疗专家共识》提出膝骨关节炎的分期标准，以临床症状和体征（包括膝骨关节疼痛、活动、肿胀和畸形）及影像学（X线片、MRI）检查为标准，将膝骨关节炎分为初期、早期、中期和晚期。

1. 膝骨关节炎分期图示（图10-1）

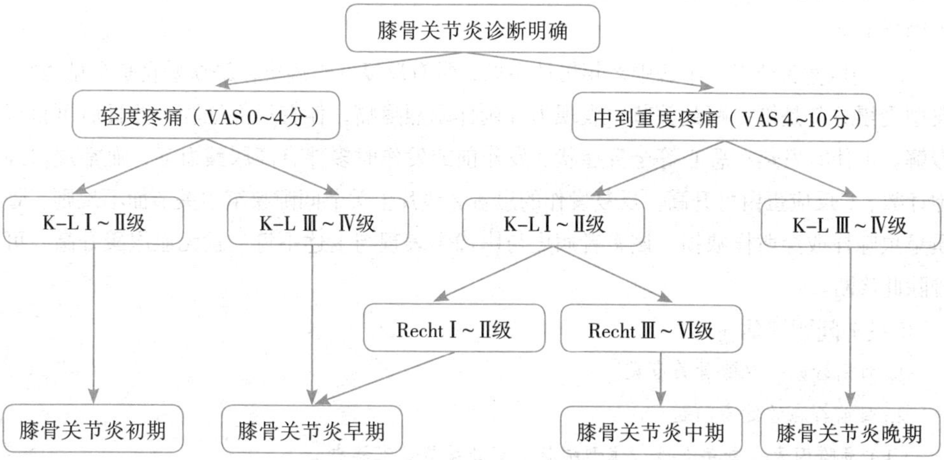

图10-1　膝骨关节炎诊断分期图

2. 以X线片进行K-L（Kellgren-Lawrence）分级

0级：正常膝关节。

Ⅰ级：关节间隙可疑变窄，可能出现骨赘。

Ⅱ级：明确的关节间隙变窄，有明显的小骨赘。

Ⅲ级：明确的关节间隙狭窄，有中等量骨赘，软骨下骨骨质轻度硬化，可能出现膝关节骨性畸形（内翻、外翻、屈曲）。

Ⅳ级：严重的关节间隙狭窄，大量骨赘形成，明显的软骨下骨硬化，明显的膝关节骨性畸形。

3. 以MRI进行Recht分级

0级：正常软骨，软骨弥漫性均匀变薄但表面光滑。

Ⅰ级：软骨分层结构消失，软骨内出现局灶性低信号区，软骨表面光滑。

Ⅱ级：软骨表面轮廓轻至中度不规则，软骨缺损深度未及全层厚度50%。

Ⅲ级：软骨表面轮廓中至重度不规则，软骨缺损深度达全层厚度50%。

Ⅳ级：软骨全层缺损、剥脱，软骨下骨质暴露，有或无软骨下骨骨质信号改变。

该患者双膝骨关节炎，疼痛VSA评分8分，K-L分级Ⅲ级，为膝骨关节炎晚期，病情较严重。

问题6. 需要和哪些疾病鉴别？

骨关节炎的鉴别诊断的主要依据是受累部位及有无其他全身性症状。大多数疾病均可与骨关节炎鉴别。临床上考虑鉴别的疾病包括但不限于以下几类：

1. 类风湿关节炎　本病通常以中青年女性多发，特点为持续性、多发性、对称性、小关节肿痛，多累及近端指间关节、掌指关节、腕关节、肘关节和足趾关节，膝关节也可受累。该病病程多呈进展性，常伴有关节外表现，如发热、贫血、心包积液、胸腔积液等。实验室检查中多数患者类风湿因子阳性，活动期红细胞沉降率、C反应蛋白均升高，X线片可有明显的骨质侵蚀表现。本患者主要为膝关节疼痛，且无上述关节外表现，与该诊断不符。

2. 痛风性关节炎　本病中老年男性多见，常有反复发作病史，暴饮暴食是常见诱因。典型受累关节是第一跖趾关节，表现为针刺样剧烈疼痛，伴有局部红肿，数日后可自行缓解。可伴有发热、恶心等全身症状。发作前或发作时多伴有高尿酸血症，血常规白细胞计数、C反应蛋白可升高。反复发作的患者X线片上关节间隙狭窄、关节面不规则，骨质呈虫噬样或穿凿样缺损。该患者病史与影像学表现与上述不符，且无血尿酸升高，可排除此诊断。

（三）问题评估（A）

1. 目前诊断　双膝骨关节炎。

2. 目前存在的健康问题

（1）危险因素：老年女性，体型肥胖，有骨关节炎家族史。

（2）目前患者双膝关节疼痛发作，病情控制不稳定。

（3）患者对自己的病情及预后不了解，存在紧张、焦虑情绪，担心疾病能否治好，是否会引起双下肢残疾等，有内心忧郁过重倾向。

3. 并发症或其他临床情况　无并发症或其他临床情况。

4. 患者依从性和家庭可利用的资源　患者经济收入稳定，文化水平中等，能够听从医护人员的指导，定期随诊，依从性可。

问题7. 针对该疾病目前的治疗方法。

骨关节炎治疗的最终目的是减轻或消除疼痛，矫正畸形，保留或恢复关节功能，改善生活质量。具体治疗时应注意治疗方案的个体化，重视药物治疗与非药物治疗相结合，必要时手术治疗。

1. 一般治疗　大多数骨关节炎的患者都能进行正常的生活，对疾病的治疗应包括减轻体重、功能锻炼和休息。减轻体重可减轻关节压力，减缓疾病进程。对轻中度膝骨关节炎的患者应进行适当的功能锻炼，如进行增加关节活动度的屈伸锻炼和增加肌力的训练，但应使关节负荷最小，避免关节碰撞受力。应避免过长时间的跪位和站立，避免反复上下楼梯活动。关节局部应用热敷、理疗等方法可暂时缓解疼痛，减轻炎症，但对疾病的进程并无影响。

2. 药物治疗　镇痛剂、非甾体抗炎药的使用是目前治疗退行性骨关节炎的主要方法，这些药物可以缓解疼痛，减轻炎症，但长期用药有可能带来相关副作用。硫酸氨基葡萄糖和硫酸软骨素是天然药物，其最明显的优点是简便、安全，可缓解关节疼痛和关节僵硬，但很难根治骨关节炎。

3. 关节腔内注射　部分骨关节炎患者通过关节内注射激素、玻璃酸钠可以缓解疼痛，但是对于大部分患者来说关节腔内注射的治疗效果有限，且疗效维持时间不长，反复注射还可能加速关节退变。目前最新的美国AAOS骨关节炎治疗指南并不推荐对于骨性关节炎患者进行关节腔内玻璃酸钠注射治疗。

4. 手术治疗

（1）关节镜手术：对于合并有明显半月板撕裂绞索或关节内游离体卡压症状的早中期膝骨关节炎患者，可以采用微创的关节镜手术。在关节镜的帮助下，完成关节内的检查，明确病变性质、程度，同时可以进行半月板切除、软骨修整、滑膜切除等手术。

（2）膝关节置换术：对于疼痛超过6个月，严重影响工作生活的患者，可以考虑人工关节置换。

问题8. 转诊指征。

1. 有相关症状和体征但无法明确诊断者。

2. 对于膝骨关节炎早中期患者，如基础治疗及药物治疗疗效不佳，应转诊至上级医院制定进一步治疗方案。

3. 对于关节活动受限，有明显的骨摩擦感、摩擦音，或有关节交锁现象的患者，提示关节病变较重，可转诊至骨科医生处评估有无手术指征。

（四）问题处理计划（P）

1. 进一步检查计划　建议到上级医院骨科完善MRI检查。

2. 治疗计划

（1）非药物干预

①物理治疗：可选择短波、激光、经皮神经电刺激减轻疼痛症状。②运动及生活指导：合理的关节肌肉锻炼，关节在非负重状态下进行活动，以保持关节活动度；进行有关肌肉或肌群的锻炼以增强肌肉的力量和增加关节的稳定性。③对受累关节进行不同的锻炼：如膝关节在非负重情况下做屈伸活动。④有氧运动：步行、游泳、骑自行车等有助于保持关节功能。⑤肥胖者应减轻体重：超重会增加关节负担，应保持标准体重。⑥减轻受累关节的负荷：可使用手杖、助步器等协助活动。⑦保护关节：可戴保护关节的弹性套，如护膝等；对髌股关节腔室骨关节炎采用髌骨内侧贴扎治疗可显著减轻疼痛；避免穿高跟鞋，应选择穿软底和有弹性的"运动鞋"，用适合的鞋垫，对于膝关节内侧室病变的骨关节炎患者，可用楔形鞋垫辅助治疗。

（2）健康教育：①使患者了解本病绝大多数预后良好，帮助其消除思想负担；②告诫患者避免对本病治疗不利的各种因素，建立合理的生活方式，如保护受累关节，避免长久站立、跪位或蹲位、爬楼梯、不良姿势等；③在医生指导下规范用药，了解所用药品的用法和不良反应；④家庭和社会的支持与帮助对患者的治疗起积极作用。

（3）心理疏导：帮助患者及其家属了解骨关节炎的病因、对身体的危害及常用药物的使用方法、日常生活应该注意的问题及如何进行康复等，帮助患者消除不必要的思想负担和精神压力，及时改善患者的精神和心理状态，使患者在此基础上能积极配合制定的治疗方案，接受专科治疗。

（4）药物治疗：美洛昔康片7.5mg，2次/d，口服；硫酸氨基葡萄糖胶囊0.5g，3次/d，口服。

（5）康复计划

①休息：在症状发作期休息可以减轻炎症反应及关节疼痛。②肌力训练：目的是增强肌力，防止失用性肌萎缩，增强关节稳定性。可选择股四头肌等长收缩训练、直抬腿训练股四头肌、静蹲训练、抗阻肌力训练、等速运动等训练方法进行肌力训练。③关节活动训练：适当的关节活动可以改善血液循环，改善关节软骨的营养和代谢，维持正常关节活动范围，包括关节被动活动、牵引、关节助力运动和主动运动等方法。④水疗：水中步行训练及游泳可以减轻体重对于关节的负荷，有利于肌肉的锻炼，同时也是一项极好的有氧运动，可以增强体质。⑤慢走：缓慢步行有利于软骨的代谢及防止肌肉失用性萎缩。

以上各种运动强度，以患者身体能够耐受，不引起局部关节疼痛、肿胀为限。

3. 转诊　到上级医院骨科专科就诊，行MRI检查，必要时行膝关节置换术。

4. 随访　该患者经上级医院骨科就诊后，选择保守治疗，未行膝关节置换术。转回社区后，由社区医生进行上门随访。随访的目的主要是调整药物治疗方案，减少药物导致的胃肠道出血等不良反应，同时评估关节功能，调整康复计划。如病情发展，还需进一步行膝关节置换术。

【案例提示】

骨关节炎引起跌倒和骨折的风险大于普通人群，成为50岁以后人群丧失劳动力中仅次于心脏病的第二个常见原因，严重影响居民健康，因而应引起社区医生的高度重视。在社区全科门诊中经常会遇到以“关节肿胀疼痛”等为主诉就诊的患者，如果接诊医生未予足够的重视或缺乏对骨关节炎了解，可能会简单地给予镇痛治疗而未完善检查及进行系统评估等，留下潜在隐患。此例患者双膝关节肿胀疼痛不适1年，加重1个月就诊，全科医生接诊后对其进行了身体状况、情绪、社会生活功能影响及合并症等综合评估，分析了其存在的危险因素。在诊断不明确和病情控制不稳定的情况下，进行必要的药物治疗后及时转诊上级专科医院，诊断明确后又转回社区纳入骨关节炎规范管理，继续康复治疗，体现了全科医疗对病程的全程管理。膝骨关节炎作为一种常见的慢性退化性疾病，需要个体化、持续性照顾。全科医生在后期社区随访治疗过程中，应告知患者服用非选择性非甾体抗炎药时需警惕消化道出血风险，并根据病程及时复查血常规、粪便隐血及肝肾功能等相应检查。全科医生作为社区居民健康的守门人，参与骨关节炎的管理能收到更好的成本效益。

第十一章　妇女常见健康问题案例

妇女常见健康问题案例

第一节　异位妊娠案例

【案例概要】

患者，女性，28岁，大学本科学历，小学教师。

（一）主观资料（S）

阴道出血1周，右下腹痛12小时，加重1小时。

患者于1周前出现阴道不规则出血，在家自测尿hCG呈阳性，自服黄体酮胶囊保胎治疗，服用7日阴道出血稍有缓解。患者于12小时前无明显诱因出现右下腹隐痛，按压时加重，休息后无缓解，1小时前加重，急来社区卫生服务中心妇科就诊。起病以来无恶心、呕吐，排尿正常，近12小时未排便，饮食尚可。

既往3年前行腹腔镜下右侧卵巢畸胎瘤切除术；有盆腔炎病史2年；否认肝炎、结核等传染病史。平素月经规律，12岁初潮，周期28~30日，经期7日，末次月经2012年6月18日，孕1产0。家庭经济收入稳定，夫妻关系和睦。

问题1. 根据现有资料，考虑可能的问题是什么？为什么？

考虑妊娠相关疾病，异位妊娠（ectopic pregnancy）可能性大。

患者有停经史，尿hCG呈阳性，初步诊断怀孕，但不能确定是宫内早孕还是宫外孕，现有阴道出血和下腹痛，考虑先兆流产和异位妊娠均有可能。但患者有盆腔手术和盆腔炎病史，腹痛局限于右下腹，考虑异位妊娠可能性大。

问题2. 有没有绝对不能忽视的问题？

患者目前右侧腹痛明显，首先要除外有无异位妊娠破裂的可能，因异位妊娠破裂有生命危险，若不及时诊断和积极抢救，可危及生命。

问题3. 接下来需要做哪些检查？

首先要进行体格检查，另外需要进行的辅助检查是妇科超声检查，以便了解子宫及双附件情况。

（二）客观资料（O）

1. 体格检查　体温36.3℃，呼吸18次/min，脉搏96次/min，血压90/60mmHg，身高165cm，体重55kg。发育正常，营养良好，神志清楚，自主体位，查体合作。心肺未闻及异常，腹部平坦，腹肌紧张，下腹压痛（+），反跳痛（+），以右下腹明显。检查期间患者诉腹痛加重。

2. 辅助检查

1周前自测尿妊娠试验阳性，急查妇科超声结果回报：子宫前位，形态饱满，大小

52mm×72mm×47mm，肌壁回声均匀，内膜厚9mm；双卵巢显示：右卵巢大小32mm×20mm，左卵巢大小36mm×23mm；左附件区可见不均质回声包块，大小约11.8mm×11.8mm，腹盆腔见大量液性暗区及不均质回声团。超声提示：①子宫附件所见考虑异位妊娠破裂；②腹盆腔出血。

问题4. 目前诊断是什么？依据是什么？

目前诊断：异位妊娠破裂。

育龄期妇女出现停经后腹痛和不规则阴道出血时，要警惕异位妊娠流产或破裂的可能。尿妊娠试验阳性，妇科超声检查宫腔内空虚，宫旁出现低回声区，其内探及胚芽及原始心管搏动，可以确诊异位妊娠。该患者测尿hCG阳性，妇科超声左附件区可见不均质回声包块，腹盆腔见大量液性暗区及不均质回声团，符合异位妊娠破裂诊断。

问题5. 疾病严重程度。

患者目前腹痛严重，超声提示腹盆腔内有游离液体，考虑内出血，患者随时有生命危险。

问题6. 需要和哪些疾病鉴别？

异位妊娠应与流产、急性输卵管炎、急性阑尾炎、黄体破裂及卵巢囊肿蒂扭转鉴别。

（三）问题评估（A）

1. 目前诊断　异位妊娠破裂。

2. 目前存在的健康问题　患者目前腹痛严重，超声提示腹盆腔内有游离液体，考虑腹盆腔内出血，患者随时有生命危险。

3. 并发症或其他临床情况　①贫血：阴道出血或腹腔出血引起贫血；②腹膜炎：妊娠组织破裂，长时间可导致继发性腹腔感染，引起腹膜炎。

4. 患者依从性和家庭可利用的资源　患者为小学教师，经济收入稳定，能够听从医护人员的指导，依从性好。

问题7. 针对该疾病目前的治疗方法。

1. 开放静脉通路，快速补液，5%葡萄糖氯化钠溶液500ml快速静脉滴注。
2. 立即电话联系上级医院妇科，安排专人护送转诊。
3. 嘱患者禁食禁水，为手术治疗做准备。
4. 联系患者直系亲属。

问题8. 转诊指征。

基层医疗机构不具备手术条件者，一旦怀疑或确诊异位妊娠，均应立即转诊，转诊时应专人护送。

（四）问题处理计划（P）

1. 进一步检查计划　患者转入上级医院妇科后，复查妇科超声，明确诊断。完善其他相关术前化验。

2. 治疗计划　诊断明确后，急诊行开腹探查术，术中、术后根据情况对症处理。

3. 全科医生建议　术后可转诊至全科医生处，进行随访和监测。随访主要指标是血hCG、临床症状、盆腔超声。直至血hCG恢复正常，患者恢复正常月经。

【案例提示】

异位妊娠是妇科常见的急腹症之一，异位妊娠破裂引起的内出血也是孕产妇死亡的原因之一。患者有时可能会单纯以“腹痛”到全科医生处就诊，所以要求全科医生应有异位妊娠诊治的基本知识，对于育龄期妇女以“腹痛”或“阴道出血”就诊，要注意询问月经情况，并进行相应检查，首先除外有生命危险的疾病。异位妊娠破裂需要手术治疗，所以，一旦高度怀疑异位妊娠破裂，在急诊处理抢救生命的同时也要为进一步转诊治疗做好准备。另外，平时健康教育要提醒年轻女性注意性生活严格避孕，避免人工流产，减少输卵管炎症的发生。对于有盆腔炎病史的患者，停经后若出现阴道出血、下腹痛等症状，应立即到医院进行检查，除外异位妊娠。有异位妊娠病史的妇女，再次怀孕时应尽早到医院进行检查，除外再次异位妊娠的可能。

第二节 老年性阴道炎案例

【案例概要】

患者，女性，58岁，已婚，高中学历，退休。

（一）主观资料（S）

绝经10年，外阴瘙痒伴分泌物增多半年，加重2周。

患者10年前自然绝经，半年前无明显诱因出现外阴瘙痒、疼痛，有灼热感，同房时自觉疼痛，阴道分泌物增多，呈淡黄色，有异味，自用“洁尔阴”外洗后症状无明显缓解，近2周症状加重而来社区卫生服务中心妇科就诊。近1年来尿路感染反复发作，每次发作后口服消炎药5~7日后即可痊愈，间隔1~3个月反复发作，目前大小便正常，饮食尚可，否认高血压、糖尿病病史。

月经史：平素月经规律，13岁初潮，周期27~30日，经期5~6日，10年前自然绝经，绝经后无阴道出血。

患者经济收入稳定，夫妻关系和谐，家庭和睦，卫生习惯良好。

问题1. 根据现有资料，考虑可能的问题是什么？为什么？

考虑老年性阴道炎（senile vaginitis）可能。

绝经后妇女因卵巢功能衰退，雌激素水平降低，阴道壁萎缩，黏膜变薄，上皮细胞内糖原减少，阴道内pH增高，多为5.0~7.0，嗜酸性的乳杆菌不再为优势菌，局部抵抗力降低，其他致病菌过度繁殖或容易入侵引起炎症。这是老年妇女的常见病。60岁以上妇女中约50%以上有泌尿生殖道症状。

本例患者绝经10年，雌激素水平低下，近半年出现外阴瘙痒、分泌物增多，伴有尿路感染反复发作，考虑老年性阴道炎可能。

问题2. 有没有绝对不能忽视的问题?

根据闭经史和临床表现，诊断一般不困难。但对有血性白带者，应与子宫恶性肿瘤鉴别，需常规作宫颈细胞学检查，必要时行分段诊刮术。对阴道壁肉芽组织及溃疡者，需与阴道癌相鉴别，可行局部活组织检查。

问题3. 接下来需要做哪些检查?

首先要进行体格检查，另外需要做的辅助检查是阴道分泌物常规化验、尿常规。

（二）客观资料（O）

1. 体格检查　体温36.3℃，呼吸16次/min，脉搏80次/min，血压110/70mmHg；发育正常，营养良好，神志清楚，自主体位，查体合作；心肺未闻及异常，腹软，肝脾未及，无压痛及反跳痛。妇科检查：外阴潮红，阴道黏膜充血并有点状出血，分泌物量多、呈黄色，有异味，宫颈萎缩、充血，子宫中位，萎缩，无压痛，双侧附件未触及异常。

2. 辅助检查　阴道分泌物常规：清洁度Ⅳ度，滴虫（-），真菌（-）；尿常规：白细胞（+），红细胞（+），镜检：白细胞5~10个/HP，红细胞5~10个/HP。

问题4. 目前诊断是什么？依据是什么?

目前诊断：老年性阴道炎，尿路感染。

患者绝经10年，雌激素水平低下，近半年出现外阴瘙痒、分泌物增多，伴有尿路感染反复发作。妇科检查：外阴潮红，阴道黏膜充血并有点状出血；分泌物量多、呈黄色，有异味；宫颈萎缩、充血。阴道分泌物常规：清洁度Ⅳ度，滴虫（-），真菌（-）；尿常规：白细胞（+），红细胞（+），镜检：白细胞5~10个/HP，红细胞5~10个/HP。符合老年性阴道炎、尿路感染诊断。

问题5. 疾病严重程度。

该疾病没有生命危险，但妇女绝经后，出现妇科问题往往会觉得害羞或难为情，有些会认为是自己不良卫生习惯导致，往往不愿意就诊。

问题6. 需要和哪些疾病鉴别?

对有血性白带者，应与子宫恶性肿瘤鉴别，需常规作宫颈细胞学检查，必要时行分段诊刮术。对阴道壁肉芽组织及溃疡者，需与阴道癌相鉴别，可行局部活组织检查。

（三）问题评估（A）

1. 目前诊断　老年性阴道炎、尿路感染。

2. 目前存在的健康问题　危险因素：妇女绝经是反复泌尿生殖道感染的危险因素，该患者绝经10年，属于绝经晚期，容易发生反复泌尿生殖道感染。

3. 并发症或其他临床情况　尿路感染。

4. 患者依从性和家庭可利用的资源　患者夫妻关系和谐、家庭和睦。全科医生治疗患者的同时要注意关注患者性生活情况，如是否存在性交痛、性交困难等影响夫妻关系的情况，在积极治疗的同时要做好解释工作，得到患者家属的支持和理解，同时告诉患者绝经不是绝欲，积极治疗以后同样可以有适当的性生活。

问题7. 针对该疾病目前的治疗方法。

1. 健康宣教　告诉患者绝经后由于雌激素水平低下，生殖道和泌尿道逐渐萎缩，容易发生阴道炎和尿道炎等泌尿生殖道症状。尿路感染反复发作和绝经有关，不能单纯给予抗生素治疗，必要时可以局部补充雌激素来预防和治疗绝经后妇女泌尿生殖道感染。

2. 药物治疗　皮肤康洗液10ml，外用，1次/晚；保妇康栓1粒，阴道给药，1次/晚。

问题8. 转诊指征。

反复尿路感染的老年女性，应建议转诊至上级医院妇科行妇科检查，及时发现和治疗老年性阴道炎，必要时给予绝经激素治疗，同时预防尿路感染的复发。

（四）问题处理计划（P）

1. 进一步检查计划　因患者无尿路感染症状，可复查清洁尿常规，判断尿常规异常是否由阴道分泌物污染所致。

2. 治疗计划　药物治疗：皮肤康洗液10ml，外用，1次/晚；保妇康栓1粒，阴道给药，1次/晚。

3. 全科医生建议　用药1周后复查尿常规，症状消失后间断阴道用药维持治疗，告知患者老年性阴道炎需要坚持长期治疗，预防反复发作。

【案例提示】

社区门诊经常会遇到反复尿路感染的老年女性患者，给予抗感染治疗后症状很快减轻，但停药后容易复发。全科医生遇到这样的患者应进行仔细的妇科检查，及时发现和治疗老年性阴道炎，减少尿路感染复发。必要时可给予绝经激素治疗。需要注意的是，绝经激素治疗要经过妇科专科医生评估，没有禁忌证方可使用。

第三节　绝经后骨质疏松症案例

【案例概要】

患者，女性，53岁，已婚，大学本科学历，干部。

（一）主观资料（S）

子宫加双附件切除术5年，腰背疼痛2年，加重1个月。

患者5年前因子宫肌瘤、卵巢囊肿行子宫加双附件切除术，术前月经无异常，术后曾间断服用“替勃龙片”半年，后自行停药。患者近两年感腰背疼痛明显，以弯腰和下蹲时加剧，1年前滑倒后腕部骨折，后治愈。近1个月腰背疼痛加重，即来社区卫生服务中心妇女保健科就诊。患者自发病以来饮食可，因担心再次骨折偶有焦虑，睡眠尚可，大小便正常。既往有子宫肌瘤、卵巢囊肿病史，已行手术切除。无高血压、糖尿病等慢性病病史，无遗传性疾病及传染病病史。父亲已去世，病因不详，母亲和姐姐均患骨质疏松症。生活习惯：每日饮咖啡3杯（每杯约200ml），每日喝牛奶250ml，每周运动<3次。家庭和睦，收入稳定，与丈夫关系良好，一子已独立生活。

问题1. 根据现有资料，考虑可能的问题是什么？为什么？

考虑绝经后骨质疏松症可能。

绝经后骨质疏松症主要由绝经后卵巢功能衰退、雌激素水平降低所致，发生在绝经后女性。初期没有明显症状，随着病情进展，患者会出现疼痛、骨骼变形，严重者发生骨质疏松性骨折，同时可出现焦虑、恐惧等心理影响。

除绝经外，骨质疏松症危险因素包括可控因素和不可控因素两类。不可控因素主要有种族（患骨质疏松症的风险：白色人种高于黄色人种，黄色人种高于黑色人种）、老龄化、脆性骨折家族史。可控因素包括不健康生活方式、影响骨代谢的疾病及影响骨代谢的药物。其中不健康的生活方式包括体力活动少、吸烟、过量饮酒、过多饮用含咖啡因的饮料、营养失衡、蛋白质摄入过多或不足、钙和/或维生素D缺乏、高钠饮食、体质量过低等。

本例患者有女性绝经、脆性骨折家族史及体力活动缺乏、饮过多咖啡等危险因素，出现腰背疼痛、脆性骨折，考虑绝经后骨质疏松症可能。

问题2. 有没有绝对不能忽视的问题？

该患者腰背疼痛2年，加重1个月，要关注是否有胸腰椎骨折，同时要除外是否有胸腰椎骨肿瘤的可能。

问题3. 接下来需要做哪些检查？

首先要进行体格检查，重点关注脊椎检查。另外，要进行以下辅助检查：

1. 首先要确定患者目前绝经状态，因患者5年前行子宫切除术，不能通过月经来判断是否绝经，故应进行性腺激素检查。

2. 骨密度检测　双能X线骨密度检查（DXA）是目前通用的骨质疏松症诊断指标。

3. 胸腰椎X线检查　了解有无椎体骨折的发生。

4. 血钙、血磷和碱性磷酸酶检查　原发性骨质疏松症患者通常在正常范围，当有骨折时血碱性磷酸酶水平可有轻度升高。如以上检查发现异常，需要进一步检查。

（二）客观资料（O）

1. 体格检查　体温36.3℃，呼吸18次/min，脉搏96次/min，血压110/70mmHg，身高

162cm（原164cm），体重54kg；发育正常，营养良好，神志清楚，自主体位，查体合作；心肺检查无异常；腹软，肝脾未及，无压痛及反跳痛；四肢关节无红肿及变形，脊椎无畸形，无压痛及叩击痛。

2. 辅助检查　1个月前在外院体检血钙、血磷、碱性磷酸酶均无异常。双能X线骨密度检查（DXA）：L_1~L_4骨密度T值−2.7（即低于正常2.7个标准差）。X线片无明显异常。女性激素检测：FSH 80mU/L。

问题4. 目前诊断是什么？依据是什么？

目前诊断：绝经后骨质疏松症。

骨质疏松症的诊断主要基于DXA结果和/或脆性骨折。参照WHO推荐的诊断标准，基于DXA测量结果，骨密度值降低等于和超过2.5个标准差可诊断为骨质疏松症。该患者子宫切除5年，女性激素检测符合绝经期标准，DXA测定T值−2.7，符合绝经后骨质疏松症诊断。

问题5. 疾病严重程度。

基于DXA测量结果：骨密度值低于同性别、同种族健康成年人的骨峰值1个标准差及以内属正常；降低1~2.5个标准差为骨量低下（或低骨量）；降低等于和超过2.5个标准差为骨质疏松症；骨密度降低程度符合骨质疏松症诊断标准，同时伴有一处或多处脆性骨折为严重骨质疏松症。骨密度通常用T值（T-score）表。

该患者T为−2.7，同时伴有脆性骨折，属于严重骨质疏松症。

问题6. 需要和哪些疾病鉴别？

要除外继发性骨质疏松症。

首先需详细了解病史，了解有无可能引起骨质疏松的疾病，如影响骨代谢的内分泌疾病和免疫性疾病，有无影响钙和维生素D吸收和代谢的消化系统和肾脏疾病，是否长期服用糖皮质激素或其他影响骨代谢药物等，同时可结合血钙、血磷和碱性磷酸酶检查结果判断。原发性骨质疏松症患者通常血钙、磷和碱性磷酸酶在正常范围，当有骨折时血碱性磷酸酶水平可有轻度升高。如以上检查发现异常，则需要作进一步检查。

该患者无上述病史，同时血钙、血磷和碱性磷酸酶均正常，基本可除外继发性骨质疏松症。

（三）问题评估（A）

1. 目前诊断　绝经后骨质疏松症。

2. 目前存在的健康问题

（1）危险因素：绝经后妇女，缺乏运动，喜欢喝咖啡。

（2）患者1年前滑倒后出现腕部骨折，提示已经有骨质疏松症的存在，再次骨折风险明显增加。要积极控制危险因素，治疗骨质疏松症，避免再次骨折的发生。

3. 并发症或其他临床情况　骨质疏松性骨折。

4. 患者依从性和家庭可利用的资源　患者经济收入稳定，文化水平较高，能够充分理解全科医生的治疗方案和指导建议，依从性好；患者家庭和睦，家庭支持度较高。

问题7. 针对该疾病目前的治疗方法。

1. 基础措施　包括调整生活方式和骨健康基本补充剂。

调整生活方式：加强营养，均衡膳食，充足日照，规律运动，戒烟、限酒，避免过量饮用咖啡、碳酸饮料，尽量避免或少用影响骨代谢的药物。

骨健康基本补充剂：包括钙剂和维生素D，绝经后女性钙的推荐摄入量为1 000mg/d，我国城市居民膳食钙摄入量平均412.4mg/d，尚需补充元素钙600mg/d。建议首先通过膳食补充，如果不能从膳食中获得足够的钙，建议通过钙补充剂达到推荐的每日摄入量。维生素D用于骨质疏松症防治时，剂量可为800~1 200U/d。

2. 抗骨质疏松症药物　绝经激素治疗可作为预防60岁以下及绝经10年内女性骨质疏松性骨折的一线选择，同时早期使用还可以在一定程度上预防老年慢性疾病的发生，但需要严格评估，除外更年期激素治疗禁忌证。

2019年发布的《ENDO绝经后女性骨质疏松症药物治疗临床实践指南》建议：有高骨折风险尤其是近期有骨折史的女性，需要接受药物治疗。推荐双膦酸盐类作为初始治疗，另外也可以选择迪诺赛麦、特立帕肽、选择性雌激素受体调节剂等，具体药物选择需要根据患者情况确定。

3. 康复治疗　运动疗法是简单实用的康复治疗方法。进行运动疗法时需遵循个体化、循序渐进、长期坚持的原则。治疗性运动包括有氧运动（如慢跑、游泳）、抗阻运动（如负重练习）、冲击性运动（如体操、跳绳）、振动运动（如全身振动训练）等。

问题8. 转诊指征。

初诊转诊指征：

（1）有相关症状和体征但不能明确诊断者及时转诊。

（2）需要上级医院制定治疗方案者及时转诊。

（3）骨质疏松性骨折患者需要外科治疗者及时转诊。

（4）因设备原因无法进行检查者及时转诊。

该患者如需要激素治疗，应到上级医院评估，明确是否可以给予激素治疗并制定方案。

（四）问题处理计划（P）

1. 进一步检查计划　患者既往有脆性骨折史，DXA检查T值<-2.5，严重骨质疏松症诊断明确，无继发性骨质疏松相关病史，可不进行其他检查。

2. 治疗计划

（1）非药物干预：①加强锻炼，每周3~5次，每次30分钟以上；运动方式可以选择快走、慢跑、跳舞、健身操、游泳等；②每日晒太阳30分钟，因患者尚未退休，不能坚持，故给予维生素D药物补充；③饮食指导，除牛奶外，增加其他富钙食品的摄入，如豆制品、虾皮等；④戒除不良生活习惯，改变每日饮咖啡的不良生活方式；⑤预防跌倒，避免二次骨折的发生。

（2）药物治疗：①骨健康补充剂，碳酸钙D_3 600mg，口服1次/d；维生素D（骨化三醇软胶囊）0.25μg，口服，1次/d；②抗骨质疏松症治疗，阿仑磷酸钠70mg，口服，每周一次。

3. 全科医生建议　患者近3个月在社区卫生服务中心随诊，了解症状改善情况、服药依从性、不良反应等，告知患者抗骨质疏松症要坚持长期治疗。

4. 患者有绝经激素治疗要求，转上级医院进一步评估，1个月后随访。

【案例提示】

绝经后骨质疏松症是绝经后妇女常见疾病之一，早期无明显症状，典型症状为疼痛、脊柱变形和骨折，初次骨折发生后，再次骨折风险明显增加。骨质疏松症患者社区干预目标除避免初次骨折和再次骨折的发生，更重要的是做好骨质疏松症预防和早期筛查工作。围绝经期开始就要采取措施维持骨健康，包括采用健康生活方式、摄入充足的钙和维生素D，无禁忌证者可以采用绝经激素治疗，预防绝经后骨质疏松症的发生。骨质疏松症筛查方法可参考《原发性骨质疏松症社区规范化管理方案》和《原发性骨质疏松症社区诊疗指导原则》，采用详细询问病史、国际骨质疏松基金会（IOF）一分钟危险因素测评、亚洲人骨质疏松自我筛查工具（OSTA）、FRAX评估、超声骨密度检测等方法，早期发现骨质疏松症患者及高危人群。

第四节　更年期综合征案例

【案例概要】

患者，女性，48岁，已婚，大学本科学历，干部。

（一）主观资料（S）

月经周期缩短2年，潮热、出汗半年，加重1个月，心悸、胸闷半个月。

患者平素月经规律，12岁初潮，周期30日，持续3~5日，近两年月经周期缩短至25日，经期、经量同前，近半年感潮热、出汗。近1个月加重，每日10次以上，近半月感心悸、胸闷，到心内科就诊，行超声心动图、动态心电图检查均未见异常。患者自发病以来偶有失眠，无性交后出血，无乳腺疼痛、包块，无抑郁、焦虑等症状。既往体健，无高血压、糖尿病等病史。平时以素食为主，饮食较清淡，无烟酒嗜好；没有服用过钙剂和其他保健品；不喝奶，喜食豆制品，喜浓茶，工作较繁忙，工作压力较大，每日步行上下班，共约1小时左右。无其他运动。性格开朗，在单位与同事相处融洽，家庭关系和睦，近两年未接受宫颈癌和乳腺癌的筛查。否认家族成员中有高血压、糖尿病等病史及肿瘤病史，否认有其他家族性疾病者。

月经史和婚育史：平素月经规律，12岁初潮，周期30日，持续3~5日，孕3产1，未哺乳，人工流产2次，10年前上环避孕。

问题1. 根据现有资料，考虑可能的问题是什么？为什么？

患者目前处于更年期，考虑更年期综合征（climacteric syndrome）可能。

更年期是指女性绝经及其前后的一段时间，是从生殖期过渡到老年期的一个特殊生理阶段，包括绝经过渡期和绝经后期的一段时期。更年期综合征指妇女在更年期出现的一系列躯体及精神心理症状，包括月经紊乱、潮热、出汗、心悸、失眠、情绪低落、激动易怒等。本例患者月经周期缩短2年，潮热、出汗半年，加重1个月。目前处于更年期，考虑有更年期综合征可能。

问题2. 有没有绝对不能忽视的问题？

患者有心悸、出汗症状，要除外是否有心肌供血不足的可能，患者已行心脏相关检查，除外心绞痛等疾病。

问题3. 接下来需要做哪些检查？

首先要进行体格检查，重点是妇科检查和乳腺检查。另外，要进行以下辅助检查：

1. 妇科超声、乳腺超声
2. 性激素检测
3. 血生化检查
4. 宫颈癌筛查
5. 甲状腺功能检查
6. 更年期症状评分（Kupperman评分）。

（二）客观资料（O）

体格检查：体温36.5℃，呼吸16次/min，脉搏80次/min，血压110/80mmHg，身高165cm，体重55kg，BMI 20.2kg/m^2。发育正常，营养良好，神志清楚，自主体位，查体合作；心肺未闻及异常；肝脾未及；乳腺手诊未见异常；妇科检查：外阴经产型，阴道通畅，宫颈光滑，大小正常，无举痛及摇摆痛；子宫前位，大小正常，质地中等，无压痛，双附件区未见明显异常。

辅助检查：卵泡刺激素（FSH）：32mU/ml，黄体生成素（LH）11mU/ml，血清催乳素（PRL）6.5μg/L，孕酮（P）0.56μg/L，睾酮（T）0.48μg/L，雌二醇（E_2）40.44ng/L；肝功能、肾功能、血糖、血脂检查均未见异常；甲状腺功能检查未见异常；宫颈癌筛查未见异常；妇科超声、乳腺超声均未见异常。更年期症状评分（Kupperman评分）16分。

问题4. 目前诊断是什么？依据是什么？

目前诊断：更年期综合征。

诊断依据：

1. 患者有月经异常　月经周期缩短2年。
2. 出现更年期相关症状　包括潮热、出汗、心悸等。
3. FSH 32mU/ml，提示卵巢功能减退。

问题5. 疾病严重程度。

根据更年期症状评分（Kupperman评分）16分，提示为轻度。

问题6. 需要和哪些疾病鉴别？

诊断更年期综合征时应始终考虑到是否有甲亢，因为月经不规律、出汗和情绪改变也均为甲亢的临床表现。该患者甲状腺功能检查未发现异常，可除外甲亢。

更年期月经改变还应考虑月经周期改变的其他病因，包括妊娠、高催乳素血症等，妇科超声检查和女性激素检查可辅助诊断。

（三）问题评估（A）

1. 目前诊断　更年期综合征。

2. 目前存在的健康问题

（1）患者处在更年期，激素水平的波动会影响心理状态，加上工作繁忙、压力大，存在焦虑、抑郁的可能。

（2）患者为更年期妇女，饮食清淡，以素食为主，钙摄入量偏低，喜浓茶、未补充钙剂或其他富钙食品，以上均为骨质疏松症高危因素，应早期进行骨质疏松症相关检查，预防骨质疏松症和骨质疏松性骨折的发生。

（3）患者产后未哺乳，为乳腺癌高危人群，且近2年未接受宫颈癌和乳腺癌的筛查，应进行宫颈癌和乳腺癌筛查，如有异常早期干预。

3. 患者依从性和家庭可利用的资源　该患者经济收入稳定，文化素质较高，性格开朗，同事关系融洽，家庭和睦，无社会心理负担。

问题7. 针对该疾病目前的治疗方法。

1. 绝经激素治疗　绝经激素治疗（MHT）是治疗血管舒缩症状和泌尿生殖道萎缩最有效的治疗方法，也是骨质疏松妇女减少骨折发生率的有效方式。其他绝经相关的症状如关节肌肉疼痛、情绪波动、睡眠障碍和性功能障碍（包括性欲降低），可以在MHT期间得到改善，生活质量和性功能也可以同时得到改善。使用MHT之前要评估有无禁忌证和慎用情况。雌激素依赖性肿瘤（乳腺癌、子宫内膜癌）、血栓性疾病、严重肝肾功能不全、不明原因阴道出血、血卟啉病、耳硬化症、脑膜瘤（禁用孕激素）为绝对禁忌证。子宫肌瘤、子宫内膜异位症、子宫内膜增生症、血栓形成倾向、乳腺良性疾病及乳腺癌家族史、胆囊疾病、系统性红斑狼疮、垂体催乳素瘤、癫痫、偏头痛、哮喘者属酌情慎用。有禁忌证者，不建议激素治疗。有慎用情况，绝经激素治疗意愿强烈者，建议转上级医院妇科专科医生评估后决定。

2. 中医治疗　中医治疗对绝经症状有一定的效果，尤其适合不愿意接受绝经雌激素治疗和雌激素治疗有禁忌的妇女。中医讲究整体观念，辨证论治，针、医、药并重，协调阴阳气血，有中医治疗需求者建议由中医医师辨证治疗。基层妇科医生或妇女保健人员也可选择中成药物治疗。目前常用的中成药有坤泰胶囊、坤宝丸、更年安等。

问题8. 转诊指征。

1. 发现紧急情况，如大量阴道出血、剧烈下腹痛或内外科相关急症等及时转诊。

2. 患者有雌激素替代治疗意愿，基层不具备检查评估条件者，转上级医院妇科医生进行评估，决定是否给予激素治疗。

3. 患者焦虑抑郁症状明显，一般治疗效果欠佳者，可转精神心理专科处理。

4. 其他妇科问题基层无法处理者，要及时转上级医院。

（四）问题处理计划（P）

1. 诊断计划　患者为骨质疏松症高危人群，应进行骨密度（BMD）检查。

2. 治疗计划

（1）非药物治疗：

①饮食指导：因为雌激素水平的降低，更年期妇女钙吸收减少，骨质流失加速，为了预防骨质疏松，应该积极补充钙剂，建议每日喝牛奶250ml补钙，同时要增加富钙食品的摄入。另外，应改变喝浓茶的习惯，减少钙流失。

②运动指导：有规律地运动可以减轻更年期的症状，如可以借上下班时间进行运动，但是要注意运动强度。

③心理指导：进行更年期知识宣教，告诉妇女更年期是女性育龄期向老年期过渡的一个必经阶段，是每一个妇女都要经历的，大多数都能安全度过，焦虑、抑郁症状严重者可以到医院寻求心理医生的帮助。

④乳腺自检指导，每月自检一次乳腺。

⑤激素治疗相关知识宣教：患者咨询更年期激素治疗事宜，向患者解释更年期妇女卵巢功能开始减退，目前是激素治疗的“窗口期”，在接受激素治疗之前，必须由专业的妇科医生对患者进行评估，确定有激素治疗的适应证，没有禁忌证的情况下，可以选择适合患者的激素治疗方案。

（2）药物治疗：碳酸钙D_3 600mg，1次/d，口服；坤泰胶囊4粒，3次/d，口服。

3. 转诊和随访　患者有MHT要求，转诊上级医院进一步评估，1个月后随访。

【案例提示】

随着社会的发展、居民生活水平的提高及保健意识的提升，人类期望寿命逐渐延长，更年期妇女群体越来越庞大。据统计，2019年我国女性人口约6.8亿，50岁以上女性约占1/3，而且呈逐年上升趋势。更年期阶段由于激素水平的变化，给女性带来一系列的健康问题，如肥胖、冠心病、骨质疏松症等；同时，更年期妇女和育龄期妇女一样，也是宫颈癌和乳腺癌的好发人群。更年期妇女健康管理是以预防为主，保健为中心，以维护妇女身心健康为目标。通过健康教育、筛查、非药物干预、药物治疗、双向转诊等措施，改善更年期症状，及时发现和治疗更年期相关疾病，提高妇女的生活质量，促进妇女的身心健康，延缓老年性疾病的发生，为老年期健康打下基础。

第五节　异常子宫出血案例

【案例概要】

患者，女性，48岁，已婚，大学本科学历，干部。

（一）主观资料（S）

月经不规律1年，停经2个月，阴道出血2周。

患者平素月经规律，12岁初潮，平素月经规律，行经3~5日，月经周期28日，量中，无痛经，近1年月经不规律，周期30~60日，量较前减少，近2周阴道出血，需要用卫生巾，但量少于月经量，无腹痛等其他不适，末次月经2个月前。为明确诊断，来社区卫生服务机构妇女保健科就诊。患者自发病以来精神饮食可，睡眠可，大小便正常。

孕1产1，顺产，产后1年放置宫内节育器避孕，5年前取出，之后工具避孕。

既往体健，每年参加单位组织的体检，无高血压、糖尿病等慢性病病史，无遗传病及传染病病史。父母均患高血压，家族成员无其他遗传病史和肿瘤病史。

生活习惯：无烟酒嗜好，每日步行上下班，大约1小时，无其他运动，规律饮牛奶，每日250ml。家庭和睦，收入稳定，与丈夫关系良好。

问题1. 根据现有资料，考虑可能的问题是什么？为什么？

考虑患者处于围绝经期，可能存在异常子宫出血。

异常子宫出血（abnormal uterine bleeding，AUB）指正常月经的出血量、持续时间或周期异常，异常子宫出血可由多种局部和全身性疾病引起，或与药物相关。该患者48岁，月经不规律1年，初步判断处于围绝经期，现停经2个月，阴道淋漓出血2周，属于异常子宫出血。

问题2. 有没有绝对不能忽视的问题？

更年期异常子宫出血首先要除外生殖系统恶性肿瘤的可能。

问题3. 接下来需要做哪些检查？

首先要进行体格检查，重点是妇科检查。另外，要进行以下辅助检查：

1. 血常规　了解有无贫血和感染。
2. 妇科超声检查　了解盆腔有无占位性病变，了解子宫内膜情况。
3. 抽血查性腺激素水平
4. 必要时行诊刮术

（二）客观资料（O）

1. 体格检查　体温36.5℃，呼吸18次/min，脉搏88次/min，血压120/80mmHg，身高158cm，体重60kg；腰围86cm，臀围95cm，发育正常，营养良好，神志清楚，自主体位，查体合作；心肺检查无异常；腹软，肝脾未及，无压痛及反跳痛；四肢关节无红肿及变形，脊椎无畸形，无压痛及叩击痛。

消毒外阴后妇科检查：外阴经产型，阴道通畅，可见少量暗红色血液；宫颈光滑，大小正常，无举痛及摇摆痛。子宫前位，大小正常，质地中等，无压痛；双附件区未见明显异常。

2. 辅助检查

（1）血常规：Hb 100g/L，WBC 8.2×10^9/L，PLT 250×10^9/L，NE% 65%，LY% 25%。

（2）经阴道超声检查：子宫前位，大小形态正常，56mm×48mm×42mm，肌壁回声均匀，内膜居中，约12mm，宫腔内未见明显异常；双侧卵巢显示清楚，未见异常，双附件区未见异常回声。

（3）激素水平：FSH 23.6mU/ml，LH 9.3mU/ml，PRL 8.94μg/L，P 0.56μg/L，T 0.48μg/L，E_2 40.44ng/L。

问题4. 目前诊断是什么？依据是什么？

目前诊断：异常子宫出血-排卵功能障碍，轻度贫血。

该患者处于围绝经期，月经不规律1年，提示存在排卵异常，排卵异常导致异常子宫出血。Hb 107g/L。初步诊断：异常子宫出血-排卵功能障碍，轻度贫血。

问题5. 疾病严重程度。

根据血常规检查结果，目前有轻度贫血，不合并感染情况。

问题6. 需要和哪些疾病鉴别？

根据国际妇产科联盟（International Federation of Gynecology and Obstetrics，FIGO）异常子宫出血分类系统，异常子宫出血根据原因分为9类，分别是息肉、子宫腺肌病、平滑肌瘤、恶性肿瘤和增生、凝血功能障碍、排卵功能障碍、子宫内膜性、医源性和未分类。该患者需要评估出血原因，与其他原因导致的子宫出血进行鉴别，尤其是要评估有无子宫内膜增生。

（三）问题评估（A）

1. 目前诊断　异常子宫出血-排卵功能障碍。

2. 目前存在的健康问题

（1）围绝经期妇女。

（2）向心性肥胖。

3. 并发症或其他临床情况　轻度贫血。

4. 患者依从性和家庭可利用的资源　患者经济收入稳定，文化水平较高，能够充分理解全科医生的治疗方案和指导建议，依从性好；患者家庭和睦，与丈夫关系良好，家庭支持度较高。

问题7. 针对该疾病目前的治疗方法。

对于无结构异常的围绝经期异常子宫出血患者可以采用多种方式进行保守治疗。治疗原则是控制急性出血，调整周期，保护子宫内膜，并避免再次异常出血和重度出血。药物治疗可选择口服孕激素、放置左炔诺孕酮宫内缓释系统、各种剂量和种类的雌孕激素联合的复方口服避孕药及氨甲环酸辅助治疗。药物控制不佳或疑有结构异常时，应及时手术治疗，并做子宫内膜病理检查。

问题8. 转诊指征。

1. 出血量大引起严重贫血或血容量不足，需立即转诊。

2. 怀疑子宫内膜增生或肿瘤时，应转诊行诊刮术。

（四）问题处理计划（P）

治疗计划：

（1）非药物干预：①增加富铁食品的摄入；②患者目前处于围绝经期，纳入围绝经期健康管理。

（2）药物治疗：①止血，地屈孕酮10mg/次，2次/d，10~14日；②抗贫血治疗，琥珀酸亚铁片，0.2g，2次/d，14日。用药后观察出血情况，如果出血无明显减少或加重及时随诊，必要时转诊行诊刮术。

【案例提示】

在围绝经期妇女中，异常子宫出血常见，也是社区妇女保健临床实践中重要的内容。大多数的围绝经期异常子宫出血并不是恶性肿瘤或癌前病变，但在诊断中应仔细排除这些情况。当出血量大引起严重贫血或血容量不足，或出血过于频繁使患者不适，并对其生活质量产生重大影响时，需要及时进行干预。快速正确评估并作出分类诊断非常重要，一旦确定恰当的诊断，就可成功地对患者进行最合适的个体化治疗。全科医生遇到异常子宫出血无法确定原因者，应及时转诊至妇女保健医生进一步检查。

第六节　多囊卵巢综合征案例

【案例概要】

患者，女性，28岁，已婚，大学本科学历，公司职员。

（一）主观资料（S）

月经稀发4年，阴道出血5日。

患者13岁月经初潮，初潮后3年内月经稀发，行经4~5日，周期45~50日，之后转为正常月经，行经4~5日，周期28~30日。4年前出现月经周期延长，行经4~5日，周期35~45日，经量正常，偶有痛经。平素体健，无特殊用药。末次月经2015年8月15日，前次月经（PMP）2015年7月10日。月经干净1周后开始阴道出血，似月经量，无腹痛，无发热、乏力、头晕等其他不适，现阴道出血5日，来社区卫生服务机构妇女保健科就诊。患者自发病以来，精神饮食可，睡眠、大小便正常。结婚2年，孕0产0，婚后工具避孕，因目前有生育要求，近2个月未避孕，爱人体健，夫妻关系和睦。患者既往体健，长期办公室工作，经常加班，饮食不规律，几乎不运动，近4年体重增加8kg。父亲患高血压，否认其他家族成员患病史。

问题1. 根据现有资料，考虑可能的问题是什么？为什么？

考虑诊断：异常子宫出血，原因待查。

异常子宫出血（AUB）指正常月经的出血量、持续时间或周期异常。AUB可由多种局部和全身性疾病引起，或与药物相关。该患者28岁，月经稀发4年，月经干净1周后开始阴道出血5日，属于异常子宫出血。

问题2. 有没有绝对不能忽视的问题？

育龄期女性，已婚，正常性生活，未避孕，出现异常子宫出血，首先要考虑是否为妊娠相关问题，如自然流产、异位妊娠等。

问题3. 接下来需要做哪些检查？

首先需要进行体格检查，重点是妇科检查，另外，需要进行以下辅助检查：

1. 首先确定是否怀孕，患者有生育要求，未避孕，出现异常子宫出血要检查是否妊娠，以判断是否为妊娠相关问题。

2. 妇科超声　了解有无妊娠及生殖系统器质性疾病，如子宫内膜息肉、子宫肌瘤等。

3. 女性激素检测，了解妇科内分泌状态。

4. 血生化检查，了解有无代谢异常。

5. 甲状腺功能检查。

上述检查如有异常发现，根据检查结果决定下一步处理。

（二）客观资料（O）

1. 体格检查　体温36.5℃，呼吸18次/min，脉搏84次/min，血压110/60mmHg，身高162cm，体重57kg，腰围86cm，臀围96cm。发育正常，营养良好，神志清楚，自主体位，查体合作。心肺检查无异常；腹软，肝脾未及，无压痛及反跳痛；四肢关节无红肿及变形，脊椎无畸形，无压痛及叩击痛。妇科查体：外阴已婚未产式，阴道内可见少量陈旧出血，宫颈光滑，子宫前位，常大，无压痛，双侧附件区未及包块，无压痛。

2. 辅助检查

（1）尿妊娠试验阴性。

（2）妇科超声结果：子宫前位47mm×45mm×38mm，肌层回声均，内膜厚48mm，右卵巢41mm×18mm×25mm，左卵巢41mm×21mm×24mm，双侧卵巢内均可见12~15个卵泡，最大卵泡直径7mm；提示双侧卵巢多囊性增大。

（3）激素六项：FSH 8.5mU/ml，LH 10.15mU/ml，PRL 17.13μg/L，E_2 43ng/L，P 0.43μg/L，T 0.5μg/L。

（4）生化检查结果：GLU 5.57mmol/L，ALT 24U/L，AST 16U/L，TG 1.11mmol/L，CHO 4.8mmol/L，HDL-C 1.41mmol/L，LDL-C 3.0mmol/L，UA 448μmol/L。

（5）甲状腺功能检查未见异常。

问题4. 目前诊断是什么？依据是什么？

目前诊断：

1. 异常子宫出血

2. 多囊卵巢综合征

3. 向心性肥胖

4. 高尿酸血症

诊断依据：

1. 根据国际妇产科联盟（FIGO）异常子宫出血分类系统，该患者属于排卵功能障碍导致的异常子宫出血。

2. 多囊卵巢综合征（polycystic ovarian syndrome，PCOS） 根据鹿特丹标准来诊断PCOS，需符合以下3条标准中的2条才可诊断。①稀发排卵和/或无排卵；②有雄激素过多症的临床和/或生化证据；③超声示多囊卵巢（PCO），排除其他类似PCOS的疾病后可确诊该病。该患者存在月经稀发和PCO，甲状腺功能检查未发现异常，也未发现其他导致高雄激素的疾病。

问题5. 疾病严重程度。

PCOS患者中肥胖和胰岛素抵抗高发，所以发生2型糖尿病、血脂异常和冠心病风险增加，初始诊断后应检查血脂、血糖等水平，判断有无心血管病高危因素。该患者存在向心性肥胖，是心血管病高危人群。

问题6. 需要和哪些疾病鉴别？

月经稀发可见于甲亢、甲减及高催乳素血症鉴别，通过化验检查可以辅助鉴别。该患者化验检查催乳素和甲状腺功能均正常，可除外高催乳素血症和甲状腺功能异常。

（三）问题评估（A）

1. 目前诊断

（1）异常子宫出血-排卵功能障碍。

（2）多囊卵巢综合征。

（3）向心性肥胖。

（4）高尿酸血症。

2. 目前存在的健康问题

（1）PCOS患者存在稀发排卵和不排卵情况，有不孕的可能；另外，怀孕后有流产、妊娠糖尿病等可能。

（2）PCOS患者有发生代谢异常的可能，如糖耐量减低或糖尿病，脂代谢异常等。

（3）向心性肥胖是心血管病危险因素。

（4）PCOS患者往往存在孕激素缺乏，子宫内膜长期得不到孕激素保护有异常增生，发生子宫内膜病变甚至子宫内膜癌的风险。

3. 并发症或其他临床情况　无。

4. 患者依从性和家庭可利用的资源　患者经济收入稳定，文化水平较高，能够充分理解全科医生的治疗方案和指导建议，依从性好；患者家庭和睦，家庭支持度较高。

问题7. 针对该疾病目前的治疗方法。

针对PCOS需要治疗该综合征的各个部分，包括月经失调、子宫内膜增生风险、雄激素过多症（多毛和痤疮）、代谢危险因素（肥胖、葡萄糖耐受不良、血脂异常），以及部分患者的无排卵性不孕。具体治疗方法取决于患者目前是否有妊娠要求。对超重或肥胖的PCOS患者，首先通过限制热量摄入结合运动的策略减重。一些研究表明，即使仅减重5%~10%也可能改善代谢状态和恢复排卵。

无妊娠要求的患者，对月经稀发、长期无排卵的PCOS患者可以用复方口服避孕药（COC）治疗，预防子宫内膜增生症和避孕。对于不愿或不能使用COC的PCOS患者，也可采用周期性孕激素治疗。有雄激素过多症状的患者除了改变生活方式外，可以用COC降雄激素治疗，目前常用降雄激素药物为炔雌醇环丙孕酮片（达英-35）和屈螺酮炔雌醇片（优思明），COC单药治疗6个月（针对雄激素过多症状）后，如果临床疗效不满意，则加用抗雄激素药物如螺内酯。

有妊娠要求的患者首先应尝试减重。如果减重未使排卵性月经周期恢复，则需要由专科医生给予诱导排卵治疗。

问题8. 转诊指征。

1. 需要除外其他导致雄激素增高疾病如先天性肾上腺皮质增生、分泌雄激素的肿瘤等。

2. 有生育要求者应转妇科医生进行相关检查和治疗。

（四）问题处理计划（P）

1. 进一步检查计划　该患者诊断明确，可不进行其他检查。

2. 治疗计划

（1）非药物干预：嘱患者调整生活方式，规律作息，规律时间进餐，清淡低嘌呤饮食，每日上下班坐车改为步行，单程大约快走半小时。

（2）COC口服避孕药调整周期：炔雌醇环丙孕酮片，1次/d，每次1片，连续3个周期。

（3）患者有生育要求，建议3个月复诊，酌情给予促排卵治疗。

3. 3个月后随访　患者规律服药，月经规律，5日/28日，体重降低2kg，腰围缩小4cm，尿酸降至正常，转妇女保健门诊给予促排卵治疗第三个周期自然受孕，孕期平顺，无妊娠合并症，孕期体重增加13kg，孕足月顺产一男活婴，胎儿体重3 150g。

4. 分娩后继续在社区卫生服务中心长期管理，定期体检，减少代谢异常的发生。

【案例提示】

PCOS是育龄期常见的生殖内分泌代谢性疾病，引起的近期问题包括月经失调、不孕、痤疮、多毛、肥胖等，同时产科问题包括流产率增加、妊娠糖尿病和妊娠高血压发病率增加，还会出现远期问题，增加更年期功能失调性子宫出血、子宫内膜癌、糖尿病、代谢综合征、脂代谢异常、心血管疾病风险。PCOS不能治愈，需长期规范管理，控制不好会进行性发展。糖代谢异常导致糖尿病，脂代谢异常导致高脂血症，心血管疾病风险增加，长期不排卵导致内膜增生，子宫内膜癌风险增加，所以需要长期管理。全科医生是最适宜的管理者，在临床工作中如果遇到PCOS的患者，一定要注意不能只解决当前的问题，要给予长期、持续、规范的管理，如果遇到年轻女性糖代谢异常或脂代谢异常，要想到是否有PCOS的可能。

第十二章　皮肤相关问题案例

皮肤相关问题案例

第一节　带状疱疹案例

【案例概要】

患者，女性，46岁，离异，硕士，医院中层管理人员。

（一）主观资料（S）

左枕部疼痛1周，水疱1日。

患者1周来劳累后出现左侧头痛，每次发作无明显诱因，为刺痛，疼痛位于左枕部，向耳部发散，间歇性发作，时重时轻，程度中等，尚能完成日常工作，但注意力不集中，每次持续数小时不等，无发热、咳嗽、咽痛，无恶心、呕吐，无头晕、眩晕，无意识障碍，无耳鸣、耳聋，无牙痛，无视力障碍，无进行性加重。1日前在左枕部发现多发水疱，疱壁紧张发亮，疱液澄清，外周红晕，呈簇集性分布，灼热刺痛，各簇水疱群间皮肤正常，遂来社区卫生服务中心就诊。患者自发病以来食欲差，睡眠欠佳，大便干结，体重无明显改变。

既往史：子宫颈息肉病史2年，1年前已行手术切除。无高血压、糖尿病等慢性病病史，无肿瘤病史。无遗传病及传染病病史。无外伤史。

过敏史：否认食物药物过敏史。

家族史：母亲工伤已去世，父亲体健不需照顾。

个人史：无烟酒嗜好，平素生活规律，无饮食偏好，每日散步半小时。月经规律，育有一子，收入稳定，与儿子同住，儿子中考。近期因工作变动和离婚，有疲劳感和焦虑情绪。

问题1. 根据现有资料，考虑可能的问题是什么？为什么？

考虑带状疱疹可能。

带状疱疹（herpes zoster）是由水痘-带状疱疹病毒引起的皮肤改变，该病毒原发感染表现为水痘，潜伏在神经细胞中的病毒在某些情况下再度活化则引起带状疱疹。

水痘-带状疱疹病毒经上呼吸道黏膜进入人体，引起水痘的发生，水痘痊愈后，病毒可潜伏在神经节内，在一些危险因素下，如疲劳、恶性肿瘤、创伤、病后虚弱或应用免疫抑制剂时，机体免疫力下降，潜伏在神经节内的病毒被再次激活，到达神经所支配区域的皮肤内复制，产生水疱，同时由于受累神经出现炎症、坏死，引起神经痛，表现为带状疱疹。

本例患者近期因工作变动和离婚，有疲劳感和焦虑情绪的诱因，出现枕部偏头痛、局部皮肤水疱，考虑带状疱疹的可能。

问题2. 有没有绝对不能忽视的问题?

该患者左侧头痛1周，水疱1日，要关注带状疱疹是否有其他特殊类型的神经受累，如累及面神经及听神经时可发生耳带状疱疹，查体时要注意有无耳周的疱疹及疼痛；如累及中枢神经系统时会引起病毒性脑炎或脑膜炎，要进行神经系统查体加以除外。

问题3. 接下来需要做哪些检查?

首先要进行体格检查，重点关注皮肤检查和神经检查。另外，有条件或必要时完善以下辅助检查：

1. 血液检查　血常规，便于鉴别病毒和细菌感染；因需要应用抗病毒治疗，建议用药前完善肝肾功能检查。

2. 必要时转诊至皮肤科做疱疹底部刮取物涂片，找到多核巨细胞和核内包涵体有助于诊断。必要时可用PCR检测水痘-带状疱疹病毒和病毒培养确诊。

3. 如果患者偏头痛进行性加重，或神经查体出现异常情况，还需完善头颅CT或MRI除外头部病变。

（二）客观资料（O）

1. 体格检查　体温36.1℃，呼吸18次/min，脉搏91次/min，血压110/70mmHg，身高158cm，体重54kg。发育正常，营养良好，神志清楚，自主体位，查体合作，急性痛苦貌。左枕部分布大片状红斑和黄豆大小簇集性水疱，疱液澄清，部分水疱破溃后留有溃烂面，皮损呈带状分布，不超过体表中线。心肺腹查体无异常。四肢肌力5级，肌张力正常对称。颈软，无抵抗，脑膜刺激征阴性。

2. 辅助检查　血常规：WBC 9.3×10^9/L，NE% 68%，LY% 10%，RBC 4.3×10^{12}/L，Hb 121g/L。

问题4. 目前诊断是什么? 依据是什么?

目前诊断：带状疱疹。

带状疱疹的诊断主要基于患者的现病史和查体时皮肤疱疹的典型临床表现。

问题5. 疾病严重程度。

患者中年女性，此次发病有疲劳诱因，从皮损来看为典型水疱型，发病部位为头部，目前没有严重并发症，治疗及时，预后较好。

问题6. 需要和哪些疾病鉴别?

1. 要除外引起头痛的其他疾病。特别是要除外是否有脑肿瘤、脑出血、脑膜炎等其他引起头痛的严重的颅内疾病。但颅内病变发展多变化较快，病情呈进行性发展，可出现头痛进行性加重，伴有意识障碍、局部神经定位体征和脑膜刺激征等，对于怀疑颅内病变的病例，需转诊至专科医院进一步完善头颅CT或MRI检查加以排除。紧张性偏头痛、功能性偏头痛、丛集性偏头痛，往往为慢性病程、反复发作的病史，有相关发作的诱因，而该患者无上述病史，皮肤又有特征性疱疹表现，暂不考虑上述疾病。

2. 疱疹需与单纯疱疹、脓疱疮相鉴别。单纯疱疹表现为簇集性水疱，好发于皮肤、黏膜交界处，如口周、鼻周、外阴等部位，易复发，而本患者的临床表现暂不支持。脓疱疮表现为脓疱，疱疹里有黄色脓性分泌物，脓液干燥后形成黄色厚痂，此病为细菌感染所致，查血常规可加以鉴别。

（三）问题评估（A）

1. 目前诊断　带状疱疹。

2. 目前存在的健康问题

（1）危险因素：中年女性，近期因工作和生活上的变故，有疲劳感和焦虑情绪的诱因。

（2）目前患者处于疾病急性期，左枕部中等程度的疼痛，疱疹范围大，并有食欲减退、睡眠欠佳的全身症状。

3. 并发症或其他临床情况　目前尚未出现并发症和其他临床情况。

4. 患者依从性和家庭可利用的资源　患者经济收入稳定，文化水平较高，能够充分理解全科医生的治疗方案和指导建议，依从性好；患者离异，与儿子同住，生活和工作压力较大，家庭支持度较差。

问题7. 针对该疾病目前的治疗方法。

1. 抗病毒药物　早期、足量的抗病毒治疗，能有效缩短病程，加速皮疹愈合，减少新皮疹形成，减少病毒播散到内脏。应在发疹后24~72小时内开始使用，以迅速达到并维持有效浓度，获得最佳疗效。目前临床上可选用的抗病毒药物有阿昔洛韦、伐昔洛韦、泛昔洛韦、溴夫定和膦甲酸钠。肾功能不全患者要注意调整剂量。

2. 糖皮质激素　对于年龄大于50岁、出现大面积皮疹及重度疼痛、累及头面部的带状疱疹、疱疹性脑膜炎及内脏播散性带状疱疹患者可使用糖皮质激素治疗，推荐对于无禁忌证的患者口服泼尼松，初始剂量30~40mg/d，逐渐减量，疗程1~2周。

3. 镇痛　对于轻中度疼痛，可考虑应用对乙酰氨基酚、非甾体抗炎药或曲马多；中重度疼痛可使用阿片类药物（吗啡或羟考酮）或钙离子通道调节剂（加巴喷丁或普瑞巴林）。还可局部应用利多卡因贴膏局部镇痛。

4. 神经营养类药物　对于缓解神经炎症与神经痛也有一定帮助，常用药物有甲钴胺、维生素B_1和维生素B_{12}等，口服或肌内注射。

5. 局部治疗　以干燥、消炎为主。疱液未破溃时可用炉甘石洗剂、阿昔洛韦乳膏或昔洛韦乳膏；疱疹破溃后可酌情用3%硼酸乳液或1∶5 000呋喃西林溶液湿敷，外用0.5%新霉素软膏或2%莫匹罗星软膏。

6. 物理治疗　频谱治疗仪、红外线灯局部照射，可促进水疱干燥结痂，缓解疼痛。

7. 中医治疗

（1）肝胆湿热型：用龙胆泻肝汤加减。中成药可选用加味逍遥丸、新癀片、清开灵注射液等。

（2）脾虚湿蕴型：用除湿胃苓汤加减。中成药可选参苓白术散。

（3）气滞血瘀型：用血府逐瘀汤加减。中成药可选用七厘散、云南白药、血府逐瘀、大黄䗪虫丸等。

针灸是中医治疗带状疱疹的特色疗法，可选用火针、电针、局部围刺、刺络放血拔罐、穴位注射或埋线和艾灸等治疗方法。

问题8. 转诊指征。

初诊转诊指征：

（1）有相关症状和体征但不能明确诊断者。

（2）需要上级医院制定治疗方案者。

（3）有严重并发症需及时转诊。

（4）因设备原因无法进行检查者。

该患者如需要激素治疗，应到上级医院评估，明确是否可以给予激素治疗并制定方案。

（四）问题处理计划（P）

1. 进一步检查计划　完善肝肾功能检查以了解患者的肝肾功能，选择用药。

2. 治疗计划

（1）非药物干预：①保持疱疹局部干燥，避免疱疹破裂，避免继发细菌感染；②适当休息，保证足够营养，作息规律，提高机体免疫力；③因疱疹液或糜烂面含有病毒，应避免接触未患水痘的儿童或其他易感者；④心理指导，减轻心理压力、积极配合治疗，促进疾病早日康复。

（2）药物治疗：①抗病毒治疗，阿昔洛韦0.4g，5次/d，疗程7日；②镇痛治疗，布洛芬0.2，2次/d；③营养神经治疗，维生素B_1 100mg和甲钴胺0.5，肌内注射，1次/d，疗程2周；④局部治疗，炉甘石洗剂外用，每日3~4次；⑤物理治疗，可用频谱治疗仪、红外线灯局部照射消炎镇痛，缩短病程。

（3）中医治疗：中药和针灸刺络放血拔罐治疗等，建议转中医科。

3. 全科医生建议在社区卫生服务中心治疗，2周后复诊，了解患者疼痛及皮损的情况，治疗期间如病情加重或出现药物不良反应、继发感染等情况，随时就诊，必要时转至上级医院专科治疗。

【案例提示】

带状疱疹是全科门诊常见的皮肤病，除皮肤损害外，常伴有神经病理性疼痛，多发生在年龄较大、免疫抑制或免疫缺陷的人群中，严重影响患者的生活质量。此病在临床上的症状轻重不一，症状较轻者可以没有剧烈的神经痛，也可没有典型疱疹，一般年轻人症状较轻，老年人症状较重，并可有严重的疱疹后神经痛。带状疱疹的社区诊疗目标是早期识别出带状疱疹，缓解急性期疼痛，缩短皮损持续时间，预防或减轻疱疹后神经痛等并发症。本例患者头部疼痛伴典型皮损表现，诊断明确后，及时给予抗病毒、镇痛、营养神经及中医治疗，并辅以心理疏导，消除患者疑虑，做好生理、心理、社会方面的综合评估，予以全方位的干预，提高患者治疗的依从性，预防并发症的发生，提高患者的生活质量。2周后患者头痛缓解，皮损愈合，复诊时全科医生建议患者注意休息、劳逸结合，定期门诊随访，实现了协调性、连续性照顾，体现了全科医疗对患者“以人为本”的全程管理理念。

第二节 痤疮案例

【案例概要】

患者，男性，22岁，未婚，汉族，在校大学生。

（一）主观资料（S）

颜面部反复皮疹1年。

患者1年来颜面部反复皮疹，有时为白色丘疹，有时为红色结节，时轻时重，脸上留有红色印记和色素沉着，自觉与睡眠和压力有关，睡眠差和考试前症状加重，家人告知为“青春痘”可以自愈，故未正规治疗。曾使用网上购买的祛痘产品后出现皮肤过敏，目前尚能完成日常学习，但注意力不集中，因为脸部问题造成心理压力较大，不喜欢参加社交，来社区卫生服务中心就诊。患者自发病以来食欲差，睡眠欠佳，大便黏腻，体重无明显改变。

既往史：体健。无高血压、糖尿病等慢性病病史，无肿瘤病史。无遗传病及传染病病史。无外伤史。

过敏史：否认食物药物过敏史。对含有果酸的祛痘产品皮肤过敏。

家族史：父母体健。父亲年轻时患有痤疮。

个人史：无烟酒嗜好，学业负担重，晚睡晚起，喜食辛辣油腻，平素运动少。

问题1. 根据现有资料，考虑可能的问题是什么？为什么？

考虑痤疮的可能。

痤疮（acne）是一种毛囊皮脂腺单位的慢性炎症性皮肤病，各年龄段人群均可患病，以青少年发病率为高，对青少年的心理和社交影响超过了哮喘和癫痫。

痤疮的发病机制仍未完全阐明，遗传、雄激素诱导的皮脂大量分泌、毛囊皮脂腺导管角化、痤疮丙酸杆菌繁殖、炎症和免疫反应等因素都可能与之相关。部分患者的发病还受免疫、内分泌、情绪及饮食等因素影响。

本例患者青年男性，颜面部反复皮疹1年，睡眠和压力可加重症状发作，颜面部可见白色丘疹、红色结节，考虑痤疮的可能。

问题2. 有没有绝对不能忽视的问题？

该患者为年轻男性，在校大学生，因颜面部皮疹反复发作，留有红色印记和色素沉着，造成了心理上的负担，影响了患者的社交活动，因此除了关注患者的疾病问题，更要重视患者的心理状况。

本病还应注意与玫瑰痤疮和颜面播散性粟粒型狼疮等相鉴别。

问题3. 接下来需要做哪些检查？

首先要进行体格检查，重点关注皮肤检查。另外，有条件或必要时完善以下辅助检查：

1. 血液检查　血常规、肝肾功能。

2. 完善焦虑和抑郁量表评分

3. 必要时进行性激素检查，了解患者的内分泌情况。

（二）客观资料（O）

1. 体格检查　体温36.1℃，呼吸18次/min，脉搏67次/min，血压110/70mmHg，身高178cm，体重65kg。发育正常，营养良好，神志清楚，自主体位，查体合作。颜面部可见散在多个白色丘疹、红色结节，以脸颊和下颌部为重，遗留有红色印记和色素沉着。全身浅表淋巴结未及。心肺腹查体无异常。

2. 辅助检查　血常规：WBC 6.3×10^9/L，NE% 54%，LY% 15%，RBC 4.7×10^{12}/L，Hb 122g/L。

3. 焦虑自测量表（SAS）评分为62分，提示为中度焦虑。抑郁自测评分（SDS）为70分，为中度抑郁。

问题4. 目前诊断是什么？依据是什么？

目前诊断：痤疮。

痤疮的诊断主要基于青年男性，反复发作颜面部皮疹的病史，粉刺、丘疹、结节对称性分布的典型临床表现。

问题5. 疾病严重程度。

痤疮的分级（强调皮损的性质，不考虑皮损的数量）：

Ⅰ级（轻度）：仅有粉刺。

Ⅱ级（轻至中度）：除粉刺外还有炎性丘疹。

Ⅲ级（中度）：除有粉刺、炎性丘疹外还有脓疱。

Ⅳ级（重度）：除有粉刺、炎性丘疹及脓疱外还有结节、囊肿或瘢痕。

从患者皮损的程度来看，患者属于痤疮Ⅳ级（重度）。

问题6. 需要和哪些疾病鉴别？

还需要与玫瑰痤疮、颜面播散性粟粒型狼疮等进行鉴别。

（三）问题评估（A）

1. 目前诊断　痤疮Ⅳ级（重度）。

2. 目前存在的健康问题

（1）危险因素：青年男性，父亲年轻时患有痤疮，睡眠不佳和压力过大时症状加重，学业负担重，晚睡晚起，喜食辛辣油腻，平素运动少。

（2）目前患者处于疾病慢性期，并有食欲减退、睡眠欠佳等全身症状。

3. 并发症或其他临床情况　经焦虑和抑郁自测量表评估，患者伴有中度焦虑和抑郁。

4. 患者依从性和家庭可利用的资源　患者青年学生，文化水平尚可，能够充分理解全科医生的治疗方案和指导建议，依从性好；患者未婚，平素住在学校，周末与父母同住，学业压力较大，家庭支持度较好。

问题7. 针对该疾病目前的治疗方法。

1. 非药物治疗

（1）饮食：限制可能诱发或加重痤疮的辛辣甜腻等食物，多食蔬菜、水果。

（2）日常生活：避免熬夜、长期接触电脑、暴晒等，注意面部皮肤清洁、保湿和减少皮脂分泌，保持大便通畅。

（3）心理辅导：痤疮患者，特别是重度痤疮患者较易引起焦虑、抑郁等心理问题，因此，对这类患者还需配合必要的心理辅导。

（4）忌用手挤压、搔抓粉刺和炎性丘疹等皮损。

（5）选择合适的洁面产品，祛除皮肤表面多余油脂、皮屑和细菌的混合物，但不能过分清洗，根据不同肤质情况选用适合的功效性护肤品。

2. 外用药物治疗

（1）维A酸类：包括第一代异维A酸和第三代维A酸乳膏。初期使用会出现局部刺激反应，如红斑、脱屑、紧绷和烧灼感，应低浓度或小范围避光使用。

（2）过氧化苯甲酸：外用后可缓解释放出新生态氧和苯甲酸，具有杀灭痤疮丙酸杆菌、溶解粉刺及收敛作用。建议从低浓度及小范围开始使用。

（3）抗生素：夫西地酸乳膏、红霉素软膏、林可霉素和克林霉素及氯霉素等外用制剂。

（4）壬二酸：对炎症及粉刺均有治疗作用，还可减轻炎症后色素沉着。不良反应为局部轻度红斑与刺痛。

（5）二硫化硒：2.5%二硫化硒洗剂具有抑制真菌、寄生虫及细菌的作用，可降低皮肤游离脂肪酸含量。

（6）其他药物：5%~10%硫黄洗剂和5%~10%的水杨酸乳膏或凝胶，具有抑制痤疮丙酸杆菌和轻微剥脱及抑菌作用。

3. 系统药物治疗

（1）抗生素：首选四环素类如多西环素、米诺环素等，不能使用时选用大环内酯类如阿奇霉素、克拉霉素、红霉素等。

（2）异维A酸：口服异维A酸具有显著抑制皮脂腺脂质分泌、调节毛囊皮脂腺导管角化、改善毛囊厌氧环境并减少痤疮丙酸杆菌的繁殖、抗炎和预防瘢痕形成等作用。因其能作用于痤疮发病的4个关键病理生理环节，故是目前最有效的抗痤疮药物，有明确适应证的痤疮患者宜尽早服用。适应证：①结节囊肿性痤疮；②其他治疗方法效果不好的中重度痤疮；③有瘢痕或有瘢痕形成倾向的痤疮；④频繁复发的痤疮；⑤痤疮伴严重皮脂溢出过多；⑥轻中度痤疮但患者有快速疗效需求的；⑦痤疮患者伴有严重心理压力；⑧痤疮变异型，如暴发性痤疮和聚合性痤疮，可在使用抗生素和糖皮质激素控制炎症反应后使用。

（3）抗雄激素药物：适用于伴高雄激素表现的女性患者。常用药物为炔雌醇环丙孕酮片。

（4）糖皮质激素：聚合性痤疮和暴发性痤疮可适量使用泼尼松，对严重的结节或囊肿性痤疮可辅助使用皮损内类固醇激素注射。

4. 光疗　使用LED蓝光或红光治疗轻中度皮损；光动力疗法（PCT）外用5-氨基酸戊酸（ALA）富集于毛囊皮脂腺单位，加照红光适用于重度痤疮；强脉冲光和脉冲染料激光用于消退痤疮红色印痕；非剥脱和剥脱性点阵激光治疗痤疮瘢痕。

5. 辅助治疗　可用粉刺挤压器将粉刺内容物挤出；化学剥脱疗法用于辅助治疗，常见剥脱剂包括果酸、水杨酸、羟基乙酸等。

6. 中医辨证治疗

（1）肺经风热证：应疏风宣肺，清热散结，方药为枇杷清肺饮或泻白散加减，中成药可选栀子金花丸等。

（2）脾虚湿热型：应清热利湿，通腑解毒，方药为茵陈蒿汤或芩连平胃散加减。便秘者可选用中成药连翘败毒丸、防风通圣丸等；便溏者可选用中成药香连丸、参苓白术散等。

（3）痰瘀凝结证：应活血化瘀，化痰散结，方药为海藻玉壶汤或桃红四物汤合二陈汤加减，中成药可选丹参酮胶囊、大黄䗪虫丸、化瘀散结丸、当归苦参丸等。

（4）冲任不调证：应调和冲任、理气活血，方药为逍遥散或二仙汤合知柏地黄丸加减，中成药可选用逍遥丸、知柏地黄丸、左归丸、六味地黄丸等。

7. 中医外治及其他疗法　还可以采样中药湿敷、耳穴贴压、耳尖点刺放血、针灸、火针等方法治疗。

问题8. 转诊指征。

初诊转诊指征：

（1）有相关症状和体征但不能明确诊断者。

（2）需要上级医院制定治疗方案者。

（3）有严重并发症者。

（4）因设备原因无法进行检查者。

（四）问题处理计划（P）

1. 治疗计划

（1）非药物干预：①饮食，避免辛辣甜腻等食物，多食蔬菜、水果；②日常生活，避免熬夜、长期接触电脑、暴晒等，注意面部皮肤清洁、保湿和减少皮脂分泌，保持大便通畅；③心理辅导，该患者合并中度焦虑、抑郁等心理问题，针对问题给患者提供心理辅导，提高治疗的依从性，树立治愈痤疮的信心；④帮助患者养成科学的护肤习惯，忌用手挤压、搔抓粉刺和炎性丘疹等皮损。

（2）药物治疗：①外用治疗，维A酸乳膏外用，每日3~4次；②光疗，颜面部红光和蓝光照射。

（3）中医治疗：防风通圣丸6g，2次/d；配以耳尖点刺放血。

（4）患者经焦虑抑郁评估，存在中度抑郁焦虑状态，转诊到心理门诊进行评估和治疗。

2. 全科医生建议在社区卫生服务中心进行中西医结合治疗，并配以在上级医院皮肤科的激光治疗。2周后复诊，患者皮疹未再复发，皮肤留有陈旧红色印痕和色素沉着，全科医生了解了这阶段患者的生活习惯、心理状况及治疗的依从性，鼓励患者继续坚持治疗，形成良好的生活习惯，提高战胜疾病的信心。

【案例提示】

痤疮是一种毛囊皮脂腺的慢性炎症性皮肤病。发病率为70%~87%，也是皮肤科常见疾病，虽然此病部分随着年龄的增长可自愈，但是对青少年的心理和社交会产生严重影响。本例患者为青年男性，反复颜面皮疹1年，并伴有心理上的改变，影响了学习和社交活动。诊断明确后，及时给予激光局部治疗及中医治疗，中西医结合，并辅以心理疏导，消除患者疑虑，做好生理、心理、社会方面的综合评估，予以全方位的干预，提高患者治疗的依从性，预防并发症的发生，提高患者战胜疾病的信心。2周后复诊，患者皮疹未再复发，皮肤留有陈旧红色印痕和色素沉着。全科医生了解了这阶段患者的生活习惯、心理状况及治疗的依从性，鼓励患者继续坚持治疗，形成良好的生活习惯，提高战胜疾病的信心，实现了协调性、连续性照顾，体现了全科医疗对患者“以人为本”的全程管理理念。

第三节　瘙痒症案例

【案例概要】

患者，女性，91岁，丧偶，退休工人。

（一）主观资料（S）

全身反复皮肤瘙痒1年。

患者1年来无明显诱因反复出现全身皮肤瘙痒，有蚁行感，阵发性发作，夜间为重，气温炎热时重，几乎每日发作，寒冷时略轻，有时夜间不能入睡，四肢、躯干及阴部瘙痒较重，瘙痒厉害时只能搔抓，曾到中医医院服用草药治疗，病情时好时坏，患者自发病以来无明显皮疹，无发热，来社区卫生服务中心就诊。患者食欲可，瘙痒发作时睡眠欠佳，大便干结，体重无明显改变。

既往史：慢性阻塞性肺疾病40余年，每年需住院治疗1~2次。2型糖尿病2年，间断服用阿卡波糖50mg，3次/d，未监测。

家族史：母亲有慢性阻塞性肺疾病病史。

个人史：无烟酒嗜好，平素生活规律，无饮食偏好，喜欢洗热水澡。停经40年，育有一子，与儿子、儿媳同住，关系不太融洽，常感焦虑。

问题1. 根据现有资料，考虑可能的问题是什么？为什么？

考虑老年瘙痒症的可能。

瘙痒症是一种仅有皮肤瘙痒而无原发性皮损的皮肤病。

持续6周或6周以上的瘙痒定义为慢性瘙痒。

引起瘙痒的病因很复杂。全身性瘙痒症的最常见病因为皮肤干燥，其他如神经精神因素（如各种神经功能障碍或器质性以及情绪紧张、焦虑、激动和抑郁等）、系统性疾病（如阻塞性肝胆疾病、尿毒症、甲状腺亢进或减退、干燥综合征、淋巴瘤、皮肌炎、白血病以及其他恶性肿瘤等）、妊娠、食物或药物、气候改变（温度、湿度）、生活习惯（如碱性过强的肥皂、清洁护肤化妆品）、工作和居住环境、贴身穿着的衣物等均可以引起全身性瘙痒。

老年瘙痒症，多因皮脂腺功能减退，皮脂分泌减少，皮肤干燥和退行性萎缩或过度洗烫等因素诱发。

本例患者高龄，既往慢性阻塞性肺疾病、糖尿病，全身皮肤瘙痒反复发作，且无皮疹，考虑老年瘙痒症的可能。

问题2. 有没有绝对不能忽视的问题？

该患者高龄女性，全身慢性瘙痒，不能除外肝肾功能减退、甲状腺疾病、血液系统疾病及肿瘤引起的瘙痒症，另外患者有糖尿病和慢性阻塞性肺疾病，血糖控制不佳也可引起瘙痒，同时患者服用多种药物，需除外药物引起的瘙痒症。

问题3. 接下来需要做哪些检查？

首先要进行体格检查，重点关注皮肤检查和甲状腺、肝、脾、肾等相关检查。同时完善以下辅助检查：

1. 血液检查　血常规、肝肾功能、血糖、糖化血红蛋白、甲状腺功能等，了解肝肾功能情况及血糖控制情况，除外血液系统疾病及甲亢或甲减引起的皮肤瘙痒症。

2. 必要时需转到专科医院，完善风湿免疫检查除外干燥症、皮肌炎等风湿免疫性疾病，进行影像学检查除外恶性肿瘤的发生。

（二）客观资料（O）

1. 体格检查　体温36.1℃，呼吸20次/min，脉搏91次/min，血压138/60mmHg，身高158cm，体重65kg。发育正常，营养良好，神志清楚，自主体位，查体合作。四肢及躯干部皮肤多处可见条状抓痕和血痂。甲状腺未触及肿大。全身浅表淋巴结未触及肿大。双肺呼吸音粗，可闻及散在干啰音。心率91次/min，律齐，无杂音。腹软，未触及包块，肝脾肋下未及。双下肢无水肿。

2. 辅助检查　血常规：WBC 8.3×10^9/L，NE% 65%，LY% 13%，RBC 4.0×10^{12}/L，Hb 122g/L，血小板130×10^9/L。GOT 24 U/L，GPT 32 U/L，BUN 7.3mmol/L，Cr 79μmol/L，空腹血糖7mmol/L，餐后2小时血糖11mmol/L。HbA1c 8.2%。

问题4. 目前诊断是什么？依据是什么？

目前诊断：老年瘙痒症；慢性阻塞性肺疾病；2型糖尿病。

老年瘙痒症的诊断主要基于患者反复发作的全身瘙痒病史和四肢及躯干部皮肤搔抓的表现。

问题5. 疾病严重程度。

患者高龄女性，瘙痒部位为全身，几乎每日发作，瘙痒强度根据视觉模拟评分为中度，瘙痒目前影响了患者的睡眠，需加以重视。

问题6. 需要和哪些疾病鉴别？

要除外其他引起皮肤瘙痒的疾病。

特别是要除外是否有系统性疾病，包括慢性肾功能不全、肝胆疾病、甲亢或甲减、缺铁等代谢和内分泌疾病、真性红细胞增多症、骨髓增生异常综合征、淋巴瘤等血液疾病。目前从患者的生化结果来看不支持上述疾病。

另外还要与可引起皮肤瘙痒的其他皮肤疾病，如疥疮、虫咬皮炎、痒疹等进行鉴别，而该患者无虫咬的诱因，皮肤又无该类疾病典型的皮肤改变，故暂不考虑上述疾病。

（三）问题评估（A）

1. 目前诊断　老年瘙痒症；慢性阻塞性肺疾病；2型糖尿病。

2. 目前存在的健康问题

（1）危险因素：老年高龄女性，既往慢性阻塞性肺疾病和糖尿病病史，喜热水澡，家庭关系不太融洽。

（2）目前患者处于疾病慢性期，全身皮肤瘙痒反复发作，皮肤多处抓痕，并伴有情绪焦虑、睡眠欠佳。

3. 并发症或其他临床情况　目前慢性阻塞性肺疾病处于稳定期；糖尿病，不规律服药和监测，血糖偏高。

4. 患者依从性和家庭可利用的资源　患者退休在家，经济收入稳定，文化水平不高，生活尚能自理，对于全科医生的治疗方案和指导建议不能全面理解，依从性差；患者与儿子同住，家庭欠和睦，家庭支持度较差。

问题7. 针对该疾病目前的治疗方法

1. 非药物治疗　①避免促进皮肤干燥的因素，如气候干燥、热（如桑拿），涂擦乙醇，频繁清洗和洗澡；②避免接触刺激性物质，如依沙吖啶、洋甘菊、茶树油等；③避免进食辛辣食物，大量饮酒；避免情绪激动、紧张、负面压力，特应性体质的患者应避免加重瘙痒的变应原，如屋尘螨；④应用温和的非碱性的肥皂、沐浴油，用温水沐浴，每次时间小于20分钟；⑤有皮肤病的患者接触水后应轻轻拭干，而不是擦干，避免加重皮肤损害和炎症；宜穿柔软、透气性好的如棉、丝质的内衣；⑥每日淋浴和淋浴后的皮肤保湿是日常护理基础，亦可采用湿裹疗法；⑦医生应进行心理教育并教会患者自我放松技巧；⑧针对患者瘙痒-搔抓恶性循环，医生宜制定教育训练计划。

2. 外用药物治疗　根据患者皮损类型、部位等，合理选用药物种类（如止痒剂、焦油类、糖皮质激素或钙调磷酸酶抑制剂）和制剂，封包疗法既可缓解瘙痒，又可防止受累部位进一步受到搔抓等刺激，此外还可在病损内注射糖皮质激素。

3. 系统药物治疗　可口服抗组胺药、钙剂、维生素C、维生素D，配合应用谷维素和B族维生素等。如影响睡眠者可于睡前加用镇静安眠类药物（如地西泮、劳拉西泮、佐匹克隆等），严重者可用普鲁卡因静脉封闭，皮损泛发者口服雷公藤多苷片。

4. 物理治疗　皮损泛发者可选用光疗（UVB和PUVA）、药浴、矿泉浴等治疗。

问题8. 转诊指征。

初诊转诊指征：

（1）有相关症状和体征但不能明确诊断者。

（2）需要上级医院制定治疗方案者。

（3）有严重并发症者。

（4）因设备原因无法进行检查和治疗者。

该患者因病程较长，反复发作，未规律治疗，尚有可纠正的生活方式因素，可先在全科医生指导下进行初步治疗和干预，若症状仍不缓解则转至专科进行进一步检查和治疗。

（四）问题处理计划（P）

1. 进一步检查计划　建议到上级医院完善本社区尚不能开展的甲状腺功能、风湿免疫相关检查。

2. 治疗计划

（1）非药物干预：①避免使用过热的水洗澡，减少洗澡频率，每次洗澡时间不超过20分钟，不用含碱性肥皂或皂液洗澡，洗完注意涂抹润肤乳，保持皮肤湿润，避免皮肤干燥；②适当休息，保证足够营养，多晒太阳，补充维生素C、D和复合维生素B及钙剂，提高机体免疫力；③避免进食辛辣食物；避免加重瘙痒的变应原，如屋尘螨；④心理指导，减轻焦虑情绪、积极配合治疗，促进疾病早日康复；⑤教育患者出现瘙痒症状可局部用药，避免搔抓破坏皮肤表层，造成恶性循环；⑥皮肤破损处接触水后应轻轻拭干，避免加重皮肤损害和炎症；宜穿柔软、透气性好的内衣；⑦告知积极治疗糖尿病，血糖不好也会加重皮肤瘙痒，叮嘱其规律服药，监测血糖。

（2）药物治疗

①系统药物治疗：盐酸西替利嗪10mg，1次/晚；维生素C 0.1g，3次/d；复合维生素B 2片，3次/d；劳拉西泮1.0mg，1次/晚。

②外用药物治疗：卤米松和除湿止痒膏外涂，2次/d。

③调整降糖药物：将阿卡波糖加至100mg，3次/d，并叮嘱患者规律服药，监测血糖。

3. 全科医生建议先在社区卫生服务中心治疗，2周后复诊，了解症状改善情况、监测血糖，服药依从性等，治疗期间如有瘙痒加剧、药物不良反应、并发症或继发感染情况，随时就诊，必要时转至上级医院专科治疗。

【案例提示】

瘙痒症是老年人常见的皮肤病。大多数瘙痒症原因不明，严重者会影响患者的情绪和睡眠，影响患者生活质量。本例患者反复全身瘙痒和皮肤抓痕的表现，诊断明确后，全科医生对其进行系统评估、完善检查，予以全方位的药物和非药物干预，提高了患者对治疗的依从性，有利于控制症状，减少情绪和睡眠障碍给患者带来的不适感受，提高生活质量。2周后患者瘙痒症状虽没完全消失，但发作的频率和强度较前有所改善，睡眠和焦虑情绪有所缓解，复诊时全科医生建议患者坚持治疗，定期门诊随访，实现了协调性、连续性照顾，体现了全科医疗对患者"以人为本"的全程管理理念。

第四节　急性荨麻疹案例

【案例概要】

患者，女性，67岁，已婚，退休工人。

（一）主观资料（S）

全身风团伴瘙痒2周。

患者2周前无明显诱因全身皮肤瘙痒，并在瘙痒部位出现红色风团，呈圆形、椭圆形或不规则形，有的孤立存在，有的融合成片，皮肤表面凹凸不平，呈橘皮样外观，在躯干部分布，皮疹在数小时内可自行消退，不留痕迹，但反复发作，无发热、寒战，无心悸、头晕，无恶心、呕吐、腹痛、腹泻，无呼吸困难，遂来社区卫生服务中心就诊。患者自发病以来食欲差，情绪差，夜间因瘙痒无法入睡，大小便正常，体重无明显改变。

既往史：变应性鼻炎10年，目前病情平稳，无喷嚏、流涕等症状。无高血压、糖尿病等慢性病病史，无肿瘤病史。无遗传病、传染病及免疫疾病病史。无外伤史和手术史。

过敏史：否认食物药物过敏史。

家族史：母亲因冠心病已故，父亲因慢性肺部疾病已故。家族中无类似疾病患者。

个人史：无烟酒嗜好，平素生活规律，无饮食偏好，每日散步半小时。停经17年，育有一女，家庭收入稳定，夫妻感情稳定。

问题1. 根据现有资料，考虑可能的问题是什么？为什么？

考虑急性荨麻疹的可能。

荨麻疹（urticaria）是由于皮肤、黏膜因暂时性小血管扩张及渗透性增加出现的一种局限性水肿反应。临床上表现为大小不等的风团伴瘙痒，约20%的患者伴有血管性水肿。

慢性荨麻疹是指风团每日发作或间歇发作，持续时间≥6周。

多数患者不能找到确切的诱因，常见的病因包括食物（植物、动物蛋白、食物添加剂等）、感染（肝炎病毒、柯萨奇病毒、真菌、链球菌、寄生虫、幽门螺杆菌等）、药物（各种疫苗、青霉素类抗生素、血清制剂等）、物理因素（冷、热、日光、摩擦及压力）、呼吸道吸入物、皮肤接触物（动物皮屑、花粉、尘螨等）等，精神及内分泌因素和遗传因素等也引起荨麻疹的发生。另外，恶性肿瘤、免疫性疾病、代谢障碍、内分泌紊乱亦可伴发此病。

本例患者无明显诱因，出现全身瘙痒伴风团2周，反复发作，皮疹可24小时内自行消退，考虑急性荨麻疹的可能。

问题2. 有没有绝对不能忽视的问题?

该患者为老年女性，反复全身瘙痒伴风团发作2周，因某些系统性疾病，如恶性肿瘤、系统性红斑狼疮、自身免疫性甲状腺炎、溃疡性结肠炎等也可伴发此病，需加以除外这些系统性疾病伴发此病的情况。

问题3. 接下来需要做哪些检查?

首先要进行体格检查，重点关注皮肤检查和淋巴结、甲状腺检查。另外，有条件或必要时完善以下辅助检查：

1. 血常规　便于鉴别有无细菌感染，初步筛查是否存在血液系统疾病；肝肾功能：用药前完善肝肾功能检查，了解患者肝肾功能情况。

2. 免疫相关检查　球蛋白、红细胞沉降率、C反应蛋白、补体、相关自身抗体和D-二聚体等，以排除感染及风湿免疫性疾病等。

3. 甲状腺功能　除外甲状腺疾病。

4. 必要时可进行变应原筛查、自体血清皮肤试验、幽门螺杆菌感染和维生素D测定等，以尽可能找出可能的发病因素。

（二）客观资料（O）

1. 体格检查　体温36.1℃，呼吸18次/min，脉搏91次/min，血压120/70mmHg，身高168cm，体重45kg。发育正常，体型偏瘦，神志清楚，自主体位，查体合作。全身浅表淋巴结未触及肿大。眼睑、口唇无水肿。咽部无充血，双扁桃体不大。甲状腺未触及肿大。双肺呼吸音清，未闻及干、湿啰音。心界不大，心率91次/min，律齐，各瓣膜听诊区未闻及杂音。腹软，未及包块，无压痛、反跳痛。双下肢无水肿。

皮肤科检查：躯干、四肢局限性鲜红色大小不等的风团，境界清楚，形态呈圆形、椭圆形或不规则形，有的孤立存在，有的融合成片，皮肤表面凹凸不平，呈橘皮样外观。

2. 辅助检查　血常规：WBC 6.3×10^9/L，NE% 61%，LY% 12%，RBC 4.3×10^{12}/L，Hb 121g/L。

问题4. 目前诊断是什么? 依据是什么?

目前诊断：急性荨麻疹。

急性荨麻疹的诊断主要基于患者的现病史和查体时皮肤的典型临床表现。

问题5. 疾病严重程度。

荨麻疹的活动度常用7日荨麻疹活动度评分（UAS7）及血管性水肿活动度评分（AAS）来评价。其中，UAS7主要对1周内每日发作的风团数目和瘙痒程度进行统计：风团数目分为无（0个/24h）、轻（<20个/24h）、中（20~50个/24h）、重（>50个/24h）4个等级，分别记为0~3分；瘙痒程度分为无（无瘙痒）、轻（有瘙痒，不明显）、中（明显瘙痒，但尚不影响日常生活或睡眠）、重（严重瘙痒，不能忍受，严重困扰日常生活或睡眠）4个等级，分别记为0~3分。每日评分记风团与瘙痒总分，范围为0~6分，1周连续最高评分为42分；若周评分小于7分，提示疾病控制；若周评分大于28分，则提示病情严重。

根据7日荨麻疹活动度评分原则，该患者周评分30分，提示病情严重。

另外，因荨麻疹对患者的生活、工作、心理都会产生一定的影响，对于慢性荨麻疹常用慢性荨麻疹患者生活质量评估问卷（CU-Q20L）和血管性水肿患者生活质量评估问卷（AE-QoL）来评估疾病的影响程度。

问题6. 需要和哪些疾病鉴别?

主要与荨麻疹性血管炎鉴别，后者通常风团持续24小时以上，可有疼痛感，皮损恢复后留有色素沉着，病理提示有血管炎性改变。还需要与表现为风团或血管性水肿形成的其他疾病如荨麻疹型药疹、血清病样反应、丘疹性荨麻疹、败血症、成人Still病、遗传性血管性水肿、大疱性类天疱疮、肥大细胞增生症、全身炎症反应综合征、严重过敏反应等鉴别，可依据其他临床表现、实验室检查或组织病理学检查明确。

另外要除外淋巴瘤、甲状腺疾病、白血病、系统性红斑狼疮、风湿热、炎症性肠病等系统性疾病伴发荨麻疹的情况，需要仔细地询问病史和完善体格检查，必要时完善相关检查加以鉴别。

（三）问题评估（A）

1. 目前诊断　急性荨麻疹。

2. 目前存在的健康问题

（1）危险因素：既往有变应性鼻炎。

（2）瘙痒伴风团反复发作2周，目前患者处于疾病急性期。

3. 并发症或其他临床情况　瘙痒明显，患者情绪差，严重影响了患者的食欲和睡眠。

4. 患者依从性和家庭可利用的资源　患者已退休，经济收入稳定，无工作压力，文化水平尚可，通过沟通，能够充分理解全科医生的治疗方案和指导建议，依从性好；患者夫妻关系稳定，家庭和睦，家庭支持度较好。

问题7. 针对该疾病目前的治疗方法。

1. 患者教育　告知荨麻疹患者本病病因不明，病情反复发作，病程迁延，除极少数并发呼吸道或其他系统症状，绝大多数呈良性经过，预后较好，消除患者对该病的恐惧心理。该病具有自限性特点，治疗目的是控制症状，提高患者生活质量。

2. 病因治疗　消除诱因或可疑病因有利于荨麻疹自然消退。①详细询问病史发现可能病因或诱因；②对诱导性荨麻疹，避免相应刺激或诱发因素可改善临床症状，甚至自愈；③当怀疑药物特别是非甾体抗炎药和血管紧张素转换酶抑制剂诱导的荨麻疹，可考虑避免（包括化学结构相似的药物）或用其他药物替代；④临床上怀疑与各种感染和/或慢性炎症相关的慢性荨麻疹且其他治疗抵抗或无效时可酌情考虑抗感染或控制炎症等治疗，部分患者可能会受益，如抗幽门螺杆菌治疗对与幽门螺杆菌相关性胃炎有关的荨麻疹有一定疗效；⑤对疑为与食物相关的荨麻疹患者，应鼓励患者记食物日记，寻找可能的食物变应原并加以避免，特别是一些天然食物成分或某些食品添加剂可引起非变态反应性荨麻疹；⑥对自体血清皮肤试验阳性或证实体内存在针对Fc ε RIa链或IgE自身抗体的患者，常规治疗无效且病情严重时可酌情考虑加用免疫抑制剂、自体血清注射治疗或血浆置换等。

3. 控制症状　药物选择应遵循安全、有效和规律使用的原则，旨在完全控制荨麻疹症状，提高患者的生活质量。推荐根据患者的病情和对治疗的反应制定并调整治疗方案。

（1）急性荨麻疹的治疗：祛除诱因，治疗上首选第二代非镇静抗组胺药，常用的第二代抗组胺药包括西替利嗪、左西替利嗪、氯雷他定、地氯雷他定、非索非那定、阿伐斯汀、依巴斯汀、依匹斯汀、咪唑斯汀、苯磺贝他斯汀、奥洛他定等。在明确并祛除病因及口服抗组胺药不能有效控制症状时，可选择糖皮质激素：泼尼松30~40mg/d，口服4~5日后停药，或相当剂量的地塞米松静脉或肌内注射，特别适用于重症或伴有喉头水肿的荨麻疹患者；1∶1 000肾上腺素注射液0.2~0.4ml皮下或肌内注射，可用于急性荨麻疹伴休克或严重的荨麻疹伴血管性水肿患者。儿童患者应用糖皮质激素时可根据体重酌情减量。

（2）慢性荨麻疹的治疗

一线治疗：首选第二代非镇静抗组胺药，治疗有效后逐渐减少剂量，以达到有效控制风团发作为标准，以最小的剂量维持治疗。慢性荨麻疹疗程一般不少于1个月，必要时可延长至3~6个月，或更长时间。

二线治疗：第二代抗组胺药常规剂量使用1~2周后不能有效控制症状时，考虑到不同个体或荨麻疹类型对治疗反应的差异，可更换抗组胺药品种，或联合其他第二代抗组胺药以提高抗炎作用，或联合第一代抗组胺药睡前服用以延长患者睡眠时间，或在获得患者知情同意的情况下将原抗组胺药增加2~4倍剂量。

三线治疗：上述治疗无效的患者，可考虑选择以下治疗。雷公藤多苷片，每日1~1.5mg/kg，分3次口服，使用时需注意对造血系统的抑制、肝脏的损伤及生殖毒性等不良反应。环孢素，每日3~5mg/kg，分2~3次口服，因其不良反应发生率高，只用于严重的、对任何剂量抗组胺药均无效的患者。生物制剂，如奥马珠单抗，对多数难治性慢性荨麻疹有较好疗效，推荐按150~300mg剂量皮下注射，每4周注射1次，但需注意其罕见的过敏反应。糖皮质激素，适用于上述治疗效果不佳的患者，一般建议予泼尼松0.3~0.5mg/（kg·d）（或相当剂量的其他糖皮质激素）口服，好转后逐渐减量，通常疗程不超过2周，不主张常规使用。

（3）妊娠和哺乳期妇女及儿童等特殊人群的治疗：原则上，妊娠期应尽量避免使用抗组胺药。但如症状反复发作，严重影响患者生活和工作，必须采用抗组胺药治疗，应告知患者目前无绝对安全可靠的药物，在权衡利弊情况下可选择相对安全可靠的第二代抗组胺药，如氯雷他定、西替利嗪和左西替利嗪。哺乳期也首选第二代非镇静抗组胺药。镇静作用的第二代抗组胺药也是治疗儿童荨麻疹的一线选择。老年人应优先选用第二代抗组胺药，以避免第一代抗组胺药可能导致的中枢抑制作用和抗胆碱作用，防止由此引起的跌倒风险及青光眼、排尿困难、心律失常等不良反应的出现。对于合并肝肾功能异常的荨麻疹患者，应在充分阅读药物使用说明书后，根据肝肾受损的严重程度合理调整抗组胺药物的种类和剂量。如依巴斯汀、氯雷他定等主要通过肝脏代谢，西替利嗪等则经由肾脏代谢，在出现肝肾功能不全时，这些药物应酌情减量或换用其他种类抗组胺药物。

（4）中医中药：中医疗法对荨麻疹有一定的疗效，但需辨证施治。

问题8. 转诊指征。

初诊转诊指征：

（1）有相关症状和体征但不能明确诊断者。

（2）需要上级医院制定治疗方案者。

（3）有严重并发症需及时转诊。

（4）因设备原因无法进行检查者及时转诊。

该患者如社区用药后症状仍反复发作无缓解，或不能除外系统性疾病时，需转诊到专科医院治疗。

（四）问题处理计划（P）

1. 进一步检查计划　完善肝肾功能检查以了解患者的肝肾功能，选择用药。

2. 治疗计划

（1）非药物干预：①与患者沟通，告知此病是自限性疾病，多数预后良好，消除患者对疾病的恐惧情绪；②适当休息，保证足够营养，作息规律，提高机体免疫力；③减少搔抓，避免因皮肤破损引起感染；④发病期间避免食用海鲜、牛羊肉等蛋白类食物，避免饮用酒类、浓茶、咖啡等刺激性饮料；⑤尽量避免接触树木、草类植物，尤其是春季，避免养猫狗等宠物；⑥建议患者保持房间通风，打扫房间时注意防护，避免接触尘螨。

（2）药物治疗：①抗组胺类药物，氯雷他定10mg，1次/晚；②局部治疗，炉甘石洗剂外用，每日3~4次，卤米松软膏外用。

3. 全科医生建议在社区卫生服务中心治疗，1周后复诊，了解症状改善情况等，治疗期间如有全身瘙痒、风团反复发作持续加重不缓解、药物不良反应、并发症或继发感染情况，随时就诊，必要时转至上级医院专科治疗。

【案例提示】

荨麻疹是全科门诊常见的一种过敏性皮肤病，表现为皮肤、黏膜的小血管扩张、渗透性增加导致的水肿性风团反复发作。慢性荨麻疹是指风团每周发作2次，持续≥6周。荨麻疹临床表现为风团和/或血管性水肿，发作形式多样，风团的大小和形态不一，多伴有瘙痒。病情严重的急性荨麻疹还可伴有发热、恶心、呕吐、腹痛、腹泻、胸闷及喉梗阻等全身症状。荨麻疹反复发作会影响患者的工作、生活和心理，严重影响患者的生活质量。全科医生在首诊患者时除予以抗过敏药物治疗外，还需对患者进行系统地评估、完善检查、消除隐患，避免慢性荨麻疹的发生。本例患者皮肤瘙痒伴典型风团表现，诊断明确后，及时给予抗组胺药物、局部治疗，生活方式指导，并辅以心理疏导，消除患者对该病的恐惧心理，做好生理、心理、社会方面的综合评估，予以全方位的干预，提高了患者治疗的依从性，增强了治愈的信心。1周后患者皮疹控制，复诊时全科医生建议患者注意生活上的调理，定期门诊随访，实现了协调性、连续性照顾，体现了全科医疗对患者“以人为本”的全程管理理念。

第五节 痈 案 例

【案例概要】

患者，男性，46岁，离异，中专，病退在家人员。

（一）主观资料（S）

后颈部结节肿痛2周。

患者2周来无明显诱因出现后颈部结节肿痛，初起时为黄豆大小丘疹，2周来结节逐渐变大为鹌鹑蛋大小，并伴有疼痛，无发热、畏寒、头痛，遂来社区卫生服务中心就诊。患者自发病以来食欲差，睡眠欠佳，大便干结，体重无明显改变。

既往史：高血压10年，血压最高180/100mmHg，近1年坚持服用富马酸比索洛尔5mg、1次/d，硝苯地平控释片30mg、1次/d，厄贝沙坦氢氯噻嗪片1片、1次/d，血压控制平稳。2型糖尿病5余年，应用重组人胰岛素注射液（优泌林）70/30R，早23单位，晚30单位；阿卡波糖100mg，3次/d治疗，血糖控制不佳，空腹8~10mmol/L，餐后13~16mmol/L。3年前因脑梗死，遗留有言语不利，不能再从事导游工作后病退。无肿瘤病史。无遗传病及传染病病史。无外伤史。

过敏史：否认食物药物过敏史。

家族史：母亲患有糖尿病。父亲患有高血压和脑血管病。父母已去世。

个人史：吸烟20余年，已戒烟3年。喜好饮啤酒，每周3~5次，每次220ml。平素生活不规律，晚睡晚起，活动少。已离婚，自己独居。

问题1. 根据现有资料，考虑可能的问题是什么？为什么？

考虑痈的可能。

痈（carbuncle）多为凝固酶阳性的金黄色葡萄球菌感染引起，偶为表皮葡萄球菌、链球菌、假单胞菌属、大肠埃希菌等单独或混合感染，也可由真菌性毛囊炎继发细菌感染所致。

高温、多汗、搔抓、不良的卫生习惯、长期应用激素、免疫力低下及糖尿病等为常见诱发因素。毛囊炎，即局限于毛囊口的化脓性炎症，疖为毛囊深部及周围组织的急性化脓性炎症，痈由多个聚集的疖组成，可深达皮下组织，好发于颈部、背部、臀部及大腿等处。

本例患者既往糖尿病病史，生活不规律，血糖控制不佳，结合典型的皮肤表现，考虑痈的可能。

问题2. 有没有绝对不能忽视的问题？

该患者既往有糖尿病，生活不规律，血糖控制不佳，目前后颈部肿痛2周，应警惕痈可引起全身中毒症状，细菌入血，并发败血症的可能。

问题3. 接下来需要做哪些检查？

首先要进行体格检查，重点关注皮肤检查和周围淋巴结检查。另外，有条件或必要时完善以下辅助检查：

1. 血液检查　血常规，便于了解细菌感染的情况，观察疗效；肝肾功能，了解患者肝肾功能情况；血糖、血脂和糖化血红蛋白，了解患者慢性病控制情况。

2. 必要时取脓液涂片做革兰氏染色后镜检，可留取标本作细菌培养鉴定及药敏试验。

（二）客观资料（O）

1. 体格检查　体温36.7℃，呼吸18次/min，脉搏67次/min，血压140/70mmHg，身高172cm，体重70kg。发育正常，营养良好，神志清楚，言语不利，自主体位，查体合作，急性痛苦貌。后颈部可见一红色硬块，大小2cm×2cm，表面紧张发亮，界限不清，表面可见3个脓头，触痛明显。左枕后可触及数个淋巴结，花生大小，呈串珠状，有压痛，边界清晰。心肺腹查体无异常。四肢肌力5级，肌张力正常对称。

2. 辅助检查　血常规：WBC 12.3×10^9/L，NE% 75%，LY% 11%，RBC 4.3×10^{12}/L，Hb 121g/L。

问题4. 目前诊断是什么？依据是什么？

目前诊断：痈；高血压（3级，很高危）；2型糖尿病；脑梗死后遗症。

问题5. 疾病严重程度。

该患者在糖尿病控制不佳的基础上，出现了局部皮肤痈的发生，目前尚无发热、畏寒、发热等全身播散表现，积极治疗，预后尚佳。

问题6. 需要和哪些疾病鉴别？

本病应与破损的表皮或毛发囊肿、化脓性汗腺炎相鉴别。该患者糖尿病病史和典型的皮肤表现支持痈的诊断，必要时可进行革兰氏染色和细菌培养明确诊断。

（三）问题评估（A）

1. 目前诊断　痈；高血压（3级，很高危）；2型糖尿病；脑梗死后遗症。

2. 目前存在的健康问题

（1）危险因素：中年男性，糖尿病病史，血糖控制不佳，生活不规律。

（2）目前患者处于疾病急性期，后颈部结节肿痛2周，并有食欲减退、睡眠欠佳的全身症状。

3. 并发症或其他临床情况　目前尚未出现并发症和其他临床情况。

4. 患者依从性和家庭可利用的资源　患者病退在家，平素生活不规律，晚睡晚起，活动少。已离婚，自己独居，家庭支持度较差。中专学历，自我约束力差，治疗依从性差，全科医生需对其进行宣教，使患者充分认识该病的严重性并配合治疗。

问题7. 针对该疾病目前的治疗方法。

1. 非药物治疗　注意皮肤清洁卫生、防止外伤、增强机体免疫力等。积极寻找诱因，并给予相应治疗。

2. 局部治疗　早期未化脓者可外用20%鱼石脂软膏、3%碘酊，亦可外用莫匹罗星软膏。

3. 系统治疗　可选用耐酶青霉素类、头孢类、大环内酯类或喹诺酮类抗生素，也可根据药敏试验选择抗生素。出现以下情况时应系统应用抗生素：①位于鼻周、鼻腔或外耳道内的毛囊炎；②皮损较大或反复发作；③皮损周围伴有蜂窝织炎；④局部治疗无效。

4. 外科切开引流

问题8. 转诊指征。

初诊转诊指征：

（1）有相关症状和体征但不能明确诊断者。

（2）需要上级医院制定治疗方案者。

（3）有严重并发症需及时转诊。

（4）因设备原因无法进行检查者及时转诊。

考虑到该患者痈比较大，转诊到上级医院的外科进行切开引流，回到社区后继续局部换药。

（四）问题处理计划（P）

1. 进一步检查计划　完善肝肾功能、糖化血红蛋白、空腹、餐后2小时血糖及血脂检查。

2. 治疗计划

（1）转诊上级医院外科切开引流。

（2）非药物干预：①适当休息，保证足够营养，作息规律，戒酒；②注意皮肤清洁卫生，伤口处避免接触水；③心理指导，与患者充分沟通此病的严重性，争取患者积极配合治疗，促进疾病早日康复。

（3）药物治疗：①根据患者的血糖和糖化血红蛋白水平，调整降糖药物使血糖达标；

②局部治疗，用3%碘酊消毒，每日换药；③系统治疗，阿莫西林克拉维酸钾0.375g，3次/d，口服。

3. 全科医生建议在上级医院外科切开引流后，继续在社区卫生服务中心治疗，每日换药，监测血糖，调整降糖药物使血糖达标。1周后复查血常规，3个月后复查糖化血红蛋白，了解症状改善情况、服药依从性等。治疗期间如有合并发热、药物不良反应、并发症情况，随时就诊，必要时转至上级医院专科治疗。

【案例提示】

糖尿病是全科门诊常见慢性病。糖尿病患者可出现一些皮肤的并发症，如并发皮肤感染、胫前色素斑、皮肤瘙痒症、糖尿病性水疱、黑棘皮病、脂质渐进性坏死、硬化症及降糖药物相关不良皮肤反应。其中并发皮肤感染是糖尿病患者最常见的皮肤表现，包括真菌、细菌、病毒等病原体的感染，其发病率较正常人显著增高。本例患者有糖尿病病史，血糖控制欠佳，生活不规律，导致了颈部痈的形成，诊断明确后，及时转诊到上级医院进行了切开引流，回到社区后局部换药、抗感染治疗，并与患者充分沟通，使其认识到疾病的严重性及控制好血糖的重要性，调整了糖尿病用药，做好生理、心理、社会方面的综合评估，予以全方位的干预，提高患者对治疗的依从性，预防并发症的发生，提高患者的生活质量。2周后患者血糖控制平稳，皮损愈合，复诊时全科医生再次建议患者作息规律、戒酒、适量运动、保持皮肤的清洁卫生，监测血糖，定期门诊随访，实现了协调性、连续性照顾，体现了全科医疗对患者“以人为本”的全程管理理念。

第十三章　眼耳鼻咽喉相关问题案例

眼耳鼻咽喉
相关问题案例

第一节　屈光不正案例

【案例概要】

患者，女性，30岁，已婚，大学本科学历，办公室职员。

（一）主观资料（S）

双眼视物模糊1年，加重伴头痛2周。

患者1年前无明显诱因出现双眼视物模糊，视近持久时出现，夜晚尤为严重，偶于看书、写字或其他近距离用眼时出现眼部酸胀感和压迫感，休息后症状可缓解，未诊治。2周前因长时间电脑工作出现视近模糊加重，伴不同程度的额部和眶上部疼痛，轻度视力下降，用眼稍久即出现，来社区卫生服务中心就诊。患者自发病以来饮食同前，睡眠尚可，因视物模糊影响日常工作存在情绪波动，大小便正常。

既往血脂异常病史2年，规律服用他汀类药物治疗；既往无眼病及手术史，否认高血压、糖尿病等慢性病病史，否认遗传病及传染病病史。静坐生活方式，无吸烟、饮酒嗜好，家庭和睦，收入稳定，育有一子，丈夫及儿子均体健。

问题1. 根据现有资料，考虑可能的问题是什么？为什么？

考虑屈光不正（远视）可能。

远视是最常见的一种屈光不正，如得不到及时矫正则会出现视力障碍、视觉疲劳，甚至出现弱视、内斜视等并发症。远视的诊断应根据裸眼远视力、近视力状况，通常可通过医学验光检查结果确定。

本例患者具有视近模糊和视疲劳症状，夜晚和长久视近时症状加重，考虑远视、老视可能，结合患者年龄，基本可排除老视诊断。

问题2. 有没有绝对不能忽视的问题？

该患者双眼视近模糊1年，加重伴头痛2周，要警惕慢性闭角型青光眼，同时要除外颅内肿瘤、眼底新生物可能。

问题3. 接下来需要做哪些检查？

首先，进行体格检查，重点关注裸眼视力检查。其次，进行眼科相关辅助检查：

1. 医学验光检查　小瞳孔下和睫状肌麻痹后的医学验光、远近矫正视力等。
2. 眼科基本检查　眼压、眼轴、裂隙灯显微镜、眼底检查等。
3. 视功能检查　调节幅度、调节滞后量、双眼视功能检查等。

如未发现异常则需要进一步检查除外继发性因素导致的可能。

（二）客观资料（O）

1. 体格检查　体温36.4℃，呼吸14次/min，脉搏72次/min，血压128/78mmHg，身高162cm，体重54kg；发育正常，营养良好，神志清楚，自主体位，查体合作；双肺呼吸音清，未闻及干、湿啰音；心率72次/min，律齐，心音有力，各瓣膜听诊区未闻及病理性杂音；腹平软，无压痛及反跳痛，肝脾肋下未触及；双下肢无水肿。

2. 眼科检查　裸眼视力：右眼4.8/4.7，左眼4.7/4.5。双侧眼睑无下垂，双眼结膜轻度充血，角膜无云翳，巩膜无黄染，虹膜无粘连，双侧瞳孔等大等圆，对光反射和集合反射均存在，双眼晶状体无混浊。眼底检查：视盘边界清，视网膜平伏，无出血、渗出、裂孔和变形，动脉走行正常，黄斑中心凹反射（+），未见出血点及渗出。

3. 辅助检查　3个月前外院实验室检查结果：TC 4.15mmol/L，LDL-C 2.45mmol/L，TG 1.38mmol/L，HDL-C 1.12mmol/L；BUN 5.33mmol/L，Cr 64.00μmol/L，UA 387.0μmol/L；ALT 23.0U/L，AST 21.0U/L；FBG 4.92mmol/L。

问题4. 目前诊断是什么？依据是什么？

1. 初步诊断　屈光不正（远视）、血脂异常。

2. 诊断依据　屈光不正（远视）的诊断应根据裸眼远视力、近视力的状况，通过医学验光结果确诊。该患者为青年女性，存在视近模糊、视疲劳症状，结合眼科视力检查，目前考虑屈光不正（远视），可进一步完善医学验光等眼科检查确定。根据既往病史，血脂异常诊断明确。

问题5. 疾病严重程度。

可以根据患者的临床症状和视功能情况进行分类，建议完善医学验光检查后判定（表13-1）。

表13-1　远视的分类和临床表现

分类	视功能	常见人群	伴随症状	临床处理
轻度	调节可以代偿远视，度数≤+3.00D	中年	可伴内隐斜	无症状者可不处理
中度	绝对性远视随年龄增加而增加，度数+3.25~+5.00D	青年、中年	内隐斜或内斜视	看近时需矫正，伴内斜视者建议全矫
重度	调节无法代偿远视，度数>+5.00D	儿童	常伴内斜视	看远及看近均需矫正，伴内斜视者建议全矫

问题6. 需要和哪些疾病鉴别？

患者无糖尿病病史，无一过性血糖水平升高引起房水折射率增加而影响视力可能，眼底检查未见明显异常，可以除外糖尿病眼病。

患者有血脂异常病史，平素口服他汀类调脂药，未口服其他药物，可以除外使用睫状肌麻痹药或因全身疾病导致的睫状肌麻痹。

可完善眼压测定除外慢性闭角型青光眼，通过检查调节幅度和调节灵活度除外调节不足等。还需要与颅内肿瘤、眼底新生物等引起视力下降的其他疾病进行鉴别。

（三）问题评估（A）

1. 初步诊断　屈光不正（远视）、血脂异常。

2. 目前存在的健康问题

（1）主要危险因素：存在不良用眼习惯；久坐状态，缺乏运动；存在一定心理压力。

（2）主要健康问题：屈光不正（远视），存在视疲劳和视力下降症状，影响日常工作；血脂异常病史，规律服药，目前未发现靶器官及重要脏器损害；经济收入及家庭关系稳定，未发现心理问题，但近2周受症状困扰影响心情。

问题7. 针对该疾病目前的治疗方法。

目前主要采用光学矫正法或手术矫正法进行矫正，治疗决策取决于患者的症状和需求，治疗目的为改善视力、提高视野舒适度和其他视功能。

问题8. 转诊指征。

1. 初诊　存在斜视或弱势等并发症或需要验光评估及需要除外继发性因素者。

2. 已确诊　有手术矫正意愿、需要更换眼镜及拟完善其他眼科专科检查者。

该患者为初诊，需要进行验光评估，应转诊至眼科。

（四）问题处理计划（P）

1. 进一步检查计划　上级医院复查验光，必要时行眼底荧光造影、眼压等检查。

2. 治疗计划

（1）正规渠道验光配镜，掌握眼镜的合理使用。

（2）日常生活工作中应尽可能远离可能导致眼压升高的诱发因素，如避免情绪激动、熬夜、在光线暗的情况下长时间低头看书或使用手机等电子设备。

（3）工作过程中每1~2小时休息一次，避免过度用眼，减少视疲劳。

（4）向患者宣教用眼卫生及如何正确合理地使用眼镜。

（5）适当运动，每周至少进行150~300分钟的中等强度有氧运动。

（6）进行心理指导，减轻心理压力，积极配合治疗方案。

3. 全科医生建议眼科就诊，复查验光，正规渠道验光配镜。

【案例提示】

屈光不正包括近视、远视、散光，远视是指当眼睛处于调节松弛状态时，来自5m以外的平行光线，经过眼的屈光系统屈折后，无法在视网膜上形成清晰的物像，而在视网膜后面形成焦点。常见临床表现为视力障碍、视觉疲劳，甚至并发弱视、内斜视等。全科医生应及时将远视患者转诊至眼科专科进行科学矫正，随访并进行康复指导，可以提高患者视力、改善视觉质量，同时做好白内障、青光眼、糖尿病眼底血管病变的早期筛查和预防工作，对患者进行“生物–心理–社会”综合评估后进行个体化干预，从而提高生活质量。

第二节　年龄相关性白内障案例

【案例概要】

患者，男性，66岁，已婚，大学学历，退休教师。

（一）主观资料（S）

双眼视力下降近10年，加重1个月。

患者10年前无明显诱因出现双眼视力下降，最先表现为左眼视力下降，后转为双眼视力进行性下降，戴镜不能矫正至正常视力。患者未重视，未予治疗。近1个月来视力下降明显，偶有视物成双、视野缺损，影响日常生活。无明显眼红、痛，无分泌物增多等不适，无头痛、肢体感觉运动异常等。患者自发病以来，神志清，精神可，饮食睡眠可，大小便正常，体重较前无明显减轻。

既往高血压病史16年余，血压最高186/100mmHg，规律服用“硝苯地平控释片30mg，1次/d”“厄贝沙坦氢氯噻嗪片（150mg/12.5mg）1片，1次/d”治疗，自诉血压可控制于130~140/70~80mmHg，否认其他眼病及慢性病病史，无遗传病及传染病病史。否认药物、食物过敏史。吸烟史30年余，平均2~3支/d，未戒烟，不饮酒。退休前为教师，无工业毒物、粉尘等接触史。无冶游史。已婚，育有一女，家人均体健。家庭经济收入稳定，夫妻关系和睦。

问题1. 根据现有资料，考虑可能的问题是什么？为什么？

考虑年龄相关性白内障可能。

年龄相关性白内障（age-related cataract），又称老年性白内障（senile cataract），是白内障最常见的类型，是多种因素综合作用引起晶状体发生老化的一种退行性病变。中老年人的患病率随年龄的增加而明显升高，紫外线照射、糖尿病、高血压、心血管疾病、机体外伤、超重或肥胖、过量饮酒及吸烟等均与白内障的形成有关。

年龄相关性白内障主要临床表现为视力逐渐减退，对比敏感度下降，晶状体皮质、核、后囊下混浊，合并特征为屈光改变、单眼复视或多视，眩光、色觉改变或视野改变。

本例为老年患者，合并高血压、超重（查体可见）、吸烟等危险因素；表现为进行性视力下降，累及双眼，过程中出现复视及视野缺损，符合年龄相关性白内障临床特点。

问题2. 有没有绝对不能忽视的问题？

患者双眼视力进行性下降，加重1个月，还应考虑屈光不正、青光眼可能，需完善相关检查进行鉴别诊断。同时患者有高血压病史，应筛查高血压性视网膜病变。再次询问病史，近期无外伤史，排除外伤性白内障可能。

问题3. 接下来需要做哪些检查？

首先，要进行体格检查，重点关注眼的检查。其次，要进行以下辅助检查：

1. 测裸眼视力的同时，需监测矫正视力，评估是否近视，进一步明确诊断。

2. 监测眼压，排查青光眼。

3. 裂隙灯显微镜检查晶状体混浊程度。

（二）客观资料（O）

1. 体格检查 体温36.5℃，呼吸16次/min，脉搏72次/min，血压165/90mmHg，身高172cm，体重78kg，BMI 26.37kg/m^2。发育正常，营养可，超重，自主体位，神清语利，查体合作；浅表淋巴结未及肿大，巩膜无黄染；双肺呼吸音清，未闻及干、湿啰音；心界不大，心音有力，心率72次/min，律齐，各瓣膜听诊区未闻及病理性杂音；腹壁平软，无压痛及反跳痛；肝脾未触及，肠鸣音3次/min；双下肢无水肿；肌力、肌张力正常。

2. 专科检查 右眼视力4.5，矫正无提高，眼压18mmHg；左眼视力4.6，矫正无提高，眼压17mmHg；双眼结膜未见明显充血，角膜透明，前房轴深3CT，房水清，瞳孔对光反射正常。小瞳裂隙灯下检查见晶状体皮质性混浊，可见虹膜投影现象，眼底视网膜平伏。检眼镜示视网膜动脉硬化、动静脉交叉压迹明显，视网膜见出血、渗出。

问题4. 目前诊断是什么？依据是什么？

1. 初步诊断 年龄相关性白内障，高血压（3级，很高危）。

2. 诊断依据 该患者老年人（66岁），具有超重、吸烟、高血压病史等多个年龄相关性白内障危险因素，具有典型临床表现，即双眼视力无痛性下降。专科体格检查：裂隙灯下见晶状体混浊。结合病史、查体及辅助检查，诊断可明确。

问题5. 疾病严重程度。

依据晶状体混浊的部位，年龄相关性白内障分为三类：皮质性白内障、核性白内障、后囊下白内障。其中皮质性白内障最为常见。

皮质性白内障根据病程的发展分为4期，典型表现如下：

1期（初发期）：裂隙灯下检查见晶状体见空泡、水隙、楔形混浊。

2期（膨胀期）：又称未成熟期，晶状体部分混浊但仍有透明区，出现虹膜现象。

3期（成熟期）：晶状体皮质完全混浊。

4期（过熟期）：晶状体囊膜皱缩和出现钙化点，皮质乳白色液化，可见核下沉。

综合以上，该诊断分型为皮质性白内障（膨胀期）。

问题6. 需要和哪些疾病鉴别？

同时合并高血压性视网膜病变。

随着年龄的增长，病程的延长，高血压性视网膜病变发病率亦逐渐升高。该病一般无明显症状，严重者可有头痛、视物模糊、视物变小或变形。早期不影响视力，后期视力不同程度下降。

该患者高血压病史16年余，自诉既往血压控制良好，但体格检查提示诊室血压不达标；专科检查：检眼镜示视网膜动脉硬化、动静脉交叉压迹明显，视网膜见出血、渗出；高血压性视网膜病变诊断明确。进一步鉴别诊断视力下降可转诊眼科专科行眼底荧光造影检查，请专科医生进行评估。

（三）问题评估（A）

1. 初步诊断　年龄相关性白内障，高血压（3级，很高危）。

2. 存在的健康问题

（1）危险因素：老年、吸烟、超重、高血压，血压控制不达标。

（2）患者右眼视力仅4.5，影响日常生活，读书、看报、做精细活动。因年龄相关性白内障目前暂无有效药物治疗方法，在积极控制危险因素的同时，手术摘除联合晶状体植入是其主要治疗方法。

（3）患者诊室血压不达标，建议加强家庭自测或完善24小时动态血压监测；若手术治疗，需首先控制血压达标。

3. 并发症或其他临床情况　白内障是目前全球及我国致盲的主要原因之一。在白内障病程发展过程中，因液化的皮质易外漏，可发生晶状体蛋白引发的葡萄膜炎；或因晶状体脱位或移位，造成继发性青光眼；以上两种情况均需立即手术治疗。

4. 患者依从性和家庭可利用的资源　患者经济收入稳定，文化水平较高，能够充分理解全科医生的治疗方案和指导建议，依从性好；患者家庭和睦，家庭支持度较高。

问题7. 针对该疾病目前的治疗方法。

1. 基础措施　调整生活方式。主要包括戒烟、低盐低脂饮食、规律运动作息、减重、心理疏导，同时注意局部防护，避免紫外线照射，减少手术担忧，按时服用降压药，家庭自测血压等。

2. 白内障药物治疗　目前临床上有包括中成药在内的10余种抗白内障药物，但疗效均欠满意。对于初发期白内障，眼局部滴用吡诺克辛、苄达赖氨酸、谷胱甘肽等，可缓解或限制其发展，但无法逆转已混浊的晶状体蛋白。

3. 白内障手术治疗　手术治疗需考虑的因素主要如下：①生活质量，视力下降会影响生活质量，根据患者具体情况拟定手术时机；②视力，当患者矫正视力≤4.7时，可考虑手术；③对比敏感度及眩光，由于对比敏感度下降及眩光，部分患者即便视力检查表视力良好，但仍主诉明显的视物障碍，亦可作为手术适应证。

该病例双眼矫正视力<4.7，影响患者生活质量，患者表示同意进一步治疗，转诊上级医院眼科治疗。

问题8. 转诊指征。

初诊转诊指征：

1. 有相关症状和体征但不能明确诊断者及时转诊。
2. 需要上级医院制定治疗方案者及时转诊。
3. 因设备原因无法进行检查者及时转诊。
4. 诊断明确需手术治疗时，及时转诊。

（四）问题处理计划（P）

1. 进一步检查计划　患者合并有高血压性视网膜病变，建议转诊上级医院眼科诊疗评估。

2. 治疗计划

（1）非药物干预：建议戒烟，外出活动注意防护，戴遮阳帽或墨镜；保持平和乐观心态，避免情绪波动。

（2）药物治疗：继续当前降压方案，“硝苯地平控释片30mg，1次/d”“厄贝沙坦氢氯噻嗪片（150mg/12.5mg）1片，1次/d”，规律服药后家庭、诊室测血压均低于140/90mmHg，维持原降压方案，为白内障手术治疗做术前准备。白内障药物治疗仅适用于初发期白内障，患者目前已无药物治疗指征。

3. 转诊　建议转诊专科评估治疗。

【案例提示】

白内障作为致盲的首位病因，严重影响患者生活质量，增加社会经济负担，因此疾病的预防及治疗尤为重要。全科医生在日常工作中应重视患者对疾病的认知，从源头上避免，指导患者减少危险因素，积极正确对待手术治疗，定期随访管理，识别并发症，及时转诊，同时重视患者心理疏导，发挥全科医生作为基层医疗守门人的作用。

第三节　急性闭角型青光眼案例

【案例概要】

患者，女性，56岁，已婚，初中学历，退休工人。

（一）主观资料（S）

头痛、眼痛4小时。

患者4小时前与家人发生争执后出现头痛、双眼胀痛、视物模糊，伴恶心、呕吐、腹泻，无胸痛、心悸、气促，无耳鸣、黑矇、眩晕，无意识丧失，无肢体活动障碍，无大小便失禁，就诊于社区卫生服务中心。患者近期睡眠可，饮食及大小便正常，体重无明显减轻。

既往高血压病史6年，血压最高160/100mmHg，规则服用缬沙坦氨氯地平片（80mg/5mg）1片，1次/d，降压治疗，血压控制于140/90mmHg左右。否认糖尿病、冠心病、脑血管病、高脂血症等慢性病病史。否认放射物、疫区等接触史。无吸烟、饮酒嗜好；无精神创伤及冶游史；否认药物、食物过敏史；出生并长期生活于本地，已婚，育有一子，丈夫及儿子体健，夫妻关系和睦。父亲有高血压及急性闭角型青光眼病史，母亲体健。

问题1. 根据现有资料，考虑可能的问题是什么？

根据现有资料，考虑可能存在颅内病变、偏头痛、眼压升高、胃肠道相关疾病。

问题2. 有没有绝对不能忽视的问题?

询问病史时应着重询问神经系统症状及胃肠道相关疾病症状，并进行相关体格检查。

问题3. 接下来需要做哪些检查?

测视力、眼压，有条件的社区医院可进行详细眼科专科检查，如眼底照相、裂隙灯显微镜检查等。

（二）客观资料（O）

1. 体格检查　体温36.0℃，呼吸18次/min，脉搏82次/min，血压160/90mmHg；发育正常，营养中等，体型微胖，自主体位，神清语利，查体合作。浅表淋巴结未及肿大，巩膜无黄染；双肺呼吸音清，未闻及干、湿啰音；心界不大，心音有力，心率82次/min，律齐，各瓣膜听诊区未闻及病理性杂音；腹膨隆，腹软，无压痛及反跳痛，无肠鸣音亢进；肝脾未触及，双下肢不肿。

2. 专科检查　视力：右眼4.5，左眼4.5；双眼球结膜混合性充血，角膜上皮水肿呈雾状混浊，角膜后沉着物（KP）（+），前房浅，瞳孔扩大，对光反射弱，晶状体微混，眼底难以窥见；眼球坚硬。

3. 辅助检查　眼压：右侧44mmHg，左侧40mmHg。

问题4. 目前诊断是什么? 依据是什么?

初步诊断为急性闭角型青光眼，高血压（2级，中危）。患者有头痛、眼痛、视物模糊症状，眼压升高；眼科检查存在典型体征，有急性闭角型青光眼家族史。患者56岁女性，高血压病史明确，血压最高160/100mmHg。

问题5. 疾病严重程度。

患者目前眼压明显升高，出现头痛、眼痛、视物模糊，此急性期如未能得到及时控制，眼压水平过高，可在短期导致失明。

问题6. 需要和哪些疾病鉴别?

患者无明显神经系统疾病相关体征，无偏头痛病史，可以排除颅内病变、偏头痛，无不洁饮食史，无发热、呕吐、腹泻，排除胃肠道疾病。

（三）问题评估（A）

1. 初步诊断　急性闭角型青光眼、高血压（2级，中危）。

2. 目前存在的健康问题

（1）危险因素：中老年女性，高血压病史，血压控制欠佳，具有急性闭角型青光眼家族史。

（2）患者存在情绪焦虑、紧张，对自己的病情及预后不了解，担心无法治愈及失明。

3. 并发症　存在失明可能性。

4. 患者依从性好，能理解全科医生的指导，配合治疗；家庭和睦，经济情况可，可以负担患者的治疗费用，家人可以给予患者良好的照顾和鼓励。

问题7. 针对该疾病目前的治疗方法。

药物、激光及手术是青光眼的三大治疗手段。

1. 基础措施

（1）予心理指导，保持情绪稳定，减轻心理压力。

（2）避免过度疲劳。

（3）避免过度近距离用眼。

（4）避免长时间暗室环境。

（5）慎重应用可能造成眼压升高的药物。

2. 常用降眼压的药物

（1）前列腺素衍生物：增加葡萄膜巩膜途径房水外流。代表药物：他氟前列素、拉坦前列素，降眼压幅度达30%~35%，多为临床一线用药。

（2）β受体阻滞剂：抑制房水生成从而起到降眼压作用。代表药物：噻吗洛尔、倍他洛尔、卡替洛尔。

（3）碳酸酐酶抑制剂：通过抑制碳酸酐酶活性以减少房水生成，起到降眼压作用。代表药物：乙酰唑胺片、醋甲唑胺片。

（4）α受体激动剂：减少房水生成、增加葡萄膜巩膜途径房水外流。代表药物：溴莫尼定。

（5）拟胆碱药：有缩瞳、促进房水排出及降眼压作用。代表药物：毛果芸香碱，但对于新生血管性青光眼无效，且加重炎症反应。

（6）复方制剂：曲伏前列腺素/噻吗洛尔、贝美前列腺素/噻吗洛尔。

（7）脱水剂：提高血浆渗透压、渗透性脱水利尿作用以降眼压。代表药物：甘露醇。

3. 青光眼的激光治疗　与手术治疗相比，激光治疗创伤小、风险小，并发症风险较低。其中激光周边虹膜切开术目前是原发性闭角型青光眼的标准治疗措施，选择性激光小梁成形术可作为原发性开角型青光眼的首选治疗方法。氩激光周边虹膜成形术主要用于解除原发性闭角型青光眼患者高褶虹膜、虹膜根部肥厚等非瞳孔阻滞性房角关闭因素。

4. 青光眼的手术治疗　对于降眼压药物治疗或激光治疗后不能达到目标眼压、视神经损伤或视野损伤进展或不能耐受降眼压药物的患者，可以考虑手术治疗。常见术式是小梁切除术、非穿透性小梁手术、青光眼引流装置植入术等。

问题8. 转诊指征。

1. 有相关症状、体征但不能明确诊断者。

2. 需要上级医院制定治疗方案者。

3. 因设备原因无法进行检查者。

（四）问题处理计划（P）

1. 进一步检查计划　青光眼所致视功能损害是不可逆的，即使经过治疗也不能使已经丧失的视力恢复，挽救视功能和保护房角是治疗的主要目的，须在最短的时间内控制眼压。所以青光眼的早发现、早治疗是非常重要的。此患者应立即转诊眼科，进行裂隙灯显微镜检查、眼底检查、眼压监测、前房角镜、眼底照相等专科检查后，排除其他继发因素，明确原发性闭角型青光眼的诊断，制定治疗方案。

2. 治疗计划

（1）药物治疗：立即给予口服卡托普利12.5mg舌下含服，降血压治疗的同时转诊眼科。急性闭角型青光眼发作时，应用药物降低眼压，消除角膜水肿。1%毛果芸香碱滴眼，每5~15分钟1次，眼压下降后逐步减少用药次数，最后维持在3次/d；药物降眼压治疗效果不佳时可选择激光或手术治疗。

（2）非药物治疗：予心理疏导，保持情绪稳定，减轻心理压力；避免过度疲劳；避免过度近距离用眼；避免长时间暗室环境。

3. 转至上级医院眼科就诊，并住院治疗。住院期间继续外用毛果芸香碱滴眼，并局部应用糖皮质激素制剂，快速静脉滴注20%甘露醇溶液，患者眼压逐步下降，症状缓解，未行激光或手术治疗，后转回社区卫生服务中心定期复诊，继续遵医嘱规律应用降眼压药物，调整降压药物，血压控制于120~130/70~80mmHg，定期监测眼压，每月至少检查一次眼压，眼压基本控制于右侧22mmHg，左侧20mmHg。如果眼压控制不满意转诊眼科，定期眼科随诊。至少每年进行一次视野检查，酌情调整治疗方案。

4. 青光眼患者的健康宣教

（1）应避免眼压升高的一切诱发因素，保持良好情绪。

（2）告知患者疾病的预后、治疗的目标和可能需要终身治疗等。

（3）告知患者急性前房角关闭发作的症状，若出现眼胀、眼痛、头痛、呕吐、视力骤然下降等情况及时就医。

（4）慎重用药，告知青光眼患者禁忌的药物，如解痉药物东莨菪碱、阿托品等。

（5）每次就诊时记录药物剂量及使用频率，了解患者的依从性。

（6）定期眼科门诊随访，检查视力、眼压、视野、眼底变化等，及时调整治疗方案。

（7）推荐或鼓励有明显视功能损伤或失明的患者使用适当的视力康复和社会服务。

【案例提示】

在社区全科门诊中，急性闭角型青光眼患者常因剧烈的头痛、恶心、呕吐等全身症状而忽视了眼部的表现和检查，医生可能将青光眼误诊为颅内病变、偏头痛、急性胃肠炎等内科疾病，甚至给予解痉药物，如东莨菪碱、阿托品等可能加剧病情的治疗。因此，全科医生在门诊接诊时遇到此类患者，应考虑到眼科青光眼的可能性，以免漏诊、误诊，造成患者失明等严重后果。

第四节　慢性咽炎案例

【案例概要】

患者，男性，43岁，已婚，大学本科，销售人员。

（一）主观资料（S）

反复咽痒、咽痛、咽部异物感3年，再发1周。

3年前讲话过多或熬夜后出现咽痒、咽痛、咽部异物感，伴刺激性咳嗽，咳少量黏白痰；无反酸、烧心，无进食梗阻感；未经特殊治疗，自行服用中成药含片后好转。此后反复发作，偶伴声嘶，多在工作劳累、熬夜或进食辛辣刺激食物后发作。1周来再次感咽痒、咽部异物感，伴声嘶，来社区卫生服务中心就诊。此次发病来无吞咽障碍，无饮水呛咳，无消瘦、食欲不振，睡眠可，大小便正常。

既往史：变应性鼻炎病史5年，未规范诊治；否认高血压、糖尿病、呼吸系统及消化系统等慢性病病史；否认遗传病及传染病病史。

家族史及个人史：父母健在。已婚，育有一子，妻子及儿子体健。

生活习惯：吸烟20余年，20支/d；饮酒20余年，500ml白酒/周；不运动；喜食辛辣刺激食物；工作压力大，收入可，家庭和睦，与妻子关系良好。

问题1. 根据现有资料，考虑可能的问题是什么？为什么？

考虑慢性咽炎可能。

慢性咽炎（chronic pharyngitis）为咽部黏膜、黏膜下及淋巴组织的慢性炎症，常表现为咽部异物感、灼烧感、痒感等，成人多见，病程久，易复发。常因急性咽炎反复发作引起，也可由慢性鼻窦炎或长期张口呼吸引起黏膜过度干燥，导致慢性咽炎。诱发因素为长期吸烟、饮酒过度或吸入粉尘、有害气体过多，常见于教师、歌唱者等需要持久发声的职业。

根据患者反复发作的咽部异物感、咳痰等症状，结合患者工作性质考虑为慢性咽炎。

问题2. 有没有绝对不能忽视的问题？

该患者反复咽部不适3年，再发2周，需要关注是否为慢性肥厚性咽炎，同时由于鼻、咽、喉等部位的早期恶性病变与慢性咽炎症状相似，需做相关鉴别诊断。

问题3. 接下来需要做哪些检查？

首先要进行体格检查，重点关注咽部黏膜有无充血，有无黏膜肥厚或颗粒状淋巴滤泡。此外，要进行以下辅助检查：

鼻咽检查：通过间接鼻咽镜或纤维鼻咽镜检查鼻咽腔情况。

喉咽检查：通过间接喉镜或纤维喉镜检查喉咽部是否有病变。

（二）客观资料（O）

体格检查：体温36.3℃，呼吸18次/min，脉搏80次/min，血压120/84mmHg，身高

174cm，体重68kg。发育正常，营养良好，神志清楚，自主体位，查体合作。耳鼻未见畸形，无异常分泌物；咽部黏膜充血，呈暗红色，表面有少量黏稠分泌物，扁桃体无肿大及化脓，会厌略红、无肿大；心肺检查未及异常；腹软，肝脾未及，无压痛及反跳痛；四肢关节无红肿及变形；脊椎无畸形，无压痛及叩击痛。

问题4. 目前诊断是什么？依据是什么？

1. 初步诊断　慢性咽炎。

2. 诊断依据　根据患者连续咽部不适感超过3个月，结合患者咽部黏膜慢性充血，呈暗红色，表面有少量黏稠分泌物，可诊断慢性咽炎。

问题5. 疾病严重程度。

慢性咽炎也分为慢性单纯性咽炎和慢性肥厚性咽炎。慢性肥厚性咽炎又称慢性增生性咽炎，为慢性单纯性咽炎的继发病，可见咽后壁淋巴滤泡增生，咽侧索充血肥厚。该患者查体见咽部黏膜弥漫性充血，色暗红，并附有少量黏稠分泌物，无肥厚或淋巴滤泡，考虑为慢性单纯性咽炎。

问题6. 需要和哪些疾病鉴别？

1. 慢性扁桃体炎　慢性扁桃体炎指口咽部或扁桃体持续感染或炎症至少3个月，常表现为咽痛，也可表现为咽异物感、干燥等不适症状；查体扁桃体可有增生肥大、表面瘢痕、凹凸不平，扁桃体隐窝内可见栓塞物。

2. 急性会厌炎　本病可有咽痛、咳嗽，咽痛明显，伴吞咽困难、呼吸不畅，查体可见会厌部充血明显，多伴有声音嘶哑等症状。

3. 咽喉部良恶性肿瘤　咽喉部良恶性肿瘤早期可出现咽部疼痛、咽部异物感等症状，对中年以上的患者，若无既往明显咽炎症状，出现咽部不适时，应行相应的详细检查。

（三）问题评估（A）

1. 初步诊断　慢性咽炎。

2. 目前存在的健康问题　患者吸烟、饮酒20余年，喜食辛辣刺激食物，不运动，工作压力比较大，常持续讲话及熬夜。

3. 并发症或其他临床情况　变应性鼻炎常有鼻塞症状，若存在张口呼吸，则会加重咽部不适，因而需同时积极治疗。

4. 患者依从性和家庭可利用的资源　患者文化水平较高，能够充分理解全科医生的治疗方案和指导建议；但由于工作性质的原因，戒烟、戒酒依从性较差，可对患者进行戒烟教育，逐步戒烟；家庭支持度较高。

问题7. 针对该疾病目前的治疗方法。

1. 祛除病因　积极治疗可能引起慢性咽炎的原发病，如变应性鼻炎。

2. 生活方式改变　戒烟酒，规律作息，清淡饮食，进行适当体育锻炼，保持良好的心理状态，通过增强自身免疫功能状态来提高咽局部黏膜抵抗力。

3. 局部治疗

（1）慢性单纯性咽炎常用复方硼砂、呋喃西林溶液等含漱，保持口腔、咽部的清洁，或含服碘喉片、薄荷喉片等治疗咽部慢性炎症的喉片；中药制剂如清咽利喉颗粒对慢性咽炎也有一定疗效；局部也可用复方碘甘油、5%硝酸银溶液或10%弱蛋白银溶液涂抹咽部，有收敛及消炎作用；超声雾化可以缓解慢性咽炎的症状；一般不需要抗生素治疗。

（2）慢性肥厚性咽炎治疗较困难，可以参照慢性单纯性咽炎。除上述方法外，还可以对咽后壁隆起的淋巴滤泡进行治疗，可用低温等离子射频消融、冷冻或激光治疗法等。此外，超声雾化疗法、局部紫外线照射及透热疗法，对肥厚性咽炎也有辅助作用。

问题8. 转诊指征。

1. 考虑引起咽炎的原因为咽部邻近的上呼吸道病变，如慢性鼻炎、慢性扁桃体炎、口腔炎症、鼻中隔偏曲、慢性鼻窦炎、腺样体肥大、睡眠呼吸暂停、鼻咽部占位性病变等。

2. 需要上级医院辅助检查者。

3. 需要上级医院制定治疗方案者。

（四）问题处理计划（P）

1. 进一步检查计划　患者既往慢性咽炎多年，未规律就诊，可转诊至耳鼻喉科行鼻镜、喉镜等检查。

2. 治疗计划

（1）非药物干预：①加强锻炼，每周3~5次，每次30分钟以上；运动方式可以选择快走、慢跑、跳舞、健身操、游泳等。②饮食指导，清淡饮食，避免辛辣刺激饮食等。③戒除不良生活习惯，戒烟限酒。④改变熬夜的不良生活方式。

（2）药物治疗：①漱口，氯已定（洗必泰）漱口；②含片，西瓜霜、碘喉片含服。

3. 全科医生建议慢性咽炎一般不需要抗生素治疗。患者应戒除烟酒，积极治疗原发病，纠正不良工作和生活习惯以增加抵抗力。

【案例提示】

慢性咽炎多见于成年人，儿童也可出现，以局部症状为主，全身症状不明显。各型慢性咽炎症状表现多样但大致相似，初期及时对症治疗可以缓解甚至治愈，否则可能迁延成为慢性肥厚性咽炎。临床接诊应注意许多全身性疾病（如咽喉部肿瘤早期、反流性食管炎等），可能与慢性咽炎有相似的症状。故当患者主诉与查体所见不吻合或有其他疑点时，不应单纯诊断慢性咽炎，需详细询问病史，全面仔细检查鼻、咽、喉、气管、食管及颈部甚至全身的隐匿性病变，以免漏诊。

第五节　变应性鼻炎案例

【案例概要】

患者，男性，27岁，未婚，硕士研究生，工程师。

（一）主观资料（S）

反复打喷嚏、鼻塞、流涕2年，加重1周。

患者2年前无明显诱因出现打喷嚏、流清涕，伴鼻塞，晨起及夜间加重，无咳嗽、咳痰、咽痛、发热等，自服“酚麻美敏片”“感冒清热颗粒”治疗效果欠佳。随后就诊于当地社区医院，考虑变应性鼻炎，给予氯雷他定、盐酸氮革斯汀鼻喷剂治疗后症状逐渐缓解。近1周春夏季节交换时再次出现上述症状，伴眼痒、流泪、眼睛灼热感，无脓性鼻涕，无喘息、咳嗽、胸闷等，给予口服抗过敏药物及鼻喷抗组胺剂治疗，症状无明显好转。患者自发病以来，精神可，睡眠欠佳，饮食可，大小便正常。

既往体健，无湿疹、支气管哮喘史；无高血压、糖尿病等慢性病史；预防接种按计划进行；否认药物、食物过敏史；无烟酒嗜好，不运动，经常加班熬夜；无工业毒物、粉尘等接触史；无冶游史；未婚未育，父母体健，家庭经济收入稳定。

问题1. 根据现有资料，考虑可能的问题是什么？为什么？

青年男性，慢性病程急性加重，临床主要表现为间断流清涕、打喷嚏、鼻塞，经抗过敏药物治疗后症状好转。此次症状反复发作，具有明显的季节性，同时伴有眼部不适，具有典型过敏的临床表现，考虑变应性鼻炎（allergic rhinitis，AR）可能性大，进一步完善变应原检测以明确诊断。

问题2. 有没有绝对不能忽视的问题？

1. 脑脊液鼻漏　也可表现为流清水样涕，需警惕。但脑脊液鼻漏多有外伤史，且无鼻痒和打喷嚏，鼻腔漏出液含糖量高，与脑脊液相同，变应原检测阴性，嗜酸性粒细胞数正常。

2. 支气管哮喘　变应性鼻炎是哮喘发病的独立危险因素，40%的变应性鼻炎患者可合并哮喘。临床应根据患者的病史、症状、胸部查体和肺功能检查等确定是否伴发支气管哮喘。

问题3. 接下来需要做哪些检查？

1. 体格检查　用鼻镜观察双侧鼻黏膜、下鼻甲、鼻腔，听诊双肺有无哮鸣音。

2. 辅助检查

（1）变应原检测：包括皮肤试验、血液检查、鼻激发试验。皮肤点刺试验（skin prick test，SPT）风团直径≥3mm判定为阳性；血清特异性IgE水平的临界值为0.35kU/L，大于等于该值即为阳性，提示机体处于致敏状态。

（2）其他检查：包括鼻分泌物涂片、鼻灌洗液中特异性IgE测定等；鼻分泌物涂片高倍显微镜下嗜酸性粒细胞百分比 >5% 为阳性。

（二）客观资料（O）

1. 体格检查　体温36.5℃，呼吸18次/min，脉搏82次/min，血压130/78mmHg，身高170cm，体重64kg。发育正常，营养良好，神志清楚，自主体位，查体合作。浅表淋巴结未触及肿大，双肺呼吸音清，未闻及干、湿啰音。心界不大，心率82次/min，律齐，未闻及杂音。腹平软，无压痛及反跳痛，肝脾肋下未及，双下肢不肿。

2. 专科检查　双侧鼻黏膜苍白，下鼻甲肿大，鼻腔内可见大量水样分泌物，无脓性分泌物，无局部出血，鼻中隔未见明显偏曲。

3. 辅助检查　血清特异性IgE检测，柳树/杨树/榆树：3级（3.5~17.5kU/L）。

问题4. 目前诊断是什么？依据是什么？

结合病史及辅助检查结果，考虑变应性鼻炎诊断明确。诊断依据：①临床表现，该患者有典型的鼻部过敏症状，包括打喷嚏、清水样涕和鼻塞，同时伴有眼部过敏症状；②体征，双侧鼻黏膜苍白，下鼻甲水肿，鼻腔较多水样分泌物，符合变应性鼻炎的特征；③变应原检测，柳树/杨树/榆树：3级（3.5~17.5kU/L）。

问题5. 疾病严重程度。

变应性鼻炎按疾病严重程度分类：

①轻度：症状轻微，对生活质量（包括睡眠、日常生活、工作和学习）未产生明显影响。②中重度：症状较重或严重，对生活质量产生明显影响。该患者夜间症状明显，严重影响睡眠，考虑病情为中重度。

问题6. 需要和哪些疾病鉴别？

1. 血管运动性鼻炎　又称特发性鼻炎，与鼻黏膜自主神经功能障碍可能有关。诱发因素包括冷空气、强烈气味、烟草烟雾、挥发性有机物、摄入乙醇饮料、体育运动、强烈的情感反应等。主要症状是发作性喷嚏、大量清涕。变应原检测阴性，嗜酸性粒细胞正常。

2. 非变应性鼻炎伴嗜酸性粒细胞增多综合征　是一类以嗜酸性粒细胞增多为特征的非变应性鼻炎，其发病机制不明，主要症状与变应性鼻炎相似，但症状较重，常伴有嗅觉减退或丧失；变应原检测阴性，鼻激发试验阴性，嗜酸性粒细胞异常增多。

3. 感染性鼻炎　由病毒或细菌感染引起，病程短，一般为7~10日。鼻部症状与变应性鼻炎类似，常伴有发热、头痛、乏力、四肢酸痛等全身不适症状；变应原检测阴性，嗜酸性粒细胞正常；急性细菌感染者，外周血白细胞总数及中性粒细胞增加。

（三）问题评估（A）

1. 初步诊断　变应性鼻炎。

2. 目前存在的健康问题

（1）危险因素：不运动，熬夜。

（2）变应性结膜炎：患者变应性鼻炎诊断明确，同时伴有眼痒、流泪和眼灼热感等眼部症状，考虑变应性结膜炎可能，需要积极干预，改善症状。

3. 并发症或其他临床情况　患者目前无并发症情况，但在随访过程中要注意有无合并支气管哮喘、慢性鼻炎-鼻窦炎、上气道咳嗽综合征等情况。

4. 患者依从性和家庭可利用的资源　患者对治疗期望较高，经济收入可，且能够充分理解治疗的必要性及临床结局，服药依从性好；患者家庭和睦，家人对患者很关心，家庭支持度较高。

问题7. 针对该疾病目前的治疗方法。

变应性鼻炎的治疗原则包括环境控制、药物治疗、免疫治疗和健康教育。环境控制主要是指避免接触变应原和各种刺激物。本病虽然目前尚不能彻底治愈，但通过规范化的综合防治，患者症状可得到良好控制，并显著改善生活质量。

1. 变应原回避　检测变应原，避免接触。如对花粉过敏的变应性鼻炎患者，最好避开致敏花粉播散的高峰期出游，以减少症状发作；或用特制的口罩、眼镜、鼻腔过滤器、花粉阻隔剂等减少致敏花粉吸入鼻腔或与结膜接触，缓解鼻、眼症状。

2. 药物治疗

（1）糖皮质激素：糖皮质激素具有显著的抗炎、抗过敏和抗水肿作用。

1）鼻用糖皮质激素：变应性鼻炎的一线治疗药物，临床推荐使用（表13-2）。对喷嚏、流涕、鼻痒和鼻塞均有显著改善作用，常规疗程2~4周，是目前治疗变应性鼻炎最有效的药物。局部不良反应主要有轻度鼻腔干燥、刺激感、鼻出血、咽炎和咳嗽等。

2）口服糖皮质激素：变应性鼻炎的二线治疗药物，临床酌情使用（表13-2）。其他治疗无法控制鼻塞症状时，可考虑短期口服糖皮质激素。剂量按患者体重计算（0.5~1.0mg/kg），早晨顿服，疗程5~7日。

表13-2　变应性鼻炎常用治疗药物

药物种类	给药方式	临床治疗	推荐程度
糖皮质激素	鼻用	一线用药	推荐使用
	口服	二线用药	酌情使用
第二代抗组胺药	鼻用	一线用药	推荐使用
	口服	一线用药	推荐使用
白三烯受体拮抗剂	口服	一线用药	推荐使用
肥大细胞膜稳定剂	鼻用	二线用药	酌情使用
	口服	二线用药	酌情使用
减充血剂	鼻用	二线用药	酌情使用
抗胆碱药	鼻用	二线用药	酌情使用

（2）抗组胺药：也称H_1受体拮抗剂，可抑制炎性细胞的聚集和浸润，稳定和抑制肥大细胞脱颗粒及其他炎性介质的合成释放。

1）鼻用抗组胺药：起效快，通常用药后15~30分钟即起效，疗效显著，特别是对鼻塞症状的缓解。苦味为主要不良反应，其他不良反应如鼻腔烧灼感、鼻出血、头痛和嗜睡等少见。

2）口服抗组胺药：第二代抗组胺药为变应性鼻炎的一线治疗药物，起效快速，作用持续时间较长，能明显缓解鼻痒、喷嚏和流涕，对合并眼部症状也有效，但对改善鼻塞的效果有限，一般疗程不少于2周。第一代口服抗组胺药不推荐用于儿童、老年人及从事危险性职业（例如高空作业等）的特殊人群。

（3）抗白三烯药：口服白三烯受体拮抗剂（如孟鲁司特）为变应性鼻炎的一线治疗药物，其对鼻塞症状的改善作用优于第二代口服抗组胺药，而且能有效缓解喷嚏和流涕症状。每日用药1次，晚上睡前口服，疗程4周以上。

（4）其他药物：如肥大细胞膜稳定剂（色甘酸钠和曲尼司特等）、减充血剂（羟甲唑啉和赛洛唑啉鼻喷剂）、抗胆碱药（异丙托溴铵鼻喷剂），为变应性鼻炎的二线治疗药物。

3. 免疫治疗　为变应性鼻炎的一线治疗方法，临床推荐使用。国内目前主要为尘螨过敏导致的中重度持续性变应性鼻炎，合并其他变应原数量少（1~2种），最好是单一尘螨过敏的患者。

4. 外科治疗　为变应性鼻炎的辅助治疗方法，临床酌情使用。手术方式主要有2种类型：以改善鼻腔通气功能为目的的下鼻甲成形术、以降低鼻黏膜高反应性为目的的副交感神经切断术。

5. 健康教育　对变应性疾病患者的健康教育可以分为三个方面：首诊教育、强化教育（随诊教育）及家庭和看护人员教育。其主要内容如下：①过敏知识的普及和指导，让患者了解变应性疾病的病因、危险因素、自然进程及疾病可能造成的危害性；②告知患者变应原检查的必要性和主要检测方法；③指导患者进行良好的环境控制，避免接触或尽可能少接触变应原；④介绍药物治疗和特异性免疫治疗的作用、效果、疗程和可能发生的不良反应，指导患者用药方法及剂量和种类的调整。

问题8. 转诊指征。

1. 为明确变应原种类。
2. 病情经多种药物联合治疗无法控制。
3. 出现严重而无法处理的药物不良反应。
4. 患者要求行免疫治疗。
5. 存在外科手术治疗的指征。

（四）问题处理计划（P）

1. 进一步检查计划　患者变应原已明确，鼻腔无明显解剖学异常，临床上无哮喘相关症状，暂时无进一步检查的计划。

2. 治疗计划

（1）非药物干预：①避免接触变应原和各种刺激物，如对于尘螨过敏，应注意保持室内清洁，空气流通，勤晒被褥，空调过滤网定期清洗，远离毛绒玩具，不用地毯，季节交替时橱柜内的衣物应晾晒后再穿着等；②改变不良生活方式，适当运动，加强锻炼，避免熬夜。

（2）药物治疗：①口服抗组胺药，氯雷他定10mg，1次/晚；②鼻用糖皮质激素，糠酸莫米松鼻喷雾剂1喷，2次/d；③口服白三烯受体拮抗剂，孟鲁司特10mg，1次/d；④眼用抗组胺药，富马酸依美斯汀滴眼液1滴，2次/d。

（3）随访：嘱患者2周后随访，评估鼻部症状（喷嚏、流涕、鼻痒和鼻塞）和眼部症状（眼痒、流泪）控制情况，以及症状对日常生活和/或睡眠的影响程度。

（4）转诊：暂时无须转诊，待评估病情是否控制后，如有必要可考虑转诊。

【案例提示】

在社区全科门诊经常会遇到以“打喷嚏、流清涕、鼻塞”等为主诉就诊的患者，常常会被误诊为“感冒”。全科医生需要详细询问患者病史，包括过敏史，通过症状发作的季节性、病程长短、有无全身症状等综合判断，避免漏诊变应性鼻炎。治疗方面，应遵循阶梯式治疗，即对于轻度间歇性变应性鼻炎，有症状时口服抗组胺药。中重度间歇性变应性鼻炎，鼻内给予丙酸倍氯米松（300~400μg/d）；如果需要，治疗1周后，加用抗组胺药和/或短期内使用口服糖皮质激素。轻度持续性变应性鼻炎：口服抗组胺药或鼻内给予低剂量丙酸倍氯米松（100~200μg/d）足以达到目的。中重度持续性变应性鼻炎：鼻内给予丙酸倍氯米松（300~400μg/d），如果症状严重可加用口服抗组胺药和/或在治疗初期短期内口服糖皮质激素。如果经过治疗后病情得以改善，即可以考虑降级治疗，如果病情加重，则应升级治疗。

第六节　突发性聋案例

【案例概要】

患者，男性，44岁，已婚，研究生学历，公司高管。

（一）主观资料（S）

劳累后突然出现左耳聋2日。

患者2日前连续加班后出现左耳聋，表现为晨起突然发生的左耳听力损失，伴耳鸣，无外耳创伤、耳痛、耳溢液，无外耳感染史，无头痛、眩晕、复视及视觉障碍，就近来社区卫生服务中心就诊。既往无外耳手术史，无耳聋家族史；无高血压、糖尿病、脑血管病、冠心病、自身免疫系统疾病病史；无遗传病及传染病病史。母亲有高血压病史，父亲有血脂异常病史。生活习惯：每日吸烟5~10支，喜荤食，不喜食果蔬，缺乏运动，长期久坐，每日睡眠时间

5~6小时。家庭和睦，收入稳定，与妻子关系良好，育有一女，体健。

问题1. 根据现有资料，考虑可能的问题是什么？为什么？

考虑突发性左耳聋可能。

突发性聋（sudden deafness）是指突然发生的不明原因的感音神经性听力损失。一般表现为快速起病，患者在72小时内突然发生的一侧或双侧耳主观感受到的听力障碍；突发性聋的病因和病理机制尚未完全明确，局部因素和全身因素均可引起。常见病因包括病毒感染、血管性疾病、自身免疫系统疾病、肿瘤等；精神紧张、情绪波动、压力大、生活不规律、睡眠障碍也可诱发突发性聋。临床表现主要症状是突然发现的听力下降，可伴耳鸣、耳闷胀感，眩晕或头晕等。

本例患者为中年男性，缺乏睡眠，劳累后突然出现左耳听力损失，晨起发病，伴耳鸣，考虑突发性左耳聋可能。

问题2. 有没有绝对不能忽视的问题？

患者为中年男性，吸烟，缺乏运动，需警惕卒中导致的听力损伤。小脑下前动脉供血不足或闭塞会导致内听动脉供血不足，从而导致听力损伤；小脑下前动脉闭塞可同时表现为复视、眼球震颤、肢体笨拙、面神经无力及对侧痛觉、温度觉丧失等。

问题3. 接下来需要做哪些检查？

首先要进行体格检查，重点关注外耳检查，同时完善相关辅助检查。

1. 首先检查患者外耳情况　包括外耳皮肤、淋巴结、外耳道及鼓膜等，观察外耳皮肤有无疱疹、红肿，外耳道有无耵聍、疖肿、疱疹等。

2. 音叉检查　包括Rinne试验、Weber试验。

3. 纯音测听　包括骨导和气导听阈。

4. 实验室检查　血常规、生化系列（血糖、血脂、同型半胱氨酸）、凝血功能、C反应蛋白等。

（二）客观资料（O）

1. 体格检查　体温36.2℃，呼吸16次/min，脉搏74次/min，血压126/74mmHg，身高172cm，体重74kg，BMI 25kg/m^2，腹围91cm。发育正常，营养良好，神志清楚，自主体位，查体合作。心肺未闻及异常，腹软，肝脾未及，无压痛及反跳痛。

2. 专科检查　外耳皮肤红润，淋巴结无肿大；外耳道无耵聍、疖肿、疱疹，无流脓、溢液，鼓膜完整。

3. 辅助检查　Weber试验显示声音传向右侧，Rinne试验正常。听力检测相邻两个频率听力下降>30dB HL。血常规、血糖、同型半胱氨酸、凝血功能、C反应蛋白正常，低密度脂蛋白胆固醇3.6mmol/L。

问题4. 目前诊断是什么？依据是什么？

1. 初步诊断　突发性左耳聋。

2. 诊断依据　结合患者突发性聋病史，Weber试验显示声音传向右侧，Rinne试验正常，听力检测相邻两个频率听力下降>30dB HL，考虑诊断成立。

问题5. 疾病严重程度。

突发性聋的预后良好，大部分患者可逐渐恢复听力。本例患者为中年男性，既往体健，无其他与听力损伤相关的疾病，并且及时就诊，整体预后良好。

问题6. 需要和哪些疾病鉴别？

卒中导致的耳聋，小脑下前动脉供血不足或闭塞会导致内听动脉供血不足，从而导致听力损伤，小脑下前动脉闭塞可同时表现为复视、眼球震颤、肢体笨拙、面神经无力，以及对侧痛觉、温度觉丧失等，患者无卒中的症状、体征，可基本排除。

自身免疫系统疾病、鼻咽癌、神经损伤也可导致耳聋。结合患者病史、个人史、家族史、体格检查、辅助检查，可鉴别排除此类原因导致的耳聋。

（三）问题评估（A）

1. 初步诊断　突发性左耳聋。

2. 目前存在的健康问题

（1）危险因素：吸烟，缺乏运动，饮食结构不合理，体重超标，向心性肥胖。

（2）患者突发性听力损失。

3. 其他临床情况　高低密度脂蛋白胆固醇血症。

4. 患者依从性和家庭可利用的资源　患者经济收入稳定，文化水平较高，能够充分理解全科医生的治疗方案和指导建议，依从性好；患者家庭和睦，家庭支持度较高。

（四）问题处理计划（P）

1. 诊疗计划　患者初次出现听力损失，需要进一步评估，并及时治疗；建议转耳鼻喉科进一步明确诊断，评估风险，专科治疗。

2. 治疗建议

（1）突发性聋急性发作期（3周以内），建议采用糖皮质激素＋血液流变学治疗（包括血液稀释、改善血液流动度及降低黏稠度/纤维蛋白原，具体药物有银杏叶提取物、巴曲酶等）。

（2）糖皮质激素的使用：泼尼松每日1mg/kg（最大剂量60mg），晨起顿服，连服3日，若有效，再服2日，若无效可直接停药。

【案例提示】

急性突发性感音神经性听力损失，又称突发性聋，定义为72小时内突发的、不明原因的感音神经性听力损失，至少在两个相邻的频率听力下降≥20dB HL。突发性聋整体发病率在我国呈上升趋势，我国多中心研究显示，突发性聋发病年龄中位数是41岁，男女比例无明显差异。突发性聋的诊断首先要排除卒中、鼻咽癌、听神经瘤等严重疾病，其次需排除常见的局部或全身疾病，如梅尼埃病、各种类型的中耳炎、病毒感染（如流行性腮腺炎、外耳道疱疹等）。中国突发性聋多中心研究数据提示：根据听力曲线分型对突发性聋的治疗和预后具有重要指导意义。因突发性聋的诊断评估治疗相对专业复杂，建议全科医生初步诊断后及时转往专科诊疗。

第十四章 传染病防控案例

传染病防控
案例

第一节 细菌性痢疾案例

【案例概要】

患儿，男，7月龄。

（一）主观资料（S）

腹泻2日。

家属诉患儿2日前无明显诱因出现腹泻，排黄色黏液便，无脓血及臭味，5~6次/d，每次量不多，约50g，尿量如常，无畏寒、发热、恶心、呕吐、腹痛、嗜睡、抽搐及皮疹等不适。患儿自发病以来食纳、精神、睡眠可。患儿母乳喂养，5月龄添加米粉，7月龄开始添加水果、蔬菜、肉泥，既往足月顺产，出生史无异常，无遗传病及传染病病史。父母身体健康，家庭经济条件可。生活习惯：按时哺乳，作息规律，喜咬手和玩具。

问题1. 根据现有资料，考虑可能的问题是什么？为什么？

该患儿考虑细菌性肠炎、细菌性痢疾、阿米巴痢疾等可能。

腹泻病是多种病原、多种因素引起的以排便次数增多和粪便性状改变为特点的一组疾病。是我国婴幼儿最常见的疾病之一。6月龄至2岁婴幼儿发病率高，1岁以内约占半数。

本病例患儿特点：①男性小婴儿，刚开始添加水果、蔬菜、肉泥等辅食，喜咬手和玩具。②急性腹泻起病，粪便呈黏液便，无发热、呕吐、嗜睡、抽搐及皮疹等不适。正常粪便有时表面有极少量的黏液，若黏液大量出现，可见于肠壁受刺激或发炎时。考虑细菌性肠炎、细菌性痢疾、阿米巴痢疾等可能。

问题2. 有没有绝对不能忽视的问题？

患儿为7月龄婴儿，急性腹泻，5~6次/d，需评估是否存在中重度脱水、电解质紊乱、酸中毒和/或全身感染中毒症状重、休克等，同时要除外是否有其他危及生命的情况，如肠套叠、溶血性尿毒综合征、假膜性结肠炎、中毒性巨结肠等。

问题3. 接下来需要做哪些检查？

首先要进行体格检查，重点关注脱水和感染中毒症状、体征。另外，要进行以下辅助检查：

1. 粪便常规　为急性感染性腹泻病的常规检查。霍乱弧菌感染时，暗视野显微镜检查可见呈流星样运动的弧菌。阿米巴原虫感染时，镜下可见含红细胞的溶组织内阿米巴滋养体。

2. 粪便细菌培养　黏液脓血便或大便镜检有较多白细胞者，应行粪便细菌培养。

3. 其他病原学检测方法　如酶免疫分析、直接免疫荧光分析、核酸扩增技术或分子序列分析检测等。

4. 血培养　以下情况应做血培养检查：疑似脓毒症或肠源性发热；有全身感染中毒症状；原发或继发免疫功能低下；3月龄以下婴儿；有某些高危因素如溶血性贫血、到过肠源性发热疫区旅游或接触过来自疫区、患不明原因发热性疾病的旅游者。

5. 其他检查　如血常规、血生化、血气分析及心电图等。

（二）客观资料（O）

1. 体格检查　体温36.6℃，呼吸30次/min，脉搏112次/min，身长70cm，体重8.8kg。精神可，发育正常，营养中等，查体欠合作。皮肤弹性可，周身无明显皮疹，浅表淋巴结未触及肿大。前囟平软。口唇红润，心肺未闻及异常，肠鸣音活跃，全腹软，肝脾未及，无压痛及反跳痛。四肢关节无红肿及变形。肌张力可。肢端温暖。

2. 辅助检查　粪便常规：黏液便，白细胞（++），吞噬细胞3~4个/HP。

问题4. 目前诊断是什么？依据是什么？

目前诊断：急性细菌性痢疾。

细菌性痢疾（bacillary dysentery），简称菌痢，是由志贺菌属引起的肠道传染病，亦称志贺菌病。临床主要表现为发热、腹痛、腹泻、里急后重和黏液脓血便，严重者可发生感染性休克和/或中毒性脑病。是《中华人民共和国传染病防治法》中规定报告的乙类传染病之一。

根据2008年颁布的《法定传染病诊断标准》中的细菌性和阿米巴痢疾（WS 287—2008）诊断标准，细菌性痢疾通常根据流行病学史、症状、体征及实验室检查进行综合诊断，确诊依赖于病原学的检查。该患儿可能存在不洁饮食史，于秋季发病，临床表现为急性腹泻起病，粪便呈黏液便，结合患儿粪便常规检查［黏液便，白细胞（++），吞噬细胞3~4个/HP］，符合急性细菌性痢疾临床诊断病例。

问题5. 疾病严重程度。

急性细菌性痢疾根据毒血症状及肠道症状轻重，可分成4型：

1. 普通型（典型）　起病急，有畏寒、发热，体温可达39℃以上，伴头痛、乏力、食欲减退，并出现腹痛、腹泻，多先为稀水样便，1~2日后转为黏液脓血便，每日排便十余次至数十次，便量少，有时为脓血便，此时里急后重明显。常伴肠鸣音亢进和左下腹压痛。自然病程为1~2周，多数可自行恢复，少数转为慢性。

2. 轻型（非典型）　全身毒血症状轻微，可无发热或仅低热。表现为急性腹泻，每日排便10次以内，稀便有黏液但无脓血。有轻微腹痛及左下腹压痛，里急后重较轻或缺如。1周左右可自愈，少数转为慢性。

3. 重型　多见于老年、体弱、营养不良患者，急起发热，腹泻每日30次以上，为稀水脓血便，偶尔排出片状假膜，甚至大便失禁，腹痛、里急后重明显。后期可出现严重腹胀及中毒性肠麻痹，常伴呕吐，严重失水可引起外周循环衰竭。部分以脓毒症休克为突出表现者，则体温不升，常有酸中毒和水、电解质平衡失调，少数患者可出现心、肾功能不全。

4. 中毒性细菌性痢疾　以2~7岁儿童为多见，成人偶有发生。起病急骤，突起畏寒、高热，病势凶险，全身中毒症状严重，可有嗜睡、昏迷及抽搐，迅速发生循环和呼吸衰竭。临床以严重毒血症状、休克和/或中毒性脑病为主，而局部肠道症状很轻或缺如。按临床表现可分为休克型（以感染性休克为主要表现）、脑型（以中枢神经系统症状为主要表现）和混合型（兼具以上两型的表现，最为凶险）。这是由于痢疾杆菌内毒素的作用，并且可能与某些儿童的特异性体质有关。

根据患儿全身症状轻，仅有腹泻、黏液便但无脓血，5~6次/d，无发热、呕吐、腹痛、嗜睡、抽搐及皮疹等不适，精神、食纳可，尿量无减少，体格检查神志清，精神可，无明显脱水体征，无其他阳性体征，故考虑细菌性痢疾，急性轻型（非典型）。

问题6. 需要和哪些疾病鉴别?

要与其他急性感染性腹泻疾病相鉴别。

1. 急性阿米巴痢疾　阿米巴痢疾起病一般缓慢，少有毒血症症状，里急后重感较轻，排便次数亦较少，腹痛多在右侧，典型者粪便呈果酱样，有腐臭。镜检仅见少许白细胞、红细胞凝集成团，常有夏科-莱登结晶，可找到阿米巴滋养体。

2. 其他细菌性肠道感染　如肠侵袭性大肠埃希菌、空肠弯曲菌以及产气单胞菌等细菌引起的肠道感染也可出现痢疾样症状，鉴别有赖于粪便培养检出不同的病原菌。

3. 细菌性胃肠型食物中毒　因进食被沙门菌、金黄色葡萄球菌、副溶血弧菌、大肠埃希菌等病原菌或其产生的毒素污染的食物引起。有进食同一食物集体发病病史，粪便镜检通常白细胞不超过5个/HP。确诊有赖于从可疑食物及患者呕吐物、粪便中检出同一细菌或毒素。

4. 其他　还需与急性肠套叠及急性出血坏死性小肠炎相鉴别。

该患儿无同一食物集体发病病史，症状、体征轻，粪便表现不典型，粪便常规检查未发现寄生虫等，暂不考虑急性阿米巴痢疾、细菌性胃肠型食物中毒等，其他细菌性肠道感染鉴别，则需进一步检查粪便培养。

（三）问题评估（A）

1. 目前诊断　细菌性痢疾，急性轻型（非典型）。

2. 目前存在的健康问题

（1）危险因素：1岁以内婴儿，需要成人照顾；患儿手卫生，喂养习惯。

（2）患儿目前诊断考虑急性轻型细菌性痢疾，但目前传染源及发病因素尚不明确，需警惕污染环境及传染他人；症状虽轻，但小儿病情变化快，应注意患儿精神状态和病情变化，避免病情加重。

3. 并发症或其他临床情况　暂无。

4. 患者依从性和家庭可利用的资源　患儿父母经济收入稳定，文化水平较高，能够充分理解全科医生的治疗方案和居家隔离指导建议，依从性好；患儿家庭和睦，家庭支持度较高。

问题7. 针对该疾病目前的治疗方法。

1. 一般治疗　在日常生活中，一定要注意饮食卫生和水源情况，在饭前和便后一定要勤洗手，注意患儿玩具及贴身物品的消毒，消化道隔离至临床症状消失，粪便培养连续2次阴性。继续喂养，注意补充液体。

2. 抗菌治疗　轻型细菌性痢疾患者可不用抗菌药物，严重病例则需应用抗生素。近年来志贺菌对抗生素的耐药性逐年增长，因此，应根据当地流行菌株药敏试验或粪便培养的结果进行选择。抗生素治疗的疗程一般为3~5日。

3. 对症治疗　只要有水和电解质丢失，均应口服补液盐（ORS），只有对严重脱水者，才可考虑先静脉补液，然后尽快改为口服补液。高热可以物理降温为主，必要时适当使用退热药；毒血症状严重者，可给予小剂量肾上腺糖皮质激素。

问题8. 转诊指征。

初诊转诊指征：

（1）伴中重度脱水、电解质紊乱，酸中毒和/或全身感染中毒症状重、休克者及时转诊。

（2）有消化道外器官或系统受累者及时转诊。

（3）因设备原因无法进行检查者及时转诊。

（4）患者家庭无法配合隔离治疗者及时转诊。

（5）经治疗后失败者及时转诊。

该患儿如需进一步查粪便培养及药敏试验，应到上级医院检查，是否可检出志贺菌，以确诊病例。

（四）问题处理计划（P）

1. 进一步检查计划　该患儿可能存在不洁饮食史，于秋季发病，临床表现为急性腹泻起病，粪便呈黏液便，结合患儿粪便常规检查：黏液便，白细胞（++），吞噬细胞3~4个/HP，符合急性细菌性痢疾临床诊断病例；经评估后，考虑为细菌性痢疾，急性轻型（非典型），无脱水体征，如无必要，可不进行其他检查。

2. 治疗计划

（1）非药物干预

①预防脱水：从患儿腹泻开始，就给口服足够的液体以预防脱水。此患儿应继续母乳喂养，同时建议在每次排稀便后补充100ml的液体直到腹泻停止。②继续喂养：此患儿可继续食用已经习惯的日常食物，如粥、面条、稀饭、蛋、鱼末、肉末、新鲜果汁。鼓励患儿进食，如进食量少，可增加喂养餐次。避免给患儿喂食含粗纤维的蔬菜和水果及高糖食物。③隔离指导：居家隔离时，对患儿餐具、便器及玩具进行消毒，照顾者协助处理粪便或（尿液）后必须使用肥皂或洗手乳洗手；注意手的消毒，患儿和家属必须做到饭前用流动水、肥皂洗手；防止水龙头感染。

（2）药物治疗：①病原治疗，可选第三代头孢菌素、阿奇霉素等，如头孢克肟颗粒25mg，2次/d，口服；②对症治疗，物理降温为主，体温超过38.5℃，给予布洛芬或对乙酰氨基酚退热；③其他治疗方法，有助于改善腹泻病情、缩短病程：如应用肠黏膜保护剂，如蒙脱石散；应用微生态疗法，给予益生菌如双歧杆菌、乳酸杆菌等。

3. 填写传染病卡，在24小时内进行访视，进一步进行流行病学调查、指导居家隔离及消毒工作，3日后进行复访。如有病情变化，及时送患儿到传染病医院住院治疗。

4. 免疫预防计划　接种疫苗是预防控制传染病的最经济有效的手段。目前在国内可使用的细菌性腹泻疫苗种类有限，仅有霍乱疫苗和伤寒疫苗上市使用。待患儿痊愈后，可按照国家计划免疫规划按期接种疫苗。

【案例提示】

细菌性痢疾，是由志贺菌属引起的肠道传染病，志贺菌进入机体后是否发病与细菌数量、致病力和人体抵抗力有关。痢疾志贺菌的毒力最强，可引起严重症状。传染源包括患者和带菌者。以轻症非典型细菌性痢疾患者与慢性隐匿型细菌性痢疾患者为重要传染源。痢疾杆菌随患者或带菌者的粪便排出，通过污染手、食品、水源或生活接触，或苍蝇、蟑螂等间接方式传播，最终均经口入消化道使易感者感染。人群对痢疾杆菌普遍易感，学龄前儿童患病多，与不良卫生习惯有关；成人患者机体抵抗力降低、接触感染机会多有关，加之患同型细菌性痢疾后无巩固免疫力，不同菌群间及不同血清型痢疾杆菌之间无交叉免疫，故造成重复感染或再感染而反复多次发病。应当通过切断传播途径入手，注意饮食卫生，注意手清洁。

第二节　病毒性肝炎案例

【案例概要】

患者，男性，24岁，物流行业。

（一）主观资料（S）

体检发现肝功能、乙型肝炎五项检查异常6个月。

6个月前体检发现肝功能、乙型肝炎五项检查异常（HBsAg阳性，HBeAg阳性，HBcAb阳性，ALT 62U/L，AST 48U/L）。无乏力、厌食、厌油、黄疸，无腹胀、腹痛、腹泻，无畏寒发热等不适。因无不适症状未进一步诊治。近日听闻乙型肝炎会导致肝癌，为求诊治来社区卫生服务中心就诊。患者平素体健，精神可，睡眠佳，大小便正常，体重无明显改变。

既往史无特殊。未婚未育，否认多个性伴侣及男男性行为。父母体健，否认父母亲及家庭成员乙型肝炎病毒（HBV）感染史、慢性肝病、肝癌病史。预防接种史不详。否认吸烟史，饮酒史2年，每周饮酒3~5次，啤酒为主，平均1 500ml/次，长期在外就餐，高油高盐，与同事合租，同居女友及合租者HBV感染史不详。

问题1. 根据现有资料，考虑可能的问题是什么？为什么？

考虑慢性乙型肝炎可能。

慢性乙型肝炎（chronic hepatitis B）：由HBV持续感染引起的肝脏慢性炎症性疾病。体检或验血偶然发现HBsAg阳性，可能是无症状的HBV携带者，亦可能是感染后因症状轻微而未及时诊治，发现时肝功能已恢复正常，但HBsAg阳性。HBeAg阳性，可作为HBV复制和传染性高的指标。出现在急性HBV感染早期，通常在血清ALT水平达到峰值后很快消失。HBeAg持续阳性3个月以上，提示HBV感染慢性化。只要感染过HBV，无论病毒是否被清除，HBcAb均为阳性。

该患者乙型肝炎五项定性检查：HBsAg阳性，HBeAg阳性，HBcAb阳性，ALT、AST异常，考虑慢性乙型肝炎可能。

问题2. 有没有绝对不能忽视的问题？

HBV主要经血和血制品、母婴、破损的皮肤和黏膜及性接触传播。其中HIV及丙型肝炎病毒（HCV）的传播途径与HBV相同，至少有10%的HIV感染者重叠感染HBV，80%的HIV感染者有HBV感染的血清学证据，10%~15%的慢性HBV感染者重叠感染HCV，故应完善相关检查，排查相关感染的可能。

HBV是肝硬化、原发性肝癌的重要危险因素，注意筛查与随访观察。

问题3. 接下来需要做哪些检查？

首选以下辅助检查：

1. 乙型肝炎五项定量

HBsAg：阳性表示体内存在HBV感染，在感染后2~10周出现，急性感染者通常在感染后4~6个月消失；持续6个月以上阳性者表示慢性HBV感染。

HBsAb：阳性表示对HBV有免疫力。见于急性感染者的恢复期HBsAg消失后，或接种乙型肝炎疫苗后。

HBeAg：阳性可作为HBV复制和传染性高的指标。出现在急性HBV感染早期，通常在血清ALT水平达到峰值后很快消失。

HBeAb：阳性表示HBV复制水平低。

HBcAb：只要感染过HBV，无论病毒是否被清除，此抗体均为阳性。

2. HBV DNA定量　可评估HBV感染者病毒复制水平，是抗病毒治疗适应证选择及疗效判断的重要指标。

3. 肝功能　ALT和AST可在一定程度上反映肝细胞损伤程度；总胆红素可反映肝细胞损伤、肝内外胆管阻塞、胆红素代谢异常和溶血。

4. 腹部超声　可以观察肝脏和脾脏的大小、外形、实质回声，以及有无腹水及其严重程度，从而判断有无肝硬化及门静脉高压。

可选以下辅助检查：凝血功能、甲胎蛋白、其他肝炎病毒筛查、肝脏瞬时弹性成像等。

（二）客观资料（O）

1. 体格检查　体温36.5℃，脉搏70次/min，呼吸17次/min，血压122/78mmHg。步入诊室，自主体位，精神可，皮肤稍晦暗，无色素沉着及蜘蛛痣，巩膜无黄染，浅表淋巴结未扪及肿大，无颈静脉怒张。双肺呼吸音清，未及干、湿啰音，心界不大，心律齐，各瓣膜听诊区未闻及病理性杂音。腹壁未见静脉曲张，腹部平软，无压痛及反跳痛，肝脾肋下未触及，肝区无叩击痛。双下肢无水肿，病理征阴性。

2. 辅助检查　6个月前某体检中心乙型肝炎五项定性检查：HBsAg、HBeAg、HBcAb阳性，HBsAb、HBeAb阴性。

本次检查结果：

乙型肝炎五项：HBsAg、HBeAb、HBcAb阳性，HBsAb、HBeAg阴性；HBV DNA 2.08×10^5 U/ml。

抗HIV、抗HCV：阴性。

肝功能：ALT 128U/L，AST 95U/L。

腹部超声未见明显异常。

AFP 5.12μg/L。

问题4. 目前诊断是什么？依据是什么？

目前诊断：HBeAg阴性慢性乙型肝炎。

诊断依据：血清HBsAg阳性，HBeAg持续阴性，多同时伴有HBeAb阳性，HBV DNA定量水平（通常 $>2\times10^3$U/ml），ALT持续或反复异常。

问题5. 疾病严重程度。

（1）慢性肝炎：可无明显症状或仅有非特异性症状，轻症者可有持续或反复出现的乏力、食欲下降、厌油、尿黄、肝区不适、睡眠欠佳，精力下降。重者可出现腹水、上消化道出血等肝硬化表现。

（2）重型肝炎（肝衰竭）：极度乏力、严重食欲低下、腹胀等症状，可有不同程度的神经、精神症状（性格改变、烦躁不安、嗜睡、昏迷等肝性脑病表现），并有明显出血倾向，凝血酶原时间显著延长。

问题6. 需要和哪些疾病鉴别？

甲型肝炎与戊型肝炎常急性起病，消化道症状明显，与该患者不符。丙型肝炎感染隐匿，且在HBV感染的患者中常见，但患者抗HCV阴性，暂可排除。患者转氨酶异常，应注意其他病原体感染、药物性肝损伤、酒精性肝炎、非酒精性脂肪性肝炎、自身免疫性肝病、全身系统性疾病累及肝脏等。因此，暂排除上述其他病因所致肝功能异常。

（三）问题评估（A）

目前存在问题：

（1）危险因素：肝功能异常，患者对疾病认识不足，长期饮酒史，居住环境欠佳。

（2）并发症或其他临床情况：可参考APRI评分、FIB-4指数、瞬时弹性成像（TE）评估是否存在肝纤维化，积极治疗，避免肝硬化、肝癌等严重后果。

（3）父母亲、同居女友及合租同事病史不详，要积极筛查相关人员的乙型肝炎五项情况，做好传染病防控。

（4）患者经济收入欠稳定，对疾病缺乏认识，家庭支持差。

问题7. 针对该疾病目前的治疗方法。

1. 基础措施　建议严格戒酒，饮酒与肝炎之间存在交互作用，与肝癌风险之间存在显著剂量反应关系。

2. 抗病毒药物

（1）适应证：血清HBV DNA阳性的慢性HBV感染者，若其ALT持续异常（>正常参考值上限）且排除其他原因导致的ALT升高，建议抗病毒治疗。

（2）药物选择：恩替卡韦、富马酸替诺福韦酯、富马酸丙酚替诺福韦为首选的核苷类似物（NAs），可强效抑制病毒复制，改善肝脏炎症，安全性较好，总体的耐药发生率较低，长期应用可显著减低肝硬化并发症和肝细胞肝癌的发生率，减低肝脏相关和全因死亡率。初始患者应首选强效低耐药治疗。经治或正在使用其他药物治疗的患者，建议换用强效低耐药药物，以进一步降低耐药风险。

（3）α干扰素治疗：由于干扰素的治疗较复杂，建议专科治疗和管理。

问题8. 转诊指征。

当患者出现以下情况，建议转诊：

1. 紧急转诊　当慢性乙型肝炎患者出现急性发作，需要住院治疗时，应考虑及时紧急转诊。

2. 普通转诊

（1）初诊肝硬化、肝细胞癌患者。

（2）接受免疫抑制剂治疗或癌症化疗的患者。

（3）慢性乙型肝炎经抗病毒治疗6个月，ALT仍持续异常和/或HBV DNA阳性患者，应转诊到专科，考虑药物治疗应答不佳，并寻找肝功能异常的其他原因。

（4）肾功能不全患者。

（5）HBV合并HCV、HIV感染。

（6）妊娠期女性（HBV DNA阳性者）。

（7）青少年及儿童患者。

（8）由于其他因素无法处理者。

（四）问题处理计划（P）

1. 进一步检查计划　可进一步行瞬时弹性成像（TE）检查，评估是否存在肝纤维化等并发症。

2. 治疗计划

（1）非药物干预：①建议严格戒酒；②生活规律，保持愉快的心情，注意控制体重，避免肥胖；③慎用肝毒性药物，避免盲目使用草药制品及膳食补充剂，避免进食被黄曲霉菌污染的食物。

（2）药物治疗：恩替卡韦，0.5mg，1次/d。

3. 全科医生建议每3~6个月监测血常规、肝脏生物化学指标、HBV DNA定量和HBV血清学标志物、肝脏硬度值；每6个月1次腹部超声检查和AFP等。

4. 在治疗过程中，如有符合转诊的情况出现，及时转诊至上级医院，并进行随访。

5. 预防　建议其家庭成员及同居者进行血清HBsAg、HBsAb、HBeAg、HBeAb、HBcAb检测，并对其中易感者（血清标志物均阴性）接种乙型肝炎疫苗。

【案例提示】

HBV感染是导致肝硬化和肝癌等慢性肝病的主要原因。如该例患者，慢性肝炎或携带者可无明显症状或仅有非特异性症状，可能错失治疗时机，或造成传播。故鼓励所有医疗机构、社区进行HBV检测服务，并制定和实施有关提高HBV检测率和上下联动管理的策略，一旦确诊慢性HBV感染，即纳入慢性HBV感染分级管理，做好早期发现、早期诊断、早期治疗的“三早”措施，预防或减少肝硬化、肝硬化失代偿及和肝癌等并发症。慢性乙型肝炎的管理方法可参考《慢性乙型肝炎基层诊疗指南（2020）》和《慢性乙肝防治指南（2019）》。

第三节　水痘案例

【案例概要】

患儿，男性，3岁5个月，幼儿园小班。

（一）主观资料（S）

发热伴皮疹2日就诊。

患儿2日前，因受凉后出现发热，体温最高39℃，伴有轻度流涕鼻塞，同时出现头面及躯干皮肤皮疹，红色，局部有米粒样小水疱，轻微瘙痒。无高热惊厥，无咳嗽、咳痰，无头晕、头痛，无呕吐、腹泻等不适。自行服用“美林”等退热药后体温仍有反复。患儿发育良好，患病以来食欲下降，大小便正常。生活史：家中还有一个上小学一年级的哥哥，目前体健。既往史：否认有传染病病史，无药物过敏史，无高热惊厥史。流行病学史：诉其幼儿园同班有同样病史，具体不清楚其诊断，目前已经请假回家（后来电话咨询老师，该同学在上级医院已经确诊水痘）。

问题1. 根据现有资料，考虑可能的问题是什么？为什么？

考虑水痘或手足口病可能。

任何年龄人群均可感染水痘-带状疱疹病毒（varicella-zoster virus，VZV），以婴幼儿和学龄前、学龄期儿童发病较多。在发病24小时内出现皮疹，皮疹先发于头皮、躯干受压部分，呈向心性分布。最开始为粉红色小斑疹，迅即变为米粒至豌豆大的圆形紧张水疱，周围明显红晕，有的水疱中央呈脐窝状。在为期1~6日的出疹期内皮疹相继分批出现，皮损呈现由细小的红色斑丘疹→疱疹→结痂→脱痂的演变过程，脱痂后不留瘢痕。水疱期痛痒明显，若因挠抓继发感染时可留下轻度凹痕。

手足口病主要发生在5岁以下的儿童。急性起病，发热、口痛、厌食、口腔黏膜出现散在疱疹或溃疡，位于舌、颊黏膜及硬腭等处为多，也可波及软腭、牙龈、扁桃体和咽部。手、足、臀部、臂部、腿部出现斑丘疹，后转为疱疹，疱疹周围可有炎性红晕，疱内液体较少。手足部较多，掌背面均有。皮疹数少则几个多则几十个。消退后不留痕迹，无色素沉着。部分病例仅表现为皮疹或疱疹性咽峡炎。

该患儿目前皮疹才2日，缺乏典型性，建议进一步完善相关检查及追问接触史，以指导下一步的明确诊断和指导措施。

问题2. 有没有绝对不能忽视的问题?

儿童发热伴皮疹的考虑为感染性疾病和非感染性疾病，在临床上要加以区分和重视：常见的儿童发热伴皮疹的感染性疾病除水痘外，还要考虑幼儿急疹、手足口、麻疹、风疹、猩红热等。临床上根据其皮疹的不同性质及检查区分。另外，还要考虑非感染性疾病，如川崎病、药疹、过敏性紫癜等。

问题3. 接下来需要做哪些检查?

首先要进行体格检查，重点关注皮肤、黏膜及腹部。另外，首选以下辅助检查：

1. 血常规　白细胞总数正常或稍减低，淋巴细胞增高。

2. 血清学检查　常用的为补体结合试验，水痘患者于出诊后1~4日血清中即出现补体结合抗体，2~6周达高峰，6~12个月后逐渐下降，双份血清抗体滴度4倍以上升高。亦可用间接荧光抗体法检测。

可选以下辅助检查：①病毒分离；②疱疹刮片或组织活检；③PCR方法。

（二）客观资料（O）

1. 体格检查　体温38.2℃，脉搏88次/min，呼吸20次/min，体重16kg。

发育正常，营养中等，神志清楚，耳后及颌下淋巴结无肿大。颈无抵抗感，头面部发际线处及躯干四肢处可见向心性散在的红色斑丘疹，局部有米粒样水疱形成。咽部充血（+），局部无疱疹，双侧扁桃体Ⅱ度大，局部无脓性分泌物。双肺呼吸音清，未闻及干、湿啰音，心率88次/min，律齐，各瓣膜听诊区未闻及病理性杂音，腹软，肝脾未扪及，无压痛、反跳痛、肌紧张。双下肢无水肿。生理反射存在，病理征未引出。睾丸无异常。

2. 辅助检查　血常规：WBC 3.55×10^9/L，RBC 4.86×10^{12}/L，Hb 128g/L，NE% 52%，LY 5.02×10^9/L，LY% 32%。

问题4. 目前诊断是什么？依据是什么？

目前诊断：水痘。

诊断依据：

1. 病前1~2周有与水痘或带状疱疹患者密切接触史（病史询问中了解到该幼儿园小班之前有确诊水痘的患儿）。

2. 发热与皮疹（斑丘疹、疱疹）同时发生，查体头面部发际线处及躯干四肢处可见向心性散在的红色斑丘疹，局部有米粒样水疱形成。

3. 白细胞计数稍低，淋巴细胞相对增高。

问题5. 疾病严重程度。

水痘（varicella）是由水痘–带状疱疹病毒初次感染引起的急性传染病。主要发生在婴幼儿和学龄前儿童，成人发病症状比儿童更严重。带状疱疹也是由水痘-带状疱疹病毒（VZV）感染引起的皮肤病。机体免疫功能低下、睡眠不足、过度劳累等是发病的主要诱因。当机体免疫低下时VZV可侵犯包括皮肤和神经在内的多种组织、脏器。临床上除发生典型的皮肤带状疱疹以外，有时还会出现很多并发症。并发症虽然发生率不高，但往往症状较重，甚至引起严重的后遗症。

问题6. 需要和哪些疾病鉴别?

1. 手足口病鉴别　见表14–1。

表14–1　水痘与手足口病的鉴别

项目	手足口病	水痘
易感人群	6个月~5岁高发	任何年龄，6个月~学龄期儿童多见
致病原因	肠道病毒引起的急性传染病	水痘–带状疱疹病毒感染
高发季节	4~8月夏季为主	冬春季
出疹区域	口唇、手、足、臀（肛门周围）	躯干中心，四肢，头面部较少
出疹形态	小米粒或绿豆大小，实心有红晕，较硬，痒感不明显，不易破	亮如水珠的疱疹，薄膜里有液体，痛痒明显

2. 脓疱疮鉴别　多发于夏天炎热季节，疱疹较大，壁较薄，内含脓液，不透亮，容易破溃，破溃后随脓液流溢蔓延附近皮肤而发，多发于头面部及四肢暴露部位。

3. 麻疹鉴别　皮疹特点：皮疹形态多为红色斑丘疹，呈充血性，无痒感，逐渐融合成片，色变暗，疹间少有正常皮肤，随病情好转逐渐消退，疹退后可有色素沉着及糠麸样脱屑。

（三）问题评估（A）

1. 目前诊断　水痘。

2. 目前存在的健康问题　年龄小，免疫力低，群居性幼儿园生活，家中还有6岁多的哥哥一起生活。

3. 患者父母依从性较好，能理解水痘的传染性，能配合隔离。

问题7. 针对该疾病目前的治疗方法。

（1）早期隔离，及时报告：一般不少于病后2周，直到全部皮疹结痂为止。与水痘患者接触过的儿童，应隔离观察3周。具体措施：给家属交代病情并出具水痘诊断证明，立即填报传染病卡。写明隔离时间，让家属及时给学校老师上传病情诊断书，并请假。

（2）告诉负责督导学校的团队及时到该幼儿园指导消毒清洁工作，并协助学校进一步加强对传染病的防控工作。

（3）提醒家属在家中做好通风，患儿的玩具衣物等做好消毒与清洁，尽量与哥哥分开居住。

（4）避免用手抓破疱疹，以免疱疹被抓破引起化脓感染。把患儿的指甲剪短，保持手的清洁。

（5）多饮水，进食清淡易吸收食物。

（6）药物治疗：对症治疗。①炉甘石外用止痒；②退热，清开灵1袋、3次/d，小儿柴黄颗粒1袋、3次/d，布洛芬备用（体温38.5℃以上酌情使用）；③中药治疗。

问题8. 转诊指征。

如发现出疹后持续高热不退、咳喘，或呕吐、头痛、烦躁不安或嗜睡，惊厥时应及时送上级医院就医。

（四）问题处理计划（P）

1. 院内儿科专家协助会诊，详细询问病史，进一步明确诊断。

2. 治疗计划　非药物治疗（主动检查询问水痘接触史，及时报告，密切配合，健康教育，科学管理）。

3. 药物治疗。

4. 疫苗接种　做好易感人群防护，做好水痘疫苗应急接种工作。建议学校、幼托机构组织儿童到社区卫生服务中心进行疫苗接种。

5. 全科医生建议　隔离时间结束后到中心随访，并开复课证明。同时以后注意养成良好卫生习惯，保持空气流通。

【案例提示】

水痘是常见的传染病之一，主要发生在婴幼儿和学龄前儿童，成人发病症状比儿童更严重。以发热及皮肤和黏膜成批出现周身性红色斑丘疹、疱疹、痂疹为特征，皮疹呈向心性分布，主要发生在胸、腹、背，四肢很少。冬春两季多发，其传染力强，水痘患者是唯一的传染源，自发病前1~2日直至皮疹干燥结痂期均有传染性，接触或飞沫吸入均可传染，易感儿发病率可达95%以上。该病为自限性疾病，一般不留瘢痕，如合并细菌感染会留瘢痕，病后可获得终身免疫，有时病毒以静止状态存留于神经节，多年后感染复发而出现带状疱疹。发现该病后应立即隔离，上报，严格按照传染病法执行。加强医校两方面的传染病防控，做好消毒清洁，加强水痘疫苗的接种。

第四节　手足口病案例

【案例概要】

患儿，男，4岁7个月，幼儿园学生。

（一）主观资料（S）

发现口腔、手足心疱疹半日。

今日幼儿园晨检发现患儿口腔、手、足心疱疹，患儿近期在幼儿园有接触相关疾病史，无发热，无皮肤瘙痒，无咽痛，无声音嘶哑，无咳嗽吼喘，无恶心、呕吐，无腹痛、腹泻，精神饮食及大小便尚可。有幼儿园相关疾病接触史。否认热性惊厥史及其他疾病。足月顺产，生长发育正常。按国家法定项目完成接种项目。无家族遗传病史。

问题1. 根据现有资料，考虑可能的问题是什么？为什么？

该患儿考虑手足口病。

手足口病是由肠道病毒引起的传染病，引发手足口病的肠道病毒有20多种（型），其中以柯萨奇病毒A16型（Cox A16）和肠道病毒71型（EV 71）最为常见。多发生于学龄前儿童，也会出现学龄儿童范围流行。表现发热，手、足、口腔等部位出现小疱疹或小溃疡，多数患儿1周左右自愈，少数患儿可引起心肌炎、肺水肿、无菌性脑膜脑炎等并发症。个别重症患儿病情发展快，导致死亡。目前主要对症治疗。

问题2. 有没有绝对不能忽视的问题？

鉴别并评估疾病严重程度，有没有累及神经系统循环系统，同时除外其他儿童出疹性疾病；有没有转诊指征。

问题3. 接下来需要做哪些检查？

首先要进行体格检查，重点关注口腔、皮肤、精神神志情况，进行血常规辅助检查。

（二）客观资料（O）

1. 体格检查　体温36.5℃，呼吸24次/min，脉搏96次/min，体重16kg。发育正常，营养良好，神志清楚，查体合作。颈软，口腔内颊黏膜、口唇黏膜、上颚、手心皮肤、肛周臀部皮肤，出现散在小米粒大小、周围发红的灰白色小疱疹或红色丘疹，咽充血，双侧扁桃体Ⅰ度肿大，双肺呼吸音清，未闻及确切干、湿啰音，心音强，律齐，各瓣膜听诊区无杂音；腹软，肝脾未触及，无压痛，无反跳痛和肌紧张，肠鸣音正常；四肢关节无红肿及变形，脊椎无畸形，无压痛及叩击痛。

2. 辅助检查　血常规：WBC 8.25×10^9/L，NE% 46.2%，LY% 50.3%，超敏CRP 1.3mg/L。

问题4. 目前诊断是什么？依据是什么？

目前诊断：手足口病。

根据临床症状及体征，在大规模流行时，尤其是口腔、手足部位的典型皮疹分布特点。

问题5. 疾病严重程度。

1. 普通病例　急性起病，发热，厌食，口腔黏膜出现散在疱疹或溃疡，位于舌、颊黏膜及硬腭等处为多，也可波及软腭，牙龈，扁桃体和咽部。手心、足心、臀部出现斑丘疹，后转为疱疹，疱疹周围有炎性红晕，疱内液体较少。手足部位较多，掌背部均有。皮疹数少者有几个，多则为几十个。不疼痛、不瘙痒，消退后不留痕迹，无色素沉着。部分病例仅仅表现为皮疹，如单一部位或仅为斑丘疹。与疱疹性咽峡炎病原有交叉，所以疱疹性咽峡炎与手足口病等同进行传染病管理。

2. 重型病例　少数病例病情进展迅速，在发病1~5日左右出现脑膜炎、脑炎（以脑干脑炎最为凶险）、脑脊髓炎、肺水肿、循环障碍等，极少数危重型病例，可致死亡，存活后病例可留有后遗症。

患儿年龄大于3岁，意识状态良好，生命体征平稳，发热热势不盛，发热持续时间不长，无呼吸、循环障碍，辅助检查白细胞没有升高，考虑手足口普通型。

问题6. 需要和哪些疾病鉴别？

鉴别诊断：

1. 单纯疱疹性口炎　四季均可发病，由单纯疱疹病毒引起，以散发病例为主。口腔黏膜出现疱疹及溃疡。但没有手、足部疱疹。

2. 疱疹性咽峡炎　主要由柯萨奇病毒引起，患儿发热、咽痛，口腔黏膜出现散在灰白色疱疹，周围有红斑状晕环，疱疹破溃形成溃疡。病变在口腔后部，如扁桃体前部、软腭、悬雍垂，很少累及颊黏膜、舌、龈。不典型的患儿须做病原学及血清检查。

（三）问题评估（A）

1. 目前诊断　手足口病普通型

2. 目前存在的健康问题

手足口病传染扩散：首先隔离患儿，隔离至症状消失7日，且不少于发病后14日；接触者应注意消毒隔离，避免交叉感染。医疗机构、教育机构和家庭三方的信息沟通，隔离时间必须足够，不要出现空档差错，以此减少发病，防止扩散。

3. 并发症或其他临床情况　患儿目前无并发症，密切观察患儿发热，伴随症状，精神饮食状况。病情变化加重随诊。

问题7. 针对该疾病目前的治疗方法。

1. 一般治疗　本病如无并发症，预后一般良好，多在1周内痊愈。主要为对症治疗。

（1）首先隔离患儿，隔离至症状消失7日，且不少于发病后14日；接触者应注意消毒隔离，避免交叉感染。

（2）对症治疗，做好口腔护理。

（3）衣服、被褥要清洁，衣着要舒适、柔软，经常更换。

（4）剪短儿童的指甲，防止抓破皮疹。

（5）臀部有皮疹的儿童，保持臀部清洁干燥。

（6）可服用抗病毒药物及清热解毒中草药，补充维生素B、维生素C等。

2. 合并治疗

（1）密切监测病情变化，尤其是脑、肺、心等重要脏器功能；危重患者特别注意监测血压、血气分析、血糖及胸部X线片。

（2）注意维持水、电解质、酸碱平衡及对重要脏器的保护。

（3）有颅内压增高者给予相应处理。

（4）出现低氧血症、呼吸困难等呼吸衰竭征象者，宜及早进行机械通气治疗。

（5）维持血压稳定。

3. 其他重症处理　如出现弥散性血管内凝血（DIC）、肺水肿、心衰等，应给予相应处理。

4. 中医药辨证治疗。

问题8. 转诊指征。

尤其3岁以下患儿，有可能在短期内发展为危重病例，应密切观察病情变化，进行必要的辅助检查，有针对性地做好救治工作，出现以下情况及时转诊：①持续高热不退；②精神差、呕吐、易惊、肢体抖动、无力；③呼吸、心率增快；④出冷汗、末梢循环不良；⑤高血压；⑥外周血白细胞计数、血小板计数明显增高；⑦高血糖。

（四）问题处理计划（P）

1. 立即居家自我隔离，不要接触其他儿童；不要带患儿到人群聚集、密闭的公共场所，避免交叉感染。特别注意手足口病应隔离至症状消失7日，且不少于发病后14日。

2. 根据《中华人民共和国传染病防治法》，按丙类传染病要求24小时内网报。

3. 治疗计划

（1）非药物干预：衣服、被褥要清洁，衣着要舒适、柔软，经常更换；应随时清理其大小便，保持臀部清洁干燥；饭前便后、活动后督促患儿用肥皂或洗手液流动水洗手；多饮水，清淡饮食，忌辛辣刺激食物；居家休息，勿剧烈运动；密切观察患儿发热情况，伴随症状，精神饮食状况。

（2）药物治疗：对症支持治疗，可给予清开灵颗粒1包，3次/d，复合维生素B、维生素C。

4. 预防

（1）饭前便后、外出后要用肥皂或洗手液等给儿童洗手，不要让儿童喝生水、吃生冷食物，避免接触患病儿童。

（2）看护人接触儿童前、替幼童更换尿布、处理粪便后均要洗手，并妥善处理污物。

（3）婴幼儿的奶瓶、奶嘴使用前后应充分清洗。

（4）本病流行期间不宜带儿童到人群聚集、空气流通差的公共场所，注意保持家庭环境卫生，居室要经常通风，勤晒衣被。

（5）儿童出现相关症状要及时到医疗机构就诊。患儿不要接触其他儿童，父母要及时对患儿的衣物进行晾晒或消毒，对患儿粪便及时进行消毒处理；轻症患儿不必住院，宜居家治疗、休息，以减少交叉感染。

（6）每日对玩具、个人卫生用具、餐具等物品进行清洗消毒。

（7）托幼单位每日进行晨检，发现可疑患儿时，采取及时送诊、居家休息的措施；对患儿所用的物品要立即进行消毒处理。

（8）患儿增多时，要及时向卫生和教育部门报告。根据疫情控制需要当地教育和卫生部门可决定采取托幼机构或小学放假措施。

（9）我国研发的EV 71手足口病灭活疫苗于2016年批准上市，目前尚缺乏有效免疫持久性研究数据，尚未纳入我国儿童免疫规划。

【案例提示】

手足口病是儿童常见传染性疾病之一，手足口病的诊断、治疗、管理、预防和网报方法按照《儿科学》《手足口病诊疗指南（2021年版）》和《中华人民共和国传染病防治法》执行。作为社区卫生服务机构医务人员及分管幼儿园的机构保健人员要经常到学校、托幼机构进行督导和健康教育，要对学校老师、校医、保育人员、学生及家长宣讲手足口病的特点、临床表现、治疗护理、隔离时间、隔离措施，家庭护理；尤其做好医疗机构、教育机构和家庭三边的信息沟通，隔离时间必须要够，不要出现空档差错，以此减少发病，防止扩散。

第五节　甲型流行性感冒案例

【案例概要】

患者，男性，19岁，未婚，大学生，冬季，初诊。

（一）主观资料（S）

咽痛、流涕、乏力2日。

2日前患者受凉后出现咽痛、流涕、乏力，伴鼻塞、肌肉疼痛、头痛、发热，最高体温38.5℃，无呕吐、腹泻、腹痛、呼吸困难等不适。患者精神欠佳，饮食欠佳，睡眠可，大小便正常，近期体重无明显变化。既往健康，无特殊疾病史。无家族遗传史。近期班级有甲型流行性感冒同学。否认食物药物过敏史。平时运动少，每周运动小于3次。同学关系融洽。

问题1. 根据现有资料，考虑可能的问题是什么？为什么？

考虑急性上呼吸道感染、甲型流行性感冒（简称“甲型流感”）。

1. 急性上呼吸道感染　起病较急，主要表现为鼻部症状，如喷嚏、鼻塞、流清水样鼻涕，也可表现为咳嗽、咽干、咽痒或灼热感，甚至鼻后滴漏感。发病的同时或数小时后可有鼻部症状。2~3日后鼻涕变稠，常伴咽痛、流泪、味觉减退、呼吸不畅、声音嘶哑等。一般无发热及全身症状，或仅有低热、不适、轻度畏寒、头痛。体格检查可见鼻腔黏膜充血、水肿、有分泌物，咽部轻度充血。一般5~7日可痊愈。

2. 流行性感冒 简称"流感"，为流感病毒所致的急性呼吸道传染性疾病，全身症状重、局部症状轻，传染性强，常为明显的流行性发病。临床特点：

（1）起病急，全身症状重，畏寒、高热、全身酸痛、眼结膜炎症明显，部分患者有恶心、呕吐、腹泻等消化道症状。

（2）鼻咽部症状较轻。

（3）病毒为流感病毒，必要时可通过病毒分离或血清学明确诊断。

（4）早期应用抗流感病毒药物，如金刚烷胺、奥司他韦疗效显著。

（5）可通过注射流感疫苗进行预防。

本例患者发病于冬季，有受凉，平时运动少，有全身症状及呼吸道局部症，近期有甲型流感流行病学史。考虑急性上呼吸道感染、甲型流感可能。

问题2. 有没有绝对不能忽视的问题？

某些急性传染病（如麻疹、流行性出血热、流行性脑脊髓膜炎、脊髓灰质炎、伤寒、斑疹伤寒）在患病初期常有上呼吸道症状，也有全身症状，但有一些特异性的症状和体征。实验室检查亦有助于鉴别。

问题3. 接下来需要做哪些检查？

首先要体格检查，重点关注咽喉部及肺部。另外，要进行以下辅助检查：

1. 首先要确定血常规 外周血白细胞总数一般不高或降低，重症病例淋巴细胞计数明显降低。

2. 血生化 可有转氨酶、乳酸脱氢酶、肌酐等升高。少数病例肌酸激酶升高；部分病例出现低钾血症等电解质紊乱。休克病例血乳酸可升高。

3. 病原学相关检查

（1）病毒抗原检测：检测速度快，但敏感性低于核酸检测。阳性支持诊断，但阴性不能排除流感。

（2）病毒核酸检测：敏感性和特异性很高，且能区分病毒类型和亚型。

（3）病毒培养分离：从呼吸道标本培养可培养分离出流感病毒。

（4）血清学检测：IgG抗体水平恢复期比急性期呈4倍及以上升高有回顾性诊断意义。IgM抗体检测敏感性和特异性较低。

4. 影像学表现 原发性病毒性肺炎者影像学表现为肺内斑片状、磨玻璃影、多叶段渗出性病灶；进展迅速者可发展为双肺弥漫的渗出性病变或实变，个别病例可见胸腔积液。

（二）客观资料（O）

1. 体格检查 体温38.5℃，呼吸19次/min，脉搏72次/min，血压108/69mmHg，身高167cm，体重56kg。发育正常，营养良好，神志清楚，自主体位，查体合作。咽部充血（++），双侧扁桃体无肿大，心肺腹（-）。神经系统查体阴性。

2. 辅助检查 血常规未见明显异常，咽拭子甲型流感病毒抗原检测阳性。

问题4. 目前诊断是什么？依据是什么？

目前诊断：甲型流感。

起病急，全身症状重，发热、乏力、全身肌肉痛、头痛明显，鼻咽部症状较轻，有流行病学史，咽拭子甲型流感病毒抗原检测阳性，故诊断。

问题5. 疾病严重程度。

潜伏期通常为1~3日（数小时~4日）。

1. 典型流感　典型流感起病急，前驱期即出现乏力、高热、寒战，头痛、全身酸痛等全身中毒症状，但体征较轻，可伴或不伴流涕、咽痛等局部症状。肺部听诊可闻及干啰音。病程4~7日，咳嗽和乏力可持续数周。

2. 轻型流感　轻型流感急性起病，轻或中度发热，全身及呼吸道症状轻，2~3日内自愈。

3. 肺炎型流感　肺炎型流感多发生于老年人、婴幼儿、慢性病患者及免疫力低下者。病初类似典型流感症状，1日后病情迅速加重，出现高热、咳嗽、呼吸困难及发绀，可伴有心、肝、肾衰竭。体格检查双肺遍及干、湿啰音，但无肺实变体征。痰细菌培养阴性，抗生素治疗无效。多于5~10日内发生呼吸循环衰竭，预后较差。

4. 其他类型　还伴其他肺外表现，主要有以下几种：胃肠型伴呕吐、腹泻等消化道症状；脑膜脑炎型表现为意识障碍、脑膜刺激征等神经系统症状；若病变累及心肌、心包，分别为心肌炎型和心包炎型。此外，还有以横纹肌溶解为主要表现的肌炎型，仅见于儿童。

出现以下情况之一者为重症病例：

（1）持续高热≥3日，伴有剧烈咳嗽，咳脓痰、血痰，或胸痛。

（2）呼吸频率快，呼吸困难，口唇发绀。

（3）反应迟钝、嗜睡、躁动等神志改变或惊厥。

（4）严重呕吐、腹泻，出现脱水表现。

（5）合并肺炎。

（6）原有基础疾病明显加重。

（7）需住院治疗的其他临床情况。

出现以下情况之一者为危重病例：

（1）呼吸衰竭。

（2）急性坏死性脑病。

（3）休克。

（4）多器官功能不全。

（5）其他需进行监护治疗的严重临床情况。

因此，此病例属于典型流感。

问题6. 需要和哪些疾病鉴别？

1. 普通感冒　流感的全身症状比普通感冒重；流行病学史有助于鉴别；普通感冒的

流感病原学检测阴性。

2. 其他上呼吸道感染 包括急性咽炎、扁桃体炎、鼻炎和鼻窦炎。感染与症状主要限于相应部位。流感病原学检查阴性。

3. 其他下呼吸道感染 流感有咳嗽症状或合并气管支气管炎时需与急性气管支气管炎相鉴别；合并肺炎时需要与其他病原体（其他病毒、支原体、衣原体、细菌、真菌、结核分枝杆菌等）导致的肺炎相鉴别。根据临床特征可作出初步判断，病原学检查可资确诊。

（三）问题评估（A）

1. 目前诊断 甲型流感。

2. 目前存在的健康问题 危险因素：缺乏运动，抵抗力差。

3. 并发症或其他临床情况 无。

4. 患者依从性和家庭可利用的资源 患者是大学生，没有经济收入，文化水平较高，能够理解全科医生的治疗方案和指导建议，依从性好。

问题7. 针对该疾病目前的治疗方法。

（一）基本原则

1. 临床诊断病例和确定诊断病例应当尽早隔离治疗。

2. 住院治疗标准（满足下列标准任意1条）

（1）基础疾病明显加重，如慢性阻塞性肺疾病、糖尿病、慢性心功能不全、慢性肾功能不全、肝硬化等。

（2）符合重症或危重流感诊断标准。

3. 非住院患者居家隔离，保持房间通风，佩戴口罩。充分休息，多饮水，饮食应当易于消化和富有营养。密切观察病情变化，尤其是儿童和老年患者。

4. 流感病毒感染高危人群容易引发重症流感，尽早抗病毒治疗。

5. 避免盲目或不恰当使用抗菌药物。仅在有细菌感染指征时使用抗菌药物。

6. 合理选用退热药物，儿童忌用阿司匹林或含阿司匹林及其他水杨酸制剂。

7. 辨证使用中医药。

（二）对症治疗

高热者可进行物理降温、应用解热药物。咳嗽、咳痰严重者给予止咳、祛痰药物。根据缺氧程度采用适当的方式进行氧疗。

（三）抗病毒治疗

1. 抗流感病毒治疗时机 重症或有重症流感高危因素的流感样病例，应当尽早给予经验性抗流感病毒治疗。发病48小时内进行抗病毒治疗可减少并发症、降低病死率、缩短住院时间；发病时间超过48小时的重症患者依然可从抗病毒治疗中获益。

非重症且无重症流感高危因素的患者，应当充分评价风险和收益，考虑是否给予抗病毒治疗。

2. 抗流感病毒药物 我国目前上市的药物有神经氨酸酶抑制剂（奥司他韦、扎那米韦、帕拉米韦）、血凝素抑制剂（阿比多尔）和M_2离子通道阻滞剂（金刚烷胺、金刚乙胺）三种。

问题8. 转诊指征。

1. 紧急转诊

（1）患者存在上气道梗阻，有窒息的风险者。

（2）短时间内出现呼吸或循环系统衰竭症状及体征者。

（3）出现风湿病、肾小球肾炎和病毒性心肌炎等严重并发症者。

2. 紧急处置　患者短时间内出现呼吸或循环系统衰竭症状及体征者，需气管插管或气管切开，并给予血管活性药物。

3. 普通转诊

（1）患者持续高热，体温>39℃，且经常规抗病毒抗感染治疗3日无效。

（2）一般情况差、患有严重基础疾病（如慢性心衰、糖尿病等）或长期使用免疫抑制剂者。

（四）问题处理计划（P）

1. 进一步检查计划　目前患者一般情况可，可不进行其他检查。

2. 治疗计划

（1）立即隔离治疗，填写传染病卡，在24小时内进行访视，进一步进行流行病学调查、指导居家隔离及消毒工作，3日后进行复访。

（2）一般治疗：卧床休息，多饮水，注意营养。

（3）药物治疗：①高热给予解热镇痛药，给予中成药；②抗病毒治疗，奥司他韦胶囊75mg，2次/d，疗程5日。

3. 全科医生建议继续在社区卫生服务机构随诊，了解症状改善情况，告知患者居家隔离1周，如有病情变化，及时送到传染病医院住院治疗。每年秋冬季节可接种流感疫苗预防。

【案例提示】

接种流感疫苗是预防流感最有效的手段。推荐60岁及以上老年人、6月龄至5岁儿童、孕妇、6月龄以下儿童家庭成员和看护人员、慢性病患者和医务人员等重点人群，每年优先接种流感疫苗。

保持良好的个人卫生习惯是预防流感等呼吸道传染病的重要手段，主要措施包括：勤洗手、保持环境清洁和通风、在流感流行季节尽量减少到人群密集场所活动、避免接触呼吸道感染患者；保持良好的呼吸道卫生习惯，咳嗽或打喷嚏时，用上臂或纸巾、毛巾等遮住口鼻，咳嗽或打喷嚏后洗手，尽量避免触摸眼睛、鼻或口；出现流感样症状应当注意休息及自我隔离，前往公共场所或就医过程中需戴口罩。

第六节　新型冠状病毒感染案例

【案例概要】

患者，男性，81岁，已婚，退休。

（一）主观资料（S）

咳嗽8日，发热7日。

患者自诉其儿子和儿媳在武汉黄冈工作，2020年1月19日两人由武昌转车至成都，2020年2月3日患者开始出现咳嗽，2月4日开始伴发热，自服感冒药后症状未缓解，无呼吸困难、头痛、心悸、腹痛、腹泻、味觉消失等不适。患者自发病以来饮食可，睡眠尚可，大小便正常。既往无高血压、糖尿病等慢性病史，否认家族遗传病。其家中儿子及儿媳先后确诊为新型冠状病毒感染患者。生活习惯：平素无烟酒嗜好，生活作息规律。家庭和睦，收入稳定，与配偶及子女关系良好。

问题1. 根据现有资料，考虑可能的问题是什么？为什么？

考虑新型冠状病毒感染普通型。

1. 传染源　传染源主要是新型冠状病毒感染者，在潜伏期即有传染性，发病后3日内传染性较强。

2. 传播途径　经呼吸道飞沫和密切接触传播是主要的传播途径。接触病毒污染的物品也可造成感染。

在相对封闭的环境中长时间暴露于高浓度气溶胶情况下，存在经气溶胶传播的可能。

由于在粪便、尿液中可分离到新型冠状病毒，应注意其对环境污染造成接触传播或气溶胶传播。

因患者与病毒携带者一起居住，符合以上传播途径导致感染。

3. 易感人群　人群普遍易感。感染后或接种新型冠状病毒疫苗后可获得一定的免疫力，但持续时间尚不明确。患者系高龄患者，属易感人群。

问题2. 有没有绝对不能忽视的问题？

该患者系高龄老人，属于易感且易发重症，呼吸衰竭发生的可能性较大，预后较差。

问题3. 接下来需要做哪些检查？

首先要至发热门诊就诊，避免导致院内感染。体格检查注意生命体征、神志状况、有无发绀、肺部有无干湿啰音等。

1. 一般辅助检查

（1）基本检查：指氧饱和度、血常规、C反应蛋白（CRP）。

（2）推荐检查：根据患者病情及机构条件，可酌情选择心电图、红细胞沉降率（ESR）、肝/肾功能、乳酸脱氢酶（LDH）、肌酶、肌红蛋白、肌钙蛋白、铁蛋白、D-二聚体、降钙素原（PCT）、血气分析（注意记录吸氧条件）。怀疑肺炎时可进行胸部X线片或CT检查。胸部X线片应采用后前位联合侧位以提高病灶检出率。胸部CT检查可采用平扫或低剂量平扫。新型冠状病毒感染病灶多见于肺野外带，以下肺多见，呈现单灶或多灶性浅淡磨玻璃影；重型/危重型者病灶增多，范围扩大，胸腔积液少见。

2. 病原学检查

（1）核酸检测：采用PCR检测方法对鼻、口咽拭子、痰和其他下呼吸道分泌物、粪便等标本检测新型冠状病毒核酸。

（2）抗原检测：采用鼻咽拭子、中鼻甲拭子和鼻拭子样本。

（二）客观资料（O）

1. 体格检查　体温38.3℃，呼吸20次/min，脉搏96次/min，血压130/70mmHg，SpO_2 99%，身高160cm，体重54kg。发育正常，营养良好，神志清楚，自主体位，查体合作。无发绀，胸廓对称，气管居中，无三凹征，肋间隙未增宽，双肺叩诊呈清音，无法完成心肺听诊，腹软，肝脾未及，无压痛及反跳痛。双下肢无水肿。

2. 辅助检查

（1）新型冠状病毒核酸咽拭子检测阳性。

（2）胸部CT：①双肺多叶段异常影像学改变，据其分布方式及特点，考虑病毒性肺炎可能性大；②双肺多个囊状透光区，肺大疱？③左肺上叶尖后段结节，与邻近胸膜粘连，性质？请结合临床或复诊随访；④双侧胸膜局部稍增厚；⑤左心室增大，主动脉壁部分钙化。

问题4. 目前诊断是什么？依据是什么？

目前诊断：新型冠状病毒感染普通型。

新型冠状病毒感染的诊断依据：①有明确流行病学史，与确诊患者共同居住；②有典型新型冠状病毒感染相关呼吸道症状，持续发热伴咳嗽；③新型冠状病毒核酸检测阳性，肺部影像学典型新型冠状病毒感染影像学征象。④患者系大于65岁老年人，属高危人群。

问题5. 疾病严重程度。

中型。具有发热、呼吸道症状等，影像学可见肺炎表现。

问题6. 需要和哪些疾病鉴别？

1. 新型冠状病毒感染轻型表现需与其他病毒引起的上呼吸道感染相鉴别。

2. 新型冠状病毒感染主要与流感病毒、腺病毒、呼吸道合胞病毒等其他已知病毒性肺炎及肺炎支原体感染鉴别，尤其是对疑似病例要尽可能采取包括快速抗原检测和多重PCR核酸检测等方法，对常见呼吸道病原体进行检测。

3. 还要与非感染性疾病，如血管炎、皮肌炎和机化性肺炎等鉴别。

该患者无上述病史，且有明确的新型冠状病毒感染患者接触史。

（三）问题评估（A）

1. 目前诊断新型冠状病毒感染中型

2. 目前存在的健康问题

（1）危险因素：81岁老年人。

（2）患者肺部CT提示肺大疱，左心室肥大。

3. 并发症或其他临床情况　患者高龄，SpO_2 93%，有发生呼吸功能衰竭的可能。

4. 患者依从性和家庭可利用的资源　患者经济收入稳定，文化水平较高，能够充分理解全科医生的治疗方案和指导建议，依从性好；患者家庭和睦，家庭支持度较高；患者对新型冠状病毒感染治疗及隔离措施理解并支持。

问题7. 针对该疾病目前的治疗方法。

1. 病例的发现与报告　各级各类医疗机构的医务人员发现符合病例定义的疑似病例后，应立即采集标本行抗原检测或核酸检测，并按照规定进行网络直报。

2. 治疗

（1）对症支持治疗

1）一般治疗：包括补液和营养支持治疗、物理降温等，对呼吸急促的轻型或中型患者，且意识清醒、生命体征平稳、能自主排痰、无气道梗阻风险者，可尝试俯卧位、斜坡侧卧位、前倾坐位等方法以适当缓解症状。需注意监测指氧饱和度、呼吸频率等指标，早期识别重症患者并进行转诊。

2）氧疗和呼吸支持：氧饱和度是新型冠状病毒感染患者重要的生命体征，是判断病情严重程度、监测治疗反应的重要参数。可通过脉搏血氧仪（简称脉氧仪或指氧仪）监测。可以采取鼻导管或面罩氧疗，静息吸空气条件下指氧饱和度≤93%，或活动后指氧饱和度≤90%，伴或不伴呼吸窘迫者，均推荐持续氧疗。接受鼻导管或面罩氧疗1~2小时后，患者氧合达不到治疗要求，呼吸窘迫无改善，或低氧血症和/或呼吸窘迫加重，均建议尽快转上级医院就诊。

3）解热镇痛药的应用：新型冠状病毒感染患者常会出现发热、头疼、全身肌肉酸痛等全身症状，在患者出现高热不退症状时，如果体温达到38.5℃以上，可以服用对乙酰氨基酚、布洛芬等非甾体抗炎药进行退热治疗。所有患者在退热过程中，均应适当增加水分摄入，以免虚脱休克。

4）止咳祛痰药物的应用：咳嗽是新型冠状病毒感染最常见的症状。新型冠状病毒感染咳嗽急性期与亚急性期以对症治疗为主，根据咳嗽性质选用镇咳药物或祛痰药物治疗。

5）其他对症治疗

①流涕和鼻塞：可选用氯苯那敏、氯雷他定、西替利嗪等抗组胺药物，也可选用复方感冒药来对症治疗。②咽痛、咽干：多饮水为基础，非糖尿病患者可饮蜂蜜水。新型冠状病毒感染后导致的急性喉炎可使用雾化吸入糖皮质激素（如布地奈德）快速缓解症状。③腹泻：补液和维持电解质稳定是最重要的治疗，首选经口补液，如腹泻量大，可予口服补液盐。腹泻可导致肠道菌群紊乱，可口服肠道益生菌调节肠道菌群。

（2）抗病毒治疗：抗病毒治疗是新型冠状病毒感染主要的治疗措施之一。抗病毒药物的启动应基于新型冠状病毒感染的临床分型、疾病进展风险、基础疾病状态、病程所处阶段等情况来进行临床决策。抗病毒药物建议在病程早期使用（发病5天内），建议重点应用于有进展为重型高风险因素的轻型和中型患者。

常用药物包括奈玛特韦片/利托那韦片组合包装（Paxlovid）、阿兹夫定片、莫诺拉韦胶囊等，注意利巴韦林不能预防新型冠状病毒感染，也没有明显的治疗作用，且有较大不良反应。用于治疗流感的奥司他韦也不能治疗新型冠状病毒感染。

（3）糖皮质激素的应用：基层医生应掌握好激素的使用指征，对于病情较轻而无需氧疗患者，不应使用糖皮质激素。

1）对于高危、高龄患者宜在病情出现进展的初期，或是需要氧疗的中型患者，评估无激素使用禁忌后，可以提早应用低剂量糖皮质激素。推荐地塞米松（0.75mg/片）、泼尼松（5mg/片）或者其他等效激素，每日4~6片治疗；同时需密切监测病情变化，若治疗72小时后病情仍然出现进展，不吸氧难以维持正常的氧饱和度，则需要转诊至上级医院治疗；治疗72小时后病情显著缓解者，可减量至2~3片/d，再治疗3~5天。

2）对于氧合指标进行性恶化、影像学表现进展迅速、机体炎症反应过度激活状态的重型和危重型患者，应尽快转诊至上级医院，在等待转诊期间应尽早使用糖皮质激素，建议地塞米松5mg/d或甲泼尼龙40mg/d，不超过10天，避免长时间、大剂量使用糖皮质激素，以减少不良反应。对于高龄患者，宜适当减量和缩短疗程。存在合并症的患者（如糖尿病、消化道出血）需权衡利弊综合考虑。应用糖皮质激素后，需观察患者C反应蛋白、淋巴细胞、体温、肺内炎症渗出变化等情况。

在激素使用过程中应采取个体化，注意患者的不良反应，常见不良反应包括感染、代谢紊乱（水电解质、血糖）、消化道出血倾向、血压异常等。

（4）抗凝治疗：对于具有进展为重症的高风险因素、病情进展较快的中型病例，以及重型和危重型患者，无禁忌证情况下可给予治疗剂量的低分子量肝素或普通肝素。必要时转诊至上级医院。

（5）安宁缓和医疗照护：在判断重型新型冠状病毒感染患者（包括社区治疗患者及上级医疗机构转回患者）病情加重难以逆转后，在常规治疗基础上，宜提供安宁缓和医疗照护。

（6）中医药治疗：对于年龄≥65岁或者有严重基础疾病的高危人群，中医药对其感染初期的治疗重点是避免外邪内陷，降低危重症的发生率和死亡率，中医药介入越早效果越好。

问题8. 转诊指征

基层医生接诊新型冠状病毒感染患者，出现以下情况应启动紧急转诊：

1. 静息非吸氧状态下，指氧饱和度≤90%。
2. 重度呼吸困难，或成人呼吸频率≥30次/min（<2月龄儿童，呼吸频率≥60次/min；2~12月龄，呼吸频率≥50次/min；1~5岁，呼吸频率≥40次/min；5岁以上同成人）。
3. 心率持续≥120次/min（婴儿≥140次/min）。
4. 心悸、胸痛，伴有心电图异常或心肌酶异常。
5. 神志淡漠、嗜睡或昏迷。
6. 出现休克。

7. 其他需要紧急转诊的情况。

当判断患者需要紧急转诊时，应注意同时评估转诊风险，在其病情允许、适合转运时尽快转诊，转诊前应注意给予吸氧、开放静脉通路、床旁及转运监测等紧急处置；病情危急不适合转运时，应立即就地开展力所能及的救治，病情相对平稳后尽快转诊。

（四）问题处理计划（P）

1. 该患者是高龄老人，此次诊断新型冠状病毒感染中型，应及时给予抗病毒治疗，转诊。

2. 指导其氧疗及俯卧位呼吸注意事项。

3. 待患者出院后给予居家肺康复指导。

【案例提示】

新型冠状病毒感染是严重的全球传染性疾病，应做好社区防控,减少疾病负担,及时对症治疗，减少重症及危重症的发生。

第十五章 康复案例

康复案例

第一节 卒中康复案例

【案例概要】

患者，男性，36岁，未婚，大专学历，职员。

（一）主观资料（S）

脑出血后行开颅术后右侧肢体不利1年，右侧腿部无力1个月。

患者1年前因高血压致颅内出血80ml，左侧行开颅手术，后于某康复机构进行康复，因个人原因停止康复治疗半年余，现右侧肢体无力，肌肉僵硬。患者病程中无发热，咳嗽，头痛，头晕，饮食睡眠大小便正常，血压药物控制后平稳，血脂轻度增高，血糖正常，吸烟10余年。神清，无口眼歪斜，轮椅推入科室就诊。

问题1. 根据现有问题，考虑可能的问题是什么？为什么？

考虑卒中后遗症。

脑损伤后运动功能恢复过程一般会经历6个阶段。Ⅰ期：首先是急性期，患侧肢体处于持续性的迟缓状态，无任何运动；Ⅱ期：随着恢复的开始，患肢出现联合反应，共同运动，最小的随意运动反应，痉挛出现；Ⅲ期：此后共同运动随意出现，有关节运动，痉挛进一步加重，达到高峰；Ⅳ期：共同运动模式逐渐减弱，分离运动出现，多种运动组合变得容易，痉挛减少；Ⅴ期：进一步脱离共同运动模式，可较好地完成独立运动及难度更大的组合运动，痉挛继续减少；Ⅵ期：痉挛消失，可完成每个关节的运动，协调性接近正常。患者出血量较大，后行脑部开颅减压术后1年，根据患者的运动评估，可以诊断为卒中后遗症期，右侧肢体不利。

问题2. 有没有绝对不能忽视的问题？

该患者自述右侧肢体无力1个月，加重1周，加之既往有血脂异常，应需要关注防治卒中的二次发作。

问题3. 接下来需要做哪些检查？

详细地体格检查、卒中后定期影像学检查及身体其他相关指标的复查。

1. 详细地体格检查，包括肌力、肌张力、腱反射、平衡、耐力等。

2. 脑部CT检查。患者自述近期来肢体无力，首先应行影像检查排除卒中二次发作的可能。

3. 复查血压、血脂、血糖。患者发病后一直吸烟且体型较胖，进行康复的同时应注意关注身体基础指标的控制。

（二）客观资料（O）

1. 体格检查　体温36℃，呼吸20次/min，血压130/70mmHg，身高175cm，体重100kg，发育正常，体型偏胖，神志清楚，心肺未闻及异常，腹软，肝脾未及，无压痛无反射痛。

2. 运动功能评估　Brunnstrom分期，上肢Ⅲ期痉挛期，下肢Ⅳ期部分分离运动期；痉挛评估肌张力（Ashworth分级）上肢屈肌2级，屈指肌3级，下肢伸肌2级；坐位平衡3级，立位平衡2级；感觉正常；腱反射亢进，踝阵挛；日常生活活动Barthel指数70分。

问题4. 目前的诊断是什么？依据是什么？

目前诊断：

1. 卒中后遗症，主要基于患者的既往病史及手术情况。

2. 右侧肢体不利伴功能障碍，主要基于患者现在躯体的功能状态。

3. 高血压，基于病史和用药史。

4. 血脂异常，基于病史和用药史。

问题5. 疾病的严重程度？

右侧肢体不利伴功能障碍，运动功能评估，Brunnstrom分期，上肢Ⅲ期痉挛期，下肢Ⅳ期部分分离运动期；痉挛评估肌张力（Ashworth分级）上肢屈肌2级，屈指肌3级，下肢伸肌肌张力2级；坐位平衡3级，立位平衡2级。

问题6. 需要与哪些疾病鉴别？

卒中的二次发作。

（三）问题评估（A）

1. 目前诊断　卒中后遗症，右侧肢体不利伴功能障碍，高血压2级（中危），血脂异常。

2. 目前存在的健康问题

（1）危险因素：患者既往有卒中史。

（2）肥胖，且长期吸烟史，应积极控制身体各项指标，防止卒中二次发作。

（3）患者肌张力较高，立位平衡较弱，耐力差，如若不坚持康复治疗，将严重影响患者的运动功能及生活质量。

3. 并发症或其他情况　关节挛缩，肌肉萎缩。

4. 患者依从性和家庭可利用的资源　患者属青年，认知正常，交流通畅，能够充分理解医生的治疗方案和指导建议，并很好地配合进行运动康复；患者家庭和睦，家庭支持度高。

问题7. 针对该疾病目前的治疗方法。

1. 基础措施　调整生活方式，主要包括调整饮食结构、控油少糖、限盐饮食、减轻体重。

2. 药物治疗　抗血脂药物及降压治疗。

3. 康复治疗　依据患者的功能情况，制定个体化、循序渐进的原则，为患者制定相应康复计划，进行康复治疗。

问题8. 转诊指征。

1. 有相关体征（二次卒中）但不能明确诊断应及时转诊。

2. 需要上级医院制定治疗方案及时转诊，如服用调脂药物，需要上级医院进行评估。

3. 因设备原因无法进行检查者及时转诊。

（四）问题处理计划（P）

1. 非药物干预　减轻体重；选择低脂饮食，多吃水果、蔬菜和低脂乳制品；减少盐的摄入量；常锻炼，一日至少30分钟；避免食用红肉、奶油、油炸食品、乳酪和含大量饱和脂肪的其他食物；建议购买家用血压计，自查血压有助于保持血压平稳。

2. 康复计划

（1）牵伸，降低肌张力，被动活动，维持关节活动度。

（2）上肢主动训练，如肩关节的屈曲、伸展、外展、伸肘、伸腕，肩胛带的运动；下肢的屈髋、伸髋、屈伸膝；诱发上下肢分离运动，如肩部屈曲时伸肘训练、伸髋时屈膝等。

（3）立位平衡训练：重心转移，抛接球训练等。

（4）步行训练，步态、步速训练及跨越障碍等。

（5）上下台阶训练。

（6）日常生活活动能力动作训练。

【案例提示】

卒中后遗症在卒中患者中比较常见，多数患者都会存在肢体功能障碍，所以卒中后即刻康复，对于改善患者运动功能有着重要作用；不仅如此，全科医生在关注患者功能状态恢复的同时，应积极预防卒中的二次发作，积极控制患者各项相关指标，包括患者血压、血脂、血糖及心房颤动等相关问题。

第二节　髋关节置换术后康复案例

【案例概要】

患者，女性，59岁，已婚，本科学历，干部。

（一）主观资料（S）

髋关节置换术后疼痛伴关节活动受限2周。

患者因外伤致股骨颈骨折，2周前进行人工股骨头置换术。现髋关节置换处疼痛，伴髋关节活动受限，遂来康复科就诊。患者自手术后饮食尚可，但因运动中担心假体松动偶有焦虑，睡眠尚可，大小便正常；糖尿病2年，发现骨质疏松症2年，无高血压。

问题1. 根据现有资料，考虑可能的问题是什么？为什么？

考虑患者术后恢复不佳，炎症尚未消退，康复训练时间较短，功能受限。

髋关节术后康复恢复有三个阶段。术后第一阶段：急性治疗期（第1~4日）；术后第二阶段：早期柔韧性及肌力强化训练（第2~8周）；术后第三阶段：进一步强化肌力和恢复功能（第8~14周）。本患者前来就诊时是术后2周，患者刀口处有红肿，伤口尚未完全恢复，运动后未及时进行冰敷，红肿消退不佳，遂出现疼痛。

问题2. 有没有绝对不能忽视的问题？

患者主诉手术刀口处疼痛明显，活动受限，要排除因假体松动或脱位导致的髋关节疼痛。

问题3. 接下来要做哪些检查？

1. 首先要进行X线片复查，确定患者髋关节术后，假体位置正常，如有需要，可进行CT或MRI检查。

2. 对伤口进行评估，对髋关节的运动功能进行评估，判断患者的恢复程度，并为随后的运动康复做准备。

3. 复查血糖，确认患者血糖控制良好。

4. 患者既往有骨质疏松，因制动一段时间，有必要复查骨密度。

（二）客观资料（O）

1. 体格检查　体温36.2℃，呼吸20次/min，血压120/70mmHg，身高164cm，体重62kg。发育正常，营养良好，神志清楚，自主体位，查体合作。心肺未闻及异常，腹软，肝脾未及，无压痛及反跳痛。髋关节伤口红肿，VAS疼痛评分8分。

2. 运动功能评估

关节活动度：髋关节屈曲0~50°，后伸0°；膝关节屈曲0~100°，伸展0~20°。

肌力：髂腰肌肌力3级，股四头肌肌力4级，腘绳肌肌力4级。

平衡：立位平衡2级。

问题4. 目前诊断是什么？依据是什么？

目前诊断：髋关节置换术后恢复期，依据病史和体格检查结果。

问题5. 疾病的严重程度？

患者术后疼痛明显，伤口红肿，关节活动受限，将影响后续的躯体功能恢复。

问题6. 需要和哪些疾病鉴别？

髋关节脱位：关节假体脱位是早期翻修最常见的指征。初次关节假体不稳或脱位的总发生率通常低于5%。大部分脱位为后脱位，通常发生于下肢屈曲、内收和内旋时。前脱位较少见，通常发生于下肢伸展、内收和外旋时。脱位并不是一种隐匿现象。患者常听到明显的“啪”声或“咚”声，并即刻出现疼痛。受累肢体常出现缩短和旋转，通常前脱位为外旋，后脱位为内旋。通常无法负重，因为关节球不再位于髋臼窝内。

（三）问题评估（A）

1. 目前诊断　髋关节置换术后恢复期。

2. 目前存在的健康问题　髋关节置换早期，手术部位炎症消退较慢，将影响患者后期髋关节功能的恢复，包括关节活动受限。

3. 并发症或其他临床情况　患者目前不存在假体周围感染，髋关节脱位等并发症。

4. 患者依从性和家庭可利用资源　患者经济收入稳定，文化水平较高，能够充分理解和配合康复治疗师的指令，依从性好。患者家庭和睦，家庭支持性高。

问题7. 针对该疾病目前的治疗方法。

康复治疗如下：

（1）肌力训练：肌力训练从术前开始，并一直持续到术后关节功能完全恢复。

关节活动度维持训练：关节活动度联系从术后开始，早期应进行持续的被动活动，疼痛改善后可行助力或主动运动。

（2）步行训练：如果条件允许，开始步行训练。可以借助平衡杠、助行器等由部分负重逐渐过渡到完全负重。

（3）全身训练：术前和术后进行非受累肢体和全身训练有助于为手术侧提供良好的条件。

（4）日常生活注意关节保护：髋关节屈曲不要超过90°；下肢内收不要超过中线；减少屈髋内旋。

问题8. 转诊指征。

1. 有相关症状和体征但不能明确诊断者及时转诊。

2. 因设备无法及时进行检查者及时转诊。

（四）问题处理计划（P）

1. X线片复查，确认髋关节无脱位和假体松动等。

2. 康复计划

（1）目标：最大限度降低疼痛；无辅助装置下使步态正常化；髋关节后伸；控制水肿，最终独立进行日常生活活动。

（2）康复训练

俯卧位训练：关节牵张及髋部近端肌力强化训练。

闭链动力性训练：腿部下压练习，离心腿部下压练习。

前向上台阶练习（从10cm、15cm到20cm）。

本体感觉/平衡训练：双侧动态活动练习及单侧静态站立练习。

步行训练：平行杠内健腿支撑三点式步行及转体，扶双拐行走，以健腿支撑三点式步行为主。

【案例提示】

对于髋关节置换术的患者，在术前和术后都应进行相应的康复训练和动作指导，尤其对于置换术后患者，应加强日常生活动作指导，预防假体松动，加快患者髋关节功能恢复。

第十六章　中医相关问题案例

中医相关问题案例

第一节　不寐案例

【案例概要】

患者，男性，46岁，已婚，大专学历，私企技术人员。

（一）主观资料（S）

入睡困难3年，加重3日。

患者3年前因工作压力大，出现入睡困难，睡后易醒，醒后无法入睡，伴情绪焦虑、口干口苦，曾就诊上级医院，诊断为“失眠”。予以“阿普唑仑、氯硝西泮”等药物治疗效果欠佳，3日前因与同事争吵，症状加重，现症见：入睡困难，常彻夜不眠，伴心烦不安，口干口苦、胸闷、头昏、焦虑，无腹痛、腹泻，无恶心、呕吐。遂到我中心就诊，发病以来精神欠佳，食欲不振，粪便黏，有排便不尽感，1~2次/d，夜尿1~2次/d。体重无明显变化。

既往史：否认高血压、冠心病、糖尿病等病史。否认肿瘤病史，否认手术及外伤史。

家族史：母亲58岁患高血压并因脑出血去世，父亲不详，无家族遗传病史。

吸烟10年，每日20支，饮食偏咸，喜欢油炸食物，无嗜酒，不运动。家庭和睦，心态平和。否认食物、药物过敏史。

问题1. 根据现有资料，考虑可能问题是什么？为什么？

目前主要考虑的问题是由于痰热扰心引起的不寐。

患者入睡困难3年。失眠是由入睡困难、持续睡眠障碍或睡眠后没有恢复感，每周3次并持续至少1个月，导致明显的不适或影响了日常生活，非神经系统疾病、使用精神药物或其他药物等因素引起的睡眠障碍。

问题2. 导致失眠的其他严重问题？

该患者入睡困难3年，加重3日，伴有情绪焦虑，要关注是否有精神障碍，同时要除外是否有中枢神经系统疾病的可能。

问题3. 接下来需要做哪些检查？

可以行CT或MRI、甲状腺功能、肿瘤标志物、血常规、生化、心电图及超声等排除有无器质性病变导致的失眠。

（二）客观资料（O）

1. 体格检查　体温36.8℃，脉率86次/min，呼吸18次/min，血压132/76mmHg，舌红苔黄腻，脉弦滑有力，体重80kg，身高170cm，BMI 27.7kg/m^2。神志清楚，皮肤、口唇、结膜无苍白，颈静脉无怒张，颈动脉未闻及明显血管杂音，上腹部轻压痛，腹主动脉听诊、肾动脉听诊无杂音。双肺呼吸音清，肺部听诊未闻及干、湿啰音，心率86次/min、律齐，未闻及病理性杂音，神经系统检查未见异常，双下肢无水肿。

2. 中医四诊

望诊：神志清楚，形体偏胖，皮肤、口唇、结膜无充血，舌红苔黄腻。

闻诊：无异常。

切诊：脉弦滑有力。

3. 辅助检查

血常规：血红蛋白125g/L。血钾3.9mmol/L。肝肾功能正常。总胆固醇6.2mmol/L，甘油三酯2.3mmol/L，低密度脂蛋白3.5mmol/L。空腹血糖5.5mmol/L。尿常规及粪便常规正常。

心电图示左心室肥厚。超声心动图正常。颈动脉粥样斑块，腹主动脉、肾动脉超声未见明显狭窄。

问题4. 目前诊断是什么？依据是什么？

目前诊断：

中医诊断：不寐，痰热扰心证。

西医诊断：失眠，高脂血症，超重。

诊断依据：该患者3年来严重失眠，入睡困难，符合西医对失眠的诊断。

不寐病位主要在心，与肝脾肾关系密切。心主神明，神安则寐，神不安则不寐。肝主疏泄，脾为气血生化之源，主运化水湿，肝郁气滞，横逆犯脾，水液停聚而致水湿痰饮，肝郁化火，火热炼液成痰，痰火内盛；上扰心窍。患者精神压力大，忧思伤脾，脾失健运，故食欲不振、粪便黏、有排便不尽感；平素易怒，肝郁化火，脾虚生痰，痰火内扰，故不能安眠、口苦；郁火伤阴，故口干；舌红苔黄腻、脉滑均为痰热扰心之证候表现。

问题5. 疾病严重程度。

该患者阿森斯失眠量表（Athens insomnia scale）得分为16分（表16-1）。患者有比较严重的失眠，入睡困难、神疲乏力、头昏沉、心烦不安、烦躁、焦虑，导致明显的不适，影响了日常生活及工作。

表16-1 阿森斯失眠量表

用于记录您对遇到过的睡眠障碍的自我评估，对于以下列出的问题，如果在1个月内每星期至少发生3次在您身上，就请您在相应的自我评估结果项目上打√。（以下问题如果1周出现3次，就需要进行评测）

内容	评分（0~3分）
1. 入睡时间（关灯后到睡着的时间）	0. 没问题（ ） 1. 轻微延迟（ ） 2. 显著延迟（ ） 3. 延迟严重或没有睡觉（√）
2. 夜间苏醒	0. 没问题（ ） 1. 轻微影响（ ） 2. 显著影响（√） 3. 严重影响或没有睡觉（ ）

续表

内容	评分（0~3分）
3. 比期望的时间早醒	0. 没问题（ ） 1. 轻微提早（ ） 2. 显著提早（√） 3. 严重提早或没有睡觉（ ）
4. 总睡眠时间	0. 足够（ ） 1. 轻微不足（ ） 2. 显著不足（√） 3. 严重不足或没有睡觉（ ）
5. 总睡眠质量（无论睡多长）	0. 满意（ ） 1. 轻微不满（ ） 2. 显著不满（√） 3. 严重不满或没有睡觉（ ）
6. 白天情绪	0. 正常（ ） 1. 轻微低落（ ） 2. 显著低落（√） 3. 严重低落（ ）
7. 白天身体功能（体力或精神：如记忆力、认知力和注意力等）	0. 足够（ ） 1. 轻微影响（ ） 2. 显著影响（√） 3. 严重影响（ ）
8. 白天思睡	0. 无思睡（ ） 1. 轻微思睡（√） 2. 显著思睡（ ） 3. 严重思睡（ ）

注：总分 <4分：无睡眠障碍；总分4~6分：可疑失眠；总分 >6分：失眠。总分范围0~24分，得分越高，表示睡眠质量越差。

问题6. 需要和哪些疾病鉴别?

1. 继发性失眠　由于躯体疾病，精神障碍、药物滥用等引起的失眠，以及与睡眠呼吸系统紊乱、睡眠运动障碍等相关失眠。

2. 一时性失眠和生理性失眠　短睡者：夜间睡眠时间习惯性 <5小时，入睡正常、睡眠连贯且质量正常，与日间障碍不相关。

3. 不宁腿综合征　具有动腿冲动，伴有感觉异常症状。休息时及晚上，感觉异常发生更为频繁，活动时短暂改善。可引起失眠、日间嗜睡。

（三）问题评估（A）

1. 目前诊断

（1）中医诊断：不寐，痰热扰心。

（2）西医诊断：失眠，高脂血症，超重。

2. 目前存在的健康问题

危险因素：中年男性，工作压力大，焦虑，缺乏运动，肥胖，有吸烟史，高盐饮食，喜欢油炸食物。

3. 并发症或其他临床情况　尚未发现相关并发症情况。

4. 患者依从性和家庭可利用的资源　患者依从性尚可，家庭和睦，心态平和，有利于疾病后期恢复。

问题7. 针对该疾病目前的治疗方法。

失眠强调综合治疗，主要通过睡眠卫生教育、心理治疗（失眠的认知行为治疗）、物理治疗、药物治疗、中医治疗等，达到改善睡眠质量、增加有效睡眠时间、恢复白天正常工作生活的目的。

1. 心理治疗

认知行为治疗：认知行为治疗是认知治疗与行为治疗的联合形式，临床实践已证明认知行为治疗有短期和持续的疗效，它比单成分治疗更有效，比药物治疗疗效更持久，适合各年龄段人群，普遍认可为慢性失眠一线治疗方法。

在认知上，调整对失眠的态度，不过分关注睡眠，不强迫自己入睡，不把问题都归咎于失眠。在行为上，通过专业的放松训练与助眠行为干预失眠，如没有睡意不上床；不在床上做与睡眠无关的事情，如看电视、玩手机；白天午睡不超过半小时，或避免午睡；减少卧床的时间。

2. 睡眠卫生教育　保持规律的作息时间；规律进餐，睡前不要过饱或空腹；睡前避免喝茶、喝咖啡、饮酒和吸烟；睡前3~4小时避免剧烈运动。

3. 药物治疗　失眠的治疗药物主要包括苯二氮䓬受体激动剂（包括苯二氮䓬类、非苯二氮䓬类）、褪黑素受体激动剂、食欲素受体拮抗剂和具有催眠效应的抗抑郁药物等。需要注意，睡眠药物应在医生指导下使用。

4. 中医治疗

（1）中医药物治疗：中医以辨证论治为基础，将失眠分为心胆气虚证、肝火扰心证、痰热扰心证、胃气失和证、瘀血内阻证、心脾两虚证、心肾不交证七个大类。每个分类均有其对应的主证和次证，应该及时前往医院就医，由医生面诊后选择对应的方药或中成药。

（2）中医针灸治疗：不同分类均对应不同的针灸方法，需要由专业中医师制定治疗方案并执行。

5. 其他治疗　物理治疗，包括重复经颅磁刺激、经颅电刺激、静电刺激等，应当在医生的指导下使用；还有光照疗法、运动疗法等。

问题8. 转诊指征。

初诊转诊指征：

（1）有相关症状和体征但不能明确诊断者及时转诊。

（2）需要上级医院制定治疗方案者及时转诊。

（3）失眠需要精神科治疗者及时转诊。

（4）因设备原因无法进行检查者及时转诊。

（四）问题处理计划（P）

1. 诊断计划

（1）完善多导睡眠监测进行全夜睡眠过程的监测。

（2）可以行CT或MRI、甲状腺功能、肿瘤标志物、血常规、生化、心电图及超声等排除有无器质性病变导致的失眠。

2. 治疗计划

（1）健康宣教：该患者不寐多与情志不遂、饮食不节有关，需要重视精神与饮食的调摄。每日保持情绪舒畅，消除郁怒烦恼，养成清淡饮食习惯，忌暴饮暴食，确保形成有规律的生活作息。

（2）非药物治疗

1）合理饮食：以清淡为主，忌生冷、油炸、最好定时定量，形成规律饮食。

2）规律休息：不熬夜，早睡早起。

3）睡眠环境：干净整洁明亮，空气流动清新透气。

4）调节情志：劳逸结合，保持心情愉快、开朗。

5）食疗方：代茶饮处方，合欢花10g、钩藤6g、绞股蓝15g、山楂10g、决明子10g开水冲服，代茶饮。

（3）药物治疗

治则：清化痰热，解郁安神。

处方：黄连温胆汤加减

龙胆草10g、竹茹10g、茯苓15g、陈皮10g、半夏10g、栀子10g、黄芩10g、苏子10g、焦三仙各10g、合欢15g、郁金10g、龙骨牡蛎各30g。

7剂，日服1剂，水煎服，早晚饭后服用。

3. 中医全科医生建议在社区卫生服务机构随诊，了解症状改善情况、服药依从性、不良反应等，告知患者重视精神调摄，避免过度紧张、兴奋、焦虑、抑郁、恐惧、愤怒等不良情绪刺激，保持心情舒畅，以放松的、顺其自然的心态对待睡眠。生活规律，加强体育锻炼，增强体质，适当参加体力劳动，以及参加怡情养性的文艺活动。

晚餐不宜过饥、过饱，宜进食清淡、易消化的食物。睡前不饮浓茶、咖啡等兴奋性饮料，改正吸烟等不良习惯。讲究睡眠卫生，养成良好的睡眠习惯，创造良好的睡眠环境。

【案例提示】

失眠不是一个独立的疾病，而是许多因素均可导致的一个临床证候，阴阳失交，阳不入阴，轻者令人难以入睡，重者则使人彻夜不眠，甚至一连多日不能获得短暂的安然一睡，患者极为痛苦，颇有不顾药害而长期依赖“催眠药”为睡者。辨证上应结合中医整体观，把握辨证思路，抓住主要矛盾，依据体质，调整阴阳。本案例患者肝郁化火，痰热内扰，阳盛不得入于阴。治疗原则当予泻其有余，疏肝泻火，清热化痰，消导中和；调整脏腑阴阳为主，改善饮食结构，避免劳累过度，减少情绪紧张，改变不良习惯等，虚则补之、实则泄之，以达改善睡眠的目的，因病施治。

第二节　胃脘痛案例

【案例概要】

患者，女性，55岁，已婚，初中，退休工人。

（一）主观资料（S）

胃脘胀痛2年，加重3日。

2年前无明显诱因出现胃脘胀痛，伴嗳气、反酸，嗳气后疼痛缓解，于饱食或情绪紧张、生气后症状加重。无恶心、呕吐，无腹泻、黑便，无恶寒发热，无胸闷、胸痛，无心悸、气促，无呼吸困难，无尿频、尿急、尿痛等症状。就诊于当地医院，行胃镜检查，示“慢性非萎缩性胃炎”，给予“奥美拉唑、铝碳酸镁片”治疗后，症状好转。3日前因与儿媳争吵后，再次出现胃脘胀痛，伴嗳气，嗳气后症状缓解，善太息，口干不欲饮，口苦，胸胁痞闷，无恶寒发热，无呕吐、腹泻、便血，无胸痛，无头晕、头痛，无尿频、尿急、尿痛等症状。患病以来，食欲不振，大小便尚正常，体重无明显变化，不易入睡，多梦。

否认“高血压、糖尿病、冠心病、肝炎、胆囊炎、卒中”等病史。平素未长期服用药物。父母体健。

因照顾孙子饮食不规律，缺乏运动，不吸烟、饮酒。已绝经，育有一子一女，因与儿媳在孩子喂养问题上有分歧，最近经常与儿媳发生口角。家庭收入稳定，享有医疗保险。

问题1. 根据现有资料，考虑可能的问题是什么？为什么？

中医诊断考虑胃脘痛，证型肝气犯胃证；西医诊断考虑慢性胃炎的可能。

中医胃脘痛是指以上腹部近心窝处经常发生疼痛为主证的病证。其病因多由外邪侵袭，恼怒过劳，饮食不节，起居失宜致气机阻滞，胃失和降而引起。西医慢性胃炎是指胃黏膜的慢性炎症，主要与幽门螺杆菌感染、自身免疫、胆汁反流、饮食习惯、遗传、年龄等因素有关。

本例患者饮食不规律，出现胃脘胀痛，伴嗳气、反酸，嗳气后疼痛缓解，善太息，口干不欲饮口苦等症状，既往胃镜检查示“慢性非萎缩性胃炎”，考虑胃脘痛，证属肝气犯胃证。

问题2. 有没有绝对不能忽视的问题？

该患者胃脘痛2年，加重3日，要关注是否有真心痛（急性心肌梗死），同时要除外胃部肿瘤的可能。

问题3. 接下来需要做哪些检查？

首先要进行体格检查，重点关注腹部及心脏检查。另外，要进行以下辅助检查：

1. 心电图　是诊断急性心肌梗死的最重要的检查，可以通过心电图来排除心脏问题。
2. 腹部超声　通过超声可以排除肝胆的疾病。
3. 胃镜检查　进一步明确胃部病变。

4. 血常规、生化检查。

（二）客观资料（O）

1. 体格检查　体温36.1℃，呼吸18次/min，脉搏72次/min，血压116/72mmHg，身高158cm，体重54kg。发育正常，营养良好，神志清楚，自主体位，查体合作。心率72次/min，律齐，各瓣膜听诊区未闻及病理性杂音，双肺呼吸音清，未闻及干、湿啰音。腹平软，剑突下压痛，无反跳痛，墨菲征阴性，麦氏点无压痛，肝脾未及。

2. 中医四诊

望诊：体型正常，行动自如，面色稍黄，舌红苔薄白。

闻诊：无异常。

切诊：脉象，脉弦。

3. 辅助检查　心电图：窦性心律，大致正常心电图。血常规、生化检查未见异常。

问题4. 目前诊断是什么？依据是什么？

目前诊断：

中医诊断：胃脘痛，证属肝气犯胃。

西医诊断：慢性胃炎。

诊断依据：根据患者症状及既往胃镜检查情况，符合诊断慢性胃炎的标准。

肝主疏泄，以条达为顺，胃主受纳，以通降为和，情志抑郁，恼怒伤肝，则疏泄失职，横逆犯胃，胃气阻滞，和降失常，患者因情绪异常以致胃脘疼痛，属肝失疏泄，横逆犯胃，胃气阻滞，和降失常，故出现胃胀、嗳气，嗳气后胀痛缓解，喜叹息，胸胁痞满。

问题5. 疾病严重程度。

上消化道内镜检查是诊断慢性胃炎的最主要方法，对评估慢性胃炎的严重程度及排除其他疾病具有重要价值。要注意患者是否出现并发症，如上消化道出血、胃癌、消化性溃疡等。该患者既往胃镜检查示慢性非萎缩性胃炎，但两年未再进行胃镜检查，病情是否进展需要再次进行胃镜检查以明确病变的严重程度。

问题6. 需要和哪些疾病鉴别？

真心痛：部分患者表现为突发性心下胃脘部疼痛，但疼痛很快由胃脘转向心前区，痛彻肩背，疼痛呈剧痛，或如绞如割、如刺，胸闷气憋，冷汗不止，甚至可出现面色苍白，四肢厥冷，唇甲发绀，舌质淡胖或紫黯有瘀点，脉不通或脉微欲绝，心电图检查可有ST-T改变，心肌酶谱也有相应改变。

胃脘痛：上腹部疼痛为局限性、缓慢性、节律性。起病多缓慢，病程长达数年或数十年，胃中脘痛：疼痛常在剑突下或偏左，多于餐后半小时到2小时疼痛发作，经1~2小时疼痛缓解，规律是进食→疼痛→缓解。胃下脘痛：疼痛常在剑突下偏右，一般在空腹时发作，进食后疼痛缓解，其规律是疼痛→进食→缓解→疼痛。疼痛周期性发作，与季节有关，秋末冬初最多，春季次之，夏季少见，与饮食、情绪亦有关。疼痛性质为隐痛、烧灼样痛，钝痛、饥饿样痛或剧痛，进食后可缓解，常伴嗳气、嘈杂反酸，恶心、呕吐、心烦易怒等症，缓解期多无明显体征。

腹痛：部位在胃脘以下，耻骨毛际以上，整个腹部发生疼痛，疼痛范围较广，可见于多种疾病，除腹部疼痛外，还可伴有腹部痞硬胀满等。

胁痛：不典型的肝胆疾病患者可出现上腹部疼痛，但以右侧为主，并以右上腹压痛及叩击痛为主要特征。腹部X线片、肝胆超声检查、胆囊造影术、内镜逆行胰胆管造影（ERCP）有助于确诊。

（三）问题评估（A）

1. 目前诊断

（1）中医诊断：胃脘痛，证属肝气犯胃。

（2）西医诊断：慢性胃炎。

2. 目前存在的健康问题

（1）绝经后妇女，慢性病程。

（2）缺乏运动，作息不规律，饮食不规律，情绪波动。

3. 并发症或其他临床情况　目前未发现有并发症。

4. 患者依从性和家庭可利用的资源　患者经济收入较稳定，依从性好，与儿媳关系较紧张，与儿子、丈夫关系稳定。

问题7. 针对该疾病目前的治疗方法。

1. 保护胃气，治病时不仅不可克伐胃气，且要时刻注意顾护胃气。同时，在治疗各种慢性胃肠病证时，不论攻泻或补益，若要长期服药，需加入和胃之品。调理升降，阴阳平衡。对急症应治以“急则治其标”，待急症改善后，调整胃肠治其本。

2. 着重饮食调理，生理调摄和精神调护

饮食调理具有首要作用。根据患者平素体质和病情不同来选择饮食，若平素脾胃虚寒或寒证者，宜多食性味辛热的葱、姜、酒、蒜、胡椒等；若脾胃虚弱者，宜以红枣、山药、扁豆、芡实、莲子肉等为辅助食品；若胃热素盛者，宜食梨、藕、甘蔗、蜂蜜等甘寒生津之品；若气机阻滞者，宜多食萝卜、佛手、金橘或用金橘皮做成的调料。此外，药菜、药点、药饭、药粥、药酒、药茶等亦可酌情选用。

饮食宜忌：饮食适量，有节制，忌暴饮暴食；饮食要清洁卫生，忌吃变质馊腐食；饮食要五味无偏，忌偏食异食；饮食宜冷热相宜，忌寒温不调；进餐时间有规律，勿吃零食；饮食宜细嚼慢咽，忌狼吞虎咽；进餐时应心情舒畅、愉快，忌进餐时思虑、恼怒。

生活调摄：顺应四时，起居有常，适当锻炼，劳逸结合，食后轻微活动，不宜剧烈运动，或马上从事脑力劳动。

3. 对因治疗

Hp阳性慢性胃炎：根除Hp感染有利于胃黏膜修复，显著改善胃黏膜炎性反应，阻止或延缓胃黏膜萎缩。肠化生的发生和发展，甚至有可能部分逆转萎缩。

伴胆汁反流的慢性胃炎：治疗可应用促动力药和/或有结合胆酸作用的胃黏膜保护剂。

药物相关性慢性胃炎：评估患者是否可停用相关药物，对于必须长期服用的患者进行Hp监测，阳性者应根除治疗，并根据病情或症状严重程度加强抑酸和胃黏膜保护治疗。

问题8. 转诊指征。

1. 普通转诊指征

（1）对经验性治疗反应不佳，症状没有得到明显改善者。

（2）需要排除器质性、系统性或代谢性疾病引起的消化不良症状者。

（3）需行内镜微创治疗或外科手术治疗者。

2. 紧急转诊　有食欲不振、体重减轻、贫血、呕血或黑便等报警征象者。

（四）问题处理计划（P）

1. 进一步检查计划

（1）患者既往有慢性胃炎病史，需要行Hp检测、胃镜检查进一步明确诊断。

（2）复查血常规、血生化、心电图及腹部超声。

2. 治疗计划

（1）非药物治疗

1）合理饮食：清淡饮食，切忌暴饮暴食或忽饥忽饱，恶食生冷、炙煿、有刺激性食物。饮食要定时定量，以清淡易消化为宜。

2）适当休息：不可过劳，尤其进餐后应休息半小时以上。

3）注意起居：避免风寒暑湿等外邪内客于胃。

4）调节情志：避免忧思恼怒，保持心情愉快、开朗，增强自身抗病能力。

5）食疗方：陈佛饮（陈皮10g，佛手10g，水煎取汁去渣留150ml，加入蜂蜜15ml，拌匀分3次温服）。

（2）药物治疗

治则：疏肝和胃，理气镇痛。

处方：柴胡疏肝散加味

柴胡9g、陈皮9g、川芎6g、香附6g、枳壳6g、白芍6g、炙甘草3g、川楝子6k、海螵蛸9g。

7剂，日服1剂，400ml水煎服，早晚饭前服用。

3. 中医全科医生建议　规律药物治疗，定期复诊。由于本病与患者情绪有关，因患者与儿媳妇在孩子喂养上存在不同的观念，故指导患者及家属科学育儿，避免婆媳发生冲突。如果经过2周的治疗症状无缓解，转诊至上级医院或专科医院进行进一步诊疗。

【案例提示】

胃脘痛最早记载于内经，指出“胃病者，腹䐜胀，胃脘当心而痛”，并首先提出胃脘痛的发生与肝、脾有关。胃脘痛多由外感寒邪、饮食所伤、情志不畅和脾胃素虚等病因引发。起病之初多为单病因，病变比较单纯。日久则多种病因相互作用，病情复杂。胃是主要病变脏腑，常与肝脏有密切关系。发生胃脘痛的病因较多，病机演变亦较复杂，但胃气郁滞、失于和降是胃脘痛的主要病机。治疗以理气和胃为大法，根据不同证候，采取相应治法。该患者胃脘痛发生的诱因多由于情绪变化引发，全科医生除了给予疏肝理气等药物治疗外，也需要关注患者背后的问题，真正做到以人为中心、以家庭为单位、以预防为导向的健康照顾。

第三节 消渴案例

【案例概要】

患者，男性，50岁，已婚，高中学历，企业会计。

（一）主观资料（S）

乏力、口干3个月，加重1周。

患者3个月前工作疲劳后出现乏力、口干，无多尿、消瘦，无视物模糊、泡沫尿、口腔溃疡、四肢麻木感，夜间打鼾，无心悸、胸闷、胸痛、无晨起头痛、头晕等症状。患者自觉为工作劳累引起，未予重视。1周前上述乏力症状加剧，欲进行全身体检就诊于社区卫生服务中心。追问体检情况，1年前单位体检：空腹血糖6.82mmol/L。之后未重视，未按时复查。目前症状：乏力、喜食甜食，纳可，夜寐佳，大小便自调，体重无明显变化。

否认高血压、冠心病病史。否认长期药物服用史，饮食偏荤食，每日主食400g，食盐6g，油脂40g，肉蛋类150g，蔬果类150g。无吸烟、饮酒。多静坐，少运动，偶尔晚上散步30分钟。父亲患糖尿病、冠心病。家庭经济收入稳定，有职工医疗保险，夫妻关系和睦，育一女。

问题1. 根据现有资料，考虑可能的问题是什么？为什么？

考虑中医消渴、西医2型糖尿病可能。

消渴是指因先天禀赋不足、饮食失节、情志失调、劳欲过度、过服温燥药物等导致肺、胃（脾）、肾功能失调，出现阴虚燥热，久则气阴两虚，阴阳两虚或兼血瘀所引起的多饮、多食、多尿、消瘦或尿有甜味为特征的病证。其病机为阴津亏损、燥热内生。

本例患者年龄50岁、具有糖尿病家族史、静坐生活方式、喜食荤食，出现乏力、口干症状，既往体检发现空腹血糖升高，考虑中医消渴、西医2型糖尿病。

问题2. 有没有觉得不能忽视的问题？

该患者乏力3个月，加重1周，并夜间打鼾，要考虑是否有睡眠呼吸暂停低通气综合征，让家人关注其夜间睡眠呼吸情况。另外，还要考虑肿瘤、贫血等疾病的可能性。

问题3. 接下来需要做哪些检查？

首先进行体格检查，重点监测血压，并进行以下辅助检查：

1. 首先完善空腹血糖、餐后2小时血糖、糖化血红蛋白、尿糖、胰岛素及C肽检测、血常规、血脂、肝功能、肾功能、尿微量白蛋白等相关检查。

2. 针对大血管、微血管并发症进行眼底、心电图、心脏超声、四肢肌电图、颈动脉超声、下肢踝肱指数检查等相关检查。

3. 结合望、闻、切中医诊法进行辨证。

（二）客观资料（O）

1. 体格检查　体温36.5℃，脉搏74次/min，呼吸18次/min，血压124/80mmHg，身高170cm，体重72kg，BMI 24kg/m^2，腹围92cm。发育正常，营养良好，自主体位，神清语利，查体合作。全身浅表淋巴结未触及肿大，巩膜无黄染，眼底血管无硬化。双侧颈静脉未闻及杂音。双肺呼吸音清，未闻及干、湿啰音。心界不大，心率74次/min，律齐，各心脏瓣膜区未闻及杂音。腹平软，全腹无压痛，反跳痛，肝脾肋下未触及。肠鸣音正常，未闻及气过水音。双下肢肤色正常，无水肿，双侧足背动脉可触及搏动，无减弱，双侧对称。四肢肌力5级，肌张力正常，振动觉、触觉无减退。

2. 中医四诊

望诊：体型偏胖，面色萎黄，舌体胖大，边有齿痕，舌淡红苔薄白。

闻诊：无异味。

切诊：脉濡。

3. 辅助检查

FBG 7.4mmol/L，2小时PBG 12.1mmol/L，HbA1c 6.7%，TC 5.08mmol/L，TG 1.62mmol/L，LDL-C 3.27mmol/L，HDL-C 0.9mmol/L，AST 14.5 U/L，ALT 10.6 U/L，Cr 46.74mmol/L，BUN 4.12mmol/L，UA 320mmol/L。血常规：正常。尿常规：尿糖（++），余正常。心电图：正常。

4. 睡眠呼吸暂停初筛量表（STOP-BANG量表）　4分。

问题4. 目前诊断是什么？依据是什么？

目前诊断：

中医诊断：消渴，脾胃气虚证。

西医诊断：2型糖尿病。

诊断依据：患者有口干症状，实验室检查示，FBG 7.4mmol/L，2小时PBG 12.1mmol/L，HbA1c 6.7%，符合2型糖尿病诊断。中医诊断为“消渴”。患者中年男性，有乏力、口干症状，体型偏胖，面色萎黄，舌体胖大，边有齿痕，舌淡红苔薄白，脉濡，证属脾胃气虚。患者嗜食肥甘，日久致脾胃损伤，脾胃气虚，不能濡养四肢，见乏力、面色萎黄；脾虚津液不能上乘，见口干；脾虚湿滞，见体型偏胖、舌体胖大，边有齿痕；舌淡红苔薄白、脉濡均为脾胃气虚之证候表现。

问题5. 疾病严重程度。

根据目前症状及检查结果，需转诊上级医院做进一步检查排除2型糖尿病心、脑、肾、眼、微血管等慢性并发症的可能。

问题6. 需要和哪些疾病鉴别？

需与1型糖尿病、其他引起血糖异常因素、睡眠呼吸暂停低通气综合征相鉴别。

1型糖尿病以年龄<30岁、三多一少症状明显，以酮症或酮症酸中毒起病，体型非肥胖等为发病特点。该患者无上述症状表现，基本可排除1型糖尿病。

该患者就诊时未处于应激状态、未服用影响血糖升高的药物，如利尿剂、类固醇激素、抗精神病药物等。该患者可排除这些因素引起的血糖升高。

因患者有夜间打鼾，伴乏力、口干的症状，需与睡眠呼吸暂停低通气综合征鉴别，因该病特点有夜间打鼾、鼾声不规律，自觉憋气甚至憋醒，伴夜尿增多，晨起头痛、头晕等症状，患者虽有打鼾，但无夜间憋气症状，可转诊上级医院行多导睡眠监测以排除。

（三）问题评估（A）

1. 目前诊断

（1）中医诊断：消渴，脾胃气虚证。

（2）西医诊断：2型糖尿病。

2. 目前存在的健康问题

危险因素：中年男性，糖尿病家族史、长期静坐生活方式、少运动，平素高热量饮食，体重超重、向心性肥胖。

3. 并发症或其他临床情况　需转诊上级医院进一步检查以排除慢性并发症。

4. 患者依从性和家庭可利用的资源　患者高中文化，经济收入稳定，有职工医疗保险，能够充分理解全科医生的治疗方案和指导建议，依从性好；患者家庭和睦，家庭支持度较高。

问题7. 针对该疾病目前的治疗方法。

糖尿病治疗的目标是通过控制高血糖和相关代谢紊乱来消除糖尿病症状、防止出现急性代谢并发症，以及通过良好的代谢控制达到预防慢性并发症、提高患者生活质量和延长寿命的目的。降糖治疗的同时，要关注血压、血脂、蛋白尿等的治疗，综合控制，联合达标。所以采取如下治疗方法：

1. 糖尿病教育　将糖尿病自然进程、临床表现、糖尿病危害、糖尿病血糖监测等相关内容，通过健康教育讲座、课堂等形式，使患者充分认识糖尿病并掌握糖尿病的自我管理。

2. 饮食控制　该患者为轻体力劳动者，以30~35kcal/kg计算每日所需总热量。把能够提供90kcal的食物为1份，计算每日需要多少份食物。按碳水化合物占总热量50%~65%，油脂占总热量<30%，蛋白质占总热量15%~20%为计算。确定成分组成后，再按每克糖类、蛋白质类4kcal，每克脂肪产热9kcal，将热量换算成食物制定食谱，按每日早、中、晚为1/5、2/5、2/5进行安排。形成以高膳食纤维、低盐、低糖、低脂肪的饮食，

减少精制碳水化合物、酒精和含糖饮料的摄入定时定量进餐，控制进餐速度，养成蔬菜先吃、最后吃主食的顺序习惯。

3. 合理运动　建议以中等强度的有氧运动为主，每周至少150分钟，每周3~5次。

4. 监测血糖　监测空腹血糖、餐后2小时血糖、HbA1c，指导患者进行自我血糖监测。

5. 应用降糖药物　降糖药物分为口服类和注射类。口服降糖药主要为双胍类、磺脲类、格列奈类、噻唑烷二酮类、α-糖苷酶抑制剂、二肽基肽酶Ⅳ（DPP-4）抑制剂、钠-葡萄糖协同转运蛋白2（SGLT-2）抑制剂等。注射类包括胰岛素和胰高糖素样肽-1（GLP-1）受体激动剂。

6. 中医中药治疗　包括膳食调理、针灸、耳针治疗等非药物治疗及中医药物治疗两方面。

问题8. 转诊指征。

1. 初诊的儿童及青少年糖尿病。

2. 空腹血糖≥16.7mmol/L或空腹血糖≤3.9mmol/L；收缩压≥180mmHg和/或舒张压≥100mmHg；持续性心动过速（心率超过100次/min）；意识或行为改变、心悸、出汗、食欲减退、恶心、呕吐、多饮、多尿、腹痛、有深大呼吸、皮肤潮红、呼气有烂苹果样丙酮味；体温超过39℃或有其他的突发异常情况，如视力突然骤降等危险情况之一，或存在不能处理的其他疾病时，须在处理后紧急转诊。

3. 疑似糖尿病酮症酸中毒，糖尿病非酮症高渗综合征、糖尿病乳酸性酸中毒及有严重低血糖等急性并发症，须在处理后紧急转诊。

4. 在随访过程中出现新的症状或原并发症加重或靶器官损害。

5. 用药出现严重不良反应或规范药物治疗3个月血糖仍不达标。

6. 糖尿病伴感染或需手术治疗。

7. 妊娠合并糖尿病、妊娠期和哺乳期血糖高于正常值。

（四）问题处理计划（P）

1. 进一步检查计划

（1）转诊至上级医院内分泌专科进行胰岛素及C肽检测、多导睡眠监测、肿瘤标志物检查。

（2）建议行尿微量白蛋白、眼底、四肢肌电图、ABI等检查了解是否存在糖尿病微血管病慢性并发症。行心脏、颈动脉、下肢动脉超声等了解心、脑、下肢等糖尿病大血管慢性疾病并发症。

2. 治疗计划

（1）非药物干预

①糖尿病教育：向患者解释糖尿病的相关知识，含糖尿病概念、糖尿病发生、临床表现、发展、可能出现的并发症及其危害等。

②饮食疗法：患者体重超重，平素为轻体力劳动，以30~35kcal/kg计算每日所需总热量，根据其理想体重测算出每日总热量应控制在1 950kcal左右，需要的食物份数为21份，按每日早、中、晚为1/5、2/5、2/5进行安排。每餐主食以谷薯类粗细搭配，餐餐有蔬菜，其中深色

蔬菜占1/2以上，肉蛋鱼禽选择鲜活的，吃鸡蛋要包含蛋黄，少吃肥肉、烟熏和腌制加工肉制品。烹调油控制在25g（约3小汤勺），食盐小于6g（约一啤酒瓶盖），限制咸菜、酱油、味精等含钠高的食物摄入。在两餐之间可加少量水果，建议选用含糖不高的如小番茄、黄瓜、木瓜等。

③中医食疗方：山药100g、黄芪50g，水煎服，每日2次。山药粥：新鲜山药30g、百合15g、生薏米5g、莲子10g、粳米少许，熬粥服用。乌梅15g、用开水浸泡后当茶饮用，每日1剂。

④规律运动：运动在饭后1小时左右进行，运动前做简单的热身运动，每周3~5次，每次至少30分钟，运动强度选择中等强度的有氧运动，如快走、慢跑、骑车、太极拳、太极剑等。运动时有心率和呼吸加快，但不急促为适宜。但有空腹血糖＞16.7mmol/L、反复低血糖或血糖波动较大、有严重急慢性并发症等情况时，应禁止运动，病情控制稳定后可逐步恢复运动。运动时可携带少些食物，有头晕、冷汗、心悸、饥饿感等低血糖情况时立即停止运动，静坐或平卧，及时补充食物。

⑤减重：患者目前BMI 24kg/m^{2}为超重，建议通过运动、饮食控制后使BMI＜24kg/m^{2}以内，即体重在69.3kg以下。每周的减重计划为体重下降0.5~1kg。

⑥针灸治疗：主穴取脾俞、膈俞、关元、水道、胃俞。配穴取三阴交、阳陵泉、足三里。

针法：毫针，左右提插捻转，以得气为度，1次/d，10日为一疗程。

灸法：取穴同上，方法为艾炷点燃后隔姜灸，每穴一般灸30分钟，30日为一疗程。

⑦耳针治疗：取穴胰、内分泌、肾、三焦、渴点、奇穴、胃。

针法：中等刺激，每次3~4次，留针15分钟，15日为一疗程。

⑧放松心情，保持愉悦心情。

⑨患者家属沟通：让患者家属了解患者病情、多关注患者饮食、运动、规律服药情况、心理情绪变化等，共同帮助患者治疗。

（2）药物治疗

①治则：健脾益气、生津止渴。

处方：七味白术散加减

人参6g、茯苓12g、炒白术12g、甘草3g、藿香12g、木香6g、葛根15g。

7剂，日服1剂，400ml水煎服，早晚饭后服用。

②盐酸二甲双胍片0.5g，3次/d。

3. 全科医生建议　建议转诊上级医院内分泌专科，是否存在糖尿病慢性并发症。纳入中心糖尿病规范化管理人群，继续在社区卫生服务机构门诊随诊，了解症状改善情况、服药依从性、不良反应等，监测空腹血糖、餐后2小时血糖、尿糖，指导患者居家血糖监测技术。告知患者2型糖尿病要坚持长期治疗。

【案例提示】

本病在《内经》称为“消瘅”，宋代《太平圣惠方》中有“三痟论”明确提出“三痟”一词。之后多数医家根据消渴“三多”症状的偏重不同，而分为上、中、下消。消渴的病机主要在于阴津亏损，燥热偏胜，以阴虚为本，燥热为标，两者互为因果，阴愈虚燥热愈盛，燥热愈盛阴愈虚。消渴的进一步发展，可耗伤脾肾之气，而致气阴两虚，日久可损伤脾肾阳气，而见阴阳两虚。消渴日久，可累及五脏，变生百病。消渴的病变部位虽与五脏均有关，但主要在肺、脾（胃）、肾三脏，尤以肾为重。中医中药治疗在缓解患者症状方面有独到的疗效。要在辨证论治的基础上，选用合适的中医药或中成药进行治疗，能起到降低血糖、改善患者症状的疗效。

第四节　小儿泄泻案例

【案例概要】

患儿，女，15个月，辖区暂住儿童。

（一）主观资料（S）

反复稀便2个月，加重3日。

患儿2个月前因支气管肺炎入院，给予抗炎、化痰、止咳治疗，出院后出现稀便，每日3~4次，量多少不等，夹有不消化食物或奶瓣，粪便无黏液、无脓血、无恶臭，排便前后患儿无哭闹不安等表现，无发热、咳嗽、气喘、气促，无恶心、呕吐、抽搐等症状。1个月前曾在外院就诊，予“蒙脱石散、胃蛋白酶粉、双歧杆菌干粉剂”等药物口服，患儿奶奶顾虑药物副作用，未规律用药，症状时轻时重，常于进食肉骨汤和冲泡奶粉后症状加重。3日前因进食肉汤，患儿排稀便次数增多，每日4~6次，量较前增加，性状同前，无发热，排便时无哭闹不安。遂就诊社区卫生服务中心全科门诊。就诊时患儿精神尚可，食欲一般，口渴但饮水少，哭时有泪，尿色偏黄，量稍有减少，睡眠欠佳，夜间稍烦躁不安，常夜啼，后半夜多汗。

患儿系G_1P_1，足月顺产儿，纯母乳喂养至3月龄后人工喂养，6月龄开始添加辅食，未予添加维生素D和钙剂，近1个月每日以骨头浓汤泡干饭、菜泥、米汤、煮鸡蛋喂养。1岁前生长发育正常，现不能独自站立和有意识叫“爸爸、妈妈”。患儿与父母、奶奶同住，居住环境尚好，白天由奶奶独立照顾患儿，奶奶小学文化，和儿媳及周围邻居普通话沟通不畅，平素教养患儿多用方言，少带患儿户外活动。否认有疫区及肠道患者接触史。否认有药物和食物过敏史。

问题1. 根据现有资料，考虑可能的问题是什么？为什么？

中医考虑：小儿泄泻；西医考虑：婴幼儿腹泻（迁延性）。

小儿脾胃较弱，无论感受外邪，内伤乳食均可导致脾胃运化功能失调而发生泄泻。发病之后，易耗伤气液，如治疗失当，可转成迁延性与慢性。严重者出现伤阴、伤阳或阴阳两伤等危重变证，甚至气脱液竭而死亡。迁延不愈者，可引起营养不良，影响生长发育或诱发为疳症（重度营养不良）。故小儿泄泻在临床上较成人为多见，其症状的表现亦较成人为复杂，预后亦比成人差。

该患儿年龄<2岁，3月龄后人工喂养，感染肺炎用抗生素多天，出现反复大便次数增多，便质稀，不成形，存在有肠道菌群失调等因素，考虑婴幼儿腹泻诊断。

问题2. 有没有绝对不能忽视的问题？

该患儿反复腹泻，营养素摄入不足、消化吸收不良诱因，并出现夜间夜啼、烦躁不安、多汗症状，应考虑是否有营养不良、贫血、活动期佝偻病、发育落后可能。

问题3. 接下来需要做哪些检查？

首先要进行体格检查，重点包括身高、体重、体重/身高、皮下脂肪等指标，皮肤状况，是否有贫血外观、佝偻病体征，精神状态，观察儿童神经心理发育程度。另外，要进行辅助检查，以判断腹泻类型和程度。患儿逗引欠活泼，现不能有意识叫爸爸、妈妈，除了考虑腹泻引起精神状态欠佳、语言发育落后外，还要排除疾病原因导致听力问题。辅助检查包括：

1. 血常规　判断感染性或非感染性腹泻、是否有贫血。

2. 粪便常规　粪便是否有黏液、脓球、红细胞、孢子、菌丝、脂肪粒、虫卵等。

3. 电解质　判断是否低钠、低钾血症。

4. 25-(OH)D_3、骨碱性磷酸酶、骨密度、微量元素检测　判断是否活动期佝偻病、低钙、低镁、锌缺乏。

5. 儿童智能筛查测验量表或儿童神经心理发育量表检测了解儿童发育商水平。脑干诱发电位听力测试。

（二）客观资料（O）

1. 体格检查　体温36.3℃，呼吸25次/min，脉搏102次/min，身高78.0cm，体重8.1kg。神清，疲倦面容，语言少，逗引欠活泼，四肢温，皮肤稍干，弹性一般，无青紫或花斑，皮下脂肪0.7cm，肌肉松弛。前囟1.5cm×1.5cm，稍凹陷，眼眶稍凹，哭时有泪，眼睑结膜、口唇黏膜、手指甲床无苍白，口唇黏膜稍干，口腔黏膜光滑，牙齿8颗。呼吸平稳，呼吸音清晰，未闻及干、湿啰音。心音有力，心率102次/min，律齐。双侧肋骨触及串珠，稍圆钝，腹部平软，全腹无压痛及反跳痛。肠鸣音3~4次/min。双下肢“O”形腿，膝关节间距2.5cm。下肢肌力稍弱，腱反射存在，未能独走。

2. 中医四诊

望诊：面色少华，神疲倦怠，形体消瘦，肌肉松弛，舌质淡，苔薄白，指纹淡。

闻诊：言少欠活泼。

切诊：脉缓弱。

3. 辅助检查

1个月前查血常规：WBC 4.8×10^9/L，Hb 110g/L，HCT 32.5%，MCV 78.2fl，MCH 24.5pg，MCHC 278g/L，NE% 37.6%，LY% 54%，M% 6.6%，E% 1.5%，B% 0.3%。

粪便常规：无见异常。粪轮状病毒抗原未见。

问题4. 目前诊断是什么？依据是什么？

1. 中医诊断　泄泻，脾胃气虚。

诊断依据：病程迁延，时轻时重或时发时止，粪便稀溏，色淡不臭，夹有未消化的乳食，每于食后即泻，多食则脘痞，便多，食欲不振，面色萎黄，神疲倦怠，形体消瘦，舌淡，苔薄白，脉缓弱，指纹淡。

2. 西医诊断

（1）婴幼儿腹泻病伴脱水（迁延性）

诊断依据：患儿日排多次稀便1个半月，疲倦面容、皮肤稍干燥、前囟门稍凹陷，眼眶稍凹，口唇黏膜稍干，腹泻、尿色偏黄，量稍有减少。查粪便常规：未见有黏液、脓球、红细胞、孢子、菌丝、脂肪粒、虫卵等。粪轮状病毒抗原未见。

（2）蛋白质-热量不足营养不良——消瘦

诊断依据：身长78.0cm中上（+1SD~+2SD），体重8.1kg中低（-2SD~-1SD），身长别体重：低（<-2SD）。

（3）活动性佝偻病

诊断依据：

①诱因：患儿有腹泻诱因，户外活动少，日照不足，未补充维生素D，饮食摄入含钙食物不足；②症状：睡眠欠佳，夜间稍烦躁，夜啼，后半夜多汗；③体征：前囟门1.5cm×1.5cm，牙齿8颗，双侧肋骨触及串珠，稍圆钝，双下肢“O”形腿，膝关节间距2.5cm；④实验室检查：暂缺。

3. 发育落后　诊断依据：未能独站，未能有意识地叫爸爸、妈妈。

问题5. 疾病严重程度。

因代谢性酸中毒症状早期轻度临床症状不明显，该患儿目前虽无电解质紊乱，且腹泻非感染性，但面容疲倦、皮肤稍干燥、前囟门稍凹陷，眼眶稍凹，口唇黏膜稍干，腹泻迁延、尿色偏黄，尿量稍有减少，提示有轻度脱水，疾病仍应诊断为腹泻病重型。

问题6. 需要和哪些疾病鉴别？

1. 西医鉴别诊断

（1）生理性腹泻：多见于6月龄以内的婴儿，外观虚胖，尝试母乳喂养儿常伴有湿疹，除辅食外食欲好，生长发育不受限，添加辅食后，排便转为正常，近年发现是乳糖不耐受的一种特殊类型。

（2）细菌性肠炎：起病急，全身症状重，粪培养：痢疾杆菌生长。

（3）坏死性肠炎：中毒症状严重，腹痛，腹胀，频繁呕吐，高热，粪便呈暗红色，渐出现典型的赤豆汤样血便，常伴休克，便中可以查到阿米巴滋养体。

（4）食物蛋白过敏相关性直肠结肠炎：发病年龄较小，一般是2月龄左右，母乳喂养或混合喂养婴儿。粪便特点：轻度腹泻，粪便带血，多为血丝，无全身其他器官受累，粪便常规检查，可见红细胞增多，隐血试验阳性，可见白细胞。

（5）真菌感染性肠炎：多有长时间抗生素用药史导致菌群紊乱，粪便常规见孢子或菌丝。

2. 中医鉴别诊断

（1）外感泄泻

①外感泄泻，肠腑湿热型：起病急骤，泄势急迫，便下稀薄，或如水样，色黄而气味秽臭，或夹黏液，肛门灼红，发热烦闹，口渴喜饮，腹痛阵哭，恶心、呕吐，食欲减退，小便黄少，舌质红，苔黄腻，脉象滑数，指纹紫滞。②外感泄泻，风寒犯肠型：泄泻清稀，多泡沫，色淡黄，腹部切痛，肠鸣辘辘，喜按喜暖，常伴鼻塞，微恶风寒，或有发热，唇舌色淡，舌苔薄白或腻，脉象浮紧，指纹淡红。

（2）食伤泄泻

①食伤泄泻，饮食内伤型：脘腹胀满，疼痛欲泻，泻后痛大减，便酸臭或如败卵，夹食物残渣，嗳气酸馊，泛恶呕吐，纳呆恶食，矢气臭秽，夜寐不宁，舌苔垢腻，或见微黄，脉象滑数，指纹沉滞。②食伤泄泻，乳液内伤型：便下稀薄，色淡，夹乳块，或如蛋花汤样，气味酸臭或腥臭，脘腹胀满，啼哭不宁，嗳气吐乳，不思吮乳，舌苔腐垢，指纹沉滞。

（3）正虚泄泻

①正虚泄泻，脾肾阳虚型：久泻不止，缠绵不愈，粪质清稀，澄澈清冷，下利清谷，或有五更泻，食欲不振，腹软喜暖，形寒肢冷，面白无华，精神委顿，甚则寐时露睛，舌质淡，苔薄白，脉细弱，指纹淡。②正虚泄泻，肝脾不和型：泄泻色清如苔，胸脘痞满，嗳气食少，肠鸣腹痛，时作啼哭，腹痛则泻，泻后痛减，惊惧则泻剧，矢气，睡中惊惕，面青唇淡，舌质淡，苔薄白，脉弦细，指纹青。

（三）问题评估（A）

1. 目前诊断

中医诊断：泄泻，脾胃气虚证。西医诊断：婴幼儿腹泻病。

2. 目前存在的健康问题

（1）危险因素：喂养不当、卫生条件差、依从性不足、家庭成员交流沟通不足。

（2）轻度脱水。

（3）早期轻度佝偻病。

（4）发育落后（大运动、语言）。

（5）营养不良，消瘦。

3. 并发症或其他临床情况

（1）蛋白质-热量不足营养不良（消瘦）。

（2）活动性佝偻病（早期、轻度）。

（3）铁储备不足。

（4）发育落后（大运动、语言）。

4. 患儿依从性和家庭可利用资源　患儿奶奶和父亲感情深厚，好沟通。患儿奶奶容易接受儿子建议。

问题7. 针对该疾病目前的治疗方法。

泄泻的治疗，以运脾化湿为基本原则。实证以祛邪为主。根据不同的证型分别治以清肠化湿、祛风散寒、消食导滞。虚证以扶正为主，分别治以健脾益气、温补脾肾。泄泻辨证，总属正气大伤，分别治以益气养阴、酸甘敛阴、护阴回阳、救逆固脱。

本病属正虚泄泻，脾胃气虚证，除内服健脾益气，助运化湿药外，还常用推拿、外治、针灸等法治疗。

另外，还应调整饮食、加强护理，预防和纠正脱水，防治并发症。通过健康教育，纠正错误喂养观念，提高遵医行为，增进家庭沟通交流。

问题8. 转诊指征。

1. 诊断不明确者。

2. 需要上级医院制定治疗方案者。

3. 腹泻病程迁延，需要进一步明确病因。

4. 因设备原因无法进行检查者。

该患儿喂养奶粉易加重症状，变应原测试以排除异体蛋白过敏，有轻度脱水症状，需转上级医院进一步查电解质、血气分析，脑干诱发电位听力测试；佝偻病骨骼影响程度是否需要X线检查需上级医生判断。

（四）问题处理计划（P）

1. 进一步检查计划

（1）血、尿、粪便常规，血电解质。

（2）必要时查血气。

（3）25-(OH)D_3、骨碱性磷酸酶、骨密度、微量元素检测。

（4）变应原测试。

（5）脑干诱发电位听力测试。

2. 治疗计划

（1）非药物治疗

①开展针对性健康教育。

②指导喂养：适量菜汁煮粥，按病情轻重消化功能好坏，循序渐进地增加能量和蛋白质，中重度营养不良，消化吸收功能低下者可先按身高比理想体重给热量167~250kJ/kg（40~60kcal/kg），逐渐增加至501~625kJ/kg（120~150kcal/kg），改白煮蛋为蒸芙蓉蛋，少食多餐，逐渐添加肉末、肝泥、鱼肉，蛋白质从1g/（kg·d）开始逐渐增加至3g/（kg·d），营养状况好转，体重增加到接近正常时，可恢复至推荐摄入量水平。

③改用不含乳糖奶粉喂养，腹泻好转后，与幼儿奶粉按不同比例逐渐替换，直至完全普通奶粉每日600ml。

④通过患儿父亲，多和母亲沟通，增进家庭交流，患儿增加户外活动，增加日照和与其他儿童交流时间。患儿与母亲加强亲子交流，儿童智能开发指导。

⑤推三关、重按肺俞、脾俞、胃俞、大肠俞；推上七节骨，按揉中脘穴、足三里、涌泉穴等200下/次；逆时针摩腹、捏脊1~2次/d。

⑥丁桂儿脐贴，1贴，1次/d，5日，贴肚脐。

⑦药膳：排骨加淮山药、茯苓、陈皮等炖汤，去油，煮面或熬菜肉粥。

药物治疗

治则：健脾益气，助运化湿。

处方：参苓白术散加减

党参9g、茯苓9g、炒白术6g、淮山药10g、炒薏仁10g、陈皮5g、砂仁2g（后入）、焦山楂6g、焦神曲6g。

5剂，日1剂，300ml水煎服，早晚饭前服用。

口服补液盐Ⅲ3包，1包/d，分次米汤冲泡，每次20~50ml频服；口服双歧杆菌1片，3次/d，7日；维生素A 5 000U，一次性补充；维生素D_3 800U，1次/d，30日；碳酸钙颗粒（含钙量）250mg，1次/晚，30日；复合维生素B，1片，3次/d；锌：1%硫酸锌糖浆0.5ml/kg逐渐增加至2ml/kg。

（2）预约复诊：3日后复诊，观察病情诊治效果，择期复查血常规、粪便常规。1个月后复查语言、大运动发育情况。

【案例提示】

小儿泄泻多因小儿脾胃较弱，无论感受外邪，内伤乳食均可导致脾胃运化功能失调而发生泄泻。而腹泻是五岁以下儿童营养不良的主要原因，同时患儿喂养不当加重了营养不良的发生。严重的营养不良，影响智力发育。目前，随着经济交通等发展，流动人口增加，不同文化风俗融合婚姻家庭比例增加，由此衍生儿童喂养、教养相关问题突出，在治疗该患儿腹泻的同时，还要关注继发其他营养性疾病和神经心理发育异常情况，以全科医学理念利用有效的社会、家庭资源，防止向更严重病情方向发展，最大限度地促进儿童的健康发展。

第十七章　中毒相关案例

中毒相关案例

第一节　急性一氧化碳中毒案例

【案例概要】

患者，女性，62岁，丧偶，大专学历，退休职工。

（一）主观资料（S）

头痛、头晕、乏力2小时。

家属代述2小时前发现患者房间门窗紧闭，可闻及煤烟气味，患者卧床未起，立即开窗通风。患者呼之能醒，但反应迟钝，言语不连贯，诉头痛、头晕、心悸、乏力，起床过程中呕吐1次，为胃内容物，开窗通风后感头痛、头晕等症状略缓解，来社区卫生服务中心就诊。就诊时患者反应较迟钝，可正确应答，自述仍感头晕、头痛、心悸、胸闷、四肢无力，无恶心、呕吐，大小便正常。

既往体健，无高血压、糖尿病等慢性病病史，无遗传病及传染病病史，无烟酒嗜好。饮食规律，荤素搭配，每日规律运动2次，每次30~60分钟，以步行为主。3年前爱人因胃癌去世，独居，居室为平房，蜂窝煤炉子取暖。育有一子，体健，与患者居住于同一小区。患者经济收入稳定，有职工医疗保险，与家人关系和睦。

问题1. 根据现有资料，考虑可能的问题是什么？为什么？

考虑急性一氧化碳中毒（acute carbon monoxide poisoning，ACOP）可能。

一氧化碳中毒是含碳物质（煤炭、天然气、汽油、煤油等）燃烧不完全时的产物经呼吸道吸入引起的中毒。一氧化碳无色无味、无刺激性，人体吸入过量一氧化碳后，血液因碳氧血红蛋白浓度升高而出现组织不同程度缺氧表现。

一氧化碳中毒事件在生产、生活中均可发生。生活中煤炉、煤气燃烧不完全，环境通风不良或防护不当，空气中一氧化碳浓度超过安全范围时均可发生吸入中毒。是我国北方有毒气体中毒致死的主要原因。

本例患者独居，冬季燃煤取暖，房间门窗紧闭，能闻及煤烟气味。出现头痛、头晕、心悸、乏力、恶心、呕吐等症状，考虑一氧化碳中毒（轻症）。

问题2. 有没有绝对不能忽视的问题？

老年女性，急性发生的中枢神经损害症状，需警惕缺血性或出血性卒中事件。

问题3. 接下来需要做哪些检查？

1. 体格检查　包括生命体征、心肺腹检查，重点关注神经系统查体。

2. 辅助检查

（1）一氧化碳血红蛋白（HbCO）测定：HbCO对于诊断急性一氧化碳中毒有重要参考意义，应作为主要检查项目。

（2）血清酶学检查：包括肌酸磷酸激酶（CPK）、乳酸脱氢酶（LDH）、门冬氨酸转氨酶（AST）、丙氨酸转氨酶（ALT），异常增高对于诊断急性一氧化碳中毒有意义。

（3）动脉血气分析：低氧血症和酸碱平衡失衡是急诊抢救治疗的重要环节。有条件的医疗机构应对昏迷的重症患者进行常规检测。

（4）其他：血糖、肾功能、心电图、脑电图、头颅CT和MRI等。

（二）客观资料（O）

1. 体格检查　体温36.3℃，呼吸25次/min，脉搏114次/min，血压96/60mmHg，BMI 23.8kg/m^2；发育正常，营养中等，被动体位，反应迟钝，时间、地点、人物定向力差，查体欠合作；口唇呈樱桃红样，双侧瞳孔等大等圆，直径约3.5mm，直接及间接对光反射存在；双肺呼吸音粗，未闻及明显干、湿啰音；心率114次/min，律齐，各瓣膜听诊区未闻及病理性杂音；腹平软，无压痛及反跳痛，肝脾肋下未及；双下肢不肿；四肢肌力5级，肌张力正常对称，痛温觉对称存在，右侧巴宾斯基征可疑阳性。

2. 辅助检查　生化检查：GLU 5.8mmol/L，AST 450U/L，ALT 583U/L，CK 1 023U/L，LDH 2 432U/L，Cr 78μmol/L，K^+ 3.8mmol/L，Na^+ 146mmol/L。心电图：窦性心动过速伴非特异性ST-T改变。

问题4. 目前诊断是什么？依据是什么？

1. 目前诊断　急性一氧化碳中毒、高钠血症、肝功能异常、窦性心动过速。

2. 诊断依据　根据吸入较高浓度一氧化碳的接触史，急性发生的中枢神经损害的症状、体征及典型的接触反应（出现头痛、头晕、心悸、恶心等症状，且吸入新鲜空气后症状可消失），结合血清酶学检查结果，排除其他急性情况后，可诊断为急性一氧化碳中毒。

问题5. 疾病严重程度。

1. 轻度中毒　具有以下任何一项表现者：

（1）出现剧烈的头痛、头昏、四肢无力、恶心、呕吐。

（2）轻度至中度意识障碍，但无昏迷者，血液碳氧血红蛋白浓度可高于10%。

2. 中度中毒　除有上述症状外，意识障碍表现为浅至中度昏迷，经抢救后恢复且无明显并发症者，血液碳氧血红蛋白浓度可高于30%。

3. 重度中毒　具备以下任何一项者：

（1）意识障碍程度达深昏迷或去大脑皮层状态。

（2）患者有意识障碍且并发有下列任何一项表现者：①脑水肿；②休克或严重的心肌损害；③肺水肿；④呼吸衰竭；⑤上消化道出血；⑥脑局灶损害如锥体系或锥体外系损害体征；⑦碳氧血红蛋白浓度可高于50%。

（3）急性一氧化碳中毒迟发性脑病：急性一氧化碳中毒意识障碍恢复后，经2~60日的“假愈期”，又出现下列临床表现之一者：①精神及意识障碍呈痴呆状态，谵妄状态或去大脑皮层状态；②锥体外系神经障碍出现帕金森综合征的表现；③锥体系神经损害，如偏瘫、病理反射阳性或小便失禁等；④大脑皮层局灶性功能障碍如失语、失明等，或出现继发性癫痫；⑤头部CT检查可发现脑部有病理性密度减低区，脑电图检查可发现中度或高度异常。

问题6. 需要和哪些疾病鉴别？

需除外脑血管疾病、糖尿病急性并发症。

首先，需详细了解病史，有无发生脑血管疾病、糖尿病急性并发症的危险因素，包括高血压、高血糖、高血脂等；其次，结合实验室检查结果及病情变化趋势、缓解诱因等，综合判断可基本除外上述疾病。

（三）问题评估（A）

1. 初步诊断　急性一氧化碳中毒、高钠血症、肝功能异常、窦性心动过速。

2. 目前存在的健康问题

（1）危险因素：丧偶独居、蜂窝煤炉子取暖。

（2）急性一氧化碳中毒：患者此次出现一氧化碳中毒事件，提醒医生需谨慎评估其生活自理能力及认知功能障碍，包括抑郁量表评估。针对事件的诱因取暖一事，建议更换成其他较安全的方式（如集中采暖），必要时与儿子共同居住。

3. 并发症或其他临床情况　需警惕急性一氧化碳中毒迟发性脑病。

4. 患者依从性和家庭可利用的资源　患者经济稳定，文化水平较高，能充分理解治疗方案及指导建议。与孩子关系和睦，居住在同一小区，家庭支持度较高。

问题7. 针对该疾病目前的治疗方法。

1. 院前急救　转移患者到空气新鲜处，解开衣领，保持呼吸道畅通，将昏迷患者摆成侧卧位，避免呕吐物误吸。

2. 氧疗　氧疗作为急性一氧化碳中毒后必不可少的抢救治疗措施，应创造条件立即实施氧疗。原则是高流量、高浓度，社区医疗机构可选择鼻导管、面罩吸氧，当持续严重低氧血症不能改善时，应及时转诊至上级医院行气管插管。

3. 支持治疗　包括血压支持、稳定心血管系统，纠正水、电解质、酸碱失衡；当患者合并脏器功能失调，应及时转诊行高级支持治疗，包括脱水、纠正肺水肿和脑水肿等。

4. 高压氧治疗　在急性期应尽早送到有高压氧舱的医院行高压氧治疗，可以尽早排出体内一氧化碳，有益于患者尽快清醒，减轻机体缺氧性损伤，降低迟发性脑病发生率。

5. 其他治疗　包括亚低温治疗、糖皮质激素、脱水药物、依达拉奉等，对减轻脑水肿、改善神经功能有一定疗效。

问题8. 转诊指征。

1. 需测定HbCO明确诊断。

2. 病情评估较严重需要及时转诊。

3. 因缺乏治疗相关设备需要转诊。

4. 出现急性一氧化碳中毒迟发性脑病。

（四）问题处理计划（P）

1. 进一步检查计划　患者急性一氧化碳中毒临床诊断基本明确，可完善HbCO测定以支持诊断。同时，可完善动脉血气分析、胸部CT、头颅CT/MRI等评估病情严重程度。

2. 治疗计划　患者有接触反应，无昏迷表现，病情评估属于轻度。轻度急性一氧化碳中毒患者迅速脱离中毒现场，呼吸新鲜空气或氧气，对症处理后症状可消失。

（1）非药物干预：①迅速脱离中毒现场，呼吸新鲜空气；②氧疗，给予鼻导管或面罩吸氧，如症状不能缓解，及时转诊至上级医院行高级氧疗支持；③完善老年人相关量表评估，并加强家庭支持。

（2）高压氧治疗：评估患者神经系统症状及体征恢复情况，必要时待病情稳定后，可转诊至上级医院行高压氧治疗。

3. 随访计划　建议1个月后随诊，评估症状及体征恢复情况，生活自理及认知情况，有无神经精神后遗症等，并了解患者取暖方式，避免类似事件再次发生。

4. 转诊指征　患者目前暂无须转诊，密切观察病情变化，如有恶化趋势，应及时转诊。

【案例提示】

在一些农村地区，家庭燃煤取暖炉大量存在，每年在取暖季因为一氧化碳中毒的成人与儿童均很多，需要提高警惕。此外，城市居民使用管道煤气、燃气热水器时，如安装、使用不当或管道漏气，也会使燃气泄漏造成一氧化碳中毒。全科医生结合病史和临床表现，考虑一氧化碳中毒时，应尽快让患者离开中毒环境，转移至空气新鲜、通风良好处，尽快吸氧。对于中重度患者，立即拨打120急救电话，转运至有高压氧舱的医院进行治疗。如发生呼吸、心搏骤停者，立即启动心肺复苏治疗。为避免频发一氧化碳中毒事件，建议尽量选用集中供暖方式取暖，正确安装并使用质量合格的热水器、燃气灶具，并定期检修，同时注意经常开窗通风。

第二节　苯二氮䓬类药物中毒案例

【案例概要】

患者，女性，36岁，已婚，大学本科学历，某企业员工。

（一）主观资料（S）

发现患者昏迷2小时。

发现患者昏迷2小时，呼唤、摇动患者，无任何应答，可见胸廓规律起伏。床旁发现一个“地西泮片”药瓶及散落的若干药片，遂带其就诊于社区卫生服务中心。患者5小时前曾与丈夫发生争执。

既往无高血压、糖尿病等慢性病病史，甲状腺结节病史3年。无药物、食物过敏史。最近工作、生活压力大，性格内向，容易焦虑、紧张。家庭关系好，育有一子，母亲患有焦虑症，父亲体健。

问题1. 根据现有资料，考虑可能的问题是什么？为什么？

急性苯二氮䓬类药物中毒可能。

患者女性，最近工作、生活压力大，性格内向，容易多疑、焦虑；5小时前曾与丈夫发生口角争执，此后被发现昏迷2小时，不能唤醒。其周围发现有“地西泮片”药瓶及散落药品。故考虑患者服用地西泮药物过量导致昏迷可能性大。

问题2. 有没有绝对不能忽视的问题？

患者中年女性，5小时前和丈夫发生争执，其后被发现昏迷。尚不能排除在没有进食的情况下因生气、伤心等情绪波动而出现低血糖昏迷可能；同时也不能排除一氧化碳中毒、急性有机磷农药中毒可能。

问题3. 接下来需要做哪些检查？

首先应进行生命体征检查及相关体格检查。此外，需立即完善血常规、随机血糖、心电图、指尖血氧饱和度等。

（二）客观资料（O）

1. 体格检查　体温36.2℃，呼吸14次/min，脉搏76次/min，血压122/68mmHg。发育正常，营养良好，昏迷状态，压眶反射阳性。被动体位，查体配合欠佳。双侧瞳孔等大等圆，直径3mm，瞳孔对光反射、角膜反射正常，可见眼球运动，结膜无苍白、充血，口唇颜色正常。双肺呼吸音粗，未闻及干、湿啰音，心率76次/min，律齐，各瓣膜未闻及病理性杂音及额外心音。腹软，肝脾肋下未触及，压痛、反跳痛检查不能配合。四肢关节无红肿及变形。双侧膝反射、跟腱反射可正常引出。双侧病理征阴性。

2. 辅助检查　随机血糖：7.3mmol/L；心电图：窦性心律，大致正常心电图；指间血氧饱和度：94%。血常规：白细胞9.8×10^9/L，红细胞4.3×10^{12}/L，血红蛋白123g/L，血小板237×10^9/L。

问题4. 目前诊断是什么？依据是什么？

1. 初步诊断　急性苯二氮䓬类药物中毒。

2. 诊断依据　患者女性，最近工作、生活压力大，性格内向，容易多疑、焦虑；5小时前曾与丈夫发生争执。此后被发现昏迷2小时，不能应答，其周围有“地西泮片”药瓶及散落药片。经过上述体格检查及辅助检查可初步排除低血糖昏迷及一氧化碳导致昏迷可能。结合上述病史初步诊断为急性苯二氮䓬类药物中毒。

问题5. 疾病严重程度。

昏迷是严重的意识障碍，表现为意识持续的中断或完全丧失。按其程度可分为三个阶段：

1. 轻度昏迷　意识大部分丧失，无自主运动，对声、光刺激无反应，对疼痛刺激尚可出现痛苦的表情或肢体退缩等防御反应；角膜反射、瞳孔对光反射、眼球运动、吞咽反射等可存在。

2. 中度昏迷　对周围事物及各种刺激均无反应，对于剧烈刺激可出现防御反射；角膜反射减弱，瞳孔对光反射迟钝，眼球无转动。

3. 深度昏迷　全身肌肉松弛，对各种刺激全无反应；深浅反射均消失。

该患者被呼唤、摇动，无任何应答；查体示被动体位、压眶反射阳性，深浅反射均正常引出。综上所述，患者属于轻度昏迷。

问题6. 需要和哪些疾病鉴别?

1. 一氧化碳中毒　一氧化碳中毒应有产生煤气的条件或接触史，室内中毒常为室内取暖而通风不良。中重度中毒患者可出现昏迷、呼吸抑制、肺水肿、心律失常等表现，口唇为樱桃红色。一氧化碳血红蛋白（HbCO）检查有助于诊断及对病情的评估。该患者无室内煤气暴露史，无呼吸困难及口唇樱桃红色改变，可基本排除一氧化碳中毒。

2. 低血糖昏迷　是大脑缺乏足够葡萄糖供应时功能失调的一系列表现。初期可出现精神不集中、思维和语言迟钝及头晕、嗜睡、大汗、饥饿感等症状。波及延髓时可能出现癫痫、昏迷，甚至死亡。指尖快速血糖测定有助于诊断。该患者无大汗、癫痫表现，指尖血糖在正常范围，暂不考虑低血糖所致昏迷可能。

3. 急性有机磷农药中毒　是机体在短时间内食用、吸入或接触大量有机磷农药后出现的一系列急性中毒的症状和体征。表现为呼出大蒜味气体、大汗淋漓、流涎、针尖样瞳孔、肺水肿、昏迷等。血液胆碱酯酶活性测定有助于诊断。此患者无有机磷农药接触史，双侧瞳孔等大等圆，无外分泌腺分泌增加的症状，双肺查体不支持肺水肿，可基本排除急性有机磷农药中毒。

（三）问题评估（A）

1. 目前诊断　急性苯二氮䓬类药物中毒。

2. 目前存在的健康问题

（1）危险因素：精神心理状态欠佳。

（2）苯二氮䓬类药物中毒、甲状腺结节。

3. 并发症或其他临床情况　经过体格检查及辅助检查，患者目前尚不存在肺水肿、脑水肿、心律失常等并发症。患者昏迷状态需立即转诊至上级医院急诊科对其进行进一步诊断和治疗。

4. 患者依从性和家庭可利用的资源　患者昏迷状态，其家属文化水平较高，能够充分理解、配合全科医生的治疗及指导安排，依从性好。

问题7. 针对该疾病目前的治疗方法。

1. 苯二氮䓬类药物中毒应尽快给予催吐、洗胃、导泻、利尿，加速药物排泄，减少吸收。

2. 对苯二氮䓬类药物中毒昏迷患者给予拮抗剂氟马替尼，静脉注射解毒治疗，可应用纳洛酮促进意识恢复。

3. 开通静脉通道，保持呼吸道通畅，补充血容量维持血压，监测各项生命体征，拨打120急救电话，向家属交代病情联系转诊。

问题8. 转诊指征。

1. 有毒物暴露史或接触史者
2. 出现意识障碍或中毒症状者
3. 生命体征不稳定者
4. 因设备原因无法进行检查者

该患者应立即转诊至上级医院，完善相关检查，监测生命体征变化，必要时给予生命支持；同时尽快评估病情，减少药物吸收，促进药物排出体外。

（四）问题处理计划（P）

1. 立即开通静脉通道、吸氧、监测血氧饱和度和血压。

2. 立即拨打120急救电话。

3. 尽快给予催吐、洗胃，以减少药物吸收。用1:（4 000~5 000）的高锰酸钾溶液或清水，水温应接近体温，先用粗胃管，以便将未融化的药片洗出，同时防止胃内吸出的食物堵塞胃管。洗胃液一般不超过500ml，否则将驱使毒物进入小肠，加快吸收。

4. 尽快导泻、灌肠，加速药物排出。用硫酸钠20~30g溶于100~200ml的水中经胃管灌入，或用20%的甘露醇注射液250ml经胃管灌入，不宜用硫酸镁，因硫酸镁对神经肌肉有抑制作用而症状加重。为减少药物的肠肝循环，每日清洁灌肠1~2次。

5. 监测患者生命体征及有无肺水肿、脑水肿、心衰情况的发生，向患者家属告知病情。

6. 对于已明确苯二氮䓬类药物中毒的患者可给予拮抗剂氟马替尼治疗。首次0.3mg，静脉注射，60秒内注完，轻症者即可唤醒。如经60秒后未能唤醒或未恢复到预期的意识恢复程度，可随后每分钟注入0.1~0.2mg，直到患者苏醒或总量达到2mg为止。

7. 对苏醒后的患者要加强心理治疗，调整精神心理状态，帮助其树立对生活的信心，也是全科医生治疗中必不可少的一个环节。

【案例提示】

在日常生活中，有些人由于情绪不稳定产生了自杀意念而口服大量镇静催眠类药物，导致急性中毒。全科医生在接诊苯二氮䓬类药物中毒时，应尽早、尽量清除尚未吸收的药物，预防中毒进一步加重。要尽快应用解救药，将已吸收药物产生的毒副作用降至最低。与此同时，密切关注患者生命体征及重要靶器官并发症情况（如脑水肿、肺水肿、心衰、恶性心律失常等）。寻求多渠道、多方面力量参与抢救。对苏醒后的患者还要进行精神心理的干预与治疗，使其打开心扉，重拾对生活的热爱与信心。对于有严重精神障碍的患者，需叮嘱家属为其管理好药物，按时规律服药，避免大量口服或误服药物导致急性中毒的发生。

第十八章　基本公共卫生服务案例

基本公共卫生服务案例

第一节　0~6岁儿童健康管理案例

新生儿访视案例

【案例概要】

男孩，足月顺产，产后5日，母亲健康。

（一）新生儿初访

正常足月新生儿，无高危因素，出院后7日之内进行入户访视；如判定为高危新生儿，出院后3日内进行入户访视，并至少增加一次访视，必要时酌情增加访视次数，访视内容参见表18-1。

表18-1　新生儿家庭访视记录表

姓名：　　　　　　　　　　　　　　　　　　　　　　编号□□□-□□□□□

<table>
<tr><td>性　别</td><td colspan="2">0未知的性别　1男　2女
9未说明的性别</td><td>出生日期</td><td colspan="2">□□□□ □□ □□</td></tr>
<tr><td>身份证号</td><td></td><td></td><td>家庭住址</td><td colspan="2"></td></tr>
<tr><td>父　亲</td><td>姓名</td><td>职业</td><td colspan="2">联系电话</td><td>出生日期</td></tr>
<tr><td>母　亲</td><td>姓名</td><td>职业</td><td colspan="2">联系电话</td><td>出生日期</td></tr>
<tr><td colspan="2">出生孕周　　周</td><td colspan="4">母亲妊娠期患病情况　1无　2糖尿病　3妊娠期高血压　4其他</td></tr>
<tr><td colspan="2">助产机构名称</td><td colspan="4">出生情况　1顺产　2胎头吸引　3产钳　4剖宫　□/□
5双多胎　6臀位　7其他</td></tr>
<tr><td colspan="3">新生儿窒息　1无　2有　□
（Apgar评分：1min　5min　不详）</td><td colspan="3">畸形　1无　2有　□</td></tr>
<tr><td colspan="6">新生儿听力筛查：1通过　2未通过　3未筛查　4不详　□</td></tr>
<tr><td colspan="6">新生儿疾病筛查：1未进行　2检查均阴性　3甲状腺功能减退　□/□
4苯丙酮尿症　5其他遗传代谢病</td></tr>
<tr><td colspan="2">新生儿出生体重　　kg</td><td colspan="2">目前体重　　kg</td><td colspan="2">出生身长　　cm</td></tr>
<tr><td colspan="2">喂养方式　1纯母乳　2混合
3人工　□</td><td colspan="2">吃奶量　　mL/次</td><td colspan="2">吃奶次数　　次/d</td></tr>
<tr><td colspan="2">呕吐　1无　2有　□</td><td colspan="2">大便　1糊状　2稀　3其他　□</td><td colspan="2">大便次数　　次/d</td></tr>
<tr><td colspan="2">体温　　℃</td><td colspan="2">心率　　次/min</td><td colspan="2">呼吸频率　　次/min</td></tr>
<tr><td colspan="3">面色　1红润　2黄染　3其他　□</td><td colspan="3">黄疸部位　1无　2面部　3躯干　□
4四肢　5手足</td></tr>
</table>

续表

前囟　cm×　cm　1正常　2膨隆　3凹陷　4其他 □	
眼睛　1未见异常　2异常 □	四肢活动度　1未见异常　2异常 □
耳外观　1未见异常　2异常 □	颈部包块　1无　2有 □
鼻　1未见异常　2异常 □	皮肤　1未见异常　2湿疹　3糜烂　4其他 □
口腔　1未见异常　2异常 □	肛门　1未见异常　2异常 □
心肺听诊　1未见异常　2异常 □	胸部　1未见异常　2异常 □
腹部触诊　1未见异常　2异常 □	脊柱　1未见异常　2异常 □
外生殖器　1未见异常　2异常 □	
脐带　1未脱　2脱落　3脐部有渗出　4其他 □	
转诊建议　1无　2有　原因： 机构及科室：	
指导　1喂养指导　2发育指导　3防病指导 4预防伤害指导　5口腔保健指导 □/□/□/□/□	
本次访视日期　年　月　日	下次随访地点
下次随访日期　年　月　日	随访医生签名

注：填表说明参照《国家基本公共卫生服务规范（第三版）》。

（二）新生儿满月访

满月访在出生后28~30日进行，可入户访视或在社区卫生服务中心（站）进行随访。

（三）不能忽视的问题

1. 初访关注新生儿卡介苗接种和乙型肝炎疫苗接种情况、新生儿疾病筛查情况。

2. 是否存在需要转诊的情况

（1）体温≥37.5℃或≤35.5℃。

（2）反应差伴面色发灰、吸吮无力。

（3）呼吸<20次/min或>60次/min，呼吸困难（鼻翼翕动、呼气性呻吟、胸凹陷），呼吸暂停伴发绀。

（4）心率<100次/min或>160次/min，心律不齐。

（5）皮肤严重黄染（手掌、足跖发黄或经皮测黄疸>12mg/dl），苍白，发绀和厥冷，有出血点和瘀斑，皮肤硬肿，皮肤脓疱。

（6）惊厥（反复眨眼、凝视、面部肌肉抽动、四肢痉挛性抽动或强直、角弓反张、牙关紧闭等），囟门张力高。

（7）四肢无自主运动，双下肢/双上肢活动不对称；肌张力消失或无法引出握持反射、拥抱反射等原始反射。

（8）发现颈部包块、斜颈，五官、胸廓、脊柱、四肢畸形。

（9）眼窝或前囟凹陷、皮肤弹性差、尿少等脱水征象。眼睑高度肿胀，结膜重度充血，有大量脓性分泌物；耳部有脓性分泌物。

（10）腹胀明显伴呕吐，肝脾大。

（11）脐部有脓性分泌物，有肉芽，脐轮周围皮肤发红和肿胀。

（12）在检查中，发现任何社区不能处理的情况，均应转诊。

（四）高危新生儿的判定

1. 早产儿（胎龄<37周）或低出生体重儿（出生体重<2 500g）。

2. 宫内、产时或产后窒息儿，缺氧缺血性脑病及颅内出血者。

3. 高胆红素血症。

4. 新生儿肺炎、败血症等严重感染。

5. 患有各种影响生活能力的出生缺陷（如唇裂、腭裂、先天性心脏病等）以及遗传代谢性疾病。

6. 母亲有糖尿病、高血压、异常妊娠及分娩史、高龄分娩（≥35岁）、患有残疾（视、听、智力、肢体、精神）并影响养育能力者等。

婴幼儿喂养案例

【案例概要】

男孩，足月顺产，体重2.6kg，身长49cm，出生后纯母乳喂养。产后28日体检，体重2.9kg，身长50.5cm。

（一）评估分析

新生儿出生后分别在1、3、6、8、12、18、24、30、36月龄完成社区随访，6~8、18、30月龄完成血红蛋白检测，6、12、24、36月龄完成听力筛查。社区随访了解喂养情况，完成体格检查和发育评估，加强科学喂养和疾病预防及伤害预防的宣教。该患儿满月体检增重不足600g，体重增长缓慢。追问喂养及一般情况：每日喂养约8次，每次持续1小时，睡眠短，易哭吵，大便1次/d，小便5次。评估分析首先考虑母乳喂养不足。

（二）针对措施

1. 建议加强喂养，每次母乳喂养后添加配方奶，保证每日奶量700~1 000ml。

2. 口服维生素D 400U/d。

3. 母亲增加含铁、钙等营养物质丰富的食物摄入。

4. 采取以上措施后仍不能改善发育，需要及时就诊排除其他疾病。

（三）不能忽视的问题：喂养的指导

1. 喂哺技能指导　保持婴儿清醒状态下喂哺。哺乳前让婴儿用鼻或嘴触碰母亲的乳房，婴儿的气味、身体的接触都可刺激乳母的射乳反射。婴儿吸吮≥8次/d，充分刺激乳头，两侧乳房交替哺乳，每次哺乳时先喂空一侧乳房，再喂另一侧。每次哺乳前，母亲应洗净双手。正确的含接姿势是婴儿的下颌贴在乳房上，嘴张大，将乳头及大部分乳晕含在嘴中，婴儿下唇向外翻，婴儿嘴上方的乳晕比下方多。婴儿慢而深地吸吮，能听到吞咽声，表明含接乳房姿势正确，吸吮有效。

2. 乳量不足的判断与应对　正常母亲产后成熟乳量平均可达每日700~1 000ml。婴儿母乳摄入不足可出现体重增长不足，排尿次数每日少于6次，吸吮时不能闻及吞咽声，哺乳后常哭闹不能安静入睡，或睡眠时间小于1小时（新生儿除外）。当判断乳量不足影响婴儿生长时，母亲不要轻易放弃母乳喂养，可在哺乳后用配方奶补充母乳不足部分。

3. 维生素D及钙的补充　母乳中维生素D含量低，母乳喂养儿不能通过母乳获得足量的维生素D。每日400U的维生素D可基本满足婴儿在完全不接触日光照射情况下维生素D的需要。纯母乳喂养能满足婴儿骨骼生长对钙的需求，不需额外补钙。

4. 科学添加辅助食品　满6月龄时，婴儿胃肠道等消化器官已相对发育完善，可以消化母乳以外的多样化食物。同时，婴儿的口腔运动功能、味觉、嗅觉、触觉等感知觉及心理、认知和行为能力也已准备好接受新的食物。在婴儿身体健康时添加辅食，添加原则是食品的数量从少到多，种类从一种到多种，质地从稀到稠，性状从细到粗。循序渐进，习惯一种后，再添加另一种，逐步达到食物多样化。注意含铁食物的补充，预防缺铁性贫血。

新生儿黄疸案例

【案例概要】

男孩，足月顺产，产后5日，母亲健康，纯母乳喂养。查体皮肤略黄，其余检查正常。

（一）评估分析

新生儿黄疸是指新生儿时期，由于胆红素代谢异常，引起血中胆红素水平升高，而出现以皮肤、黏膜及巩膜黄疸为特征的疾病。新生儿黄疸有生理性和病理性之分。生理性黄疸在出生后2~3日出现，7~10日消退，黄疸部位多见于躯干、巩膜及四肢近端（一般不过肘膝），经皮胆红素测定，最高不超过12mg/dl。母乳喂养相关黄疸也属于生理性黄疸范畴。病理性黄疸为生后24小时出现黄疸，每日血清胆红素升高超过5mg/dl或每小时>0.5mg/dl；持续时间长，足月儿>2周，早产儿>4周仍不退，甚至继续加深加重或消退后重复出现，也有部分婴儿生后1周至数周内才开始出现黄疸。

该患儿纯母乳喂养，结合体格检查，目前评估分析为生理性黄疸，与母乳喂养相关。

（二）针对措施

1. 坚持母乳喂养，增加每日吮吸和喂哺次数为8次以上，充足奶量。

2. 婴幼儿房间开窗接受日照，不推荐婴幼儿直接暴露于阳光下，可能引起皮肤损害。

3. 婴幼儿腹部按摩抚触，增加大便排出。

（三）不能忽视的问题：病理性黄疸居家观察

1. 足月儿黄疸持续≥2周。

2. 早产儿黄疸持续≥4周。

3. 黄疸消退后再次出现。

4. 黄疸同时伴有嗜睡、吮吸无力、双眼凝视、抽搐、角弓反张等神经系统症状，须立即至上级医疗机构进一步检查血胆红素和肝功能，明确诊断和治疗。

婴幼儿发育迟缓案例

【案例概要】

男孩，9月龄儿童保健检查，不能独坐，不会双手传递玩具。

（一）评估分析

发育迟缓是指在生长发育过程中出现速度放慢或是顺序异常等现象。发育依赖神经系统结构完善和功能的逐步成熟，可以分为大运动、精细运动、语言、个人-社会交流的四个能力板块。发育过程存在非常强的可塑性和不确定性。早期发现、早期干预发育迟缓能大大提高康复的效果。

该患儿已经出现了大动作及精细动作的发育迟缓现象。

（二）针对措施

1. 认真询问家长，鉴别有无医学遗传和环境高危因素。倾听家长的反馈，了解孩子更多的活动细节。

2. 对儿童发育过程固化定时监测。强调6月龄、12月龄、18月龄、24月龄、3岁、4岁、5岁的定时监测和普遍筛查，增加家长访谈时间。

3. 强调家长对孩子动作协调的训练和陪伴，及时转诊，并做好后续跟踪及门诊定期随访。

（三）不能忽视的问题：孤独症早期症状居家观察

1. 6月龄不看少看　视力正常，目中无人，目光回避和人的对视。

2. 10月龄不听少听　听力正常，听而不闻，尤其是对于呼喊名字。

3. 12月龄不动少动　肢体动作匮乏或刻板，不喜言笑，像个“小佛爷”。

4. 16月龄不说少说　言语互动较少，不理不睬家人，不会咿呀自娱自乐。

5. 24月龄不能说2个字的短语。

6. 莫名出现的语言功能倒退和社交能力的倒退。

第三节　孕产妇健康管理案例

【案例概要】

陈某，女性，36岁，G_1P_0，已婚，平素月经规律。本次妊娠末次月经2020年5月20日，预产期2021年2月27日。2020年8月10日因“孕11^{+5}周”首先在居住地所属居（村）委填写“孕情卡”，再到居住地社区卫生服务中心（或乡镇卫生院）建立当地《母子健康手册》（或《孕产妇健康手册》等孕产期健康管理手册）。居住地社区卫生服务中心（或乡镇卫生院）对其进行孕产妇健康管理。

一、孕早期健康管理

1. 建立孕产期健康管理手册　居住地社区卫生服务中心（或乡镇卫生院）早孕建册门诊医生根据《国家基本公共卫生服务规范（第三版）》和当地孕产妇保健工作规范，在孕早期为孕妇建立《母子健康手册》（或《孕产妇健康手册》等孕产期健康管理手册），进行孕早期健康管理。

2. 进行孕早期健康教育和指导　对孕妇开展孕早期生活方式、心理和营养保健指导，强调避免致畸因素和疾病对胚胎的不良影响，指导孕妇增补叶酸预防神经管缺陷，同时告知和督促孕妇进行产前筛查和产前诊断。

3. 进行第一次产前检查　对孕妇进行健康状况评估，如询问既往史、家族史、个人史等，观察体态、精神等，进行一般体格检查、妇科检查、血常规、尿常规、血型、肝功能、肾功能、乙型肝炎。有条件的地区，可以进行血糖、阴道分泌物、梅毒血清学试验、HIV抗体检测等实验室检查。

体格检查时，发现孕妇心律不齐，查心电图示：频发室性期前收缩三联律。当时追问孕妇否认心脏疾病史，否认心脏病家族史，日常生活及活动无胸闷气急等不适主诉。居住地社区卫生服务中心（或乡镇卫生院）早孕建册门诊医生根据检查结果填写第1次产前检查服务记录表，并根据《国家基本公共卫生服务规范（第三版）》和当地孕产妇保健工作规范，对具有妊娠危险因素和可能有妊娠禁忌证或严重并发症的孕妇开具孕产妇初筛异常转诊单，建议该孕妇3个工作日内至三级医院专科门诊进一步就诊。居住地社区卫生服务中心（或乡镇卫生院）早孕建册门诊医生在2周内随访转诊结果。

二、孕中期健康管理

孕妇遵医嘱至某三级医院产科及心内科就诊，确诊该孕妇为“心律失常，频发室性期前收缩三联律”，被评估为黄色预警。结合其一般情况稳定，该三级医院嘱该孕妇定期产检及专科复诊，填写孕产妇初筛异常转诊单回执，并发至管辖区（或县）妇幼保健所。区（或县）妇幼保健所重点孕妇专职负责人接到回执并了解病情后，下发至该孕妇居住地社区卫生服务中心（或乡镇卫生院），由居住地社区卫生服务中心（或乡镇卫生院）重点孕妇专职随访医生负责跟踪随访，并及时上报。

1. 定期随访　此后，该孕妇在当地开展母婴保健技术服务的某医疗卫生机构定期产检，居住地社区卫生服务中心（或乡镇卫生院）重点孕妇专职随访医生每月定期电话随访，进行孕中期健康状况评估、健康教育和指导，告知孕中期注意事项，并进行孕期的生活方式、心理、运动和营养指导，督促定期产检，特别是进行预防出生缺陷的产前筛查和产前诊断；嘱孕妇密切关注有无心悸、胸闷等不适，定期复查心电图，嘱咐如有不适及时就诊。

2. 异常情况转诊　孕5个月起，该孕妇空腹血糖偏高，但尚不需药物治疗，居住地社区卫生服务中心（或乡镇卫生院）重点孕妇专职随访医生嘱其根据定期产检的医疗卫生机构医嘱进行饮食控制及定期监测，或根据当地孕产妇保健工作要求，结合孕妇血糖水平进行规范管理与随访。

随访期间，如发现明显异常，居住地社区卫生服务中心（或乡镇卫生院）重点孕妇专职随访医生应将孕妇及时转至上级医疗卫生机构；如孕妇出现危急征象，要立即转上级医疗卫生机构，并在2周内随访转诊结果。

三、孕晚期健康管理

孕晚期，该孕妇继续在当地开展母婴保健技术服务的某医疗卫生机构定期产检，居住地社区卫生服务中心（或乡镇卫生院）继续每月定期电话随访，进行孕晚期健康教育和指导，告知孕晚期注意事项，并进行饮食、休息指导；督促其根据产检医生的建议定期产检；密切关注有无心悸、胸闷等不适，定期复查心电图、监测血糖，嘱咐如有不适及时就诊。

2021年2月22日，该孕妇因“停经9月余，阴道排液1小时”，由定期产检的医疗卫生机构拟“G_1P_0，孕39^{+2}周，胎膜早破”收入院。入院后完善相关检查及告知，评估患者心功能良好，因“巨大胎儿可能”行子宫下段横切口剖宫产术，术中顺利娩出一活男婴，脐带绕颈1周，重4 025g，Apgar评分9–9分，术中出血约100ml，手术顺利，术后予缩宫素促宫缩、头孢唑林预防感染处理。分娩信息在6小时内由分娩医疗卫生机构录入当地孕产妇保健信息系统。产妇产后恢复好，无心悸胸闷等不适，切口对合好，恶露不多，予出院。

四、产后访视

居住地社区卫生服务中心（或乡镇卫生院、村卫生室等基层医疗卫生机构）收到分娩医疗卫生机构转来的产妇分娩信息后，判定是否存在高危因素，并于产妇出院后1周内到产妇家中进行产后访视，对高危产妇应酌情增加访视次数；查看分娩医疗卫生机构出院小结及出院风险评估，进行产褥期健康管理，加强母乳喂养和新生儿护理指导，同时进行新生儿访视。

1. 了解产妇健康情况 通过观察、询问和检查，了解产妇孕期、分娩及产后健康情况。进行相应体格检查，了解产妇一般情况、乳房、子宫、恶露、会阴或腹部伤口恢复等情况；筛查有无产后风险，评估是否存在异常情况，对发现有异常情况进行及时指导。

2. 产褥期保健指导 对产妇进行产褥期营养、卫生、活动、锻炼及避孕等保健指导，建议产妇保证充足睡眠，保持良好情绪；对母乳喂养困难、产后便秘、痔疮、会阴或腹部伤口等问题进行处理。

3. 异常情况转诊 如发现有产褥感染、产后出血、子宫复旧不佳、妊娠合并症未恢复者及产后抑郁等问题，应及时将产妇转至上级医疗卫生机构进一步检查、诊断和治疗。

4. 新生儿访视 通过观察、询问和检查了解新生儿的基本情况，指导新生儿喂养、护理、抚触、预防接种等。

有条件的地区，可在产后28日内完成两次入户访视。两次访视的时间间隔，遵照当地孕产妇保健工作要求执行。每次访视结束后，填写相应家庭访视记录，并录入当地孕产妇保健信息系统。

五、产后42日健康检查

乡镇卫生院、社区卫生服务中心等基层医疗卫生机构为正常产妇做产后健康检查，或根据各地实际情况，督促产妇到分娩医疗卫生机构进行产后42日母婴健康检查。异常产妇到原分娩医疗卫生机构检查。

对产妇应进行心理保健、性保健与避孕、预防生殖道感染、纯母乳喂养6个月、产妇和婴幼营养等方面的指导。该案例中，原分娩医疗卫生机构嘱该产妇应注意心脏听诊情况，定期复查心电图，专科定期复诊随访。

每次服务后，及时记录相关信息，纳入孕产妇健康档案。

【案例提示】

本节根据《国家基本公共卫生服务规范（第三版）》，结合1例孕产妇全程健康管理案例，讲述了从早孕建册到产后42日健康检查期间，基层医疗卫生机构对孕产妇应开展的孕早期、中期、晚期健康管理及产后访视服务，并根据各地实际情况由基层医疗卫生机构或分娩医疗卫生机构开展产后42日健康检查。

第三节　老年人健康管理案例

一、老年人健康管理服务对象

【案例概要】

66岁女性，严某，浙江义乌人，因照顾外甥搬入女儿女婿在上海的居住处，入住已8个月。严某前往居委会报名老年人体检。居委会干部答复她，您不是上海户口，居住的是出租房，也不是业主，不能参加老年人体检。严某觉得很困惑，来咨询家庭医生。

（一）服务对象的界定

根据2017年《国家基本公共卫生服务规范（第三版）》，老年人健康服务规范明确界定了服务对象是：辖区内65岁以上常住居民。常住要求≥6个月的居住。

（二）案例分析

严某，66岁，符合65岁以上的年龄要求，已经居住8个月，符合常住要求。虽然不是上海户口或辖区的业主，但不影响享受国家提供的免费老年人健康管理服务。

不能忽视的问题：

1. 国家基本公共卫生服务是向中国公民提供的，不存在省、市或乡村的地方局限。

2. 老年人健康管理服务作为国家基本公共卫生服务项目之一，独立于签约服务。非签约居民同样享受免费的老年人健康管理服务。

二、老年人健康管理服务内容

【案例概要】

66岁的严某，得到家庭医生的反馈，可以参加免费的老年人健康管理。她继续询问可以得到哪些服务。

每年为65岁以上老年人提供1次健康管理服务，包括生活方式和健康状况评估，体格检查和辅助检查，健康指导。

（一）生活方式和健康状况评估

老年人生活自理能力评估量表、老年人健康状况评估表见表18-2、表18-3。

（二）体格检查和辅助检查

老年人体格检查表见表18-4。

表18-2　老年人生活自理能力评估量表

评估事项、内容与评分	程度等级				
	可自理	轻度依赖	中度依赖	不能自理	判断评分/分
（1）进餐：使用餐具将饭菜送入口、咀嚼、吞咽等活动	独立完成	—	需要协助，如切碎、搅拌食物等	完全需要帮助	
评分/分	0	0	3	5	
（2）梳洗：梳头、洗脸、刷牙、剃须洗澡等活动	独立完成	能独立地洗头、梳头、洗脸、刷牙、剃须等；洗澡需要协助	在协助下和适当的时间内，能完成部分梳洗活动	完全需要帮助	
评分/分	0	1	3	7	
（3）穿衣：穿衣裤、袜子、鞋子等活动	独立完成	—	需要协助，在适当的时间内完成部分穿衣	完全需要帮助	
评分/分	0	0	3	5	
（4）如厕：小便、大便等活动及自控	不需协助，可自控	偶尔失禁，但基本上能如厕或使用便具	经常失禁，在很多提示和协助下尚能如厕或使用便具	完全失禁，完全需要帮助	
评分/分	0	1	5	10	
（5）活动：站立、室内行走、上下楼梯、户外活动	独立完成所有活动	借助较小的外力或辅助装置能完成站立、行走、上下楼梯等	借助较大的外力才能完成站立、行走，不能上下楼梯	卧床不起，活动完全需要帮助	
评分/分	0	1	5	10	
总评分/分					

注：该表为自评表。0~3分者为可自理；4~8分者为轻度依赖；9~18分者为中度依赖；≥19分者为不能自理。

表18-3 老年人健康状况评估表

身份证号＿＿＿＿＿＿＿＿＿＿＿＿＿＿＿

姓名		性别	1男 2女		出生日期	
居住地址				联系电话		
常住类型	1户籍 2非户籍			民族	1汉族 2少数民族	
文化程度	1文盲及半文盲 2小学 3初中 4高中/技校/中专 5大学专科及以上 6不详					
类别	1独居老人 2离休干部 3老党员 4老归侨 5其他				从事最长职业	
婚姻状况	1未婚 2已婚 3丧偶 4离婚 5未说明的婚姻状况					
医疗费用支付方式	1城镇职工基本医疗保险 2城镇居民基本医疗保险 3新型农村合作医疗 4贫困救助 5商业医疗保险 6全公费 7全自费 8其他					
既往史	1无 2高血压 3糖尿病 4冠心病 5慢性阻塞性肺疾病 6恶性肿瘤 7卒中 8重性精神疾病 9结核病 10肝炎 11其他法定传染病 12职业病 13其他					
家族史	父亲	□/□/□/□/□/□		母亲	□/□/□/□/□/□	
	兄弟姐妹	□/□/□/□/□/□		子女	□/□/□/□/□/□	
	1无 2高血压 3糖尿病 4冠心病 5慢性阻塞性肺疾病 6恶性肿瘤 7卒中 8重性精神疾病 9结核病 10肝炎 11先天畸形 12其他					
生活方式	体育锻炼	锻炼频率	1每日 2每周一次以上 3偶尔 4不锻炼			□
		每次锻炼时间	分钟	坚持锻炼时间	年	
		锻炼方式				
	饮食习惯	1荤素均衡 2荤食为主 3素食为主 4嗜盐 5嗜油 6嗜糖				□/□/□
	吸烟情况	吸烟状况	1从不吸烟 2已戒烟 3吸烟			□
		日吸烟量	平均 支			
		开始吸烟年龄	岁	戒烟年龄	岁	

续表

生活方式	饮酒情况	饮酒频率	1从不　2偶尔　3经常　4每日			□
		日饮酒量	平均　　两			
		是否戒酒	1未戒酒　2已戒酒，戒酒年龄：　岁			□
		开始饮酒年龄	岁	近一年内是否曾醉酒	1是　2否	□
		饮酒种类	1白酒　2啤酒　3红酒　4黄酒　5其他			□/□/□/□
	职业病危害因素接触史	1无　2有（工种从业时间年）				
		毒物种类粉尘防护措施　1无　2有				□
		放射物质防护措施　1无　2有				□
		物理因素防护措施　1无　2有				□
		化学物质防护措施　1无　2有				□
		其他防护措施　1无　2有				□
现存主要健康问题	脑血管疾病	1未发现　2缺血性卒中　3脑出血　4蛛网膜下腔出血　5短暂性脑缺血发作　6其他				□/□/□/□/□
	肾脏疾病	1未发现　2糖尿病肾病　3肾衰竭　4急性肾炎　5慢性肾炎　6其他				□/□/□/□/□
	心脏疾病	1未发现　2心肌梗死　3心绞痛　4冠状动脉血运重建　5充血性心衰　6心前区疼痛　7其他				□/□/□/□/□
	血管疾病	1未发现　2夹层动脉瘤　3动脉闭塞性疾病　4其他				□/□/□
	眼部疾病	1未发现　2视网膜出血或渗出　3视神经乳头水肿　4白内障　5其他				□/□/□
	神经系统疾病	1未发现　2有				□
	其他系统疾病	1未发现　2有				□
结核初筛	呼吸系统	咳嗽咳痰且超过2周　1无　2有（回答2建议胸部X片检测）				
住院治疗情况	住院史	入/出院日期	原因	医疗机构名称	病案号	
		/				
		/				

续表

住院治疗情况	家庭病床史	建/撤床日期		原因	医疗机构名称	病案号
		/				
		/				
主要用药情况	药物名称	用法	用量	用药时间	服药依从性 1规律　2间断　3不服药	
	1					
	2					
	3					
	4					
	5					
	6					
非免疫规划预防接种史	名称	接种日期	接种机构			
	1					
	2					
	3					
	4					

表18-4　老年人体格检查表

体格检查				
内容	检查项目			
症状	1无症状　2头痛　3头晕　4心悸　5胸闷　6胸痛　7慢性咳嗽　8咳痰 9呼吸困难　10多饮　11多尿　12体重下降　13乏力　14关节肿痛 15视力模糊　16手脚麻木　17尿急　18尿痛　19便秘　20腹泻　21恶心、呕吐 22眼花　23耳鸣　24乳房胀痛　25其他			
一般状况	体温	℃	脉率	次/min
	呼吸频率	次/min	BMI	kg/m^2
	血压	左侧　/　mmHg	右侧　/　mmHg	
	身高	cm	体重	kg
	腰围	cm		
脏器功能	口腔粗测	口唇　1红润　2苍白　3发绀　4皲裂　5疱疹 齿列　1正常　2缺齿　3龋齿　4义齿（假牙） 咽部　1无充血　2充血　3淋巴滤泡增生		
	视力粗测	左眼　　右眼		
	听力粗测	（使用音叉粗测）1听见　2听不清或无法听见		
	运动功能粗测	1可顺利完成　2无法独立完成任何一个动作		
	皮肤	1正常　2潮红　3苍白　4发绀　5黄染　6色素沉着　7其他		
	巩膜	1正常　2黄染　3充血　4其他		
	浅表淋巴结	1未触及　2锁骨上　3腋窝　4其他		
	肺	桶状胸：1否　2是		
		呼吸音：1正常　2异常		
		啰音：1无　2干啰音　3湿啰音　4其他		
	心脏	心率　　次/min　　心律：1齐　2不齐　3绝对不齐 杂音：1无　2有		
	腹部	压痛：1无　2有 包块：1无　2有 肝大：1无　2有 脾大：1无　2有 移动性浊音：1无　2有		
	下肢水肿	1无　2单侧　3双侧不对称　4双侧对称		
	足背动脉搏动	1未触及　2触及双侧对称　3触及左侧弱或消失 4触及右侧弱或消失		
辅助检查	检验检查	静脉采血，报告另附		
	心电图	1正常　2异常（报告另附）　□		
	超声（肝胆脾胰）	1正常　2异常（报告另附）		

（三）健康指导

1. 体检发现的高血压和糖尿病患者纳入慢性病健康管理。

2. 体检发现的其他疾病应及时复查或诊疗。

3. 针对体检结果予以健康宣教，形成体检报告（表18-5）。

表18-5　健康体检指导表

<table>
<tr><td>健康评价</td><td colspan="2">1体检无异常
2有异常
异常1 ______________________
异常2 ______________________
异常3 ______________________
异常4 ______________________</td></tr>
<tr><td>健康指导</td><td>1纳入慢性病患者健康管理
2建议复查
3建议转诊
□/□/□</td><td>危险因素控制：□/□/□/□/□/□/□
1戒烟　2健康饮酒　3饮食　4锻炼
5减体重（目标）
6建议接种疫苗
7其他</td></tr>
</table>

注：上述表格按照《国家基本公共卫生服务规范（第三版）》老年人健康管理要求设计，仅供参考。

（四）不能忽视的问题

1. 国家免费提供的服务项目有限，检查项目不能完全反映居民健康状况，必须向居民告知清楚。

2. 家庭医生结合居民实际健康情况，在老年人健康管理的基础上，有针对性地增加体格检查和辅助检查项目。发生的费用向居民提前告知清楚。

3. 随着社会老龄化，老年人服务需求的增加，社区卫生服务中心承接能力有限，必须结合实际承接能力布局老年人体检工作，利用门诊或居委及站点开展多元化方式提供服务，而不是拘泥于国家基本公共卫生服务流程。

第四节　突发公共卫生事件防控案例

【案例概要】

某学校初三年级某班班主任上课前，接到5名学生家长电话，告知学生因呕吐、腹泻请假。班主任遂进一步询问出勤学生是否有不适症状，并立即将学生缺勤状况向学校卫生老师报告。卫生老师接报后，登记初三某班5名学生因呕吐、腹泻缺勤，立即电话报告中小学生保健所、区疾病预防控制中心和社区卫生服务中心。

社区卫生服务中心根据《国家基本公共卫生服务规范（第三版）》和当地工作要求进行疫情报告与处置。

一、传染病和突发公共卫生事件相关信息报告

该案例中，一个班级单日发生5例以呕吐、腹泻为主要症状的病例，达到聚集性疫情标准。社区卫生服务中心接到学校报告后，简要询问相关信息，根据当地该类疫情相关专项防控方案进行疫情等级的初步判定，并迅速完成机构内部报告流程，立即通过电话向所属区疾病预防控制中心报告，并向区疾病预防控制中心提交关于事件初步信息的书面报告。

二、传染病和突发公共卫生事件的处理

根据初步判定的疫情等级，区疾病预防控制中心指导社区卫生服务中心进行现场调查处置，或赶赴现场共同参与调查处置。疫情等级的判定标准及相应处置规范，可参照《国家基本公共卫生服务规范（第三版）》及当地该类疫情相关的专项防控方案。

本案例中，初步判断疫情规模此时属于聚集性病例，区疾病预防控制中心接报后，指导社区卫生服务中心进行现场调查处置。社区卫生服务中心赶赴现场进行调查处置的工作人员，应采取卫生防护措施，做好个人防护和感染控制。

（一）开展流行病学调查

社区卫生服务中心人员到达该校，开展流行病学调查，详细了解学校卫生状况、近期群体性活动和聚餐情况、日常腹泻病发病基线水平等一般情况，进行发病学生进行病例个案调查及可能的危险因素调查。

（二）现场处置

调查当日，该校初三年级另外三个班级共16名学生陆续出现呕吐、腹泻症状，2日内累计病例21例，达到疑似暴发疫情标准，区疾病预防控制中心一同介入调查。根据“边调查边处置”的原则，社区卫生服务中心协助区疾病预防控制中心，开展现场处置。

1. 患者医疗救治和管理　按照有关规范要求，对传染病患者、疑似患者应采取隔离、医学观察等措施，对突发公共卫生事件伤者进行急救、及时转诊，按规定做好个人防护和感染控制，严防疫情传播。

社区卫生服务中心协助区疾病预防控制中心，请校方迅速联系家长将发病学生送医，并提醒家长及校方参与现场调查处置的工作人员，做好个人防护。

2. 及时采集相关标本　如当日在校发病学生的标本（呕吐物、粪便）、相关从业人员（如食堂、饮水、保洁、保育和护工等）标本、环节标本（厨房、餐厅、教室、公共活动室、厕所及其相关用品等）、食物及饮用水等。

3. 疫点疫区处理　按照有关规范要求，协助对被污染的场所进行卫生处理，开展杀虫、灭鼠等工作；如疫情涉及医疗机构，医疗机构要做好内部现场控制、消毒隔离、个人防护、医疗垃圾和污水的处理工作。

社区卫生服务中心协助区疾病预防控制中心，指导校方对发病班级学生使用过的教室、食堂、图书馆、走廊、卫生间、媒体室、体育器材等场所、物品及时规范消毒；及时妥善处理发病学生的呕吐物、腹泻物。

4. 如疫情需要，可以开展应急接种和预防性服药　协助开展应急接种、预防性服药、应急药品和防护用品分发等工作，并提供指导。本次案例暂不涉及该环节。

（三）明确事件与网络直报

经常见腹泻病相关病原体检测，证实为诺如病毒引起的暴发疫情，达到突发公共卫生事件标准，根据《国家基本公共卫生服务规范（第三版）》和当地工作要求，区疾病预防控制中心按规定时限进行网络直报。

（四）健康教育与专业指导

按照有关规范要求，应根据传染病和突发公共卫生事件的性质和特点，开展相关知识技能和法律法规的宣传教育。

现场调查处置结束后，区疾病预防控制中心、社区卫生服务中心对学校后续的防控工作进行指导，如进行诺如病毒防控知识宣教；加强晨检和健康申报，及时发现类似病例；发病学生康复返校、厨卫人员复工及暂停校内集体活动等相关要求；倡导和督促教职员工、学生及家长养成勤洗手、正确洗手、喝开水、吃熟食的良好卫生习惯等。

（五）病例及密切接触者的随访管理

按照有关规范要求，对病例及疫情进展进行跟踪了解；对密切接触者和健康危害暴露人员进行管理，协助追踪、查找传染病接触者或其他健康危害暴露人员，对集中或居家医学观察者提供必要的基本医疗和预防服务。

社区卫生服务中心协助区疾病预防控制中心，指导学校暂辟隔离教室，用于发病学生所在班级的未发病学生在后续观察期间的学习与活动。如有新发病学生，学校及时报告给社区卫生服务中心。社区卫生服务中心跟进了解后续学校每日新发病情况，并及时向区疾病预防控制中心报告。

本次疫情相关从业人员采样均为阴性，最后1例学生发病后经过一个最长潜伏期，没有新发病例，本次疫情可以结案，由区疾病预防控制中心进行网络直报结案报告。

该类疫情的现场调查与处置，各地可视实际情况，遵照《国家基本公共卫生服务规范（第三版）》和当地该类疫情相关的专项防控方案执行。

三、突发公共卫生事件应急管理日常工作

根据《国家基本公共卫生服务规范（第三版）》工作要求，基层医疗卫生机构除传染病疫情和突发公共卫生事件发生时进行应急处置外，在日常突发公共卫生事件应急管理工作中，还应做到以下几点：

1. 传染病与突发公共卫生事件应急管理制度建设　乡镇卫生院、村卫生室和社区卫生服务中心（站）应按照《中华人民共和国传染病防治法》《突发公共卫生事件应急条例》《国家突发公共卫生事件应急预案》等法律法规要求，建立健全传染病和突发公共卫生事件报告管理制度，建立院内感染管理责任制，严格落实有关管理制度、操作规范和防控措施。

2. 传染病与突发公共卫生事件应急管理人员配备　乡镇卫生院、村卫生室和社区卫生服务中心（站）要配备专（兼）职人员，负责传染病疫情及突发公共卫生事件报告管理工作，定期对工作人员进行相关知识和技能的培训。

3. 传染病疫情和突发公共卫生事件风险管理　在疾病预防控制机构和其他专业机构指导下，乡镇卫生院、村卫生室和社区卫生服务中心（站）协助开展传染病疫情和突发公共卫生事件风险排查、收集和提供风险信息，参与风险评估和应急预案制（修）订。

4. 传染病和突发公共卫生事件的发现、登记　乡镇卫生院、村卫生室和社区卫生服务中心（站）应规范填写分诊记录、门诊日志、入/出院登记本、X线检查和实验室检测结果登记本或由电子病历、电子健康档案自动生成规范的分诊记录、门诊日志、入/出院登记、检测检验和放射登记。首诊医生在诊疗过程中发现传染病患者及疑似患者后，按要求填写《中华人民共和国传染病报告卡》或通过电子病历、电子健康档案自动抽取符合交换文档标准的电子传染病报告卡；如发现或怀疑为突发公共卫生事件时，按要求填写《突发公共卫生事件相关信息报告卡》。

乡镇卫生院、村卫生室和社区卫生服务中心（站）要做好相关服务记录，《传染病报告卡》和《突发公共卫生事件相关信息报告卡》应至少保留3年。

5. 协助上级专业防治机构做好结核病和艾滋病患者的宣传、指导服务及非住院患者的治疗管理工作，相关技术要求参照有关规定。

【案例提示】

本节结合《国家基本公共卫生服务规范（第三版）》中《传染病及突发公共卫生事件报告和处理服务规范》的要求，以某市学校发生诺如病毒引起的突发公共卫生事件为例，讲述了突发公共卫生事件发生时基层医疗卫生机构应采取的报告、处置等措施，以及公共卫生应急管理的日常工作要求。

第五节　严重精神病患者健康管理案例

【案例概要】

患者，男性，38岁，未婚，大学学历，无业，与父母同住。

一、主观资料（S）

精神分裂症10年，出院2日。

患者2011年5月因琐事与邻居发生争执，后凭空出现耳闻人语，听到有人常和自己说有人要来抢他的房子，担心有人害自己和自己的父亲，出现对空谩骂，胡言乱语等行为。家属带患者于专科医院就诊，诊断为“精神分裂症”，予以利培酮口服治疗，病情稳定后出院。患者常年待在家中，不敢独自一人出门，无法工作，社会功能逐渐退化。后因家属监护能力弱，常自行停药，病情反复，先后3次住院治疗。在临床医生建议下，开始使用棕榈酸帕利哌酮注射液（长效）治疗，疗效好，病情逐渐稳定，本次出院时间2019年2月5日，由社区卫生服务中心进行登记建档，接收纳入管理并提供管理服务。

问题1. 根据现有资料，考虑可能的问题是什么？为什么？

考虑精神分裂症患者社区健康管理。

根据《中华人民共和国精神卫生法》《国家基本公共卫生服务规范（第三版）》《严重精神障碍管理治疗工作规范（2018年版）》等要求，针对严重精神障碍患者的精神卫生服务需求，整合精神卫生预防、治疗、康复服务资源，规范社区基本公共卫生服务，开展多元化、连续性、全病程的健康管理，提高严重精神障碍患者的治疗率、降低复发率，减少患者重大肇事肇祸案（事）件发生，维持和谐稳定的社会环境。

问题2. 有没有绝对不能忽视的问题？

患者常自行停药，病情反复，要关注是否规律服药，防止重大肇事肇祸案（事）件发生。

问题3. 接下来需要做哪些检查（评估）？

1. 开展病情评估和基础分级管理　包括危险性评估分级、社会功能状况、精神症状评估、自知力判断，以及患者是否存在药物不良反应或躯体疾病情况。

2. 开展综合风险评估　开展包括患者基本特征、病情严重程度、潜在风险因素等多维度的综合风险评估，以判定风险等级。

二、客观资料（O）

1. 危险行为分级　0级。

2. 基础管理分级　稳定。

3. 精神症状评估　神志意识清楚、定向力完整，衣着整洁、年貌相符、言语清晰、语速适中，逻辑思维正常，交流自如，自知力完全，未引出幻觉，高级意志活动未见明显减退。

社会功能评估：患者症状稳定，无传染病，无严重药物不良反应和严重躯体疾病，生活基本自理，在别人的反复督促下能从事很简单的家务，做饭、洗衣，购物等。人际交往一般，与人能进行简单沟通。

问题4. 目前检查（评估）结果是什么？依据是什么？

目前检查（评估）结果：危险性评估0级、基础管理分级稳定。

1. 危险性评估　分为6级。

0级：无符合以下1~5级中的任何行为。

1级：口头威胁、喊叫，但没有打砸行为。

2级：打砸行为，局限在家里，针对财物，能被劝说制止。

3级：明显打砸行为，不分场合，针对财物，不能接受劝说而停止。

4级：持续的打砸行为，不分场合，针对财物或人，不能接受劝说而停止（包括自伤、自杀）。

5级：持械针对人的任何暴力行为，或纵火、爆炸等行为，无论在家里还是公共场合。

2. 病情评估与基础分级　分为稳定、基本稳定和不稳定。

病情稳定者：指危险性评估为0级，且精神症状基本消失，自知力基本恢复，社会功能处于一般或良好，无严重药物不良反应，躯体疾病稳定，无其他异常的患者。

病情基本稳定者：指危险性评估为1~2级，或精神症状、自知力、社会功能状况至少有一方面较差的患者。

病情不稳定者：指危险性评估为3~5级或精神症状明显、自知力缺乏、有严重药物不良反应或严重躯体疾病的患者。

问题5. 社区管理综合风险严重程度。

在患者基础管理分级的病情评估基础上，开展包括患者基本特征、病情严重程度、潜在风险因素等多维度的综合风险评估，评估表见表18-6（以《上海市严重精神障碍患者综合风险评估标准》为例）。综合风险从高到低（以颜色区分）分为高风险（红色）、较高风险（橙色）、一般风险（黄色）和低风险（绿色）四个等级。该患者综合风险评估为低风险（绿色）。

表18-6　严重精神障碍社区管理综合风险评估表

序号	因素	患者相关情况	评估结果
维度1：基本特征评估			
1	性别	1. 男　2. 女	
2	年龄	1. 45岁及以下　2. 46~65岁　3. 65岁及以上	
3	学历	1. 初中及以下　2. 大专/本科/研究生　3. 高中	

续表

序号	因素	患者相关情况	评估结果
4	就业情况	1. 在业　2. 无业	
5	贫困	1. 非贫困　2. 贫困	
维度2：病情严重程度评估			
6	自知力	1. 自知力完全　2. 自知力不全或无	
7	药物不良反应	1. 无　2. 有	
8	与暴力相关的精神症状	1. 对症状有情绪反应且有行为　2. 对症状有情绪反应无行为 3. 有症状无情绪反应　4. 无症状	
9	社会功能	1. 差　2. 一般　3. 好	
维度3：潜在风险因素评估			
10	服药情况	1. 规律服药　2. 不规律服药/不服药	
11	肇事肇祸史	1. 三年内曾肇事肇祸　2. 三年前曾肇事肇祸　3. 无	
12	近期应激源	1. 严重　2. 轻微　3. 无	
13	监护情况	1. 监护好　2. 监护弱	
14	以奖代补	1. 已落实　2. 未落实，本条针对以奖代补政策目标人群	

项目	内容
评估纬度	基本特征、病情严重程度、潜在风险因素
分类	绿色、黄色、橙色、红色
等级	低风险、一般风险、较高风险、高风险

问题6. 需要和哪些疾病鉴别?

要除外脑器质性精神病。

首先需详细了解病史，了解有无脑器质性疾病。一般脑器质性精神病多具有智能障碍和神经系统阳性体征，不难鉴别诊断。但许多散发性脑炎，常以精神症状为首发症状，早期缺乏神经系统阳性体征，因而容易造成误诊。周密的精神和神经系统检查往往能及时发现患者有定向、记忆和注意力障碍，以及反应迟钝，小便失禁等脑器质性损害症状。

此外，病毒感染的前驱症状，脑电图弥散性异常，可作为诊断的重要依据，如有脑脊液细胞数和蛋白量增加，可进一步协助诊断。

该患者无上述病史，精神和神经系统检查未发现脑器质性损害症状，同时脑电图正常，基本可除外脑器质性精神病。

三、问题评估（A）

1. 目前社区管理综合风险评估结果　低风险（绿色）患者，危险性评估0级。

2. 目前存在的问题

潜在风险因素：患者年轻男性，药物治疗依从性不佳，不规律服药，父母年迈多病，家庭监护能力弱。

患者既往有多次自行停药，出现病情反复，多次住院的情况，提示提高药物治疗依从性是关键。要积极控制潜在风险因素，加强服药训练、症状监测训练，帮助患者有效控制病情，避免因漏服药、拒服药造成的病情复发。针对患者父母年迈多病，家庭监护能力较弱，通过增加随访频次，协调所辖街道相关部门或居委会、志愿者等提供帮助，加强关注，掌握动态。

3. 社区管理与康复服务　提供分级分类服务管理，协助落实社区康复服务。

4. 患者依从性和家庭可利用的资源　患者文化程度较高，能理解家庭医生（团队）管理措施和指导建议，依从性较好；患者家庭关系和睦，家人支持度较高。

问题7. 针对该评估结果，目前的社区管理方案。

1. 维持药物治疗　执行精神卫生医疗机构治疗方案，督促患者每月到专科医院门诊进行长效针剂治疗。

2. 提供分级分类管理　依据患者综合风险等级提供分级分类针对性的动态服务管理。本例为低风险（绿色）患者，由家庭医生（团队）负责落实服务管理措施，提供签约服务，每3个月至少随访一次，以面访为主。

3. 落实社区康复服务　家庭医生根据患者精神症状和社会功能评估情况，为患者提供康复转介服务，推荐患者参加社区康复机构，由社区精防医生、社区康复机构康复训练师及家属共同制定康复计划。并根据计划进行有效的康复训练，包括服药训练、预防复发训练、躯体管理训练、生活技能训练、社交能力训练、职业康复训练、心理康复、同伴支持、家庭支持等。每半年对康复计划完成情况进行评估。通过综合性康复训练，帮助患者学会药物自我管理，养成遵医嘱独立服药习惯，不断提高躯体健康水平，恢复原有生活技能，适应家庭与社会环境，提高人际交往及社会活动能力，参加力所能及的社会生产活动，恢复自信，最终回归社会。

问题8. 应急处置。

当患者出现下列情形，社区精防人员应当协同公安民警、街道精防干部，在区疾病预防控制精神卫生分中心的指导下进行应急处置，将患者送至精神专科医疗机构进行治疗。

1. 患者出现伤害自身行为或危险。

2. 患者有危害公共安全或他人安全的行为或危险。

3. 患者病情复发且精神状况明显恶化。

4. 患者出现急性或严重药物不良反应。

四、问题处理计划（P）

1. 进一步检查计划　患者既往无严重躯体疾病，精神分裂症诊断明确，无脑器质性精神病相关病史，可不进行其他检查。

2. 社区管理计划

（1）提供随访评估：家庭医生（团队）每3个月开展一次随访，采用面访或电话访。对患者进行危险性评估；检查患者精神状况；指导、督促患者按医嘱服药；协助患者进行健康体检，原则上每年一次；了解患者躯体状况、社会功能状况、药物不良反应、心理应激源及各项实验室检查结果；对患者及其亲属进行针对性的健康教育和生活技能训练等康复指导，对家属提供心理支持和帮助。

（2）坚持药物治疗：棕榈酸帕利哌酮注射液（长效）75mg，肌内注射，每月一次。

（3）落实康复训练

第一阶段，生活技能训练：①整洁与个人卫生；②使用公共设施，包括通信工具、公共交通工具；③管理钱财；④药物自我管理；⑤症状的自我监测。

第二阶段，社交技能训练：①基本技能和会谈技能；②有主见的技能；③处理矛盾的技能；④交友约会的技能；⑤职业技能；⑥维护健康的技能。

第三阶段，职业康复训练：①工作基本技能训练；②职业康复训练。

【案例提示】

以精神分裂症社区管理为例，全科医生要掌握严重精神病患者的社区管理内容和流程，包括建立健康档案、进行信息管理、开展随访评估、实施分类干预、提供健康体检、进行针对性的健康教育和康复指导、转介康复服务、落实康复训练。对严重精神障碍患者在使用抗精神病药物治疗的同时，注重环境、心理和社会支持。良好的内外环境、丰富的生活内容和有组织的社会活动，有助于严重精神障碍患者减少和预防衰退。通过社区康复机构或工娱治疗站，为严重精神障碍患者提供康复训练、社会生产活动、文娱活动等，促进患者与社会的接触，有助于提高患者康复信心，减少复发，最终回归社会。

第六节　社区肺结核患者健康管理案例

【案例概要】

患者，男性，59岁，待业。7月27日起开始咳嗽，连续3周咳嗽、咳痰，有盗汗。8月28日到居住地结核病定点医疗机构就诊，胸部X线检查异常，痰涂片为阴性，无合并症，HIV阴性，非重症，诊断为病原学阴性肺结核，采用2HRZE/4HR治疗方案进行治疗。确诊后，结核病管理信息系统推送相关信息到患者居住地所属辖区疾病预防控制中心（或结核病防治专业机构）、基层医疗卫生机构。部分省市由患者居住地所属辖区疾病预防控制中心（或结核病防治专业机构）将肺结核患者管理通知单发给患者居住地所属的基层医疗卫生机构。基层医疗卫生机构对肺结核患者进行健康管理。

一、第一次入户随访（辖区内确诊的常住肺结核患者）

接收结核病管理信息系统推送的管理信息或接到肺结核患者管理通知单后，基层医疗卫生机构的全科医生或结核病防治医生，要在接报后72小时内访视患者。首次访视要开展的工作如下：

（一）确定督导人员

优先选择医务人员作为督导人员，也可根据患者的实际情况，与患者协商确定患者家属作为督导人员。

如选择患者家属为督导人员，则必须对家属进行培训，培训合格后方可担任督导人员。根据化疗方案，告知督导人员如何填写患者的“肺结核患者治疗记录卡”或“耐多药肺结核患者服药卡”、患者什么时间在何处取药，以及要提醒患者按照定点医院医生的医嘱按时取药和复诊。

（二）与患者确定服药的时间和地点

首次访视时，访视的医务人员要查看患者的“肺结核患者治疗记录卡”（耐多药患者查看“耐多药肺结核患者服药卡”），了解患者的结核病类型、痰菌、耐药情况和用药的信息，要求患者严格按照治疗方案所用药物使用说明或医嘱中的时间进行服药，服药地点通常多为患者居住的家庭内。

（三）对患者的居住环境进行评估

主要评估居住场所内是否有患者单独居住的居室、通风状况是否良好，并记录在《肺结核患者第一次入户随访记录表》中。如居住环境不理想，则要告诉患者和家属保持相对隔离状态，做好防护工作，防止传染。

（四）对患者及家属进行结核病防治知识宣传教育

医务人员要询问患者的生活方式，对患者进行生活方式指导，讲解生活习惯及注意事项。如患者的生活方式需要调整，应与患者共同制定下次随访时生活方式的调整目标。

向患者讲解肺结核的治疗疗程，讲明只要配合医生、遵从医嘱，严格坚持规律服药，绝大多数肺结核是可以彻底治愈的；告知患者不规律服药的危害、服药方法及药品存放、服药后的不良反应及处理、外出期间如何坚持服药，治疗期间应定期查痰，应用正确的留痰方法；建议患者的家人、同班或同宿舍同学、同办公室同事或经常接触的好友等密切接触者，及时到定点医疗机构进行肺结核筛查。

（五）异常情况告知

要告知患者，如果出现病情加重、严重不良反应、并发症等异常情况，要及时就诊。

首次入户访视结束前，要确定下次随访日期，并告知患者。首次入户访视后，医务人员要填写《肺结核患者第一次入户随访记录表》，核查无误后随访医生签署姓名。

如果医务人员在接报后72小时内2次访视均未见到患者，则将访视结果向辖区疾病预防控制中心（或结核病防治专业机构）报告。

二、督导服药和随访管理

（一）督导服药

如果督导人员是医务人员，则在患者服药日，医务人员应以直接面视的方式督导患者服药。如果督导人员是患者家属，则患者每次服药都要在家属的直接面视下进行。

患者服药后，督导人员要按照辖区疾病预防控制中心（或结核病防治专业机构）的要求，在“肺结核患者治疗记录卡”/“耐多药肺结核患者服药卡”中记录服药情况。

（二）随访评估

1. 随访频次　如果督导人员是医务人员，则医务人员至少每月记录1次对患者的随访评估结果。如果督导人员是家庭成员，则基层医疗卫生机构的医务人员要在患者的强化期或注射期内每10日随访1次，在继续期或非注射期内每月随访1次。

2. 随访内容

（1）危急情况评估与处理：随访时，要评估是否存在严重的不良反应、合并症或并发症等危急情况。如有危急情况，则医务人员要为患者进行紧急转诊，并在随后2周内主动随访患者的转诊情况。

（2）了解服药及病情相关情况：如患者没有危急情况，则需了解患者的服药情况（服药是否规律、是否有不良反应等），查看患者的“肺结核患者治疗记录卡”、耐多药患者查看“耐多药肺结核患者服药卡”；询问上次随访至此次随访之间的症状，以及其他疾病情况、用药史和生活方式。在询问患者生活方式时，同时对患者进行生活方式指导，与患者共同制定下次随访时生活方式调整的目标。

（3）不规范服药的处理：对未按定点医疗机构医嘱服药的患者，要查明原因。若是因不良反应引起的，则将患者转诊到定点医疗机构；若是其他原因引起的，则要对患者强化健康教育，强调不规律服药的危害，使患者充分认识到规范用药、规范治疗的重要性。如果患者漏服药次数超过1周及以上，要及时向辖区疾病预防控制中心（或结核病防治专业机构）报告。

（4）随访记录：随访结束前，要根据患者此次随访分类，确定下次随访日期，并告知患者。随访后，要及时将相关信息记入“肺结核患者随访服务记录表”，核查无误后随访医生签署姓名，每月记入1次，存入患者的健康档案，并将该信息与辖区疾病预防控制中心（或结核病防治专业机构）共享。

在随访中，要提醒并督促患者按时到定点医疗机构进行复诊。随访管理期间，如发现患者从本辖区居住地迁出，要及时向辖区疾病预防控制中心（或结核病防治专业机构）报告。

三、结案评估

（一）结案评估

当患者停止抗结核治疗后，基层医疗卫生机构的医务人员要对其进行结案评估。评估内容主要包括患者停止治疗的时间及原因、全程服药管理情况，并记录在《肺结核患者随访服务记录表》中。

（二）资料留存

收集患者的“肺结核患者治疗记录卡”或“耐多药肺结核患者服药卡”，做好资料的留存或根据上级部门的要求上报辖区疾病预防控制中心（或结核病防治专业机构）留存。

（三）转诊

将患者转诊至结核病定点医疗机构进行治疗转归评估，并于2周内进行电话随访，了解患者是否前去就诊及就诊结果。

【案例提示】

本节讲述了基层医疗卫生机构对社区肺结核患者的健康管理。以接到肺结核患者管理通知为起点，在第一次入户随访时要确定督导人员，与患者确定服药的时间和地点，对患者的居住环境进行评估，并对患者及家属进行结核病防治知识宣传教育；在患者服药期间应进行督导服药和随访管理，随访评估病情和服药情况，进行生活方式指导；对未按医嘱服药的患者，要查明原因，并采取针对性的干预措施；当患者停止抗结核治疗后，要对其进行结案评估。

第十九章　社区护理案例

社区护理
案例

第一节　高血压护理案例

【评估】

（一）一般资料

患者，女性，68岁，中专学历，已婚，退休干部，享受医疗保险。身高162cm，体重80kg，腰围96cm，臀围110cm，BMI 30.4kg/m^2。

（二）病史

1. 既往史　10年前无明显诱因出现头晕、头痛，无意识障碍，无肢体活动障碍，血压呈间断增高，曾就诊三级医院，测血压150/90mmhg，此后多次测血压均在140~150/90~95mmHg，明确诊断“高血压”。血压最高达150/100mmHg，规律服用硝苯地平控释片30mg，1次/d，血压控制在120~130/70~80mmHg。6年前行宫颈癌切除术，高脂血症5年。

2. 现病史　诊断为高血压10年，给予药物治疗，血压控制良好，患者自发病以来无胸闷憋气、无水肿及夜尿增多等不适，无恶心、头痛、视物模糊、无肢体及意识障碍。近几日无诱因诉头晕，来卫生站就诊测血压170/90mmHg，考虑血压控制不良，需要调整降压药。

3. 用药　硝苯地平控释片30mg，1次/d，甲磺酸倍他司汀6mg，3次/d，辛伐他汀20mg，1次/d。

4. 药物过敏史　未发现。

5. 家族史　不详。

（三）生活方式评估

1. 饮食　患者饮食结构不合理，平时爱吃肉，蔬菜、粗粮吃得少。平时家中主要由老伴负责买菜做饭，患者因做过肿瘤手术，老伴以照顾其饮食习惯为主，其饮食口味偏咸偏油，喜好吃肉又喜欢甜食，粗粮吃得少。

2. 嗜好　有吸烟史，3~4支/d，烟龄20年，现已戒烟。

3. 饮水　2 000ml/d，喜茶水。

4. 大小便　小便正常，大便2日一次，大便干，排便费力。

5. 睡眠　每日6~8小时，睡眠质量好，不需要药物辅助。

6. 运动　运动量小，不能坚持运动。文化生活较少，以电脑上网、打牌为主。

7. 情绪　常年身体不好，情绪不稳定，有时焦虑急躁。

8. 慢性病自我管理能力　能定期来卫生站取药，顺便测血压，平时在家基本不测血压，有时会漏服降压药。

9. 活动能力评估　生活完全能自理。

10. 相关知识水平　对高血压的相关知识略知一二。

11. 健康观　比较关注，偶尔来卫生站参加健康讲座活动或阅读有关健康知识的杂志。

（四）家庭评估

1. 家庭成员

老伴：72岁，身体基本健康，去年单位体检血脂偏高，未在意。

儿子：长期定居在国外，每年两位老人会去儿子家小住一段时间，大概2个月，其他时间均在国内。每周会有钟点工来打扫两次卫生，其他家务基本由老伴做。

2. 家庭环境

（1）居住环境：老人住楼房，在三层，没有电梯，面积90m²，南北通透格局，采光好，通风好，房间内无过多杂物，屋内厨具及卫具虽都为老式家具但清洁整齐，卫生间有安全扶手，厕所有防滑垫，为冲水式坐便器。

（2）社区环境：老人居住的社区环境优美，安静。有适合老人锻炼的场所，还有小花园和健身器材。

（3）经济条件：两位老人均为退休干部，经济条件好，无经济负担。

（4）情感功能：儿子定居国外，每年在一起的时间不多，近两年老人未和儿子一家团聚。家中主要是老人与其老伴两人，属于空巢家庭，但夫妻感情好，相处融洽，老伴身体好，目前能照顾患者。

【护理问题及护理计划】

（一）慢性病个体护理问题及计划

1. 护理问题

（1）舒适度的改变：头晕。

（2）缺乏相关疾病知识。

（3）肥胖：BMI 30.4kg/m²。

（4）缺乏运动。

（5）饮食结构不合理。

（6）便秘。

（7）情绪不稳定：烦躁、焦虑。

2. 干预目标

（1）通过调整用药和休息，1周内老人血压恢复平稳，头晕症状缓解。

（2）通过面对面健康知识的讲授，2周内老人和家属对高血压知识有进一步的了解。

（3）老人体型肥胖，但年龄大，可调整饮食结构，根据个体情况做适量运动，逐渐减重，半年内减重2~4kg。

（4）制定具体运动方案，鼓励老人1个月内能按计划进行。

（5）2周内对合理的饮食结构基本掌握，1个月内改变以前不良的饮食习惯。

（6）老人1周内能描述预防便秘的措施和治疗便秘方法，3个月后排便形态逐渐正常。

（7）通过相应心理疏导措施，1个月内老人能参与社交活动，烦躁、焦虑感减轻。

3. 干预措施

（1）给予老人精神上的安慰，使其尽量放松，避免过度紧张，加重头晕。向老人家属说明要创造安静舒适的休养环境，避免环境刺激加重头晕。指导老人注意休息，血压不稳定/症状加重时必须卧床休息。改变体位时要缓慢，从卧位至站立前先坐一会儿，起步前先站稳，明显头晕时应当有人搀扶防止跌倒。监测血压，发现血压变化，立即到附近卫生站就诊，及时给予处理。

（2）向老人和家属讲解引起血压高的原因，并指导老人合理用药。现有的降压药种类和品种很多，各种药物的药理作用不同，用药要因人而异，应在医生指导下服用。必须坚持长期用药，并了解药物作用及副作用。当出现副作用时应及时报告医生，调整用药。提高药物治疗依从性和自我监测管理技能。

应向老人说明以下内容：应用降压药物过程中，避免突然改变体位，以免血压突然降低引起晕厥而发生意外；经常自我监测血压，突发血压升高时，不要紧张，应全身放松，静卧休息，立即舌下含服硝苯地平1片或口服其他降压药物，稍觉缓解后立即到医院就诊；如出现心前区疼痛或一侧肢体麻木、无力、口角歪斜，以及夜尿增多、少尿等，均应及时就诊。

（3）减重：指导老人控制热量摄入，提倡吃复合糖类，如淀粉、玉米，少吃葡萄糖及蔗糖。通过减低热量的摄入和加强运动的消耗，逐渐降低体重。指导老人及家属学会食品交换份的使用方法。

第一步：算出每月减重的具体目标，计划半年减重3kg，则每月减重0.5kg（500g）。

第二步：计算每日应消耗的热量，1g脂肪=9kcal热量，减少500g脂肪需消耗热量500g×9kcal/g=4 500kcal，每日计划要多消耗的热量为150kcal/d。

第三步：每日减少食物摄入的热量和运动消耗的热量原则上各一半，为75kcal/d，查食物产热量表换算出每日减主食类25g或肉类50g，如当天运动不足，则减主食类50g或肉类100g。

第四步：计算每日食物摄入量，老人的标准体重=162−105=57kg，轻体力劳动，每日需总热量=57kg×30kcal/kg=1 710kcal，同时给老人的老伴发放有相同热量的各种膳食单供参考。

第五步：家庭支持，老伴需每日合理准备膳食，并起到监督作用，每周记录体重变化，家中要备人体电子秤。

（4）运动指导：老人应适量运动，清晨是每日血压高点，空腹还会引发低血糖，不宜过量运动，可以进行相对舒缓的活动，可以做重心不太低的八段锦等放松运动。血压高时应卧床休息，减少活动；血压平稳时做有氧运动，老人体质差，先从小运动量开始，逐渐增加；运动中间可以适当休息，一般以散步为主，选择宽敞平坦的场所，最好有家人陪同。

运动处方：一般在上午8~10点，可以做八段锦10~20分钟；下午4~6点，与老伴一起散步，每次时间20~30分钟；前2周每周2~3次，以后逐渐每周3~5次，循序渐进，长期坚持。

（5）饮食指导：限制钠盐摄入，每日摄入钠盐小于6g，油多选用植物油，每日食用油小于25g，使用发放的专用盐勺、油勺；少食用含盐高的调料，注意减盐的同时也要控制酱油和味精的用量（每10g酱油中约含1.5g盐）。多食用含钾丰富的水果、蔬菜，每日要有适量的粗粮。补充蛋白质时，应减少脂肪含量高的猪肉，选用脂肪含量少的鸡肉和鱼类。要注意补充富含钙、铁、锌等矿物质元素的食物，如瘦肉、肝脏、虾米、豆制品、奶制品等。多采用蒸、煮、炖、拌的低脂烹调方法。

（6）增加饮食中的纤维素含量，并介绍含纤维素多的食物种类，如韭菜、芹菜等，正常人每千克体重需要90~100mg纤维素来维持正常排便。讲解饮食平衡的重要性。鼓励每日至少摄入1 500~2 000ml的液体（水、汤、饮料），鼓励老人适当活动以刺激肠蠕动，促进排便。建议早餐前30分钟喝一杯水，可刺激排便。要强调避免排便时用力，以预防生命体征发生变化而出现头晕或出血。尽量减少服用可能会引起便秘的药物。指导老人每日清晨进行腹部按摩辅助肠蠕动，养成定时排便的习惯，尽量少用缓泻剂。

（7）和家属一起做老人的思想工作，进行心理疏导，给予更多关爱理解，让其和老伴一起参与社交活动，选择适合自己的文化生活，如养花、绘画、写字等。

4. 效果评价

（1）1周内老人血压恢复稳定状态，未诉头晕。

（2）2周内老人及家属对高血压相关知识有所了解，能复述高血压规律服药的意义，3个月内都能规律按时用药。

（3）老人及家属掌握了饮食治疗的重要性，主观上愿意改变以前不良的饮食结构，并能够按照指导的运动方法进行活动，1个月后体重下降1kg，树立了改变不良生活方式的信心。

（4）老人1周后掌握了预防便秘的方法，也能遵照执行。3个月后排便习惯逐渐形成，便秘症状减轻。

（5）1个月内老人和老伴一起参加小区老年书法社团，兴致很高，情绪较前开朗稳定，精神状态较好。

（二）家庭应对问题及护理计划

1. 家庭应对问题

（1）老人年龄近七十岁了，身体不好，老伴还要承担照顾的任务，一儿子在国外，帮不上忙，目前家中经济条件还好，可以找保姆来做家务和照顾两位老人的生活。

（2）空巢高龄老人心理上会有孤独失落感，生活自理能力普遍较差，在生活上依赖性强，精神上很孤单，容易产生烦躁、焦虑情绪。针对这些心理特点，家人应主动与老人交谈，鼓励老人多出外活动、积极参加各种活动，多陪老人说说话，鼓励老人倾诉自己的心里话。

（3）老年人身体平衡能力下降，活动时注意采取保护措施预防跌倒；外出注意安全，尽量避开上下班高峰期，穿戴鲜艳的衣帽，引起路人和驾驶员的注意，减少意外伤害的危险。

2. 家庭照顾者培训　老伴，72岁，本科学历，目前身体健康，有学习能力，可以照顾患者。为方便在家中测量血压，指导其学习半自动臂式电子血压计的使用方法。建议在下列时间自测血压：每日清晨6~10点，下午16~20点；当有头痛、头晕不适症状时，应及时自测血压。将药品按照每日服用时间和顺序摆放在屋内固定醒目位置，每日监测血压，建立记录手册。

3. 远期效果跟踪　1年后老人减重5kg，血压基本控制在130~140/80~85mmHg，其间无头晕、头痛等不适，单位体检血脂、总胆固醇及低密度脂蛋白基本正常。老人在医生指导下能坚持服用调脂药、降压药，每日清晨醒来测血压，每周称体重，并做好记录；每日坚持户外散步，每月参加两次小区书法社团，已建立了健康的生活方式。

第二节　糖尿病护理案例

以家庭为单位糖尿病社区延续护理案例

【评估】

（一）一般资料

患者，女性，82岁，已婚，大专学历，退休教师，享受医疗保险。身高157cm，体重52kg，BMI 21.1kg/m^2，腰围75cm，臀围95cm。

（二）病史

1. 既往史　2型糖尿病、周围血管病、外痔、肛门直肠恶性肿瘤、白内障、糖尿病神经病变、冠状动脉供血不足，2007年行肛门直肠恶性肿瘤切除术。

2. 现病史　老人2个月前因收拾家务时不小心股骨骨折，卧床不能活动，现卧床2个月，由老人的二儿子照顾老人。老人骨折后家里请了保姆帮忙照顾老人生活起居和一日三餐。老人患2型糖尿病20余年，曾就诊于市级医院，但拒绝住院治疗，已使用胰岛素泵在家中治疗9年。老人现已出现糖尿病性神经病变、白内障等并发症。老人自述有骨质疏松2年余，骨折频发。

大小便：小便正常，无夜尿。大便2日1次。老人由于骨折，近2个月长期卧床，大小便均在床上，不太习惯，且缺乏纤维素的摄入，导致便秘情况发生。

皮肤状况：长期患糖尿病，足部有胼胝体10年，足部皮肤多次脱皮，有结痂。长期卧床，不经常翻身，骨突处有压疮的危险，长期使用胰岛素泵，注射部位有硬结。

用药情况：老人患糖尿病，从2005年起开始使用胰岛素泵控制血糖。基础量：9U，早晨6U，中午7U，晚上5.5U，饭前半小时泵入，用量由老人自行调节，每次注射前由老人二儿子确定后才注射，但二儿子智力有缺陷，缺少他人进一步核对。现注射部位为腹部，每周在家自行更换一次注射部位，以利于药物吸收。查体皮下有小硬结。其他药物包括阿司匹林、麝香壮骨颗粒、稳心颗粒。

3. 药物过敏史　未发现。

4. 家族史　不详。

（三）生活方式评估

1. 饮食　以素食为主，不吃荤食，自述担心吃肉血糖会升高，蛋白质摄入少，纤维素摄入少，饮食结构不合理。

2. 睡眠　每日睡眠6小时，自述睡眠质量良好，无药物辅助睡眠。

3. 运动　近期骨折导致卧床后，运动量减少，甚至无。

4. 遵医行为　遵医行为良好，能够定时定量服药。老人卧床后需要麻烦别人来测血糖，所以经常只能测到睡前及夜间两点的血糖值以防低血糖的发生。她之前记录的血糖值波动范围很大，但也没有加测血糖。

（四）家庭评估

1. 家庭成员

（1）老伴：89岁，患有老年痴呆，精神状态不佳，记忆力减退，不知冷暖，不会根据天气变化更换衣物，能进行日常生活行动，无法照顾别人，并且需要别人照料。家访时血压140/80mmHg，无基础病。

（2）大儿子：52岁，已婚并育有一子，国企工作，单位定期体检，平素体健，平时工作繁忙，每周仅有一天可照顾老人。

（3）二儿子：46岁，小时候因一次高热导致智力减退，明显低于常人，反应迟钝，言语不清，只能与人简单交流，不能清楚地叙述长句子，至今未婚。有基本日常生活能力，可自行穿衣吃饭并起到部分照顾老人的作用。对于一些复杂的活动，如做饭、洗衣、做家务等，不能独立完成。

（4）保姆：45岁，主要负责照顾老人全家起居生活和一日三餐，24小时照顾，与老人同住，任务繁重。

2. 家庭环境　所在小区居住人群以老年人为主。小区绿化面积大，健身设施齐全，配备网球场、游泳馆等，周围交通便利，周围生活设施齐全，有商场、餐馆、超市、银行、药店等。老人居住楼层为五层，有电梯，方便上下楼；房间为三居室，面积约为90m^2，老人与二儿子住一间卧室，老伴住一间卧室，保姆住一间客卧，室内空间较大，但老人所居住的房间杂物堆放较多，坐轮椅出行时很不方便。厕所铺有防滑瓷砖，但坐便器旁的墙上无扶手。家中有社区配备的紧急呼叫电话。家中药品放置散乱，分类不规范，没有将急救药与日常用药分开，老人对胰岛素的贮存方法不了解。

3. 家庭支持系统

（1）情感支持：大儿子经常无法陪在老人身边，由智力低下的二儿子照料老人，老人骨折卧床后，自觉家中无人挑大梁，内心缺乏安全感，陪伴者（老伴和二儿子）无法提供情感倾诉对象。

（2）经济支持：主要由老人医疗保险和大儿子承担。医疗费用由医疗保险承担，但胰岛素泵属于全自费项目，费用支出较大，由其大儿子承担。

（3）照顾者：老人卧床后全家的照顾工作由外请的保姆负责，任务繁重；二儿子承担一小部分照顾工作，老伴无法承担。

（4）家庭关系：家庭和睦，子女孝顺。

【护理问题及护理计划】

（一）慢性病个体护理问题及计划

1. 护理问题

（1）躯体活动障碍：与骨折导致卧床有关。

（2）饮食结构不合理：卧床导致食量减少，食物结构组成不合理，缺少蛋白质摄入。

（3）运动缺乏：骨折导致长期卧床，行动不便，运动量减少。

（4）胰岛素泵的使用和护理：自行在家更换注射部位，不清楚如何选择注射部位，对注射部位产生的硬结不知如何处理。注射药物时只有二儿子进行核对，但二儿子智力低下，缺乏进一步核对。

（5）血糖控制不稳定，缺乏自我监测：老人长期患糖尿病，监测力度不够，白天血糖波动较大，缺乏日间血糖的监测。

（6）潜在并发症：糖尿病足，老人长期患糖尿病，已出现神经病变（如足的麻木，感觉、触觉减退）；且老人足部有胼胝体，指缝有真菌感染皮肤破溃，要警惕皮肤破溃的发生；查体足背动脉未触及。

（7）潜在并发症：深静脉血栓，与长期卧床所致血流减慢有关。

（8）有压疮的风险：与长期卧床压迫皮肤有关。

（9）骨质疏松：与骨密度降低、饮食结构不合理及缺乏有效运动和足够日晒有关。

（10）便秘：与长期卧床、肠蠕动减慢和摄入纤维素少有关。

（11）房间物品摆放不合理：老人居住房间摆放杂物较多，不方便出行，有发生摔倒的危险。

（12）药品摆放和分类不合理：所有药品全部放在一起，没有分类，对胰岛素的贮存条件不了解。

2. 干预目标

（1）1个月后，老人能够通过他人协助完成日常生活所需的基本内容，包括下地行走、吃饭、排泄。

（2）2周后，能够基本坚持按照食谱进餐。

（3）执行制定的运动方案，1周内至少5日能达到要求，1个月内能完全达到要求。

（4）1周后，老人能明确清楚地阐述如何更换注射部位，如何判断有无硬结及掌握硬结消退的方法。注射量实行多人核对。

（5）老人能够执行第1周每日测“七个点”血糖，稳定后1周测1日“七个点”血糖，并记录。

（6）1个月趾缝处破溃皮肤恢复正常，足底胼胝体没有进行性加厚。

（7）老人做到每3~4小时翻身，并掌握足部活动方法。

（8）卧床期间无压疮产生。

（9）老人能够准确执行社区卫生人员所制定的饮食方案，适量补充钙剂，并保持每日室外活动半小时。

（10）老人排便能达到每日一次。

（11）屋内物品摆放合理，有充足活动空间。

（12）药物摆放分类合理。

3. 干预措施

（1）躯体活动障碍指导

1）生活护理：保持床单整洁，干燥，减少对皮肤的刺激性。教会保姆或二儿子帮助老人在床上使用便器，便盆置入与取出要轻柔，勿拖拉或用力过猛，以免损伤皮肤。向照顾者讲明翻身、拍背的重要性，协助定时翻身、拍背，按摩关节和骨隆突部位。每日全身温水擦拭1~2次，促进肢体血液循环，增进睡眠。鼓励老人摄取充足的水和均衡饮食，养成定期排便的习惯，便秘者可适当按摩下腹部，促进肠蠕动，预防肠胀气，保持大便通畅。注意口腔卫生，协助老人洗漱进食和穿脱衣物。

2）安全护理：床铺要有保护性床栏，走廊、厕所要有扶手，以方便老人起坐和扶行；地面要保持平整干燥，防湿，防滑，去除门槛，紧急呼叫电话放在老人伸手可及处，室内环境要宽敞明亮，没有障碍物阻挡，坐轮椅行动时要有人陪伴。

3）心理护理：定期对老人进行心理疏导。

（2）饮食指导

1）制定总热量：标准体重（kg）= 身高（cm）−105，成人休息状态下每日每千克体重极轻体力劳动者需热量20~25kcal，全天总热量控制在1 300kcal。

2）膳食结构调整：控制全天总热量的前提下注意蛋白质和膳食纤维的补充，丰富膳食种类。食物中碳水化合物、脂肪、蛋白质的分配：碳水化合物占饮食总热量的50%~60%（150~200g主食），提倡用粗制米、面和一定杂粮，蛋白质12%~15%，脂肪占20%~30%。根据患者生活习惯和病情为患者定制饮食计划（表19-1）。全天用烹调油

15g，盐6g，每餐有三个食谱可以选择，饮食不再单调。

表19-1 热量为1 300kcal的食谱计划表

早餐	1.	豆浆（鲜豆浆250g）、花卷（标准粉25g）、拌苦瓜（苦瓜50g）、煮鸡蛋（鸡蛋50g）
	2.	牛奶（鲜牛奶250g）、馒头（标准粉25g）、拌芹菜（芹菜50g）、煮鸡蛋（鸡蛋50g）
	3.	无糖酸奶（无糖酸奶250g）、面包（标准粉30g）、蔬菜沙拉（蔬菜50g）、煮鸡蛋（鸡蛋50g）
午餐	1.	米饭（大米100g）、虾仁笋丁（竹笋100g，虾仁50g）、蘑菇豆腐汤（蘑菇50g，豆腐50g）
	2.	米饭（大米100g）、菠菜炒鸡蛋（菠菜100g，鸡蛋50g）、鱼丸冬瓜汤（鱼肉50g，冬瓜200g）
	3.	馒头（标准粉100g）、香菇油菜（香菇50g，油菜100g）、清蒸鲈鱼（鲈鱼80g）
加餐	1.	苹果100g　柚子100g　草莓100g
晚餐	1.	米饭（大米75g）、红烧鲳鱼（鲳鱼50g）、海米冬瓜汤（冬瓜50g，海米10g）
	2.	米饭（大米75g）、香芹肉丝（香芹100g，瘦猪肉25g）、拌豆芽（绿豆芽50g）
	3.	馒头（标准粉75g）、炖排骨海带（湿海带100g，排骨50g）、炒油菜（油菜100g）
加餐	1.	苹果100g　柚子100g　西瓜100g

（3）运动指导

①运动方式选择：患者因骨折只能在床上进行简单运动，指导老人在床上进行良肢屈膝、轴线翻身等运动。

②运动方案：每日吃完早饭后1小时，让老人双手分别拿一个矿泉水瓶上举胳膊，做3组，一组10个；下午午睡后3点左右进行直腿抬高运动，做3组，一组10个，再做3组跖屈背屈；晚饭1小时后做腰背肌的锻炼，让老人以右腿做支撑点抬起臀部，做3组，一组5个。

③运动注意事项：餐后1小时运动，防止运动后低血糖，运动中补充水分，家里备有能够快速升糖的食物，如糖果、巧克力等。

（4）胰岛素泵的使用和护理指导：注射部位产生的皮下硬结可用热敷消退。有计划地更换注射部位（图19-1），并注意避开有硬结的部位，防止胰岛素吸收不良。注意注射部位的皮肤清洁消毒，防止红肿甚至感染。每次注射前，应由老人二儿子和保姆多重核对后，方可注射。如图19-1

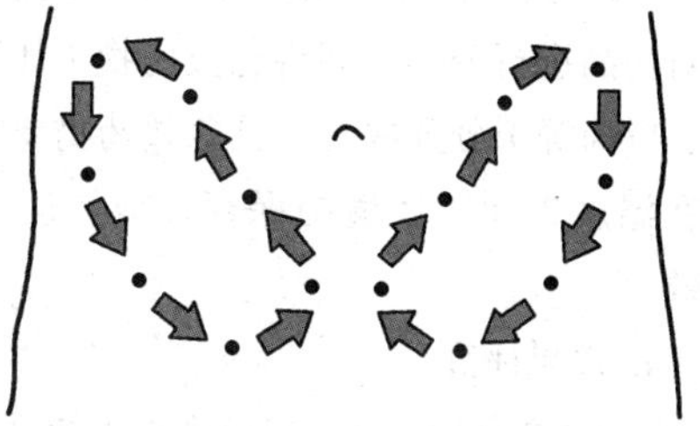

图19-1　注射部位有计划更换示意图

所示，从上次的注射点移开约1个手指宽度的距离进行下一次注射，尽量避免在1个月内重复使用同一个注射点。

（5）血糖检测指导：①由于老人之前记录的血糖值波动范围很大，护士建议她测七个点的血糖值，即早中晚餐的餐前、餐后和睡前。为老人制定血糖监测表格，由保姆来执行并填写。每周连续测2日，血糖稳定后，1周测1日，感觉不舒服时可加测。第1周每日测“七个点”血糖，血糖稳定后，每周测1日。告知老人监测血糖保持血糖值稳定，有利于骨折愈合。②老人血糖低于4mmol/L时，要多加警惕，注意观察低血糖的临床表现，如肌肉震颤、心悸、出汗、饥饿感、软弱无力、紧张、焦虑、性格改变、神志改变、认知障碍，严重时发生抽搐、昏迷。应特别注意观察夜间低血糖症状的发生。一旦确定发生低血糖，应尽快补充糖分，可给予约含15g糖的糖水、含糖饮料或饼干等。

（6）预防糖尿病足指导：①足部观察与检查。每日检查老人双足1次，了解足部有无感觉减退、麻木、刺痛感，观察足部皮肤有无颜色、温度改变及足背动脉搏动情况；注意检查趾甲、趾间，涂抹硝酸咪康唑乳膏（达克宁），趾缝保持干燥，并检查足底有无新的溃疡及其他病变发生。②保持足部清洁，避免感染。嘱患者勤换鞋袜，每日清洁足部。③预防外伤。选择轻巧柔软、前端宽大的鞋子，袜子以弹性好、透气及散热性好的棉毛质地为佳；趾甲不要修剪过短，应与脚趾平齐，泡脚时水温不宜太烫，使用热水袋时防烫伤。

（7）预防深静脉血栓指导：①保持合适体位，休息或卧床时抬高患肢30°~40°，以利静脉回流；②避免腹压增高，保持大便通畅；③勤翻身，指导做足部背屈、跖屈及旋转，直腿抬高运动。

（8）预防压疮指导：①轴线翻身，每2~4小时翻身一次，翻身时身体与下肢保持同一轴线，侧卧时，两腿间垫软枕；②保持床面整洁干燥；③摄入足够营养，提高机体免疫力。

（9）骨质疏松指导：①调整饮食结构，适量摄入肉类及含钙多的绿叶菜；②可定期口服骨化三醇，建议老人去骨科门诊咨询医生；③让老人多去外面晒太阳。

（10）便秘指导：鼓励老人摄取充足的水，均衡饮食，养成定期排便的习惯；便秘者可适当按摩下腹部，促进肠蠕动，预防肠胀气，保持大便通畅。

（11）活动空间：告知保姆及时清理屋内杂物，规范家具的摆放，保证活动的空间。

（12）药物保存：家访时帮助老人整理药箱，将过期药物扔掉，并教会老人和保姆如何对药品进行分类，即将急救药物（如速效救心丸、硝酸甘油等）与日常用药（如感冒药、胃药等）分开放置，且急救药物要放在触手可及的位置。教会老人和保姆把胰岛素放在温度2~8℃环境中保存，放置时不能太靠近冰箱后壁，防止温度过低，胰岛素失效。

4. 效果评价

（1）1个月后，老人能够在他人协助下完成日常生活所需的基本内容，包括下地行走、吃饭、排泄。

（2）2周后，老人基本能够按照饮食方案进食，每日主食150~200g，其他食物按科学比例搭配，保证蛋白质及适量蔬果的摄入。

（3）老人能执行所制定的运动方案，1周内至少5日能达到要求，1个月内能完全达到要求。

（4）老人1周后即能够定期更换注射部位，学会判断有无硬结及掌握硬结消退的方法。做到老人本人及保姆等多人核对注射量。

（5）老人能够执行第1周每日测“七个点”血糖，稳定后1周测1日“七个点”血糖，并记录。1个月后社区人员检查血糖记录情况良好。

（6）2周后趾缝处破溃皮肤恢复正常，足底胼胝体没有进行性加厚，老人及家属每日按要求做足部护理。

（7）老人做到每3~4小时翻身，并掌握足部活动方法。

（8）卧床期间无压疮产生。

（9）老人能够准确执行社区卫生服务人员所制定的饮食方案，适量补充钙剂，每周户外活动3次，每日半小时充分日晒。

（10）老人排便基本能达到每日一次。

（11）屋内物品摆放合理，有充足活动空间，1个月后仍保持。

（12）药物分类摆放合理，1个月后仍保持。

（二）家庭应对问题及护理计划

1. 针对二儿子

（1）护理问题：智力低下，反应迟钝，语言及沟通能力较差，生活尚能自理。由于母亲卧床不能陪伴其外出，出行安全成为新问题。

（2）干预目标：保持心情愉悦，保持身体健康及出行安全。

（3）干预措施：定期对其进行心理疏导，每次家访时帮其解答护理老人时发现的问题，并关注其自身身体健康，制作身份及地址名片随身携带。尽量减少外出次数。

（4）效果评价：尽量减少外出次数，每周小于3次，随身携带个人信息卡，家人能够多注意与其沟通，保证其心情愉悦。

2. 针对老伴

（1）护理问题

1）不知道根据季节变换增减衣物，没有做饭、购物、做家务的能力。

2）患有老年痴呆，易走失。

（2）干预目标：能在帮助下增减衣物，完成简单的日常生活活动。外出时有人陪伴，不走失。

（3）干预措施：生活细节多加关注，出门注意陪伴和随行，佩戴写有联系方式和地址的卡片，防走失。

（4）效果评价：1周后，外出时有人陪伴并随身携带个人信息卡片，家人对老人关注增加，能按气候增减衣物。

3. 针对保姆

（1）护理问题：工作量较大，休息时间少。

（2）干预目标：能保证每周放一天假，适当休息，以提高工作效率。

（3）干预措施：与大儿子沟通，每个星期给保姆放一天假。随时查看其完成家务及照顾老人情况，注意了解其心理及压力情况。针对老人、二儿子、老伴制定的干预措施都要教给保姆。为家人制定一个时间表，让保姆参照执行。

（4）效果评价：经过沟通，1周后，大儿子和保姆一起制定了详细的工作时间表，并保证每周有一天假期，保姆休息的时间，大儿子或孙子前来照顾老人。

（三）随访

半年后随访：老伴由于痴呆严重，送到养老院疗养，老人本人和二儿子共同居住。老人骨折处已经愈合，肢体功能恢复良好，日常生活起居基本自理，但言谈中感觉老人思维反应有些减慢，记忆力也不如从前。原来都是老人自己管理（或指导保姆）用药、监测血糖和家中日常事务，最近显得有些力不从心，轻度焦虑，入睡困难。现在老人经常忘记监测血糖、足部检查、更换胰岛素注射部位等，也很少下楼活动。家访中发现二儿子主诉有时头晕、乏力，家人的关注点都在老人，对二儿子的健康状况有所忽视，社区护士询问后才支支吾吾地说出来。社区护士建议对二儿子进行全面体检，后经医院检查确诊为二级高血压，给予苯磺酸氨氯地平（5mg，1次/d）口服。老人骨折恢复后，原保姆跟着老伴去了养老院，老人家里换了新的保姆，文化程度较低，仅能负责买菜、做饭等日常家务，再次对老人状况进行评估。

1. 护理问题

（1）老人自我管理能力下降，与记忆力下降有关。

（2）老人轻度焦虑、睡眠障碍。

（3）二儿子自我管理能力下降，与记忆力下降有关。

（4）二儿子高血压护理知识缺乏。

2. 干预目标

（1）2周后，在保姆和家人的帮助下，基本恢复以往的自我管理内容和质量。

（2）2周后，老人轻度焦虑、入睡困难有所缓解。

（3）2周后，在保姆和家人的帮助下，二儿子基本管理好自己的生活起居，有不舒服会主动沟通。

（4）2周后，在家人的督促下，二儿子能习惯并配合每日吃药，监测血压。

3. 干预措施

（1）与家中大儿子商量老人的护理问题：虽然老人骨折已经恢复，老伴也去了养老院，但老人精神状态大不如前，最近明显有些力不从心了。在家庭经济状况允许的情况下，建议找一个有些文化基础的保姆，帮助老人进行各种事务的管理。大儿子听从建议，积极配合，1周后，高中文化程度的保姆上岗。社区护士指导保姆：糖尿病足的护理、“七个点”血糖监测的时间选择和记录、胰岛素泵注射部位的更换和护理、家庭小药箱的摆放和药品分类、科学膳食搭配和高血压低盐膳食的烹调技巧。一天学习一项技能，大儿子晚上过来帮助复习并监督，社区护士每周上门指导一次。

（2）对老人进行心理疏导：劝慰老人感到力不从心时可以适当接受别人的帮助，社区护士和家人会尽量帮助保姆更好地为老人服务。可以增加白天的运动量，推着助行器在院里散步，晒太阳，与邻居聊聊天，有利于缓解焦虑压抑的心情，帮助睡眠。必要时可以口服艾司唑仑片，缓解入睡困难和焦虑症状。

（3）对二儿子进行心理疏导：嘱咐其不舒服时一定及时对家人和保姆说，自己记不清楚的事情多问几遍，或听从家人的提醒。适当保证一定的外出活动量（出门带联系卡），和母亲或保姆一起出去。

（4）给二儿子讲解高血压坚持服药和自我血压监测的方法和重要性，以及控制食盐的摄入量对控制高血压的益处，并指导保姆监督其服药和监测血压。

4. 效果评价　2周后，老人基本接受了让新的保姆帮助自己除生活日常外的监测记录事项，恢复了每周监测血糖、检查双足等自我管理措施，心态也平和了。老人基本保证每日带着二儿子下楼活动1小时；晚上泡脚检查完双足后，半小时左右入睡；艾司唑仑1周用2~3次（半小时不能入睡时）。二儿子对自己高血压需要坚持服药的事已经很认同，能配合服药并监测血压，头晕乏力有所改善。保姆与老人相处融洽，在社区护士和大儿子的帮助下，基本学会了帮助老人和二儿子监测血糖及血压并记录，能帮助老人更换胰岛素注射部位。

低血糖患者急救案例

（一）就诊经过

患者，女性，70岁，一天上午来卫生站看病开药，正在排队挂号时，突感心悸，并且出现脸色苍白、口唇微颤发绀、头晕、出冷汗、视物模糊、四肢无力等一系列症状。医护人员立即上前搀扶到检查床上躺下休息，初步判断可能发生低血糖症状，给予患者进食巧克力，并立即通知当班医生。

（二）应急处置

遵医嘱给予测血糖2.8mmol/L，报告医生，遵医嘱给予50%葡萄糖20ml口服，并开放静脉通道。测血压130/80mmg、脉搏96次/min、呼吸22次/min，鼻导管吸氧5L/min，心电图检查示窦性心律、大致正常。患者神志尚清楚，医护人员在床旁照顾安抚患者，缓解其恐惧心理与紧张情绪，观察患者神志、体征和血糖等变化情况，并通知其家属拨打“120”急救电话。10分钟后，患者神志清楚，生命体征平稳，面色转红润，测体温36℃、血压110/80mmg、脉搏72次/min、呼吸18次/min，复测血糖5.6mmol/L，患者血糖恢复正常水平。在患者病情稳定之后，继续观察，20分钟后“120”急救车到达卫生站，接患者转往专科医院进一步检查治疗。

（三）原因分析

在患者病情稳定之后，询问其日常用药情况、有无经常发生低血糖情况及频率。询问得知，患者有糖尿病，平时为了降低血糖，经常自行调整饮食和用药量，血糖控制忽高忽低，有时也会发生低血糖，吃块儿糖慢慢就缓过来了，所以没太在意。前段时间因为血糖控制一直不稳定，血糖值一直偏高，自测空腹血糖15.6mmol/L，去医院查糖化血红蛋白10.8mmol/L，口服阿卡波糖片一直降不下来。去医院复查，医生决定给予调整用药：阿卡波糖一日三次，一次两片；二甲双胍一日三次，一次一片；甘精胰岛素睡前16U皮下注射。因为患者平时喜欢跳舞，喜欢跟朋友们一起到处游玩，自我感觉还很年轻，不想过早地注射胰岛素，嫌麻烦，对胰岛素注射不了解，担心注射胰岛素以后就撤不下来，有所顾虑。患者近期患有感冒，身体尚未完全恢复，在就诊前一天晚上与家人们聚餐，进餐量过多，饭后两小时自测血糖13.9mmol/L，过高的血糖值让她又开始焦虑，后悔自己没管住嘴吃得太多。为了把血糖快速降下来，第二天早上只喝了一碗燕麦粥，规律服用降糖药，早餐后去家附近公园跳舞1小时，锻炼完又走路半小时来卫生站开药。因为饮食量过少、增加了运动量等原因，导致身体发生了低血糖不适症状。

（四）干预措施

1. 饮食指导　每日饮食定时定量，少食多餐（每日3~7餐），每餐吃七八分饱，细嚼慢咽，避免暴饮暴食和减餐节食；荤素搭配，种类丰富，不要挑食，保证摄入全面、均衡的营养物质。合理分配食物中的碳水化合物、脂肪、蛋白质占每日总热量的百分比，根据患者生活习惯、病情和药物治疗的需要进行主食的分配定量。

糖尿病患者要控制总热量及限制各种甜食，饮食要有足够的蛋白质、维生素和热量，并选择容易消化的食物，多食含膳食纤维高的食物。另外，需注意水果和糖类要适量，血糖控制良好的情况下，水果可以在两餐之间吃，建议选用含糖量<5%的水果或蔬菜，如草莓、西红柿、黄瓜等，避免过多摄入高糖食物，以免造成身体血糖值范围波动变化过大。

2. 运动指导　日常锻炼要注意控制时间长度和运动强度，早饭后、晚饭后1小时适当活动，如早饭后打太极拳、做体操，晚饭后进行散步、跳舞等有氧运动；运动由小强度开始，循序渐进，逐步增加。每次持续运动约60分钟（前15分钟为热身运动，达到运动强度后持续锻炼20~40分钟，运动即将结束时做5~10分钟的恢复整理运动）；每周运动4~5次，运动后及时更换浸湿的衣服避免受凉感冒。以自我感觉周身发热、出汗、但不是大汗淋漓，气喘吁吁、能说话、但不能唱歌为宜。运动时不超过最高安全心率。过度、过量运动会增加低血糖的发生风险，还会导致其他运动伤害。要逐步培养个人锻炼时间和项目等固定习惯。锻炼过程中随时注意感知自身状态，当出现饥饿感、心悸、出冷汗、头晕及四肢无力或颤抖等低血糖症状时，要立即停止运动并就地休息。在户外或锻炼时需随身携带水、糖果或巧克力等以备急用。

3. 心理指导　糖尿病患者需加强自身心理建设，增强心理防范和应急处置能力。糖尿病患者血糖值波动不稳定可能会导致其他并发症，在血糖调整过程中也可能会出现低血糖现象。当出现上述症状时，患者首先需要控制情绪，保持平和心态，进行相应处理，切忌急于求成、心情浮躁、情绪不稳。

4. 健康指导　告知患者，胰岛素是人体内一种必需的降糖物质，其最大作用是降血糖，所以不存在成不成瘾的问题，病情需要就应该应用。早期使用胰岛素可以使血糖得到控制，从而延缓或减少并发症的发生。让患者充分认识到血糖值偏高或偏低都会对身体造成一定危害。老年糖尿病患者血糖不宜控制过严，一般空腹血糖不超过7.8mmol/L，餐后血糖不超过10mmol/L即可。糖尿病患者要自行血糖监测，餐前空腹和餐后两小时进行测量（以第一口饭开始计时），若每次或每日测得值变化幅度较大，应及时就医调整用药。此外，还应掌握一些简单的自行急救措施。

糖尿病可伴发多种疾病，如高血压、高血脂、冠心病等。当体重增加、血压升高时，可能意味着并发症发生，糖尿病患者应多方位监测。血糖平稳后，可以减少血糖监测时点，但不应放松对血糖的监测。如果一"难受"就进食，容易造成高血糖，不利于血糖平稳控制，"难受"时应立即测血糖，确认为低血糖（低于3.9mmol/L）时再进食，进食5分钟后再测血糖。如果血糖长期处于偏低状态，在早餐和午餐间适当加餐，如半个苹果、香蕉、西红柿、黄瓜、1~2块饼干等，午睡后也可以适当加餐，睡前可加餐一袋牛奶等。

5. 家属指导　患者家属首先需掌握糖尿病治疗、护理方法和急救知识，平时要多关心患者，注意沟通交流，舒缓患者心理焦虑状态，使其积极配合治疗。

（五）随访

患者从专科医院治疗结束，出院2周后，社区护士提前电话联系后，到家中对其病情进行慰问，并评价治疗效果。经过调整药物、饮食与运动的指导，患者血糖得到控制，空腹血糖控制在6.0~7.0mmol/L，餐后两小时血糖控制在7.8~9.0mmol/L。社区护士与患者及其家属进行面对面交谈，目的是从专业角度准确了解和掌握干预措施的实施效果，之后再根据干预效果对患者及其家属进行针对性解释和指导，帮助改进相关饮食、运动和治疗的方法，提供紧急联系方式，进一步鼓励其增强治疗信心，同时维系良好的医患关系。

糖尿病足的预防与护理案例

【评估】

（一）一般资料

患者，男性，60岁，身高177cm，体重75kg，BMI 23.94kg/m^2，家庭经济及情感支持度良好，有医疗保险。

（二）病史

1. 现病史　2型糖尿病22年，规律口服降糖药并联合胰岛素治疗；糖尿病视网膜病变6年；自诉近1个月出现左足发凉，偶有麻木；2日前左足外侧皮肤烫伤，未及时就诊。

2. 实验室检查　空腹血糖控制在7.6~8.1mmol/L、餐后血糖控制在10.2~12.8mmol/L、糖化血红蛋白7.5%。

3. 用药　二甲双胍0.5g，3次/d，口服；甘精胰岛素注射液，皮下注射20U，1次/d；门冬胰岛素注射液，皮下注射20U，3次/d。

4. 足部检查

（1）足部外观检查：患者足部外观形态正常，左足外侧烫伤后破溃，周围红肿，大小约1.5cm×1.8cm，无真菌感染、鸡眼、胼胝。

（2）周围血管功能检查：双侧足背动脉搏动减弱，无间歇性跛行、下肢静息痛、痛觉减退或下肢无力等症状。

（3）压力觉：用10g尼龙丝进行触压觉检查，右足小趾、左足大趾、左足小趾无感觉，左足脚掌触压感觉稍差。

（4）振动觉：左足较差。

（5）温度觉：局部皮肤凉热感觉检查，左足较差。

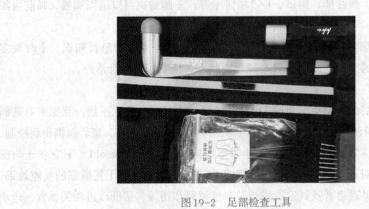

足部检查工具见图19-2。

图19-2　足部检查工具

（三）生活方式评估

1. 饮食　主食每日200~250g，蔬菜每日300g，盐每日7g，喜肉食。

2. 运动　每周3~5次有氧运动，以散步为主，60min/次，多在下午3~4点锻炼。脚伤后停止运动。

3. 吸烟史　吸烟25年，每日20支；已戒烟17年。

4. 饮酒史　每日饮白酒50ml。

5. 大小便　大便规律，2日1次，质软成形黄褐色；小便每日1 000~1 500ml，淡黄色，无夜尿增多、无泡沫尿。

6. 睡眠　偶有入睡困难，需服用催眠药辅助睡眠，每日7~8小时，醒后精神可。

7. 慢性病自我管理能力　能够规律服用药物，家中备有专用药柜、血糖仪，并定期监测血糖。

（四）足部危险因素评估

糖尿病足的Wagner分级见表19-2。

表19-2　糖尿病足的Wagner分级

分级	临床表现
0级	有发生足溃疡危险因素，目前无溃疡
1级	表面溃疡，临床无感染
2级	较深的感染，常合并软组织炎，无脓肿或骨的感染
3级	深度感染，伴有骨组织病变或脓肿
4级	局限性坏疽（趾、足跟或前足背）
5级	全足坏疽

1. 根据糖尿病足的Wagner分级，该患者为1级。

2. 糖尿病足危险因素　糖尿病病史22年合并糖尿病视网膜病变；空腹血糖不达标。

3. 双侧足背动脉搏动减弱；右足小趾、左足大趾、左足小趾无感觉，左足脚掌触压感觉稍差；左足振动觉较差；左足温度觉较差。

4. 左足外侧有一破溃伤口。

5. 鞋袜选择不合适，患者平时多穿硬底皮鞋，袜口偏紧。

6. 每日热水泡脚时间过长，温度大于40℃。

7. 冬季足部皮肤干燥，足后跟皲裂。

8. 缺乏足部检查意识。

【护理问题及护理计划】

1. 护理问题　患者存在多种潜在并发症，本节重点探讨针对该患者糖尿病足的护理及干预措施。主要护理问题：皮肤破溃感染，与糖尿病足相关。

2. 干预目标　糖尿病足1级不再进展，至痊愈。

3. 干预措施

（1）血糖达标并做好监测：目标是空腹血糖控制在7mmol/L，餐后2小时血糖控制在10mmol/L；加强餐后运动和饮食控制；并与团队全科医生及时沟通，帮助患者控制好血糖，必要时由全科医生转诊专科医生。

（2）针对患者左足外侧溃疡面，每日用碘伏消毒一次，周围红肿部位用莫匹罗星软膏涂抹，并用无菌纱布覆盖，叮嘱患者切勿自行处理伤口。

（3）选择舒适的鞋袜：建议患者更换鞋袜，尽量穿圆头厚底的宽松运动鞋，居家穿不露脚趾拖鞋，每次穿鞋时动作要慢，应检查鞋里是否存在粗糙的接缝或异物。如果买鞋宜选择在下午或黄昏，两只脚同时试穿。

袜子宜选择天然材料制成、吸水性好、浅色纯棉、松紧适宜的，避免穿有破洞或补丁的袜子，不穿有毛边的袜子，袜子应每日更换清洗。

（4）正确的洗脚方法：指导患者泡脚时间每次不超5分钟。水温小于37℃，用手或温度计测量水的温度。使用中性肥皂，用浅色毛巾擦干脚趾间的水分，并检查有无出血和渗液，保持脚趾间干爽。叮嘱患者近期暂时不能泡脚，可以用干净的温毛巾擦拭。

（5）足部皮肤护理：告诉患者要定期使用皮肤护理霜，注意不要将护理霜涂抹于足趾间或溃疡伤口上，同时适当按摩足部；如果足跟皲裂严重，可使用含尿素的特殊皲裂霜。

修剪趾甲时应注意在确保光线充足、看得很清楚的情况下修剪，直着修剪，避免趾甲边剪得过深；不要剪破硬茧和鸡眼，剪去尖锐的部分，并用锉刀将边缘修光滑；不要让趾甲长得过长；不要到公共浴室修脚，出现问题及时就医（图19-3）。

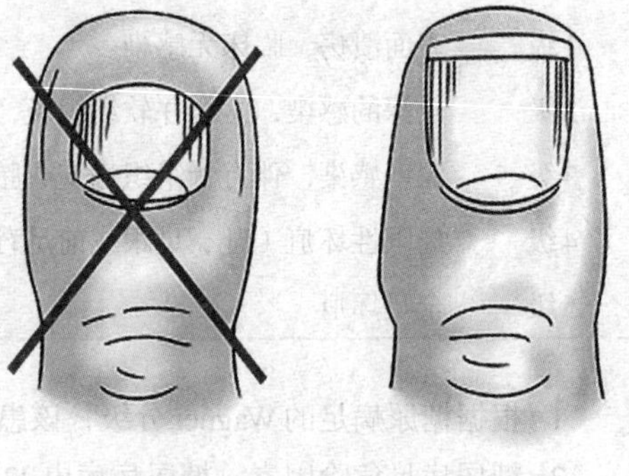

图19-3 正确修剪趾甲示意图

（6）正确检查双足：教会患者正确的检查方法，嘱患者每日检查双足，重点为足底、趾间及足部变形部位，包括足部皮肤温度、颜色，以及是否有各种损伤、擦伤、水疱、皮肤干燥、皲裂、鸡眼和胼胝（老茧）、趾甲异常、肿胀、溃疡、感染等，并让家属督促与协助（图19-4）。叮嘱患者至少每年进行一次足部筛查。

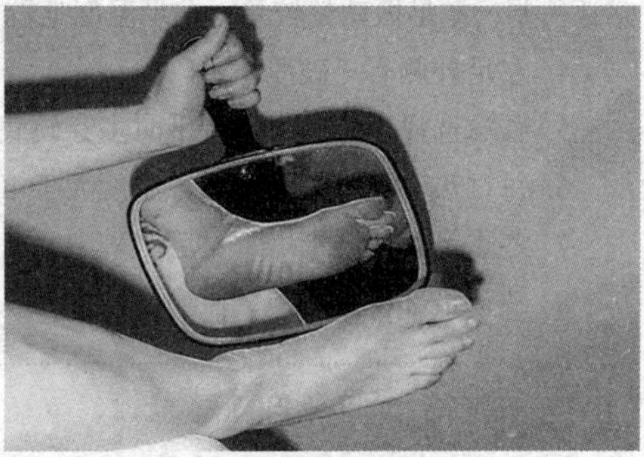

图19-4 自我检查足底

（7）选择正确的运动方法：患者以往每次的运动时间过长，约60分钟，时间多选在下午，且每周运动时间不规律。建议患者主要以中等强度的有氧运动为主，尽量选择自己喜欢的运动如快走、打太极拳等；每周3~5次，每次活动时间30分钟，在早餐和晚餐后1小时开始运动，以自我感觉周身发热、微微出汗的运动强度为宜。脚上有破溃未痊愈时，可以暂时采用上肢运动，或仰卧蹬三轮的运动来替代。

（8）注意下肢保暖，指导家人每日为患者按摩双腿，加速下肢血液循环，改善下肢神经血管病变带来的不适症状。

4. 效果评价　空腹血糖控制在7~7.2mmol/L，餐后血糖控制在9.5~11.5mmol/L。患者及家属已经学会足部护理方法，更换合适的鞋袜，并能够坚持每日检查双足。10日后左足外侧溃疡面已好转，20日后痊愈。

【案例提示】

糖尿病足是糖尿病严重的慢性并发症之一，严重者可以导致截肢和死亡。我国糖尿病足患者的总截肢率为19.03%。糖尿病足与多种因素有关，其中主要因素是周围神经病变和外周动脉病变。疾病早期患肢皮肤干燥无汗，趾端可有刺痛、灼痛、麻木、感觉迟钝或丧失。病变较久时患肢因营养不良可致肌肉萎缩、皮温下降、色素沉着、静息痛、间歇性跛行。糖尿病足强调“预防重于治疗”，在糖尿病足的预防中，应注意检查并消除患者糖尿病足的危险因素，教会患者及其家属正确的足部检查方法，如局部皮肤出现溃疡及感染征象，及时转诊或多学科协作诊治有助于提高足溃疡的愈合率，降低截肢率。

第三节 冠心病护理案例

【评估】

（一）一般资料

患者，女性，88岁，小学文化程度，丧偶，退休，享受医疗保险。身高160cm，体重70kg，BMI 27.3kg/m^2。

（二）病史

1. 既往史 2000年8月在某三级医院诊断为高血压，坚持口服降压药治疗，现血压控制平稳；2005年因心前区疼痛持续4小时前往三级医院治疗，确诊为冠心病，经扩张冠状动脉、抗凝等药物治疗，病情一直相对平稳。

2. 现病史 高血压、冠心病、骨关节病。神志清楚，精神状态良好，生活基本能自理，排便规律，1次/d；小便正常，6次/d；血压维持在140~160/80~90mmHg。

3. 常用药物 苯磺酸氨氯地平片，阿司匹林，速效救心丸（必要时），麝香保心丸。

4. 家族史 父亲、母亲已故，病史不详。

5. 过敏史 未发现。

6. 辅助检查 空腹血糖5.8mmol/L；HbA1c 5.5%；肝肾功能正常；TC 4.6mmol/L，TG 1.11mmol/L，LDL-C 2.4mmol/L，HDL-C 2.11mmol/L；心电图显示：窦性心律，T波低平。

（三）生活方式评估

吸烟史：无。

饮酒史：无。

饮食：每日三餐，饮食规律；每日主食150g，早餐偏甜，以牛奶、面包、点心为主；午餐和晚餐以米饭、炒菜为主，食盐量超过6g/d，偏咸。

饮水：每日2 000ml，浓茶水、白开水。

睡眠：每日4~5小时，早醒；睡眠质量不好，偶需药物辅助。

情绪：患者属于A型性格，与子女同住一个小区，并被子女照顾，家庭支持系统完善，享受社会医疗保险，社会支持系统完善。

活动：只在室内或小区内及熟悉的场地活动，以慢走为主，活动时间和活动量不足。

慢性病自我管理能力：患者自身能做到规律遵医嘱用药，但是因高龄、视力减退、骨关节病等，其在饮食、运动方面管理意识较欠缺，慢性病管理多以家庭成员支持为主。

（四）家庭评估

1. 家庭成员

（1）老伴：2000年因冠心病去世。

（2）长子：64岁，身高174cm，体重75kg，已婚，育有一女，别居，公务员。

（3）长女：60岁，身高165cm，体重68kg，已婚，育有一女，别居，退休在家。

2. 家庭环境　家庭住房：楼房、二楼、居住面积130m^2，采光好，通风好，家里有安全扶手，厕所有防滑垫；使用燃气类型：天然气；家庭如厕设施：户厕（冲水式）。

3. 社区环境　老人居住的社区环境优美，安静。配套设施完善，设有锻炼场所并配有健身器材，设施齐全，步行5分钟有社区卫生服务站。

4. 经济条件　老人退休，每月有退休金，子女也给一定赡养费，无经济负担，经济条件好。

5. 家庭支持功能　儿女孝顺，经常回家探望，关系融洽。

【护理问题及护理计划】

（一）慢性病个体护理问题及计划

1. 护理问题

（1）知识缺乏：缺乏高血压、冠心病的相关知识。

（2）饮食结构不合理：饮食偏甜、偏咸。爱喝浓茶。

（3）忧虑与恐慌：与不了解疾病过程、病情发作疼痛时紧张害怕等因素有关。

（4）骨关节病有受伤的危险：与骨密度降低、饮食结构不合理及缺乏有效运动和足够日晒有关。

（5）睡眠差：与老伴去世、焦虑、一人居住、孤独、缺乏沟通、缺乏活动有关。

2. 干预目标

（1）通过健康指导，2周后老人能够知道盐量摄入过多、饮浓茶水的危害，知晓合理饮食及运动的重要性。

（2）1个月后患者能说出冠心病的诱发因素，能说出有关药物的名称、用法、作用及副作用。

（3）与其女儿沟通，天气好的情况下可带老人去市区公园游玩，减少老人孤独感。

（4）3周内有效改善睡眠。

（5）3个月内老人不发生跌倒等外伤，病情稳定减少复发，熟知血压值，正确使用电子血压计并按时服药，进行有效的自我管理。

3. 干预措施

（1）对患者进行健康宣教，指导患者配合相关的治疗和护理：患者需充分休息；居室应清静，避免噪声；可适当活动，但不能做剧烈运动，要避免疲劳。合理膳食，要清淡、易消化、低脂低盐饮食；多食新鲜蔬菜和水果，保持大便通畅，生活规律。运动指导：选择主要在室内活动肢体，结合少量的户外活动，每日早饭后1小时进行晨起散步、快步走，下午做3组直腿抬高运动，一组10个，再做3组跖屈背屈运动；每周至少坚持3次自己喜欢的运动，每次运动时间控制在30~60分钟。

（2）向患者介绍冠心病的有关知识，为其发放印有冠心病危险因素的宣传资料并讲解，让其简单了解本病病因及危险因素。宣传疾病早发现、早诊断、早治疗相关知识，让其积极参与预防保健，认识到有疾病先兆时积极治疗的重要性。指导患者及家属所患疾病常用药物的用法、剂量、不良反应，以及剂量不足或超量使用的危险。教会患者及家属心绞痛发作时的缓解方法。指导患者正确用药，学会观察药物疗效和不良反应。嘱患者随身携带硝酸酯类药物，以备发作时急救。

（3）心理护理：定期对老人进行心理疏导，鼓励其与家人和朋友多沟通，保持乐观、松弛的精神状态，避免紧张、焦虑、情绪激动或发怒。

（4）劳逸结合，白天睡眠控制在1小时左右，保证每日7~8小时的睡眠。保持患者睡眠环境安静，温度舒适。睡前排尿，温水泡脚，背部按摩促进睡眠。对严重失眠者遵医嘱给予镇静药辅助入睡，老人烦躁时，要给予床档保护，并轻声安慰。

（5）指导家属合理安排室内设施摆放，以不妨碍老人活动为准，地面防滑，照明充足；室外活动选择机动车及人员较少的宽敞空间，运动锻炼时注意适宜的运动量与强度，避免过劳；应有家属在旁陪伴；在卫生间的墙上安装扶手，地面放置防滑垫，洗澡时最好有家属陪伴；对家属进行指导和健康教育，确保其充分理解并能复述潜在的危险因素；积极治疗原发病。

4. 效果评价

（1）2周后患者能复述合理饮食及运动的重要性。

（2）1个月后患者能简单说出冠心病的诱发因素，能说出有关药物的名称、用法。

（3）现在患者能参加社区居委会及卫生站的活动，每日与儿女通话，心情愉悦。

（4）3周后患者能保持每日5~6小时睡眠。

（5）3个月内患者未发生受伤、跌倒、撞伤的情况。

（二）家庭应对问题及护理计划

1. 家庭主要健康问题

（1）不良饮食习惯。

（2）缺乏运动。

（3）用药常识缺乏。

（4）因一人独住，虽然儿女常来探望，仍存在孤独感。

2. 指导对策

（1）合理调整饮食，要遵循患者的身体特点。由于老年人味觉减退，个人喜欢味浓油腻的甜食，但这类食物不易消化。可以把早餐改成牛奶或粥类，一个煮鸡蛋，佐餐拌一些黄瓜。适当控制进食量，控制体重，宜进食低盐、低脂、低胆固醇、高纤维素食物。少吃动物脂肪及胆固醇较高的食物，如肥肉、动物内脏、蛋黄等，少饮咖啡、浓茶。

（2）养成良好的生活方式，生活规律，作息定时；保证充足的睡眠，勿熬夜；注意保暖，适时添加衣服；放松身心，安排充实的休闲生活，保持良好心态；适当锻炼身体，适宜的活动是散步、太极拳、缓和的健身操等。

（3）保持大便通畅。老年人由于肠蠕动缓慢，容易产生便秘，因此要多饮白开水，每日饮水量达到2 000ml；多食新鲜蔬菜和水果，如香蕉、梨等；排便时勿过猛用力，必要时可使用开塞露及口服缓泻药。

（4）识别疼痛。心绞痛特点为阵发性的前胸压榨性疼痛，主要位于胸骨后部，可放射至心前区与左上肢，常发生于劳动或情绪激动时。心绞痛发作时，应立即停止活动并休息，保持安静，及时使用硝酸甘油制剂。如果自行用药后，疼痛持续15分钟以上，不能缓解，应警惕心肌梗死的发生，请求协助救护。

（5）既要知道自己的病情，又要了解所用药物的作用。做到按医嘱服药，随身携带硝酸甘油等药物，按说明书存放药物，做好标记。把自己常用的药物名称、用法和用量记录下来，自我管理，同时做到定期随访。

（6）与子女多沟通，尝试将心里的事情多向女儿倾诉，多参加社区居委会及卫生站的活动，加强与邻居之间的交往。

【案例提示】

冠心病是全球死亡的主要原因之一，也是我国危害人们健康的常见病之一。虽经过医院正规治疗患者能够暂时脱离危险，但稍有疏忽就有可能功亏一篑。在回归家庭后，社区护理和家庭护理显得尤为重要。除了治疗护理手段外，采用有效的健康教育、家庭人员护理指导、患者心理护理和社会康复等护理措施，可以使老年冠心病患者的认知、信念、行为得到有效改善，减少冠心病复发。

第四节　卒中护理案例

高龄老人卒中护理案例

【评估】

（一）一般资料

患者，男性，87岁，无宗教信仰，丧偶，本科学历，退休医师，享受医疗保险。身高170cm，体重52kg，BMI 17.9kg/m^2。

（二）病史

1. 既往史　高血压20年，卒中16年，前列腺增生6年，双侧股骨头手术3次。

2. 现病史　高血压20年，现病情稳定，规律服用盐酸贝那普利，1次/d，按照自身状况服用利尿药。定期医院或就近社区复查。卒中引起的右侧下肢活动障碍，且经过3次双侧股骨头手术，行动不便。

3. 大小便　小便排出不畅（前列腺增生），大便正常。

4. 药物　盐酸贝那普利，1次/d，利尿药（自行据情况服药）。

5. 药物过敏史　未发现。

6. 家族史　不详。

（三）生活方式评估

1. 饮食　饮食无特殊偏好，因独居伴右下肢遗留的活动障碍，导致三餐不规律，常食生冷食物。饮食多以方便面、饼干、罐头等速食为主，少食蔬菜、水果，缺乏维生素摄入，饮食结构不合理。

2. 运动　每日晨起步行30分钟。

3. 睡眠　良好，每日9小时，无药物辅助睡眠。

4. 情绪　情绪低落，老伴去世，子女陪伴少，邻里来往少，常独自在家。

5. 遵医行为　遵医行为良好，能够定时定量服药。

（四）家庭评估

1. 家庭成员

（1）老伴：半年前去世。

（2）大儿子：61岁，已婚并育有一子，否认慢性病病史，否认吸烟史，偶饮酒，体型适中。家住在本市，平均2~3日来看望老人一次，为老人做饭、打扫房间。

（3）二儿子：52岁，已婚并育有一子，否认慢性病病史，否认吸烟史，偶饮酒，体型偏瘦。常居国外，平均1~2年回国看望老人一次，近半年每日与老人电话联系。

2. 家庭环境

（1）小区为老旧小区，以低层建筑为主，无电梯，老人居住在四层，楼道处堆有杂物。屋内采光较好，两居室，屋内走廊杂物堆放较多，柜角、桌角等无特殊保护，存在安全隐患。

（2）老人床边有床头灯，各屋均有灯，开关设置较为合理，但老人夜间起身时不愿开灯，且床旁堆放多双鞋，放置无序，夜间走动时易致老人跌倒。

（3）老人家中电线、插线板等安置不合理，存在安全隐患。

3. 家庭支持系统

（1）情感支持：老伴半年前去世，现独居在家。大儿子平均2~3日看望老人一次，时间不固定，为老人料理日常生活，其余时间老人独自在家，偶与邻居来往。小儿子每1~2年回国一次，每日与老人电话联系，每次10~30分钟。老人平日较孤独，社交少，多数时间日常起居无人照顾。

（2）经济支持：老人有退休金，经济独立。两个儿子都能积极地补贴家用。

（3）照顾者：大儿子2~3日照料一次，偶尔邻居帮忙，其余时间生活自理。

4. 社会支持系统

（1）客观支持：享受医疗保险。

（2）主观支持：社区居委会不定时去慰问陪伴老人，询问生活上是否有需求，并主动为老人提供帮助。

（3）社会功能：社会功能活动问卷（FAQ）得分16分，提示老人在家庭和社会中不可独立。

【护理问题及护理计划】

1. 护理问题

（1）有跌倒的风险：与家中物品放置不合理；夜间起床活动不愿开灯，与卒中引起的右侧肢体活动不利有关。

（2）部分自理能力缺陷：工具性日常生活活动（IADL）评分11分，与卒中引起的右下肢障碍有关。

（3）营养失调：低于机体需要量，与平时饮食不规律、不能自行准备食物有关；食物结构组成不合理，缺少蛋白质、维生素摄入。

（4）有感染的危险：与前列腺增生导致的排尿不畅及家庭环境差有关。

（5）记忆力障碍：与年老及与外界交流减少有关。

（6）孤独：与老伴去世、家人不在身边及社会交往障碍有关。

（7）娱乐活动缺乏：与无主观参加社会活动的意愿、家人陪伴探望少有关。

2. 干预目标

（1）能够掌握高血压、卒中日常治疗及注意事项，1周后能够说出其饮食运动要求，能及时发现并纠正导致跌倒的危险因素，1个月后不发生跌倒等意外伤害。

（2）指导卒中的康复训练，1周内教会日常康复方法，提高IADL评分，1个月后检查自行康复锻炼情况。

（3）按照卒中患者饮食要求执行并坚持1个月，保证营养摄入充足。1个月后体重增加1.5kg，BMI达正常水平。

（4）足量饮水，合理用药，改善排尿，并加强个人与家庭环境卫生。1个月后能减轻排尿困难，改善尿路感染。

（5）提供帮助记忆的方法和物品，帮助加强记忆，减缓衰老退化。

（6）与家属沟通，使其了解陪伴老人对其生理、心理健康的重要性，适当增加陪伴老人的时间，增进亲情交流。

（7）加强参加社会活动的主观能动性，1个月后老人能够参与社区集体活动1～2次，促进与外界的交流。

3. 干预措施

（1）有跌倒的风险

1）控制高血压：规律服用降压药，告知服用降压药的注意事项，定期检测血压，维持血压稳定，预防卒中事件再次发生。

2）改善居住环境：房间布局简单，家具稳定，多余用品适度舍弃，摆放适当，电话放在易取处；地面平坦、无水，保持地面的整洁，无障碍物；通道：建议移除通道内家具，内设置双向开关灯；卫生间：建议安装高度适宜、有扶手的坐便器，安设洗澡座椅；楼梯：与物业沟通，建议修复破损楼梯，保证其平整；移除楼道内杂物，防止发生跌倒事件。

3）日常生活指导

穿衣：衣、裤、鞋要合适，不穿过长、过宽会绊脚的衣物，走动时尽量不穿拖鞋，穿舒适的布鞋，坐位穿鞋、裤、袜。

行走与运动：走动前先站稳再起步；拐杖底部增加防滑套，尽量选择稳定性更好的三脚底拐杖。变换体位时动作要慢，日常生活起居做到"3个30秒"，即醒后30秒再起床，起床后30秒再站立，站立后30秒再行走。进行日常活动时要有人照顾，外出时要有人陪同。

使用坐便器的方法：双腿站稳，双手紧握扶手，然后缓慢下蹲身体。

跌倒后起身的正确方法：先从卧位转为俯卧位，再匍匐向前爬行，慢慢移到坚实可支撑的平面并向上引伸。

夜间安全防范：最好将便器、尿壶置于床旁。

4）健康教育：向患者及家属讲解高血压、卒中等疾病的相关知识，以及发生跌倒事件的危险因素、不良后果及防治措施。指导老人定期到社区体检，及时治疗相关疾病，不乱用药物。日常可做一些简单的康复训练，如在床上主动屈曲下肢做跖屈和背屈运动、足踝的环转运动等。由于老人身体无法承受大多数的运动方式，因此，建议老人多做按摩，延缓肌肉萎缩。

5）心理护理：通过沟通，使老人了解自身健康状况和活动能力，克服不服老、不愿麻烦别人的心理，在力所不能及时主动向他人求助，以减少跌倒的发生。鼓励其多参与外界活动，多与同龄老年人交流，良好的心理护理能够消除抑郁情绪，缓解失去老伴的悲痛和家人陪伴不足的孤独，有利于在健康的心理状态下的康复。

（2）部分自理能力缺陷

1）卒中造成右侧肢体活动不利，应定期到门诊就诊，就目前功能状况、神经功能缺损、日常生活能力、社区康复、居家环境改造等问题进行咨询及康复指导，也可在门诊进行康复训练。

2）可由专业康复工作人员或社区康复人员定期访问指导，在家进行各种康复运动，如抑制下肢伸肌痉挛的运动、双手抱膝运动、足背屈和外翻、足跟着地背屈，学习正确方式控制活动不利的肢体。

3）根据老人兴趣安排一些文体活动和技巧性活动，如体操、园艺等。

4）根据IADL评分，做一些可以提高评分的项目，如购物、清洗小件衣物、铺床叠被等。家属协助老人摄入充足的营养，保证身体基本需要；协助老人坚持自我照顾的行为；协助老人饮食、洗衣、购物、整理家务等生活护理，将日常生活用品放于触手可及处；按摩和被动运动患肢、指导和协助老人进行肢体功能训练，肯定老人每日的小进步，增强其信心。对卒中造成的肢体活动不利进行相关康复，逐渐恢复右下肢正常活动功能，提高IADL评分，提高老人生活质量。

（3）营养失调

1）老人有高血压、卒中等疾病，建议饮食要低脂肪、低胆固醇、高蛋白、高维生素，要注意限盐。肥肉、蛋类及动物内脏含胆固醇较多，尽量少吃或不吃，适量吃一些蔬菜、水果、瘦肉、豆制品等。

2）叮嘱患者及家属，饭菜尽量现做现吃，保证食物新鲜，防止营养流失及污染。一日三餐，少食生冷，避免吃隔夜饭菜，定时定量。

3）为老人联系社区餐饮服务人员，在家属不方便供餐时给予送餐服务，保证老人三餐按时进食，营养供应不间断，提高BMI。

（4）有感染的风险

1）协助个人卫生，勤换衣裤、床单、被褥。

2）排尿困难时可按摩膀胱，必要时使用药物帮助排尿。

（5）记忆力障碍：在老人身上放置写有家庭地址及联系方式的卡片，家庭用物摆放简单，让老人多与外界交流，并为老人准备益智游戏如象棋等，延缓脑功能衰退速度。

（6）孤独：寻找志愿者，定期到老人家中，陪老人聊天，及时发现老人的异常反应；国内子女增加探望次数和陪伴时间，教会或辅助老人与国外子女视频通话，以消除孤独感；与家属沟通，使其了解老人生理、心理的现状和需求，认识到增加陪伴时间对保持老人心情愉悦的重要性。

（7）娱乐活动缺乏：鼓励老人参加社区活动，联系家属，为老人准备适宜的物品，如报纸、杂志、收音机、象棋等，以达到增加老人居家娱乐的目的。鼓励老人多参加集体性活动，增加与外界的交流，营造良好的心境。

4. 效果评价

（1）1周后，老人掌握高血压、卒中日常治疗方法和注意事项，能够说出针对自身的饮食运动要求。老人高血压控制良好，家居环境已改善，1个月后跌倒风险降低，未发生跌倒事件。

（2）1个月中，老人能够定期门诊复查，在家坚持做康复训练，能做日常简单家务。

（3）1个月后老人能够严格按照卒中饮食要求进食，家属备餐及时，营养丰富，社区餐饮辅助供应良好，老人各种营养素供应充足。1个月后，老人体重增至53.5kg，BMI为18.5kg/m^2，达到正常水平。

（4）老人的个人及环境卫生良好，遵医嘱对症用药，1个月中未发生感染情况，排尿排便情况良好。

（5）随身携带老人联系卡，家庭用物摆放简单，经常在家中进行益智类游戏。

（6）子女增加了探望次数，从几日一次到一日一次；国外子女增加联络次数、时间，志愿者或居委会人员访视增加，孤独感明显减轻。

（7）1个月后，老人愿意外出活动，并参加社区活动（象棋），能够与同龄老人聊天，增加了与外界的交流，每日能保持身心愉悦。

【案例提示】

丧偶独居老人，因为缺乏陪伴，常情绪低落，对生活缺乏热情，久而久之，身体状况明显下降，影响健康的心理和行为问题随之而来。在制定护理计划时也要注意心理护理，从照顾者及社会支持系统入手，充分了解老人的心理状况，给予相应的缓解和疏导，提高老人的生活质量，促进身心健康。高龄老人，建议有人24小时陪伴，如家属不能满足，可以雇佣保姆，既可以陪伴沟通，又可以随时照顾，并贯彻良好的生活习惯。

卒中护理案例

【评估】

（一）一般资料

患者，女性，80岁，丧偶，文盲，纺织服装公司退休工人，享受医疗保险。身高150cm，体重60kg，BMI 26.67kg/m^2，腰围86cm，臀围90cm。

（二）病史

1. 既往史　1957年，出现口眼歪斜，予针灸治疗，效果不佳，未给予重视。1976年，患哮喘，服用复方妥英麻黄茶碱片至今，效果理想。2001年，出现头昏、晕倒，右侧肢体瘫痪，诊断为脑血栓，同时查出高血压。

2. 现病史　老人患有脑血栓，右侧肢体瘫痪，伴有高血压10余年。由大女儿照顾饮食起居，并按时喂药。大小便：小便正常，无夜尿。大便2日1次，老人由于瘫痪，大小便均在床上，大便干燥，每日食用萝卜籽，效果理想；家中备有开塞露。皮肤状况：局部受压皮肤发红变薄，有压疮的危险。四肢皮肤干燥，有大片脱屑。药物：口服氯沙坦钾片、酒石酸美托洛尔、血栓通胶囊。

3. 药物过敏史　青霉素、链霉素过敏。

4. 家族史　母亲患有脑血栓，偏瘫，因该病去世。

（三）生活方式评估

1. 饮食　食欲良好，低盐低脂饮食，荤素均衡。使用盐勺控制盐量，每日约6g。

2. 睡眠　每日睡眠6小时，偶有失眠，家中备有地西泮。

3. 运动　因肢体瘫痪、哮喘、行动不便，除外出治疗很少下楼，缺乏锻炼。

4. 遵医行为　遵医行为良好，能够定时定量服药，按时复诊。

5. 生活自理能力评估　日常生活活动能力属于中等。

（四）家庭评估

1. 家庭成员

（1）母亲：患有脑血栓，偏瘫，因此病去世。

（2）老伴：于1980年因结肠癌去世。

（3）大女儿：现63岁，本科学历，于2001年查出患有高血压，生有一子，已婚体健。

（4）二女儿：现56岁，初中学历，于2000年查出患有高血压，育有一女，已婚体健。

2. 生活环境　老人与大女儿同住，住房位于楼房的第七层，有电梯，面积约58m^2，光线、通风良好，有独立卫生间和厨房，家用电器齐全。厨房使用天然气，有抽油烟机，饮用净化过滤的水，厕所为坐便器，距离社区卫生服务站步行约需5分钟的路程。

（1）进出楼房的无障碍通道坡度太陡，不利于轮椅进出。

（2）防盗门下有门槛，不利于轮椅进出。

（3）卫生间门口有台阶，老人进出不方便，不安全，坐便器旁无扶手，卫生间内无防滑垫。

（4）沙发高度偏低，不利于老人起身。

（5）过道灯光昏暗，杂物较多，老人活动不安全。

（6）饭桌置于床边，用于方便老人吃饭，但是高度偏高，老人不太舒适。

（7）储物柜为老式，置于屋顶下缘，位置太高，老人及女儿使用均不方便、不安全。

3. 家庭支持系统

（1）家庭功能评估：该患者家庭关怀度指数为9分，家庭功能良好。

（2）家庭经济能力评估：患者家庭人均月收入为3 300元，医疗费用支付方式为社会医疗保险，能够维持日常生活和基本的医疗费用。但是患者每年至少需要住院一次，二女儿为退休工人，经济条件较差，没有多余的能力对患者给予经济支持。总体来说，此家庭存在一定的经济压力。

（3）心理－社会评估：①健康相关支持，患者对自己所患有的疾病部分了解，大女儿文化水平较高，对疾病相关知识及健康知识了解较多。②邻里及家庭支持，患者性格随和，与女儿、邻居关系融洽，有良好的沟通，能乐观积极配合治疗，无焦虑、角色混乱等问题。③疾病照顾支持，患者老伴去世，24年独居，2004年大女儿退休后与其同住，照顾其生活；小女儿为工人，经济条件稍差，偶尔来探望。家庭支持系统完善，享受社会医疗保险，社会支持系统完善。

【护理问题及护理计划】

（一）慢性病个体护理问题及计划

1. 护理问题

（1）有受伤的危险：居室内物件陈设杂乱，灯光昏暗，影响在室内活动。

（2）躯体活动障碍：患者右侧肢体瘫痪，存在躯体活动障碍。

（3）便秘：与老年胃肠功能减退、长期卧床运动减少有关。

（4）营养失调（高于机体需要量）：患者体重60kg，身高150cm，BMI 26.67kg/m^2，为超重。

（5）有压疮的危险：与长期卧床缺乏翻身活动，局部皮肤长时间受压有关。

2. 干预目标

（1）患者在3日内能够了解家庭环境中存在的安全隐患，并能够叙述出可以防止碰撞、摔倒的措施。在6个月内，活动时不发生摔倒。

（2）3日内，患者能够学会在家人帮助下功能锻炼的方法；6个月内，患者躯体活动能力有所提高，在家属的帮助下能够完成日常生活活动及独自进行的简单肢体锻炼。

（3）1周内，患者能够复述缓解便秘的方法。1个月内，患者便秘情况有所缓解，能够排出成形软便。

（4）1周内患者能叙述出适合自己减轻体重的方法。1年内，在保证营养均衡的前提下，体重减轻5kg。

（5）卧床期间无压疮产生。

（6）1周内，患者能够准确叙述血栓通的并发症。6个月内不出现皮下、内脏和脑部出血，出现出血征兆时患者能及时发现并作出正确处理。

3. 干预措施

（1）活动空间合理布局的指导：①评估患者肢体活动能力及居住环境的安全隐患，患者右侧肢体偏瘫，活动障碍；居住面积大小适宜，但是居室内物件陈设杂乱，灯光昏暗，影响室内活动的安全。②对患者女儿进行家庭照顾的指导和健康教育，确保其充分理解并能复述潜在的危险因素；给予老人生活协助，如协助老人进出家中过道，帮老人倒水，防止烫伤，垫高沙发高度，利于老人起身。③室内设施摆放整齐有序，不妨碍老人活动，过道照明充足，卫生间铺防滑垫，墙上安装扶手，洗澡时最好有家属陪伴；家具直角加保护垫；为老人选择合适的鞋袜、衣裤，防止跌倒等外伤。

（2）躯体活动障碍指导：①给予患者足够的时间进行日常生活能力训练，在家属的协助下能够完成力所能及的日常生活活动，如进食、穿衣、刷牙等。②教会患者如何使用助行器，先出患侧，移动助行器，然后再出健侧；上下台阶，上台阶时，先上健侧，再上患侧，下台阶时，先下患侧，再下健侧。③在康复医师的指导下进行肢体功能的康复训练，促进肢体功能恢复；教会患者女儿家中康复训练，增加肌力和耐力的康复，主动训练，作业训练（如捡豆子）；鼓励患者积极治疗原发疾病。

（3）便秘指导：①告知患者女儿造成便秘的原因和缓解便秘的方法，如饮食缺乏纤维素，每日饮水过少，缺乏运动。②调整饮食，多食粗纤维食物，如芹菜、韭菜、粗粮等，多饮水，每日饮水量达到1 500~2 000ml。③嘱患者女儿每日督促患者适宜地活动，为其做腹部按摩促进肠道蠕动；每日定时排便，养成规律排便的习惯，必要时可使用开塞露等促进排泄的药物；告诉患者避免用力排便，以免腹压增高，引起冠心病和脑血管疾病发作。

（4）饮食及运动指导：①评估患者的饮食种类搭配、食欲、食量和每日活动消耗量，鼓励佩戴热量监测仪，并记录每日的饮食情况。②与患者女儿一起制定合理的饮食计划（根据食品交换份的方法）。患者超重，属于休息状态，每日需要的热量为1 500kcal，共需要16份。其中蛋白质为300kcal，需要4份；脂肪为375kcal，需要3份；碳水化合物为825kcal，需要8份，即200g。早餐：主食50g，蛋白质1份，脂肪1份；午餐：主食100g，蛋白质2份，脂肪1份；晚餐：主食50g，蛋白质1份，脂肪1份。老人患有高血压和高脂血症，饮食宜清淡，宜高维生素、高纤维素、高钙、低脂肪、低胆固醇、低糖。提倡多吃粗粮、杂粮、蔬菜、水果、豆制品、瘦肉、鱼、鸡等食物，提倡吃植物油，少吃动物内脏等油腻食品，少吃含糖高的水果、甜点。③嘱其女儿鼓励患者做床上或床旁运动，运动时身边有人陪伴。合适的活动量标准为：活动后有微汗，最宜心率（次/min）=170−年龄。运动以进餐一小时后为宜，不宜在饱餐后或饥饿时运动。

（5）预防压疮指导：①保持床单整洁干燥，减少对皮肤刺激；②在床上使用便器时，置入与取出动作要轻柔，注意勿拖拉或用力过猛，以免损伤皮肤；③按摩关节或骨隆突部位，促进肢体血液循环。

（6）预防药物并发症指导：①对患者及照顾者进行抗凝药并发症相关知识的健康教育，使其了解并发症和观察护理要点；②如出现皮下出血点、呕血、黑便、剧烈头晕头痛、视力模糊等症状，均为出血征兆，应及时到医院就诊。

4. 效果评价

（1）屋内物品摆放合理，光线明亮，有充足活动空间。

（2）1个月后患者能够在他人协助下完成日常生活所需的基本内容，包括吃饭、刷牙、穿衣、排便。

（3）患者排便基本能达到一日一次。

（4）患者基本能够按照饮食方案进食，每日主食150~200g，其他副食按科学比例搭配，保证蛋白质及适量蔬果的摄入。患者能执行所制定的运动方案，1周内至少5日能达到要求，1个月内能完全达到要求。

（5）患者可勤翻身，在床上活动，卧床期间无压疮产生。

（6）患者无出血倾向。

（二）家庭应对问题及护理计划

1. 护理问题　照顾者缺乏娱乐活动：患者女儿诉因照顾母亲，无暇外出做其他事情，生活无聊。

2. 干预目标　患者女儿在照顾好自己母亲的前提下，找到合适的娱乐途径。

3. 护理措施　培养兴趣爱好，可以在家中进行一些娱乐活动，如插花、十字绣、打太极拳等；或在患者病情稳定时，带患者外出一同参加娱乐活动，如去公园或参加社区组织的集体活动。

4. 效果评价　陪护者大女儿与妹妹协商后制定了详细的工作时间表，每周休息一天，由妹妹看护老人。

第五节　认知障碍老年人护理案例

【评估】

（一）一般资料

患者，男性，80岁，已婚，干部（已退休）。身高160cm，体重55kg，BMI 21.5kg/m^2，医疗费用支付类型为社会医疗保险。

（二）病史

1. 既往史　1963年行右肾取石术；1970年行阑尾切除术及腹疝修补术；2000年诊断为高血压，现血压控制理想；2010年诊断为小脑萎缩，伴逆行性健忘、身体平衡失调等；2014年诊断为冠心病、高脂血症，降支血管植入支架；近1年平均每周跌倒2~3次；2021年1月因跌倒造成右侧第7、8、9肋骨骨折，第2、3腰椎压缩性骨折，住院治疗。

2. 现病史　体温36.2℃，呼吸18次/min，脉搏80次/min，血压140/80mmHg；红细胞3.24×10^{12}/L，血红蛋白106g/L，白蛋白37.2g/L；白内障、右眼失明；心电图示窦性心律，不完全性右束支传导阻滞，ST-T改变；脑CT示脑内缺血腔隙性梗死灶、老年脑、脑白质脱髓鞘改变，脑动脉硬化；骨密度示最小T值-2.4，为骨量减少；右侧第7、8、9肋骨骨折，第2、3腰椎压缩性骨折后2个月，乘轮椅入住老年公寓；大小便失禁。

3. 无过敏史

4. 家族史　不详。

5. 精神状态　老人夜间入睡困难，要求起床，拒绝穿纸尿裤，白天瞌睡。

6. 用药　单硝酸异山梨酯60mg，1次/d；普伐他丁钠片40mg，1次/d；盐酸多奈哌齐5mg，1次/d；硫酸氢氯吡格雷片50mg，1次/d；苯磺酸左旋氨氯地平片5mg，1次/d；骨化三醇软胶囊0.25μg，1次/d；琥珀酸亚铁0.2g，1次/d，口服。

（三）生活方式评估

1. 饮食　近期食欲不好，不能自己进食，每天主食150g，1袋牛奶，1个鸡蛋，摄入少许蔬菜、水果。

2. 运动　近1年频繁跌倒，在家强制以静坐为主，近2个月骨折卧床。

3. 睡眠　骨折前常有夜间起床、无目的地在室内来回走动，开门、关门现象，白天时常打盹，平均睡眠每日4~5小时。

4. 自理能力　通过巴塞尔（Barthel）指数评估，老人入住时为0分，属于完全无自理能力人（表19-3）。

表19-3　巴塞尔（Barthel）指数评估

项目	独立	部分独立或需部分帮助	需极大帮助	完全依赖
进餐	10	5	**0**	
洗澡	5	0	√	
修饰（洗脸、刷牙、刮脸、梳头）	5	0	√	
穿衣（系鞋带、纽扣）	10	5	**0**	
大便	10	5（每周＜1次失控）	**0**（失控）	
小便	10	5（每24h＜1次失控）	**0**（失控）	
用厕（擦净、整理衣裤、冲水）	10	5	**0**	
床椅转移	15	10	5	**0**
平地走45m	15	10	5	**0**
上下楼梯	10	5	**0**	

注：≥91分，为完全自理能力；61~90分，为部分自理能力；≤60分，无自理能力。

5. 心理-社会状况　用简易精神状态检查量表（MMSE）进行评估（表19-4）。患者为本科学历，经评估得6分，除物品命名外，均存在认知功能缺损。

表19-4　简易精神状态检查量表（MMSE）

项目	评分/分				
	1 正确	2 错误	3 拒绝回答	4 说不会做	5 文盲
时间定向					
1. 今年的年份		2			
2. 现在是什么季节	1				
3. 今天是几号				4	
4. 今天是星期几				4	
5. 现在是几月份				4	
地点定向					
6. 你能告诉我现在我们在哪里吗？例如：现在我们在哪个省、市	1				
7. 你住在什么区（县）	1				
8. 你住在什么街道				4	
9. 我们现在在几楼				4	
10. 这儿是什么地方				4	
语言即刻记忆					
11. 现在我要说三样东西的名称，在我讲完之后，请你重复说一遍，（请仔细说清楚，每一样东西一秒钟）。“皮球”“国旗”“树木”请你把这三样东西说一遍（以第一次答案记分）				4	
12. 第二样是什么东西				4	
13. 第三样是什么东西				4	
注意力和计算能力					
14. 现在请你从100减去7，然后从所得的数目再减去7，如此一直计算下去，把每一个答案都告诉我，直到我说“停”为止	1				
15. 93-7=？		2			
16. 86-7=？		2			

续表

项目	评分/分				
	1正确	2错误	3拒绝回答	4说不会做	5文盲
17. 79-7=？		2			
18. 72-7=？		2			
短期记忆					
19. 现在请你告诉我，刚才我要你记住的三样东西是什么？第一样——皮球				4	
20. 第二样——国旗				4	
21. 第三样——树木				4	
物品命名					
22. 请问这是什么？（评估者手指手表）	1				
23. 请问这是什么？（评估者手指铅笔）	1				
语言复述					
24. 现在我要说一句话，请清楚地重复一遍，这句话是："四十四只石狮子"（只能说一遍，咬字清楚的记1分）		2			
阅读理解					
25. 请照着卡片所写的去做。把写有"闭上您的眼睛"大字的卡片交给受访者——闭眼睛		2			
语言理解					
26. 访问员说下面一段话，并给他一张空白纸，不要重复说明，也不要示范。"请用右手拿这张纸，再用双手把纸对折，然后将纸放在你的大腿上"——用右手拿纸		2			
27. 两手将它对折		2			
28. 然后放在左腿上		2			
语言表达能力					
29. 请你说一句完整的，有意义的句子（句子必须有主语，动词）记下所叙述句子的全文				4	

续表

项目	评分/分				
	1正确	2错误	3拒绝回答	4说不会做	5文盲
描图					
30. 照下图的样子把它画出来（对：两个五边形的图案，交叉处形成个小四边形）				4	

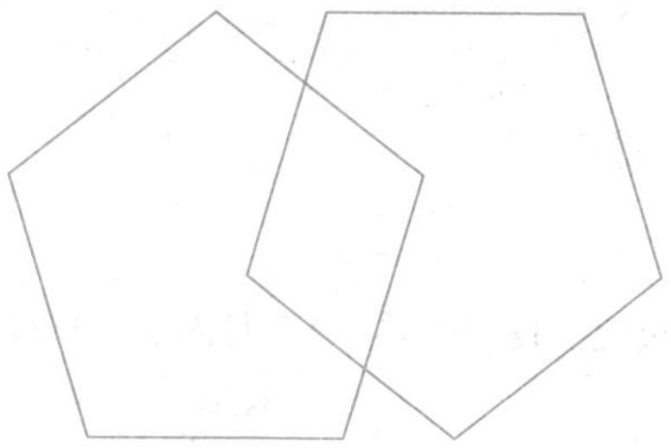

注：该量表统计计量为所有为“1”的项目，全部答对总分为30分，总分值与文化教育程度有关，若文盲≤17分、小学程度≤20分、中学程度≤22分、大学程度≤23分，则说明存在认知功能缺损。

（四）家庭评估

1. 家庭成员

（1）老伴：76岁，健康状况良好，不具备独自照顾老伴的能力。

（2）大儿子：54岁，未婚，体健，正常工作。

（3）二儿子：49岁，已婚体健，生有一子，正常工作。

2. 生活环境　老人与老伴、大儿子同住，住房位于楼房的一层，面积约140m^2，无电梯，光线、通风良好，有独立卫生间和厨房，家用电器齐全。厨房使用天然气，有抽油烟机，饮用经净化过滤的水，厕所为坐便器，坐便器旁边无扶手。距离社区卫生服务中心约10分钟的路程。

3. 家庭支持系统

（1）家庭功能评估：老伴和两个儿子均体健，常住北京，居住地至老年公寓步行约15分钟，能及时协助老年公寓应对老人的突发情况。家人能经常探视老人，给予情感支持。家庭功能良好。

（2）家庭经济能力评估：患者家庭人均月收入为10 000元，医疗费用支付方式为社会医疗保险，能够支付额外生活和医疗费用；家庭有多余的能力对患者给予经济支持、无经济压力。

【护理问题及护理计划】

1. 护理问题

（1）自理能力缺陷综合征：与小脑萎缩10余年，不能独立完成进食、如厕、穿衣、沐浴等有关。

（2）营养失调：血红蛋白和白蛋白均低于正常值。

（3）躯体移动障碍：与骨折后卧床和认知状态有关。

（4）有皮肤完整性受损的危险：与大小便失禁、排泄物清理不及时，局部皮肤潮湿有关。

（5）有受伤危险：与步态不稳、易跌倒有关。

（6）睡眠形态紊乱：与认知障碍有关。

2. 干预目标

（1）1个月帮助老人完成环境适应，与照护人员建立良好关系。2个月内老人自理能力有所改善，如进食、如厕、穿衣、洗漱。

（2）2个月内血红蛋白和白蛋白有所提高。

（3）每日保证下床3次，2个月内，老人躯体活动能力有所提高，3个月内在护工的帮助下能够完成移动、行走。

（4）保持皮肤清洁、干燥，及时更换尿不湿，无湿疹、压疮。

（5）3个月内不发生跌倒。

（6）能够在3个月内增加睡眠时间，提高睡眠质量。

3. 干预措施

（1）配备24小时专人看护，辅助完成进食、洗漱、沐浴、如厕、穿衣等生活照料，并进行能力训练。

进食：向家属了解老人喜欢或不喜欢什么样的食物；为患者提供适合就餐的体位，使其尽可能坐在椅子上或半卧位；饭前、饭后尽可能提供良好的口腔卫生护理；保证食物的软硬度或黏稠度适合患者的咀嚼和吞咽能力；保持食物的温度适当，不要过热或过冷；提供隔离、安静的环境和适当的用具，如吸管、勺子，并给予辅助、指导。

沐浴或卫生：帮助刷牙、洗脸和剃须，提供隐蔽浴室；保持浴室温度、水温适宜；浴室安装防滑垫，抓扶把手；用具放在取用方便的位置，沐浴时间安排在休息好或不忙时；沐浴时间固定，以减轻意识混乱；指导用语简洁，避免分散注意力，使老人清楚沐浴设备的用途；注意观察老人是否出现疲劳，疲劳会加重意识混乱；需要时帮助老人修剪指、趾甲。

如厕：评价/记录以前和目前的如厕形态，制定大概的如厕时间表；每2小时、饭前和睡前要提醒老人上厕所；如厕时保证隐蔽性，了解老人用什么样的方式表达如厕的需要；如厕期间注意陪护，去厕所的通道保持安全和畅通，防止跌倒；给予足够的如厕时间，以避免出现疲劳，注意查看患部皮肤；帮助、指导使用手纸进行自洁；看护人员注意移动技巧。鼓励穿着正常的衣服，夜间穿纸尿裤，初期穿连体衣，减少老人夜间撕扯纸尿裤现象。用语言指导老人做什么时，应对成功给予肯定的强化。

（2）监测并记录老人的进食量；遵医嘱服用琥珀酸亚铁，必要时增加促进食欲的药物；和营养师一起确定老人的营养需要；鼓励适当活动以增加营养物质的代谢和作用，从而增加食欲；提供良好的就餐环境，保持心情愉快。

（3）指导并鼓励老人对没受影响的肢体实施主动的全关节活动的锻炼，每日至少4次。逐渐从主动的全关节活动的锻炼到功能性的活动要求，坚持参加老年公寓手指操活动，并讲解活动的重要性。协助卧床期间老人生活护理，鼓励其循序渐进地进行力所能及的自我照顾活动。督促、指导、协助其进行循序渐进的活动，如帮助老人慢慢地呈坐位；站立之前在床的侧面自由摆动双腿几分钟；搀扶老人下床坐轮椅或椅子，最初下床限制15分钟，每日3次；可耐受，下床时间增加至30分钟；可耐受，3日后在看护人员协助下在床边进行站立练习，逐渐能由床边行走至厕所，最终达到有看护人员在身侧保护下能扶栏杆行走；鼓励适当使用辅助器材，对老人的每一点进步给予鼓励。

（4）使用合格产品，及时更换尿不湿；更换尿不湿时要观察局部皮肤状况，发现污秽物要清洗干净，必要时涂抹爽身粉；及时提醒、协助如厕，鼓励老人述说自我感受。

（5）安排专人24小时看护，看护人员短时间离开老人时要委托其他工作人员照顾，避免老人在看护人员不在时发生体位移动，以防坠床、跌倒；看护人员在协助老人下床、如厕时要格外注意，近身搀扶，给予力量支撑。

（6）保障有助于睡眠/休息的环境，如保持周围环境安静，避免大声喧哗；关闭门窗，拉上窗帘；室内温度、湿度适宜，被子厚度适宜；关上灯，尽量不开床头灯，可以使用地灯；建立比较规律的活动和休息时间表，适当增加白天的身体活动量，尽量减少白天的睡眠次数和时间；减少对睡眠的干扰，如睡前尽量不饮水，并在睡前排尿；采取促进睡眠的措施，如减少睡前的活动量、热水泡脚、背部按摩。

4. 效果评价

（1）老人1个月后可以拿勺自己用餐，拿住杯子喝水；习惯穿戴纸尿裤。

（2）老人饮食规律，按配餐进食，能够保证每日充足的蛋白摄入，3个月后老人体重增加3kg。

（3）老人在看护人员的协助下能保证每周至少5日完成活动方案，3个月后老人在看护人员陪同下可独立行走60m。

（4）老人皮肤无湿疹和压疮发生。

（5）近3个月老人无坠床及跌倒情况发生。

（6）看护人员与老人同屋居住，协助起夜两次；及时安装床档。

第六节　甲状腺功能亢进症护理案例

【评估】

（一）一般资料

患者，女性，61岁，已婚，退休职工。

身高158cm，体重45kg，BMI 18kg/m^2，享受医疗保险。

（二）病史

1. 既往史　高血压10年，口服氨氯地平，1次/d，5mg/次。血压控制稳定。

2. 现病史　近1个月感心悸、失眠、多食，体重下降3kg。就诊社区卫生服务站，给予相关检查后，考虑“甲状腺功能亢进症（简称甲亢）”，口服抗甲状腺药物甲巯咪唑控制，10mg/次，2次/d。定期在社区卫生服务站进行甲状腺功能、血常规等监测。

（三）生活方式评估

1. 睡眠情况　睡眠质量差，间断睡眠，近1个月经常在睡眠中因心悸惊醒，平均每日5~6小时；偶有失眠，晨起感疲乏，无午休习惯，怕午睡影响晚上入睡。

2. 饮食情况　三餐规律，平素三餐主食50g，副食以素为主，不喜肉、鱼等富含高蛋白的食物；近1个月主食量增加，每餐主食100~150g。

3. 运动情况　①锻炼频率：每日运动；②锻炼时间：30min/次；③锻炼类型：午餐后散步，晚餐后广场舞。

近1个月来运动后感心悸，乏力。

4. 大小便情况　小便正常，大便近1个月次数增加，2~3次/d。

5. 饮水情况　喜饮茶水。

6. 皮肤情况　皮肤完整性好，无甲亢突眼等方面的症状。

7. 心理情况　患病后焦虑、紧张，担心自己身体，老伴脾气不好，不敢和老伴谈及此病；与儿子不在一起住，不敢和儿子谈，怕影响儿子工作；担心服药危害身体。

8. 烟酒情况　无烟酒嗜好。

9. 业余爱好　跳舞。

10. 健康体检　1次/年（单位体检）。

（四）家庭评估

1. 家庭成员

老伴：65岁，生活自理，患有高血压5年，血压控制不稳定，不按时服降压药。脾气暴躁，不听家人劝告，不善与家人、邻居沟通，很少户外活动。无业余爱好，每日听收音机。就诊社区卫生服务站时能配合医护人员进行血压测量等检查，对医护人员的健康教育能接受和理解。

儿子：31岁，国企职员，已婚，无子女，体健。

2. 家庭环境　住房类型：楼房、三层，南北朝向，阳光充足，通风好，使用面积 $82m^2$，卫生间有坐便器，地面有防滑垫。使用燃料类型：天然气。

【护理问题及护理计划】

（一）慢性病个体护理问题及计划

1. 护理问题

（1）睡眠形态紊乱：与疾病本身有关，间断入睡，偶有失眠，每日5~6小时，晨起感疲乏。

（2）营养失调：低于机体需要量，BMI 18kg/m^2，与机体代谢增高及饮食结构不合理有关；主食量增加，副食以素食为主，不喜肉类、鱼类等高蛋白食物。

（3）活动无耐力：与疾病本身有关，平日活动后感心悸、乏力。

（4）焦虑：老伴脾气暴躁，不敢和老伴提及患病事宜，不敢和儿子说，怕影响儿子工作，担心自己的病情给身体造成严重危害。

（5）知识缺乏：缺乏甲亢相关知识，认为自己得了严重的疾病，服药对身体会造成严重危害。

2. 干预目标

（1）2~3日让患者了解保证充足睡眠对甲亢治疗和恢复的重要性，1个月后能连续睡眠6~7小时，晨起不感疲乏。

（2）2日后患者能适当增加高蛋白食物，1个月后体重增加3kg。

（3）2日内让患者了解，甲亢时机体处于高代谢状态，应以散步等不感疲乏的运动为主，逐渐增加活动量，1个月后恢复到原来的运动（散步、广场舞）后不感乏力。

（4）5~7日内患者了解焦虑、紧张的情绪不利于身体健康，1个月后消除其焦虑情绪。

（5）1个月后患者掌握关于甲亢的相关知识。

3. 干预措施

（1）睡眠形态紊乱

1）遵医嘱按时服用抗甲状腺药物，必要时口服缓解心悸的药物。

2）安排有助于睡眠和休息的环境，如保持睡眠环境安静、避免大声喧哗。

3）睡眠时关闭门窗，拉上窗帘；夜间睡眠时使用壁灯。

4）保持室内温度适宜，盖被舒适。

5）夜间睡眠不充足，晨起感疲乏时，可适当增加午睡时间，避免时间过长，以免影响夜间睡眠。

6）劳逸结合，适当规律运动，建立活动和休息的时间表。

7）睡前减少活动量；睡前洗热水澡，热水泡脚，水温不要超过37℃。

8）睡前避免喝咖啡或浓茶水。

9）听轻柔的音乐，或阅读一些娱乐性、放松心情的读物。

（2）营养失调

1）患者有高血压病史，目前又患甲亢，建议饮食以低盐、高蛋白为宜，多食瘦肉、蛋类、鱼肉、豆制品等，配以各类蔬菜、水果等。荤素搭配，营养均衡，逐渐使BMI达到正常水平。

2）指导患者及家属，饭菜尽量现做现吃，保证食材新鲜，防止营养流失和变质，给身体造成不必要的伤害；每日三餐，定时定量。

3）可以制定一份家庭饮食周计划，列出一周的每日三餐食谱，保证每餐饮食不重样。

4）让食物更美味，以增加食欲，可以通过媒体、网络学习一些食物做法。

5）街道和社区卫生服务站可以联合组织关于饮食健康和烹调方法的讲座，提高居民对饮食烹饪的兴趣。

（3）活动无耐力

1）患者目前活动后感乏力，考虑与甲亢、营养失调等多因素有关，除积极药物治疗控制病情和摄入高蛋白高营养的饮食外，应与患者制定一份适于目前情况的干预计划。

2）调整患者运动习惯，制定适宜的运动方式和频率。

3）运动方式以散步、打太极拳等有氧运动为主，待心悸症状缓解后，逐渐恢复广场舞运动。

4）运动频率可由每周3~5次、每次30分钟，逐渐恢复至每日一次。

5）运动时出现心悸、胸闷等不适，应立即停止；运动时有家属同行陪伴。

（4）焦虑

1）认识到患者的焦虑，承认患者的感受，对患者表示理解。

2）和患者谈心，倾听其焦虑的原因，主动关心，消除其陌生和紧张感。

3）耐心向患者解释病情和药物的治疗作用、注意事项，消除其心理紧张和顾虑，使其积极配合治疗。

4）使患者感到安全，提高其对医护人员的信任感。

5）主动和患者联系，随时了解其需求，帮助其解决问题，鼓励其焦虑时告诉医护人员。

6）通过连续性护理与患者建立良好的护患关系。

7）与患者沟通时要保持冷静，有耐心、爱心、责任心。

8）说话速度要慢，语调要平静，尽量解答患者提出的问题。

9）协助患者识别焦虑，以便能主动采取调整行为。

10）与家属沟通，为患者创造与家人建立良好沟通的机会，使患者能感受到家庭的温暖。

（5）知识缺乏

1）通过与患者交谈得知患者对甲亢的认识和药物治疗的知识不足，评估其学习的需要及影响学习的因素，给予解释或指导。

2）为患者讲解时应在社区卫生服务站进行，面对面，保持患者体位舒适。

3）开始讲解时应让患者明确学习的目的。

4）最好让患者和家属共同参与，以利于疾病的治疗和康复。

5）为保证患者能掌握和理解，语言尽量通俗易懂，允许患者提问其有疑虑的问题。

6）可以和患者互动，以反问的方式，来检验患者对甲亢的症状、治疗等内容的掌握程度。

4. 效果评价

（1）1个月后患者能够每晚连续睡眠6~7小时，晨起不感疲乏。

（2）患者每餐饮食能做到营养搭配，1个月后体重增加3kg，BMI达到19.2kg/m^2。

（3）1个月后患者的运动方式及频率恢复至原来的水平，运动后不感疲乏，运动中无心悸等不适。

（4）1个月后，患者的焦虑、紧张情绪消除，与家属沟通良好，心情舒畅。

（5）患者按时遵医嘱服药，无漏服、减量情况发生，病情得到缓解；1个月后基本掌握甲亢相关知识，配合医护人员定期进行相关检查。

（二）家庭应对问题及护理计划

1. 饮食指导　患者和老伴共同生活，患者承担一日三餐的任务，以素为主。患者与老伴均患有高血压，考虑到目前患者还同时患甲亢，建议患者饮食以低盐、低脂、高蛋白为宜，三餐注意荤素搭配，营养均衡。

2. 心理指导　患者自患病后出现焦虑、紧张，又因老伴脾气暴躁，儿子工作忙，患者不敢与家人谈及自己的疾病，平时与家人沟通少。老伴虽脾气暴躁，但能够听取医护人员的建议和劝说，医护人员协调患者与老伴的关系，并与患者儿子沟通，尽量常回家看望父母，或电话沟通。经过与患者老伴、儿子沟通后，家庭关系缓解，家庭氛围逐渐和谐。

3. 用药指导　患者与老伴同患高血压，患者还患有甲亢，都需要按时遵医嘱服药。经过指导，患者和老伴能配合医护人员，相互提醒、相互监督，按时按量服药，最终达到控制好病情的目的。

【案例提示】

甲亢好发于任何年龄，女性患病率高于男性，以机体神经、循环、消化等系统的兴奋性增高和代谢亢进为主要表现。患者可能存在的症状包括焦虑、情绪不稳、虚弱、震颤、心悸、不耐热、出汗增多，以及食欲正常或增加的情况下体重仍减轻等。本病例为老年甲亢患者，此患者的症状典型，出现了心悸、焦虑、紧张、失眠、食欲增加、体重减轻等。对于老年甲亢患者，社区护士应该更多地给予关注，从饮食、心理、运动、用药等方面给予正确的指导和帮助，解除患者思想负担，配合治疗，使疾病得到控制。

第七节　慢性阻塞性肺疾病护理案例

【评估】

（一）一般资料

患者，男性，93岁，初中学历，已婚，离休，公费医疗。身高168cm，体重77kg，BMI 27.3kg/m^2。

（二）病史

1. 既往史　1984年在某三级医院诊断为慢性阻塞性肺疾病（COPD），眼底黄斑病变。1990年在另一家三级医院诊断为高血压、骨关节病。

2. 现病史　现在血压维持在140/80~90mmHg。神志清楚，精神状态良好，生活基本自理，可进行力所能及的日常活动。患者目前坚持口服药物治疗和家庭氧疗。

Hb 120g/L，FBG 4.9mmol/L，心电图正常。血脂四项：TC 5.4mmol/L，TG 1mmol/L，LDL-C 3.7mmol/L，HDL-C 1.67mmol/L。排便：排便规律，1次/d；小便正常，6次/d，尿量1 000~2 000ml。

3. 常用药物　苯磺酸氨氯地平5mg，1次/d；复方丹参滴丸10粒，3次/d；盐酸氨溴索30mg，3次/d；沙美特罗替卡松气雾剂吸入。

4. 家族史　父亲、母亲已故，病史不详，妹妹、弟弟身体欠佳，均有高血压。

5. 过敏史　磺胺类药物过敏。

（三）生活方式评估

1. 饮食　自诉嗜咸，嗜荤，需饮食控制。

2. 活动　主要是室内活动，外出以轮椅代步。

3. 睡眠　每日6~7小时，睡眠质量好，无须药物辅助。

4. 情绪　老人性格开朗、豁达。

5. 嗜好　曾吸烟，现已戒烟30年。

6. 慢性病自我管理能力　患者自身能做到规律地遵医嘱用药，但是因高龄、视力减退、骨关节病等诸多原因，其在饮食、运动方面自我管理意识较欠缺，其慢性病的管理多以家庭成员的支持为主。

（四）家庭评估

1. 家庭成员

老伴：84岁，身高158cm，体重49kg，患糖尿病20年，冠心病15年，高血压20年，腔隙性脑梗死3年，坚持口服药物治疗，现病情控制平稳，配合儿女照顾老伴。

子女：三个儿女，有一子去世。

2. 家庭环境　老人居住面积90m^2，采光好，通风好，家里干净、整洁，有安全扶手，厕所有防滑垫。

3. 社区环境 老人居住的社区环境优美、安静。

4. 经济条件 老人属离休干部，经济条件好。

5. 家庭功能支持度 儿女经常回家探望，关系融洽。其中长子住老人楼上，可以随叫随到，经常来家照顾老人。

【护理问题及护理计划】

（一）慢性病个体护理问题及计划

1. 护理问题

（1）相关知识缺乏，缺乏对疾病的认识，不了解疾病过程、治疗方法等。

（2）呼吸功能需要正确的康复指导。

（3）有受伤的危险：与骨关节病、视力减退、视物不清有关。

（4）血氧饱和度降低：对家庭氧疗的原则、方法、操作等掌握不全面。

（5）BMI 27.3kg/m^2，为超重，与不合理饮食习惯有关。

（6）呼吸道感染的危险。

2. 干预目标

（1）短期目标：①患者缺氧状况3日内有所改善；②1周内老人在家中不发生受伤、跌倒；③老人及家属能讲述潜在的危险因素，2日内能认同盐和浓茶对身体的危害。

（2）长期目标：①健康教育后，患者及家属掌握氧疗相关知识；②3个月内老人不发生跌倒等外伤；③康复过程中，患者体重逐渐减轻；④健康教育后，患者及其家属能养成健康的饮食习惯，合理饮食；⑤患者能说出冠心病的诱发因素，能说出有关药物的名称、用法、作用及副作用；⑥每年接种流感疫苗，预防感冒。

3. 干预措施

（1）体位的选择：通常仰卧位较坐位潮气量降低，COPD患者尤其明显。年老体弱、病史长者，呼吸肌疲劳，肋间活动度减弱，致呼吸浅快，潮气量下降。因此，采用仰卧位吸入治疗，COPD患者吸入较短时间即出现呼吸费力、面部表情痛苦，血氧饱和度明显下降。根据疾病的特点，COPD患者中症状较轻、咳痰有力者采用半坐卧位。

（2）氧疗指导：当有呼吸困难、发绀等缺氧症状时，可用氧疗。①以简明通俗的语言向患者讲解疾病发生的原理、治疗方法和预后，以及用氧的目的，明确指出氧疗是治疗该疾病的一种重要方法，与药物治疗同样重要，两者之间相辅相成，缺一不可；只有正确遵守医嘱，合理用氧，才能发挥氧气在疾病治疗中的最大疗效，更好地促进恢复。②采用多种方式建立患者健康的用氧观念，使患者积极配合治疗，遵医嘱，进行氧疗；COPD患者，低流量（24%~30%）吸氧；Ⅱ型COPD患者必须长期持续氧疗（包括夜间，切不可根据症状自行缩短吸氧时间），氧疗可提高患者的生存率和改善其生活质量。③指导患者及家属注意家庭氧疗的安全，在供氧周围勿吸烟、用明火等，以防氧气燃烧爆炸。④检查氧气导管有无扭曲、阻塞，氧气装置有无漏气，氧气流量浮标是否到位准确。给氧鼻腔分泌物多时，要经常清洗导管，以防堵塞而影响供氧。⑤随时了解患者氧疗情况，尤其是夜间，吸氧管易滑脱、扭曲，有些患者入睡后可能无意拔出吸氧管，影响供氧。

（3）加强排痰和湿化指导：①指导患者有效的咳嗽方法，并督促检查，指导患者养成排痰习惯，保持呼吸道通畅。具体方法是：让患者尽量采取坐位或半坐卧位，先进行几次深呼吸，然后保持张口伸舌，用力进行几次短促的咳嗽，将痰从深部咳出。②协助家属经常给长期卧床患者变换体位，拍背以利痰液咳出，必要时予吸痰。拍背方法：由下往上，叩成空心状，用手腕部的力量作肺部叩击。③痰液黏稠而无力咳出者，应鼓励其多饮水，适当服用祛痰药或雾化吸入以利痰液稀释排出。④指导患者正确腹式呼吸：患者卧位，双膝屈曲最适宜；立位时上半身略向前倾，使腹部肌肉放松，舒缩自如。家属将手或书放在患者的腹部，嘱患者胸部不动，但腹部在吸气时必须隆起，将家属的手抬起，呼气时腹部恢复平坦。待患者练习成功后，鼓励其不论采取什么体位，均应采取腹式呼吸，并配合缩唇呼吸。

（4）运动行为指导：①评估肢体活动能力及居住环境的安全隐患。②指导家属合理安排室内设施摆放，以不妨碍老人活动为准，地面防滑，照明充足；室外活动选择机动车及人员较少的宽敞空间适当活动。③洗澡时最好有家属陪伴，在卫生间的墙上安装扶手，地面放置防滑垫。④运动锻炼时注意适宜的运动量与强度，避免过劳。⑤对家属进行家庭照顾的指导和健康教育，确保其充分理解并能复述潜在的危险因素。

（5）积极治疗原发病：①评估患者对饮食习惯与疾病关系的认识，评估患者及家属的文化程度。②指导患者适当增加活动量，由于患者视物不清，活动应由家人陪伴，逐渐增加运动量，检测呼吸、心率，如有气促、胸闷、发绀，立即休息、吸氧，必要时就医。③对患者及家属进行饮食指导，控制患者的总热量，给予低蛋白、高维生素饮食，在为机体提供丰富营养的同时，要注意补充富含钙、铁、锌等矿物质元素的食物，如瘦肉、肝脏、虾米、豆制品、奶制品等。④让患者理解低盐饮食的重要性、低盐的意义、低盐的量（每人每日小于6g）、含盐食物的种类等。⑤定期监测血糖和血压。⑥邀请患者和家属参加社区组织的健康知识讲座，纳入家庭医生签约服务，每3个月家庭医生入户随访一次。

4. 效果评价

（1）3个月后患者和家属能够叙述COPD患者体位选择、家庭氧疗及保持呼吸道通畅的方法，能够及时识别缺氧状况。

（2）患者呼吸状况得到改善，缺氧状况减轻。

（3）1个月内消除了患者生活环境中可致伤的潜在危险，注意房间物品整洁、定时通风换气以保持室内空气清新，患者日常活动中没有出现受伤、跌倒、撞伤情况。

（4）康复过程中，半年后患者体重有所减轻。

（5）3个月后患者和家属能够复述健康饮食的相关知识，合理饮食。

（6）改善肺功能，及时接种流感疫苗。

（二）家庭应对问题及护理计划

1. 家庭应对问题

（1）COPD患者情绪易紧张、焦虑，家属与患者交流欠缺，不能及时有效地减轻患者心理负担。

（2）家属对患者饮食方面缺乏相应的知识，造成营养不足。

（3）家属对居家氧疗及康复知识缺乏。

（4）家属及患者对相应的用药缺乏认知。

2. 护理指导

（1）心理指导：老年COPD的特点是年老体弱，生活自理能力较差，防御功能减退，极易诱发反复呼吸道感染；多数反复治疗疗效不佳，经济负担重；在生活上依赖性强，精神上很孤单，容易产生烦躁、焦虑情绪。针对患者的这些心理特点，应主动与患者及家属进行有效沟通，鼓励患者倾诉自己的心里话。对患者及家属进行有关COPD的知识宣教，做好家属工作，使他们一定要有耐心，多给予患者鼓励和帮助，使患者感到亲情的温暖，减轻心理负担，增加战胜疾病的信心。

（2）饮食指导：由于COPD患者心肺功能差、食欲减退及缺乏营养知识，导致营养失调、消化不良等，为了减少这些症状的发生，必须加强饮食健康宣教；以清淡易消化的食物为主，如瘦肉、鱼、蛋、豆腐、新鲜蔬菜和水果等；多汗或服用利尿剂时选用含钾高的食品，如橘子水、鲜蘑菇等。告诉患者要少食多餐，不宜过饱，以免加重心脏负担。

（3）家庭氧疗指导：介绍家庭氧疗对COPD患者治疗的必要性，讲解家庭吸氧的方法及注意事项。痰多者尽量将痰液咳出，尤其是清晨，不要害怕咳嗽；痰液黏稠者，适当服用祛痰药或雾化吸入稀释痰液，老年、体弱者可协助其翻身或轻拍背部帮助排痰。

（4）休息指导：指导患者注意休息，逐渐增加活动量，以不出现心悸、气短为度。减少探视，保证患者良好的睡眠。

（5）用药知识指导：强调长期规律使用药物的重要性，保持病情相对稳定，遵医嘱用药，不能擅自停药或减量。注意药物的不良反应，如果出现异常用药反应，应及时就医。

（6）家庭照顾者培训：儿媳，55岁，本科，身高158cm，体重55kg，身体健康，指导其学习背部叩击法、家庭氧疗的方法与氧气湿化瓶的应用、COPD患者的饮食原则。

【案例提示】

COPD是一种具有气流受限特征的肺部疾病，与慢性支气管炎和肺气肿密切相关，COPD是呼吸系统的常见病和多发病，吸烟与被动吸烟是导致COPD最重要的危险因素，可致肺功能进行性减退，严重危害人们健康，影响劳动力和生活质量，造成较大的社会和经济负担。本节是以社区患者为例，讲述如何在家中治疗与护理，纠正不良行为和生活习惯，掌握一些健康管理技能，最终达到预期管理目标。

第八节　帕金森病护理案例

【评估】

（一）一般资料

患者，男性，86岁，初中文化，已婚，离休，公费医疗。身高168cm，体重70kg，BMI 24.8kg/m^2。

（二）病史

1. 既往史　1996年在某三级医院被诊断为高血压，现血压控制平稳，维持在130/60~70mmHg；2010年在某三甲医院诊断出帕金森病，目前正在积极治疗。

2. 现病史　体温36.2℃，呼吸16次/min，脉搏76次/min，血压130/64mmHg。

常用药物：多巴丝肼片0.25mg，1次/d；苯磺酸氨氯地平5mg，1次/d；缬沙坦胶囊8mg，1次/d；阿托伐他汀20mg，1次/d；单硝酸异山梨酯50mg，1次/d。

实验室检查：FBG 5.38mmol/L；肝功能正常；肾功能：Cr 174μmol/L，BUN 10.3mmol/L。

血脂四项：TC 4.1mmol/L，TG 1.37mmol/L，LDL-C 2.63mmol/L，HDL-C 1.12mmol/L。

排便：大便规律，2次/d；小便正常，6次/d，尿量在1 000~2 000ml。

3. 家族史　母亲有高血压，父亲不详，妹妹体健。

4. 过敏史　未发现。

（三）生活方式评估

1. 饮食　嗜咸、嗜油炸食品。
2. 活动　主要为室内活动，每日能到室外活动半小时。
3. 嗜好　曾吸烟（25~65岁），现已戒烟20年；饮酒100ml/d。
4. 睡眠　每日5~6小时，睡眠质量较差，大部分晚间入睡需药物辅助。
5. 情绪　老人因常年生病，日常生活需要他人照顾，情绪有时会固执、暴躁。
6. 慢性病自我管理能力　年事已高、固执。
7. 活动能力评估　日常生活活动能力评分3分（高龄、视力减退、走路不稳）。
8. 相关疾病知识缺乏。
9. 从医观　较差。

（四）家庭评估

1. 家庭成员　老伴84岁，患高血压20年、冠心病15年、慢性肠炎10年。坚持口服药物治疗，病情稳定。有一儿一女，身体健康，家庭支持系统完善。

2. 家庭环境评估　老人居住楼房，面积90m^2，采光好，通风好，房间内无过多杂物，清洁整齐，家里有安全扶手。

3. 社区环境　老人居住的社区环境优美、安静，绿化面积较大，配套设施齐全，有适合老年人活动的场所、小花园、锻炼器材等。

4. 经济条件　老人属于离休干部，经济条件好。

5. 家庭功能支持度　儿女经常回家探望，关系融洽。儿子一家与老人同住一小区，儿媳全职照顾家庭，平日送衣、送饭，方便照顾老人。

【护理问题及护理计划】

（一）慢性病个体护理问题及计划

1. 护理问题（健康问题）

（1）震颤，僵直，协调障碍，会逐渐累及运动功能，发生跌倒甚至骨折。

（2）轻度认知障碍，记忆受损，注意力障碍，语言运用能力下降。

（3）患者常有吞咽困难，饮食减少，造成营养缺乏。

（4）情感障碍，患者情绪不稳定、情感脆弱、易伤感、易激惹、克制能力差。

（5）家庭照顾者对疾病认识不足。

2. 干预目标

（1）短期目标：①1周内为老人提供安全舒适的居住环境，无危险物品，家具重新摆放，以方便患者行动；②老人及家属能讲述潜在的危险因素，给患者提供轻便、防滑、合脚的软底鞋，避免患者在活动时受伤；③养成良好的睡眠习惯，减少白天睡眠和卧床时间，指导放松疗法，保证老人睡眠时间达到每日6~8小时。

（2）长期目标：①3个月内老人不发生跌倒等外伤；②养成健康的饮食习惯，充分供给水果、蔬菜，避免刺激性食物，以防便秘；③每日有计划地进行原地站立及高抬腿踏步，加强肌肉的伸展练习；④保持居室环境清洁，采光充足，有效预防上呼吸道的感染；⑤鼓励老人适当参加娱乐活动，如与家人一起看电视、听音乐，以分散对疾病的注意力，提高生活兴趣，有利于康复。

3. 干预措施

（1）评估肢体活动能力及居住环境的安全隐患。指导家属合理安排室内设施摆放，以不妨碍老人活动为准，地面防滑，照明充足。在卫生间的墙上安装扶手，地面放置防滑垫。对家庭照顾者进行指导和健康教育。

（2）结合患者情况、饮食喜好安排膳食，注意食品的配比结构、品种及副食的搭配。多食富含纤维素和易消化的食物，多饮水，多食含酪氨酸的食物（如瓜子、芝麻、杏仁），适当控制脂肪的摄入。进食时以坐位为宜，应选择易吞咽、高营养、高纤维素的食物，每次进食量要少，速度要慢，进食后饮水，将残存食物咽下，防止吸入性肺炎发生。

（3）运动练习：①结合患者自身情况，每日练习站立位、坐位做左右交替踝背屈，向前、向后跨步移动重心等运动练习。②如有小碎步，可穿有跟的鞋；平跟鞋可减慢前冲步态，手杖可帮助患者限制前冲步态及维持平衡。

（4）及时根据季节、气候增减衣服，预防上呼吸道感染。

（5）及时调节室外活动的方式、强度。

（6）培养爱好，丰富和充实自己的生活。协调家庭、人际关系，营造和睦的家庭气氛。

4. 效果评价

（1）患者日常活动中未发生受伤、跌倒、撞伤的情况。

（2）患者的生活环境是可致伤潜在危险已解决。

（3）家属能够复述健康饮食的相关知识，能够给予患者合理饮食。

（4）康复过程中，患者步态姿势有所改善。

（5）患者和家属能够复述训练内容，患者和家属可以复述正确活动及有效预防感冒的相关知识。

（6）患者血压稳定，无异常。

（二）家庭应对问题及护理计划

1. 家庭主要健康问题

（1）患者情绪不稳定，易激惹、易怒、口齿不清、克己能力减弱，家属需掌握沟通技巧，做好心理疏导，使患者放松心情。

（2）随着病程发展，帕金森病患者吞咽障碍，消化能力减退，家属缺乏相应的营养知识。

（3）应加强卧室环境的管理。

（4）家属用药知识缺乏。

2. 护理计划

（1）心理指导　老年帕金森病患者的特点：年老体弱，生活自理能力普遍较差；防御功能减退，极易诱发呼吸道反复感染，多数反复治疗疗效不佳，经济负担重；在生活上依赖性强，精神上很孤单，容易产生烦躁、焦虑情绪。针对患者的这些特点，医务人员应主动与患者及家属进行有效沟通，鼓励患者倾诉自己的心里话。对患者及家属进行有关疾病的知识宣教，做好家属工作，使他们一定要有耐心，多给患者鼓励和帮助，使患者感到亲情的温暖，减轻心理负担，增加战胜疾病的信心。

（2）饮食指导：患者自主神经功能紊乱，消化功能多有减退，胃肠蠕动乏力，容易导致营养失调、消化不良等，必须加强饮食健康宣教；结合自身情况注意食品的配比结构，多食富含纤维素、易消化的食物，如新鲜蔬菜、水果等；蛋白质摄入量应适当。

（3）生活指导：指导患者尽量参与各种形式的活动，坚持四肢各关节的功能锻炼。

（4）休息指导：调整卧室环境温度，指导患者注意休息，保证良好的睡眠，床铺保持平整，室内光线要暗。睡前勿饮用咖啡、茶等。

（5）用药知识指导：强调长期、规律使用药物的重要性，保持病情相对稳定，遵医嘱用药，不能擅自停药或减量。患者应用抗乙酰胆碱药物，可引起口干、嗜睡、多汗、恶心、呕吐、视力模糊，如出现上述症状应及时告知医生调整药量。饭后服用左旋多巴，观察用药反应，如副作用严重应立即报告医生，及时就医。

（6）家庭照顾者培训：纳入家庭医生签约服务，医务人员每3个月随访一次，发放宣传资料，给予健康指导。

3. 活动能力评估　患者特殊类别：高龄；生活活动能力评定见表19-5、表19-6。

表19-5　日常生活活动能力评定

评定项目	完全自理（0分）	大部分自理（1分）	小部分自理（2分）	不能自理（3分）
起床		★		
穿衣、穿鞋			★	
洗漱		★		
室内活动		★		
洗澡				★

注：0~1分为正常；2~3分有1~2项为功能下降；3分＞2项为明显功能障碍。

表19-6　工具性日常生活活动的能力评定

评定项目	完全独立完成（0分）	部分能独立完成（2分）	不能独立完成（3分）
购物			★
做饭			★
出门坐车			★
管理自己财物		★	
上下一层楼		★	

注：0~1分为正常；2~3分有1~2项为功能下降；3分＞2项为明显功能障碍。

【案例提示】

帕金森病是以老年人为主的中枢神经变性疾病，发生在中年以后，可能与年龄老化、遗传、环境毒素的接触等综合因素有关。帕金森病多缓慢起病，逐渐加重，同时合并自主神经功能紊乱，消化功能多有减退，咀嚼能力下降，免疫力下降，日常护理非常重要，本节以社区患者为例，讲述如何在家中治疗与护理。

第九节　阿尔茨海默病护理案例

【评估】

（一）一般资料

患者，女性，82岁。身高147cm，体重55kg，BMI 25.5kg/m^2，腰围85cm，臀围98cm。丧偶，育有两女。本科学历，退休，公费医疗，经济来源是退休金。

（二）病史

1. 既往史　高血压2级：患者高血压病史21年，目前血压控制在130/80mmHg。

脑梗死（缺血性脑血管病）：患者脑梗死病史15年，目前偶有头晕，无其他不适，病情相对平稳。

2. 现病史　患者2008年出现近期记忆力减退，空间定向力下降等症状，头颅MRI示轻度脑萎缩，MMSE评分为19分，确诊为阿尔茨海默病。

3. 常用药物　口服氨氯地平5mg，1次/d；阿司匹林100mg，1次/d；尼麦角林10mg，3次/d。

4. 药物过敏史　否认。

5. 家族史　父母已故，父亲生前患高血压，母亲患有脑梗死并因此病去世。

（三）生活方式评估

吸烟、饮酒：无。

饮食：一日三餐，饮食规律。每日主食100g，早餐牛奶、燕麦片、鸡蛋1个。午餐和晚餐以米饭、炒菜为主，饮食清淡，荤素搭配。

饮水：平均每日1 800~2 000ml。

排便：正常，每日1~2次，黄色成形软便。

排尿：正常，每日6~8次，淡黄色无泡沫，尿量每日1 800~2 000ml。

睡眠：每日6~7小时，睡眠质量欠佳，易早醒，偶需药物辅助，家中常备地西泮。

皮肤状况：正常。

运动：因疾病、高龄、骨关节病等原因行动不便，除外出就医，很少下楼，缺乏锻炼。

遵医行为：遵医行为良好，在家属帮助下能够定时定量服药，按时复诊。

生活自理能力评估：日常生活能力属于中等。

（四）家庭评估

1. 家庭成员

（1）老伴：30年前因肺癌去世。

（2）大女儿：育有一子，离异，体健。

（3）二女儿：2001年查出患有高血压，育有一女。

2. 生活环境　老人现与大女儿同住，住房为楼房第二层，面积约120m^2，无电梯，光线、通风良好，有独立卫生间和厨房，家用电器齐全。厨房使用天然气，有抽油烟机，饮用经净化过滤的自来水，厕所为坐便器，距离社区卫生服务站步行约5分钟。

3. 家庭关系　家庭和睦。

4. 家庭经济能力评估　老人家庭人均月收入为10 000元，医疗费用支付方式为公费医疗，能够维持日常生活和基本的医疗费用。

5. 心理-社会评估

（1）健康相关支持：老人自身文化水平高，对自己所患有的疾病部分了解；女儿文化水平较高，对疾病相关知识及健康知识了解较多。

（2）邻里家庭支持：老人性格随和，与女儿、邻居关系融洽，有良好的沟通，能乐观积极地配合治疗，无焦虑、角色混乱等问题。

（3）疾病照顾支持：老人老伴去世后一直由大女儿与其同住，照顾其生活；二女儿每周回家探望三次，经济条件优越。家庭、社会支持系统完善，享受公费医疗。

【护理问题及护理计划】

（一）慢性病个体护理问题及计划

1. 护理问题

（1）记忆功能障碍：与记忆力进行性减退有关。

（2）自理缺陷：与认知行为障碍有关。

（3）睡眠形态紊乱：与疾病有关。

（4）思维形态紊乱：与白天活动减少有关。

（5）语言沟通障碍：与思维障碍有关。

（6）照顾者紧张：与老人病情严重、病程不可预测，以及照顾者照料知识欠缺、身心疲惫有关。

2. 干预目标　老人能最大限度地保持记忆力和沟通能力，提高日常生活自理能力，能较好地发挥残存功能，生活质量得以提高，家庭能应对照顾痴呆老人。针对不同情况护理目标不同：针对记忆功能障碍，护理目标是老人通过训练可进行简单的计算，维持原有爱好，进行简短沟通。针对自理缺陷，护理目标是老人能最大限度地恢复和达到自理，能恢复最佳活动功能。针对睡眠形态紊乱，护理目标是保证老人充足的睡眠，劳逸结合，白天睡眠控制在1小时左右，保证每日7~8小时的睡眠。

3. 干预措施和评价

（1）记忆功能障碍：①提供多种形式的刺激和鼓励，帮助老人回忆以往美好事物，刺激皮质兴奋，加强记忆。②为老人念一串不按顺序数字，从三位数起，每次增加一位，念完后立即让老人复述，直至不能复述为止，以此训练老人瞬时记忆。③让老人看几件熟悉的物品，如手机、苹果、笔，然后收起来，让老人回忆刚才看见了什么东西，物品数量可由少到多，看的时间可由长到短，以此训练老人短时记忆。④让老人回忆家中亲戚、朋友或前几天看的电视内容及家中发生的事情等，以训练长时记忆。

评价：通过有效的记忆训练，老人可以进行简单的算术题，回忆一天内的饮食。

（2）自理缺陷：①防跌倒、防烫伤、防走失、防自伤。②协助老人的日常生活护理照料，帮助其穿衣、进食、洗漱、如厕等。③培养自主能力，进行自我照顾能力训练，鼓励老人进行力所能及的日常生活护理。④老人完全不能自理时，应专人护理，注意翻身和营养补充，防止感染和压疮等并发症的发生。

评价：老人目前未发生跌倒、烫伤、走失和自伤等意外事件，营养满足机体需要量，未出现并发症。

（3）睡眠形态紊乱：①保持老人睡眠环境安静，温度舒适；睡前排尿，温水泡脚，背部按摩以促进睡眠。②白天睡眠应控制在1小时左右，每日保证有7~8小时的睡眠，夜间不让老人单独居住，以免发生跌倒、坠床等意外。③对严重失眠者，遵医嘱给予镇静药辅助入睡，老人烦躁时，要给予床档保护，并轻声安慰。

评价：睡眠形态有明显的改善，白天睡眠减少，夜间睡眠质量提高。

（二）家庭应对问题及护理计划

1. 照顾者问题

（1）家庭成员缺乏阿尔茨海默病相关问题的认知。

（2）照顾者缺乏娱乐活动：老人女儿主诉“因照顾母亲，无暇外出做其他事情，生活无聊”。

2. 干预目标　提升家属照护水平，提高老人生活质量，使老人女儿在照顾好自己母亲的前提下，找到合适的娱乐途径。

3. 护理措施

（1）鼓励家属培养兴趣爱好，可以在家中进行一些娱乐活动，如插花、十字绣、打太极拳等。在老人病情稳定时，可以带老人外出一同参加娱乐活动，如参加公园或社区组织的集体活动。

（2）对老人家属进行相关知识健康教育

1）早期预防：普及阿尔茨海默病的预防知识和早期症状；全社会参与；及早就医。同时可以通过以下途径早期预防：①积极用脑，劳逸结合，保证充足睡眠；②培养广泛的兴趣爱好和开朗的性格；③培养良好的饮食习惯，补充富磷脂、维生素A、维生素E、锌、硒等；④尽量不用铝制炊具；⑤结合中医早期预防，慎用能引起中枢神经系统不良反应药物。

2）关注老人心理状况：①要尊重和理解老人，生活不能自理者应给予帮助、照顾，鼓励其参加工娱活动，消除思想顾虑；②可以和老人握手、互相拥抱、一起散步等，主动关心照顾老人，耐心做好解释、安慰工作，温暖老人心灵；③让老人参加一些学习和力所能及的社会、家庭活动，去除孤独、寂寞感；④注意与老人交流时要轻言细语，不与老人发生争吵，多倾听，及时了解其想法，使用简单、直接、形象的语言，多给老人鼓励、肯定和赞赏。

3）饮食注意问题：由于老人有高血压和脑梗死，故饮食要注意低盐、低脂、清淡、易消化，保证营养充足。

4）休息指导：保证老人充足的睡眠，劳逸结合，白天睡眠应控制在1小时左右，每日保证有7~8小时的睡眠，夜间不让老人单独居住，以免发生跌倒、坠床等意外。

5）防跌倒措施：①在室内保持地面干燥，清除障碍物，铺防滑垫，卫生间安装墙壁扶手；②注意上下床及翻身动作要缓慢，床边设置保护栏；③单独活动时应有人陪伴或搀扶，禁止穿拖鞋外出，出门应穿防滑鞋。

4. 效果评价　陪护者大女儿与妹妹协商后制定了详细的工作时间表，每周休息一天，休息时由妹妹看护老人。

【案例提示】

阿尔茨海默病是一种慢性神经系统退行性病变，以进展性认知功能不全和记忆衰退为主要特征。阿尔茨海默病虽不能治愈，但尽早治疗、正确服药，能减轻症状、延缓病程。一旦发现老人有异常行为，家人首先应该带老人就诊，不要犹豫。有些老人出现痴呆症状时，部分原因是可逆的，如初期的血管问题，血管问题控制好，可延缓痴呆进程。

第十节　更年期女性护理案例

【评估】

（一）一般资料

患者，女性，49岁，大专学历，已婚，公司职员，享受医疗保险。身高165cm，体重55kg，BMI 20.20kg/m^2。

（二）病史

1. 现病史　停经3个月，伴有潮热、出汗、阴道干涩、外阴瘙痒等不适。近期情绪波动较大，易怒，偶有失眠、多梦。性欲下降，无性生活后出血，无骨关节、肌肉疼痛，无乳腺疼痛、包块。平素月经规律，近两年月经周期缩短，经期大致同前、经量减少。至社区妇科就诊。

2. 既往史　既往体健。

3. 婚育史　孕3产1，生有一子，未哺乳，人工流产2次，放置宫内节育器避孕10年。

4. 月经史　月经初潮年龄12岁，周期30日，行经3~5日。

5. 家族史　无家族遗传病史。

6. 过敏史　未发现。

7. 辅助检查　宫颈癌筛查（TCT、HPV）未见异常，阴道微生态检查显示菌群失调。妇科超声、乳腺超声均未见异常。超声骨密度检查：骨量减少。激素检查：FSH 20.23 U/L，LH 5.81 U/L，PRL 8.9μg/L，P 0.55μg/L，T 0.13μg/L，E_2 10.54ng/L，符合绝经过渡期。

（三）生活方式评估

以素食为主，饮食较清淡，无烟酒嗜好。未服用过钙剂及保健品。不喝奶，喜食豆制品，喜浓茶。每日乘公交车上下班，工作性质为脑力劳动。平素无体育运动。自述个人卫生意识很强，每日更换内裤，每日用温盐水清洗外阴2~3次。近半年偶有失眠、多梦，每日睡眠7小时，睡眠质量尚可。自觉健康状况较好。性格开朗，无抑郁、焦虑等症状。

（四）社会家庭评估

1. 社会关系　从事财会工作，在单位与同事相处融洽，月初、月底较忙。

2. 家庭成员

（1）丈夫：51岁，身高178cm，体重80kg，工作较忙，经常工作到晚9点，几乎无休息日。平素应酬较多，饮酒每周1~2次，每次白酒100ml，饮食不规律，缺乏锻炼。因工作忙，与妻子沟通较少，偶尔因孩子教育问题或家庭琐事发生争吵，夫妻关系尚可。

（2）儿子：18岁，身高180cm，体重70kg，高三在校学生，学业繁重，爱好打游戏，经常因玩游戏遭到母亲批评。目前学习成绩中等。

【护理问题及护理计划】

1. 护理问题

（1）更年期综合征的护理问题：经过一系列检查，护理对象被确诊为轻度更年期综合征，因其担心使用药物治疗会产生毒副作用，所以拒绝药物治疗。

（2）缺乏运动：护理对象没有运动锻炼的习惯，认为每日乘公交车上下班就算运动了。工作性质为脑力劳动。

（3）饮食结构不合理：在评估过程中，发现护理对象以素食为主，不喝奶，喜欢饮浓茶，这些因素均会导致钙的摄入不足及流失，可能造成营养不良。

（4）知识缺乏：①缺乏对更年期女性阴道炎、外阴炎的认知，错误地认为阴道、外阴的问题是由于个人卫生不到位造成，认为自己每日多次进行外阴清洗，不应该再出现阴道、外阴不适。②缺乏乳腺自检知识，护理对象生育后未哺乳，为乳腺癌高危因素。

2. 干预目标

（1）更年期综合征的干预目标：护理对象对更年期综合征的症状有所了解，结合其自身情况找到适合的干预方式，最终达到减轻更年期综合征症状的目的。

（2）运动的干预目标：护理对象认识到自己存在运动量少的问题；能够正确选择合

适的运动项目，并自觉维持适量运动。

（3）饮食的干预目标：护理对象能够明确认识到不喝奶，饮浓茶，不吃鱼、肉，都是造成骨质疏松的危险因素。

1周后护理对象能够改变以前的饮食习惯，坚持每日喝奶，适量增加肉、蛋、海鲜的摄入。

（4）知识缺乏的干预目标：①护理对象了解到阴道干涩和外阴瘙痒是更年期妇女常见的症状，与卵巢功能减退造成激素水平降低有关；了解自己以前清洗外阴方法是错误的，并掌握正确的外阴清洁方式。②2日后护理对象了解乳腺自检是乳腺癌早期发现的重要手段之一，未哺乳是乳腺癌的高危因素；2个月后护理对象能够正确掌握乳腺自检的方法。

3. 干预措施

（1）更年期综合征的干预措施：通过耐心地沟通与讲解，让护理对象明白潮热、出汗、阴道干涩、外阴瘙痒、失眠多梦、易怒等都是更年期综合征常见的症状，不必过度紧张，要心态平和。鉴于护理对象比较抵触药物治疗且症状较轻，可以采取行为疗法进行非药物干预。如有潮热、出汗，可以将周围环境的温度降低一些，调节穿衣量，尽量穿凉爽的衣服。如有多梦、易怒则可以转移注意力，做一些自己感兴趣的事情，如做瑜伽。另外，还要多与家人沟通，以便得到家人的理解，尽量减少矛盾。阴道干涩、外阴瘙痒可局部用药缓解症状。

（2）运动的干预措施

①让护理对象了解适量的运动对更年期妇女的重要性：运动不仅可以增强体质，缓解更年期症状，而且还可以增加骨密度。

②向护理对象介绍运动的原则：根据个体需要选择适合个人生理特点的运动强度、运动方式、运动频率，循序渐进，以达到锻炼的目的。

③为护理对象制定适宜的运动计划：护理对象日常无运动习惯，建议其利用午休时间在单位附近进行快步走运动，时间1小时左右，不仅运动还可以晒太阳。如果三伏天中午太热，可以调整为下班不坐公交车而改为步行回家。根据其家到单位的距离（5km），步行大约60分钟可以到家。运动强度以由慢走到快走微微出汗为宜；运动频率由每周3次，逐渐增加至每周5次；晚上在家跟着教学视频练习瑜伽，可以有效缓解身心紧张，每周1~2次即可。

（3）饮食的干预措施：①首先告知护理对象所存在的饮食健康问题，通过宣传手册使护理对象了解不喝奶、饮浓茶、饮食营养不均衡均是造成骨质疏松的危险因素，给予护理对象饮食指导；②指导护理对象每日饮用500ml牛奶或酸奶，分两次饮用，每周可食用1~2次奶酪；③护理对象喜饮浓茶，告知其浓茶会造成钙质流失，指导其减少茶叶的量，饮淡茶。

（4）知识缺乏的干预措施

①定期通过电话或微信与护理对象进行沟通，随时了解其身体及心理状态，发放

宣传资料，使护理对象对更年期可能会出现的不适有进一步的了解。特别针对女性更年期阴道炎、外阴炎的问题，告知其不要用皂类、盐水等刺激性的溶液清洗外阴，也不要过度清洗，每日用温水冲洗1~2次即可；建议穿纯棉、宽松的内裤；保持良好的心态。

②向护理对象讲解乳腺自检的重要性，手把手教会护理对象乳腺自检的方法。

乳腺自检时间：月经正常的妇女，月经来潮后第9~11日是乳腺检查的最佳时间，绝经后妇女每月固定一日检查。

乳腺自检方法：首先观察两个乳房是否对称，皮肤的色泽有无改变，皮肤有无点状凹陷（或称橘皮样变）及区域性凹陷（酒窝征）存在，乳头是否有内陷或溢液。触诊正确的检查手法是以手掌在乳房上，依内上、外上、外下、内下、中央（乳头、乳晕）顺序轻轻扪按乳房。忌用手指抓捏乳房，以免把正常腺体组织误认为乳房肿块。小的中央区肿块不易扪到，可用左手将乳房托起，用右手扪查。乳房下部肿块常因乳房下垂而被掩盖，可托起乳房或平卧举臂，然后进行扪查。最后挤压乳头，注意有无液体流出。再用同样的方法检查两侧腋窝，注意有无肿大的淋巴结。在触诊过程中如发现异常情况，应及时到医院就诊。

4. 效果评价

（1）1个月后，护理对象更年期症状明显减轻。

（2）1个月后，护理对象能够自觉维持适量运动，每周3~5次，每次30~60分钟。每周做瑜伽1~2次。

（3）1个月后，护理对象改变了原来的饮食习惯，坚持每日喝奶500ml。不再饮浓茶，做到了膳食平衡。早、中、晚餐热量分配比例为3∶4∶3。

（4）1个月后，护理对象对更年期可能出现的各种不适都有了进一步的了解，心态变得更加平和。2个月后，护理对象已经熟练掌握正确的乳腺自检方法，养成每月一次自检习惯。

【案例提示】

即将进入更年期的女性应提前了解更年期的相关知识，对自己可能出现的一系列更年期症状有心理准备，并能利用科学有效的方法自我应对和积极就医。同时，家属也应具备更年期的相关常识，理解更年期女性会出现诸多不适，主动分担日常家务，谅解更年期女性出现的急躁、焦虑、忧郁、发怒等消极情绪，避免发生不必要的冲突，并给予精神、心理支持，协助其顺利度过更年期。

第十一节　老年抑郁状态护理案例

【评估】

（一）一般资料

患者，男性，68岁，初中文化，丧偶，退休，享受医疗保险。身高173cm，体重76kg，BMI 25kg/m^2。

（二）病史

1. 既往史　患者为退休工人，60岁时突发脑梗死，由于溶栓及时，除反应和记忆力下降、左侧肢体轻度运动障碍外，没有其他严重后遗症。血脂异常5年，规律服用阿托伐他汀钙（20mg/d）。生活中和情感上很依赖老伴。患者之前性格内向，老伴开朗、好社交，好多事都是老伴来张罗，二人感情好。老伴生病期间，患者在床前照顾半年，身心疲惫。

2. 现病史　平时多由老伴照顾，与子女分开居住。由于老伴因病去世，出现情绪低落、反应迟缓、思维迟缓、不出门与人接触，对未来失去信心。与孩子叙述“一个人生活，不想活了”，有自杀倾向（保姆发现老人攒催眠药）。来社区卫生服务中心就诊，填写老年抑郁量表（GDS）（表19–7），得分27分，显示抑郁的可能。转诊至某三级医院诊断为居丧期的“抑郁状态”，给予盐酸氟西汀20mg/d，半月后复诊。目前全身营养情况较好，皮肤无黄染。大便干燥，2~3日1次，需用开塞露辅助。

表19–7　老年抑郁量表（GDS）

选择过去一周内最适合你的答案			
1	你对生活基本满意吗？	是□	否□√
2	你是否丧失了很多兴趣和爱好？	是□√	否□
3	你感到生活空虚吗？	是□√	否□
4	你经常感到无聊吗？	是□	否□√
5	你对未来充满希望吗？	是□	否□√
6	你是否感到烦恼，无法摆脱头脑中的想法？	是□√	否□
7	大部分的时间你都精神抖擞吗？	是□	否□√
8	你是否觉得有什么不好的事情要发生并感到很害怕？	是□√	否□
9	大部分时间你都觉得快乐吗？	是□	否□√
10	你经常感到无助吗？	是□√	否□
11	你是否经常感到不安宁或坐立不安？	是□√	否□

续表

选择过去一周内最适合你的答案			
12	你是否宁愿待在家里也不愿去干新鲜事?	是□√	否□
13	你是否经常担心将来?	是□√	否□
14	你是否觉得你的记忆力有问题?	是□	否□√
15	你觉得现在活着很精彩吗?	是□	否□√
16	你是否经常感到垂头丧气、无精打采?	是□√	否□
17	你是否感到现在很没用?	是□√	否□
18	你是否为过去的事担心很多?	是□√	否□
19	你觉得生活很兴奋吗?	是□	否□√
20	你是否觉得学习新鲜事物很困难?	是□√	否□
21	你觉得精力充沛吗?	是□	否□√
22	你觉得你的现状毫无希望吗?	是□√	否□
23	你是否觉得大部分人都比你活得好?	是□√	否□
24	你是否经常把小事情弄得很糟糕?	是□√	否□
25	你是否经常有想哭的感觉?	是□√	否□
26	你集中注意力有困难吗?	是□√	否□
27	你喜欢每日早晨起床的感觉吗?	是□	否□√
28	你是否不愿意参加社交活动?	是□√	否□
29	你做决定很容易吗?	是□	否□√
30	你的头脑还和以前一样清楚吗?	是□	否□√
每个提示抑郁的回答得1分。(问题1,5,7,9,15,21,27,29和30回答“否”,其他问题回答“是”,提示抑郁可能)			
≥15分,提示老年抑郁可能,转上级医院处理			

注:抑郁是一种复杂的负性情绪体验,以主观的痛苦感为核心成分,表现在个体的情感、心境、认知、生理症状等多方面,如悲观、失败感、不满、社交退缩、犹豫不决、食欲下降、睡眠障碍、厌倦、敌意等。每个人都会有一些抑郁性的体验,在持续和严重的情况下,抑郁就可能成为一种精神障碍。抑郁与个体的人格特点有关,但很大程度上受社会因素的影响,如家庭环境压抑、人际关系紧张、多次经历失败等。老年人的躯体主诉较多,如食欲下降、睡眠障碍等,在老年阶段属于正常范围,使用一般的抑郁量表时可能会因此误诊为抑郁症。故对老年人,应使用老年抑郁量表(GDS)。

（三）生活方式评估

1. 饮食情况　每日主食150~200g，肥肉或油炸类食物100g，饮食偏咸；少食蔬菜，缺乏维生素摄入，饮食结构不合理；食盐量10g/d，

2. 运动情况　无运动，偶尔可在儿子陪同下外出短暂活动。

3. 睡眠情况　每日4~5小时，早醒，醒后疲劳感不缓解。

4. 文娱爱好　以前爱好钓鱼。

5. 情绪　悲观、邻里来往少、常独自在家。

6. 自我管理能力　经常忘记服药，需由保姆督促提醒。

7. 活动能力评估　日常生活活动能力评定量表得分80分。结果分析：日常生活活动能力良好。

8. 相关疾病知识水平　能自述服用的药品和使用方法，对抑郁知识略知一二。

9. 从医观　保姆陪伴下能到社区医院就诊、取药，但有时擅自停药。

（四）家庭评估

1. 家庭成员　老人目前独居，老伴过世后，由保姆照顾，育有一子，儿子儿媳偶尔探望老人。

2. 家庭环境　老人居住在75m^{2}的二室一厅，位于一层，光线较暗。厨房和厕所的面积比较小，光线暗，厕所内放置较多的桶盆，且无防滑设备及安全扶手。家庭环境整体卫生尚可。药物放置不科学，杂乱无章。房间内无紧急呼救的电子装置。

3. 家庭功能支持度

（1）情感支持：老人在妻子过世后，其生活由保姆照料。儿子、儿媳工作繁忙，应酬多，偶尔回去探望，关心陪伴老人时间较少。

（2）经济支持：老人医疗费用由医疗保险承担。

（3）照顾者：老人主要由保姆照顾，所有家务都由保姆一人承担，任务繁重。

（4）家庭关系：缺少沟通，与儿子、儿媳关系不亲密，缺少陪伴，情绪低落。

【护理问题及护理计划】

1. 健康问题

（1）居丧期有自杀的风险，情感缺失及焦虑。

（2）饮食结构荤素不合理、食盐量过高。

（3）运动不足，生活自理能力缺陷。

（4）睡眠形态紊乱。

（5）家中物品摆放不合理，有跌倒的风险。

（6）便秘。

2. 干预目标

（1）1周后没有想自杀行为，不再收藏催眠药；子女多回家陪伴，减少老人孤独寂寞感。

（2）1周后，老人能说出嗜咸、喜荤对身体的危害，食盐量每日不超过6g，饮食荤素搭配合理。

（3）3日后老人认识到自己存在运动量不足的问题；1周后老人能在保姆陪伴下进行户外散步，1个月后老人能保持适当的运动。2日内，老人认识并了解自己每日使用的药物，认识遵医嘱用药的重要性。

（4）1周后睡眠增加至5~6小时。

（5）2周内将室内厕所杂物清理干净，合理摆放物品，防止发生跌倒事件。

（6）老人认识导致便秘的因素，试图通过腹部按摩、增加运动、多饮水、多摄入蔬菜等生活方式的改变，逐步减少开塞露的使用次数。

3. 干预措施

（1）帮助老人度过居丧期

①凡能成为老人自杀、自伤的工具、药品等，护理人员指导保姆妥善保管；指导家属与老人同住，做到身边时时有人。护理人员指导家人给予老人劝解、疏导、鼓励和安慰，鼓励老人倾诉自己的心里话；帮助老人度过居丧期，建立起对生活的自信心。

②护理人员与老人儿子、儿媳沟通，嘱其每周探望两次，让老人接受老伴故去的现实。鼓励老人多与邻舍交流，积极参与居委会组织的活动。沟通中儿子提及老人年轻时喜欢钓鱼，护理人员让儿子购置了渔具，让老人与邻居一起去钓鱼。

③家庭成员之间应加强沟通，儿子工作繁忙时可以通过视频电话与老人沟通，也可利用周末组织家庭聚会、聚餐，缓解老人思念老伴的抑郁情绪。

（2）关注家庭饮食健康：每日三餐由保姆准备，做到少油（25g/d）、少盐（6g/d），荤素结合，每日蔬菜、水果量达到500g，肉类50g。

（3）护理人员主动定期上门进行监测和健康指导，指导保姆每日陪老人户外散步30分钟；指导老人认识自己所服药物名称，按时服药。老人既要知道自己的病情，又要了解所用药物的作用，家人要反复督促、提醒老人坚持服药。

（4）护理人员指导老人睡前不宜吃得过饱，不饮浓茶、咖啡等，每日睡前热水泡脚20分钟、喝热牛奶200ml、听音乐放松心情，养成规律睡眠的习惯。

（5）护理人员指导家属进行居家环境调整。清理卫生间杂物，物品摆放有序，常用物品放在好放处；厨房和厕所安装感应照明灯，灯泡瓦数换大；卫生间地面保持清洁干燥；房间内的家具应牢固、稳定、简单实用，不要放在老人经常经过的地方；厨房安装防撞条，厕所安装扶手；定时打扫卫生，养成良好卫生习惯。

（6）缓解便秘：指导家人、保姆手法按摩，老人取屈膝仰卧位，放松腹肌，以双手示指、中指、无名指重叠沿结肠走行，右下腹—右上腹—左上腹—左下腹环形按摩，以利排便，每日可做10分钟左右。另外，督促老人增加运动，每日至少饮水1 500~2 000ml，多摄入蔬菜，尝试减少使用开塞露。

4. 效果评价

（1）1个月后，老年抑郁量表得分13分，无抑郁状态；老人接受老伴过世的事实，不再提及自杀，不再出现消极、悲观；老人愿意参加居委会组织的活动；重拾钓鱼的爱好，生活充满信心。

（2）1个月后，老人已基本改变嗜咸、嗜荤的不良习惯，食盐量每日不超过6g，每餐能荤素搭配。

（3）1个月后，老人能保持规律运动（散步），每周3~5次，每次30~40分钟；能认识自己所服药物，按时服药。

（4）睡眠质量有改善，在不服催眠药的情况下每日能睡5~6小时。

（5）室内无杂物，物品摆放合理，家中干净整洁。

（6）3个月后，便秘有所改善，自述使用开塞露的次数减少一半。

【案例提示】

预防老年抑郁状态要从个人、家庭、社会三方面着手。老年人要丰富自己的日常生活，培养兴趣爱好，参加文体活动，并学会倾诉 。作为子女，要尽力营造家庭和谐气氛，家庭成员间要多关心、支持，要耐心倾听老人的“唠叨”，多和老人聊天，给予其心理上的支持和安慰。老年人容易产生孤独感和无用感，全社会应该重视和尊重老年人，给他们更多的关心和帮助。

第十二节　自理缺陷护理案例

【评估】

（一）一般资料

患者，女性，71岁，中学文化程度，已婚，退休干部，公费医疗。身高159cm，体重69.5kg，BMI 27.5kg/m^2。

（二）病史

1. 既往史　1994年在某三级医院诊断为高血压，坚持口服降压药治疗，后血压控制平稳；2001年在某三级医院诊断为糖尿病，后断续服药，血糖波动较大，曾经出现酮症酸中毒、空腹血糖34mmol/L，经急诊急救转危为安，之后遵医嘱规律服药；2012年8月因一侧肢体活动障碍入住某三级医院，确诊为脑梗死，经治疗2个月后出院，出院时无法翻身，生活完全不能自理，Barthel指数（满分100分）评分40分。出院后在社区坚持康复治疗，目前可以独立行走200m，部分生活自理，Barthel指数评分75分。

2. 现病史　目前用药情况：盐酸贝那普利10mg，2次/d；硝苯地平控释片30mg，

1次/d；生物合成人胰岛素注射液50R，早28U、晚26U，皮下注射；血塞通1片，3次/d。目前血压维持在126~138/62~88mmHg；空腹血糖7.4~13.1mmol/L，餐后2小时血糖5.7~16.4mmol/L；神志清楚，语言清晰，全身营养情况较好，皮肤无黄染；小便次数多，每日8~9次，量少；大便干燥，每日用开塞露1~2支，大便量少；听力减退、视力差；记忆力尚好；上下颌共有6颗牙齿缺损，自述义齿不合适，未佩戴。

3. 家族史　父亲患脑血栓已经去世，母亲83岁时去世（原因不详）。

4. 过敏史　未发现。

（三）生活方式评估

1. 饮食　每日三餐，饮食规律。每日饮水量较少，喝白开水。每日主食150g，蔬菜250g以上，一个鸡蛋，牛奶250ml，两个桃、两根黄瓜。自述自己原本喜欢口味清淡、少油少盐的食物，但老伴、儿子、孙子们不喜欢，为照顾儿孙口味，逐渐接受了味浓、油腻和油炸的食物。早餐，全部是外购，以油饼、油条、烧饼为主，配合牛奶或豆浆；午餐，由长女料理，或老伴去单位食堂购买，多为米饭、炒菜等。晚餐及每周末家庭聚会，两个儿子的三口之家及长女回家，长女（52岁）主持做10口人的餐食及餐后整理，以包饺子、烙饼、炒菜为主，餐食丰盛。

2. 运动　仅在室内或熟悉的场地活动，每日早晚自己推轮椅慢走30分钟，做上下台阶运动10分钟。外出以轮椅代步为主，日步行距离200~300m。

3. 嗜好　无烟酒等不良嗜好。

4. 睡眠情况　每日睡7小时，无入睡困难，早醒。自述入睡容易，睡眠质量较好。

5. 心理-社会情况　老人退休后曾在居委会工作过6年，性格倔强，为人耿直，有亲和力、感召力，善谈，朋友多，经常与朋友打电话聊天，曾为社区的道路建设建言献策并为之努力，最终成功建设一座跨河小桥，极大地方便了居民的生活，成为美谈，受到广大社区居民的爱戴，因此被推举为区人大代表。本人也以此引以为荣，在社区居民中威望较高，后因卒中不得不离开居委会工作岗位。老人与老伴结婚50年，每日外出、购物、看病、休闲，老伴都陪伴左右，形影不离，有深厚的感情。2015年10月，一向体健的老伴突然被诊断为前列腺癌3期，打乱家庭生活状态，家庭照护中心也由老人转向了老伴，老人情绪焦虑。

6. 慢性病自我管理能力　不能完全自述服用的药品和使用方法，经常忘记服药，主要依赖同年龄的老伴督促提醒。自述老伴经常自行调整胰岛素的用量。

7. 活动能力评估　Barthel指数评分75分。穿衣、吃饭、起床上卫生间，全部自理；洗澡需要有人帮助；洗衣、做饭、买菜等家务活不能做。

8. 知识缺乏　对高血压、糖尿病、卒中、冠心病等相关疾病的知识知之甚少，仍抱有“每年春秋输10天液就是预防”的错误观念。

（四）家庭评估

1. 家庭成员

（1）老伴：73岁，身高1.78m，体重85kg，退休前是干部，月收入9 000元左右，每月药费个人支出300~500元。开朗乐观，性格温顺。患有高血压、糖尿病、前列腺增生，坚持口服药治疗，现病情控制平稳，配合女儿照顾老伴，辅助家务劳动。

（2）长女：52岁，身高1.68m，体重72kg，已婚无子女，别居，曾做过工人、工厂推销员、会计，目前无固定工作，月初、月底因临时性工作很忙；在母亲数次住院治疗及家庭重大变故时，均作出较大贡献，出人出力，每日陪同母亲去医院康复治疗2小时。自述从小学会家务，照顾弟弟，喜欢做饭，对父母、两个弟弟及两个侄子也倾尽所有地帮助，把全部时间、精力、金钱都奉献给了这个家庭。由于自己没有子女，经济上也不宽裕，希望父母能给自己留一居所，以供养老。

（3）长子、次子：为双胞胎，50岁，均已结婚，各有一子。长子下岗在家，长儿媳在超市上班，母亲每月给长子2 000元生活费。次子夫妻均是国家工作人员，收入尚可。两个儿子都吸烟，不饮酒；长子、次子全家每日吃现成的晚饭，晚饭后各自带孩子回自己家。

2. 家庭环境　老人单位公房改造，跟单位争取了4套2居室住房，老人将4套房子赠送给了双胞胎儿子各2套。自己目前在单位大院里租住了一套两室一厅的老式楼房单元房，一层，使用面积60m^2，与老伴居住在一起，晚间及周末全家人都在家时空间局促。老式房间的小过道光线很差；旧家具、大衣柜柜顶堆积着大大小小的纸箱、纸袋等杂物；因为是一层，两居室内采光均不好，通风差；老夫妇分居在两个房间，单人木质床，床旁一侧有床头柜，另一侧有三人布质大沙发，柔软、比较旧；室内地面有小板凳、玩具脸盆，折叠餐桌上有污渍，堆积着学生读物、糕点、剩饭菜等；室内物品较多，布局混乱，老人自述“白天收拾整齐了，俩孙子晚上回家后折腾打闹、东西乱扔乱放，又啥都找不到了”；老人使用的药品混合装在塑料袋里、堆积在床头柜上，随手可得；胰岛素放在冰箱冷藏室门上；冰箱里塞入大量主食、酱料、鸡蛋、咸菜、半成品、剩饭菜等；厨房狭小陈旧，锅碗瓢盆在桌面、地面散放，抹布肮脏、台面油腻；卫生间狭小潮湿、无窗，白天进入需要开灯照明，灯泡光线暗，有坐便器，有扶手，但没有防滑垫；卫生间挂晾的毛巾凌乱不洁；卫生间内有电热水器，洗澡时就站在卫生间狭小的空地上。居住小区环境好，集中供暖，使用天然气，但路窄车多、花园小，外出购物方便，邻里关系融洽。

3. 家庭功能支持情况　与长女的接触中，长女有意无意地一直在“抱怨”老人“重男轻女”。从医务人员所闻所见，无论寒暑，每日清晨长女推轮椅带老人来康复治疗。医生治疗间隙，长女会去菜市场采购全家一天的食物，送母亲回家后再去忙自己的事情，晚饭前再赶回家给老人做饭。老人在康复治疗的数年间，从未见过双胞胎儿子陪伴，老人每日重复念叨两个儿子和两个孙子从小到大的趣事，疼爱之情溢于言表。老人认为长子、次子全家每日回来吃晚饭就是孝顺他们，不舍得让儿孙做家务。

自从父亲因前列腺癌住院后，长子每日送孩子上学后就去医院陪护父亲，母亲的每日康复治疗仍由女儿全日照顾，仍然负责做饭，且增加了中午给父亲和大弟弟送午餐；下午在家做好晚饭后，去医院给父亲送餐，并接替大弟弟照顾父亲，帮父亲洗漱后直到病房熄灯，回自己家。次子因工作忙，一直没有出现过。

【护理问题及护理计划】

（一）慢性病个体护理问题及计划

1. 护理问题

（1）BMI 27.5kg/m^2，超重。

（2）运动不足及生活自理能力缺陷。

（3）便秘。

（4）焦虑情绪。

2. 干预目标

（1）6个月内帮助患者家庭改变不健康的饮食结构，学会简单食物换算，争取使体重不升或有所下降。

（2）建议患者在1年时间内，练习做简单家务，如扫地、擦桌子；做上下台阶训练和步行训练，时间和距离比目前增加2~10倍。

（3）帮助患者认识导致便秘的因素，试图通过腹部按摩、增加运动、多饮水、多摄入蔬菜等生活方式的改变，逐步减少开塞露的使用次数。

（4）认识并了解自己每日使用的药物，认识遵医嘱用药的重要性。

（5）焦虑情绪缓解。

3. 干预措施

（1）指导长女学习营养食谱，在传统营养食谱的基础上，进一步在热量、蛋白质、脂类、矿物质及微量元素等营养素方面综合考虑。根据患者的标准体重，科学地计算所需的热量并制定个性化的食谱，每日少量多餐。建议为老人准备专用餐具，定量搭配各种食物。

（2）根据患者血糖水平和通常食物摄入量，由医生调整胰岛素用量，严格遵照定时、定量、定餐次的进食原则。

（3）注射胰岛素时应警惕低血糖的发生，患者应随身携带饼干类食品、糖块，感到强烈饥饿时立即进食；治疗过程中严密观察血糖变化，由医生随时调整胰岛素的用量。

（4）运动训练主要围绕日常生活中的基本运动功能，在锻炼过程中，一定要注意安全，防止跌倒，防止踝关节扭伤。选择合适、有鞋带的，最好是布底或胶底的鞋，以防滑倒。每日上下台阶练习，由以前的10分钟延长到30分钟，由扶着扶手到不用扶着任何东西。

（5）采取措施缓解便秘：手法按摩，取屈膝仰卧位，放松腹肌，以双手示指、中指、无名指重叠沿结肠走行，右下腹—右上腹—左上腹—左下腹环形按摩，以利排便，每日可做10分钟左右。另外，增加运动、多饮水、多摄入蔬菜，尝试减少使用开塞露。

（6）患者来治疗期间，护理人员与患者及其女儿沟通。

4. 效果评价

（1）7个月后，患者自理能力提高，Barthel指数评分85分，可以自己洗衣服和做简单家务。

（2）12个月后，患者便秘有所改善，自述使用开塞露的次数减少一半。

（3）1年后，患者每日早晚自己推轮椅慢走60分钟，上下台阶自如。外出仍以轮椅代步为主，日步行距离800~2 200m。

（4）2年后，老伴去世，由长子接替每日送母亲至社区站康复，女儿在家里买菜做饭、照顾母亲，患者情绪仍沉浸在丧夫之痛中。

（二）家庭应对问题及护理计划

1. 家庭主要健康问题

（1）饮食习惯不佳。

（2）居家环境差导致安全隐患。

（3）用药安全问题。

（4）家庭凝聚力差。

（5）居丧期问题。

2. 家庭健康指导

（1）关注家庭饮食健康：老人家庭为三代同堂结构，既有老年人、中年人，也有十几岁的青少年，不同年龄段的人有不同的营养健康需求。老年人的进餐环境和进餐情绪状态非常重要，家人共同进餐不仅有情感交流，了解彼此生活、身体、工作方面的状况，也可以增进食欲，促进消化，享受家庭乐趣，预防老年人心理性疾病的发生。但是，餐食内容在这个三代家庭中要有所区别，由于老年人消化功能减退，味浓油腻和油炸的食物不易消化，应该节制。老人的主食量每日可以增加到250~300g，配以新鲜蔬菜和水果，既可满足各种营养素的供应，又可保持大便通畅。另外，老人因牙齿缺损、咀嚼能力降低、消化能力差，烹饪的食物应该切碎煮烂，肉可以做成肉糜，蔬菜宜用嫩叶。烹调多采用焖、炖、蒸、氽等方法，少用煎炸方法及刺激性调味品。同时还要注意荤素搭配，干稀相得。老人有糖尿病，对低血糖耐受力较差，容易感到饥饿和头晕。在睡前、起床后或二餐间可适当吃少许食物。因此，一般每日可安排五餐，每餐的量不宜太多，总量控制。

（2）居家环境调整：此家庭环境有不利于老人安全生活的因素，如光线不足、布局乱、沙发质软、2个孙子每晚回家“折腾、东西乱扔乱放”、药品无分类及随意乱放、卫生间潮湿和光线差等。建议在现有条件下改善老人的居住环境，卫生间、居室的灯泡瓦数换大，俩孙子每日玩耍结束回家之前要收拾好自己的玩具，保持地面没有障碍物；可以给老人浴室配备防滑垫等防护设施；卫生间地面保持清洁干燥；房间内的家具应牢固、稳定、简单实用，不要放在老人经常经过的地方；毛巾、抹布保持清洁、干燥。

（3）安全用药指导：老人既要知道自己的病情，又要了解所用药物的作用，不要随意调整胰岛素用量。药物应该放在儿童不能触及的地方，急救药应特殊放置在自己和家人都知道的地方，以便急用。按照药品说明书贮存要求存放药品、分门别类、做好标记。每日服药后最好再放回原包装里，不要零散扔在袋子里；最好使用小的记录本，把常用药名称、用法和用量记录下来，自我管理。

（4）提升家庭凝聚力：这个三代家庭儿女孝顺，关心父母。长女顾全大局，尽心尽力照顾父母和两个弟弟家庭。两兄弟也每日带孩子回家探望父母，让父母享受天伦之乐。老人对财产的分配，属老人自己的正当权益，社区护士无权也不应该干预。家庭成员之间应加强沟通，互相理解、互相爱护。

（5）居丧期家属的护理问题与护理：通过护理评估，了解家属的精神、心理和社会状态，如对过世老人的情绪和感情、心理需求，经济承受力，家庭成员之间的感情，对老人的照顾，对死亡的认识和心理承受情况，充分发挥其主观能动性。

应注意所制定的护理预期目标要清晰、具体、可测量，所制定的护理计划要具体、能操作、能落实。要听取家属的意见，尊重他们的意愿和要求，并让他们了解护理计划，愿意接受，主动配合。

在实施护理计划过程中，要注意尊重家属的人格和权利，充分、灵活地组织和利用好家庭及社会的资源，最大限度地调动、发挥家庭功能的作用。社区护士要学习和掌握有关失落心理反应和悲痛过程的知识，同情和理解家属，利用适当的机会和有效的交流方式，鼓励家属诉说内心痛苦和真实的想法，尽量满足家属的合理要求，尽可能地对家属遇到的实际困难提供咨询建议和意见。

第十三节　烧烫伤护理案例

【评估】

（一）一般资料

患者，男性，43岁，餐馆厨师，外地务工人员，无医疗保险。平素体健。

（二）现病史

就诊当日上午，在厨房从蒸箱内取物时，不慎将托盘中的开水打翻，浇到双足，因上班时穿的是短胶靴，靴内灌满了热水。患者立即脱掉胶靴，用冷水冲洗创面大约5分钟，发现皮肤出现大小不等的水疱，前往医院就医。到院后水疱有的已经破溃，创面有渗血、渗液，患处肿胀，灼痛感。

（三）诊断

双足及踝部皮肤8%Ⅱ度烧伤（烧伤评估详见表19-8）；予以清创，包扎处理并注射破伤风疫苗。

烧伤后能否在社区换药，应从烧伤的部位、面积、深度、有无感染来判断。Ⅰ度烫伤不需要换药，Ⅲ度烧伤不适合社区换药。符合以下情况可以在社区换药：

表19-8　烧伤深度的评估及处理后结果

烧伤深度	部位及特点		烫伤后反应	处理后结果
Ⅰ度	表皮层	无血管，有神经末梢	表现为局部红斑，干燥灼痛感，但不出现水疱	有再生能力；5~7日痊愈，不遗留色素、瘢痕
浅Ⅱ度	真皮乳头层	富含毛细血管和神经末梢	局部红肿明显，有大水疱形成，内有澄清渗液。基底红润潮湿，渗出多，疼痛明显	有一定再生能力；换药1~2周愈合，有色素沉着，不遗留瘢痕
深Ⅱ度	真皮网状层	较大血管、淋巴管和神经	水疱较小，创面浅红或红白相间，感觉迟钝，疼痛不明显	无再生能力；3~5周愈合，部分创面需手术治疗，遗留程度不等的瘢痕
Ⅲ度	皮下组织	较大血管、淋巴管和神经	无水疱，创面蜡白，焦黄，甚至焦痂，无疼痛感	无再生能力；创面修复需手术治疗，遗留瘢痕

1. 14~50岁，Ⅱ度烧伤面积小于10%的患者。
2. 大于50岁，Ⅱ度烧伤面积小于总体表面积5%的患者。
3. 患者一般情况良好，无精神状态异常、严重贫血、血糖控制不佳等情况。
4. 伤口无感染征象。

【护理问题及护理计划】

1. 目前存在健康问题

（1）疼痛：烧伤后创面灼痛感明显。

（2）皮肤完整性受损。

（3）有继发感染的危险，与皮肤完整性受损有关。

（4）体液不足，与创面早期渗出液多有关。

（5）心理方面容易产生悲伤心理，与疼痛、活动障碍有关。

（6）患者是外地务工人员，无家人陪伴，无医疗保险，且因病休假，经济负担增加，影响生活质量。

2. 创面的处理及护理

（1）创面处理目的：减轻损伤与疼痛，控制感染，加速创面愈合，减轻瘢痕，恢复功能。

（2）创面的早期处理

1）冷疗：烫伤后正确处理方法是第一时间降低被烫伤皮肤表面温度。如果衣服不脱，就是潜在的热源，会造成热量持续存在，加重损害。所以应先冲水，后脱衣服。

2）冲水的注意事项：①控制好水流量，不宜压力过大，以免冲脱皮肤；②不宜直接对着烫伤处冲水，尤其已经出现水疱或破溃的皮肤，可以隔着衣服或覆盖上毛巾；③最好的方法是，把烫伤处泡在冷水盆里，再用流动水持续灌注冷水盆，既不会损伤皮肤，又能持续降温；④避免直接用冰块冷却创面，因烫伤后局部皮温很高，骤然降温，尤其是0℃以下低温，一冷一热，人为增加皮肤损害。

（3）清创：要求环境清洁，严格无菌技术操作。

1）清创时机：中小面积烧伤应争取在伤后6小时内进行。

2）清创方法与注意事项：①患者到院后烧伤创面及周围皮肤红肿，有多个大小不等水疱，大水疱有的已经破溃，有渗血渗液，主诉患处肿胀、灼痛感明显。立即剔除创面及附近的毛发，剪除趾甲。②用清水清洗创面周围皮肤，并以纱布轻轻蘸拭，去除浮于创面上的污垢、异物等。③以大量灭菌等渗盐水冲洗创面。④冲洗干净后，用无菌纱布轻轻蘸干。⑤以0.5%碘伏溶液涂擦消毒，用无菌剪刀沿水疱边缘剪出V形切口，用棉签轻碾水疱，排出疱液，让水疱皮紧紧贴合创面，以防创面感染。浅Ⅱ度的水疱皮一般不予移除，较浅的深Ⅱ度坏死表皮可酌情予以保留。⑥清创后创面覆盖无菌碘伏凡士林油纱，因烧伤初期创面渗出液较多，渗出期敷料厚度应达3~5cm，超出创面边缘5cm。⑦包扎肢体时，应从远端开始，伤肢远端即使没有烧伤也应一并包扎，以免肢体远端肿胀，注意趾末节应外露以便观察血液循环情况。⑧关节部位的包扎应注意在抗挛缩功能位。⑨肢体包扎后，嘱患者在家休息时应抬高患肢以促进静脉与淋巴回流，减轻组织肿胀，可减轻疼痛。⑩如创面浸湿过多或被污染时，应立即更换敷料。⑪在早期换药过程中，观察创面除渗血、渗液较多，但无体温升高、创面疼痛加剧、创面渗液有臭味、创面边缘红肿宽度超过2cm等伤口感染征象。换药时为了避免损伤正常细胞，去干纱布前先用生理盐水冲洗，以容易移除粘连伤口的敷料。⑫心理护理：在每次换药过程中积极与患者沟通，认真倾听，对患者的焦虑、烦躁给予耐心安慰，积极疏导，使患者能够保持良好乐观的心态。⑬嘱患者每日来门诊换药，连续5日。遵医嘱口服抗生素及龙血竭片1周，预防感染，活血散瘀，止血消肿。可饮用淡盐水3日，以补充体液及电解质。饮食注意营养均衡补充水分，禁吃辛辣刺激性食物、海鲜、牛羊肉等。⑭换药1周后，患者疼痛减轻，患肢血液循环良好，创面渗出液减少，创面周围皮肤红肿减轻，无伤口感染征象。换药时间改为隔日一次。

3. 评价　经过3周的换药及护理指导，此烧伤患者痊愈。

4. 健康指导　愈合创面避免使用刺激性洗涤剂，避免使用热水。不要搔抓初愈皮肤，保护皮肤可使用润肤剂。穿纯棉袜子，烧伤部位避免暴晒。加强功能锻炼，尽快恢复生理功能。

第十四节　传染病护理案例

流感样病例暴发案例

【评估】

2018年3月10日10：30，某幼儿园上报社区保健科3月9日~10日园内累计出现11例发热病例，其中10例伴咳嗽、鼻塞、流涕等症状。

保健科护士立即赶到幼儿园进行流行病学调查。发热病例集中在同一班级（小五班），该班有托幼儿童33人，其中11人发热，主要临床表现为发热，最高体温为38.4~40.0℃，其他症状包括咳嗽、鼻塞、流涕、咽痛、头痛。11例中有10例符合流感样病例，其中5例就诊，无住院病例，无重症病例。

该幼儿园小五班11例发热病例，其中10例符合流感样病例（发热，腋下体温≥38℃，伴咳嗽或咽痛之一者），达到流感样病例暴发疫情的标准（1周内，在同一学校、幼托机构或其他集体单位出现10例及以上流感样病例）。保健科护士采集11例发热病例咽拭子标本，送至区疾病预防控制中心进行流感病毒核酸检测。结果回报，除2例外，其他均为甲型H1N1流感病毒核酸阳性，因此判定此起疫情由甲型H1N1流感病毒引起。

【控制措施】

根据此次疫情性质，保健科护士提出以下处理措施：

1. 发热儿童全部在家隔离治疗。

2. 幼儿园严格落实晨、午检制度，对缺勤儿童及时电话追访，了解情况。

3. 加强开窗通风，保持室内空气流通，继续做好教室、宿舍及学校公共场所日常预防性消毒，保证消毒液浓度达标。保健科护士对该发病班级的消毒情况进行了指导，要求提高消毒液的浓度，湿式扫除。

4. 停止大型集会活动，对老师和在园儿童进行健康教育，教育儿童勤洗手，避免交叉感染。

5. 经流行病学调查，发病学生2017年均未接种流感疫苗。学校通过给家长一封信、微信群发布健康小知识等方式，告知家长接种流感疫苗是有效预防及控制流感最有效的措施，做好冬春季呼吸道传染病预防的知识宣传工作。

6. 保健科主管医生每日了解幼儿园儿童发病情况并于10点之前上报。

经上述一系列有效干预措施，截至2018年3月17日，该幼儿园小五班连续7日无新发发热病例。本起疫情结案。

麻疹社区管理案例

【评估】

患者，男性，40岁。

现病史：2日前，因“发热、出疹，伴咳嗽”至医院就诊，临床诊断为麻疹病例。

社区护士浏览疫情网后立即电话核实患者的地址、诊断，24小时内到达现场（患者家），开展现场流行病学个案调查，并填写“麻疹监测病例流行病学个案调查表”。

【控制措施】

（一）疫情控制措施

1. 隔离传染源和主动搜索　患者在家隔离治疗时应尽量减少与他人接触。患者隔离至出疹后4日（出疹当天视为第0日），并发肺部感染者延长至14日。

社区护士开展社区病例主动搜索，因患者居住在塔楼，全楼居民均为搜索对象；对患者单位主动搜索，核查务工人员进出登记和健康状况等记录。

2. 切断传播途径　开窗通风。

对患者家和单位办公室室内环境进行消毒，室内物体表面和地面采用500mg/L的84消毒液擦拭。

对患者居住的塔楼电梯、楼道进行消毒，用500mg/L的84消毒液擦拭。

麻疹潜伏期为7~21日（平均10日左右），患者所在单位医学观察期应截至最后1例病例发病后21日。其间禁止集体活动，减少病毒传播。

3. 保护易感人群　接种疫苗是预防麻疹最有效的措施，社区医护人员对全楼居民及患者单位职工进行应急接种。

对8月龄至14岁儿童，应尽快开展含麻疹成分疫苗的查漏补种；对15~45岁、5年内未明确接种过含麻疹成分疫苗且无明确麻疹病史者，尽快应急接种疫苗，3日内疫苗补种率或接种率应达到95%以上，接种时注意掌握疫苗禁忌证。

加强预防控制麻疹知识的宣传，利用小区内的宣传栏向居民宣传消除麻疹的策略和措施，使居民了解麻疹的危害、传播途径与预防方法。

（二）标本采集

1. 血标本　合格血标本的基本要求：出疹后28日内采集静脉血2~3ml（血清≥0.5ml），2~8℃保存于无菌微量离心管内，24小时内送区疾病预防控制中心麻疹风疹网络实验室检测，72小时反馈结果。出疹后3日内采集的血标本检测麻疹、风疹IgM抗体均为阴性，且未明确诊断为其他疾病者，应在出疹后4~28日采集第2份血标本。

2. 病原学标本　包括咽拭子和尿液标本。采集出疹前5日到出疹后5日（不含出疹当日）的咽拭子标本并置于病毒保存液中；或采集尿液标本（10~50ml，最好收集晨尿）

置于无菌管中。标本2~8℃保存，采集后24小时内在冷藏条件下送区疾病预防控制中心实验室检测。

第十五节　空巢老人管理案例

【评估】

（一）一般资料

患者，女性，83岁，退休工人，有医疗保险。身高152cm，体重51kg，BMI 22kg/m²，腰围76cm，臀围79cm。

患者，男性，81岁，退休工人，有医疗保险。身高173cm，体重76kg，BMI 25kg/m²，腰围95cm，臀围116cm。

（二）病史

1. 女性患者　冠心病10年、高血压40年。规律服药，血压维持在120/80mmHg。1年前自诉血压低、血糖低而摔倒，在医院抢救，住院4日后出院，日后无再次出现此种情况。患者入睡困难，睡眠欠佳，每日睡眠5~6小时，夜尿次数增加，每晚4~5次，严重影响睡眠。患者记忆能力下降，自述糊涂，容易忘事。大便正常。

用药情况：阿司匹林肠溶片（0.1g）口服1片，1次/d；单硝酸异山梨酯胶囊（20mg）口服1粒，2次/d；艾司唑仑片（1mg）口服2片，1次/晚；苯磺酸氨氯地平（5mg）口服2片，1次/d；辛伐他汀分散片（20mg）口服2片，1次/晚。

2. 男性患者　高血压20年，规律服药，病情平稳。测血压130/70mmHg。记忆力减退明显。偶有便秘。

用药情况：苯磺酸氨氯地平（5mg）口服2片，1次/d；替米沙坦片（40mg）口服2片，1次/d；尼麦角林胶囊（凯尔）（30mg）口服1粒，1次/d；强力定眩片（0.35g）口服6片，3次/d；通便灵胶囊（0.35g）口服3粒，3次/d。

两位老人均能够做到按时按量、坚持服药，无主观漏服、停服的现象，无药物不良反应。遵医用药状况良好。两位老人均无过敏史，家族史不详。

（三）生活方式评估

1. 饮食情况　两位老人平日多在食堂买饭，自诉油和盐较多，喜好偏咸的饮食（如咸菜和熟食），偶尔自己在家中做饭；适量食用肉食，每日两人食用100g，喜欢吃蔬菜、水果（每日约300g）。每日饮水1 500~2 000ml。

2. 运动情况　每日早晨有时出门采购，午后不出门。

3. 睡眠情况　女性患者：入睡困难，晚上易起夜，4~5次，睡眠质量较差，每日午睡1小时。男性患者：睡眠质量良好，每日午睡1小时。

4. 其他　目前两位老人生活基本能自理，遵医行为良好。

（四）家庭评估

1. 家庭成员　除两位老人患有高血压，其余家庭成员身体均健康。两个儿子体态中等，大儿子体重60kg，身高176cm，BMI 19.37kg/m^2；小儿子体重65kg，身高180cm，BMI 20.06kg/m^2。

2. 家庭环境　两位老人居住在60m^{2}二居室，位于一层。家中家具摆放拥挤，房间光线较暗。厨房和厕所的面积比较小，厕所内放置较多的杂物和桶盆，且无防滑设备及安全扶手。家庭环境整体卫生较差。药物放置杂乱无章。房间内无紧急呼救的电子装置。

3. 家庭功能支持度　两个儿子均不与老人一起居住，但每周能过来看望老人几次，帮助做晚饭。儿子孝顺，无经济负担，家庭成员关系和睦。男性老人记忆力减退现象较严重，有走失的危险，自理能力也随之逐渐减退。老伴因睡眠障碍导致精神状态不佳，情绪波动较大，对照顾者的要求逐渐增加。

4. 经济支持　两位老人每月领取退休金，享有社会医疗保险。儿女经济独立，老人没有经济负担。

【护理问题及护理计划】

1. 护理问题

（1）有药物漏服的危险：与记忆力减退有关。

（2）睡眠形态紊乱：与失眠、夜尿次数多有关。

（3）食盐量超标：10~12g/d。

（4）有受伤的危险：与不良室内环境、高龄、高血压等有关。

（5）运动不足。

2. 干预目标

（1）药物：1周后，老人可自述每日服用药物的名称、剂量和时间。继续保持良好的遵医行为，坚持做到每日规律服药，并学会按护士指导的方法避免漏服及重复服药。

（2）睡眠：1个月后，老人自述睡眠质量得到提高，入睡时间缩短，起夜次数减少至1~2次。在护士的帮助下，老人形成了良好的睡眠习惯。

（3）饮食：2日后，老人能够认识到嗜咸对于健康的危害。1周后老人能够说出清淡饮食对于防治高血压的重要性。1个月后老人及其家庭成员能够自觉做到低盐饮食。

（4）安全：1周后老人能正确使用呼救系统，能够使用电话与家庭成员进行有效沟通。2周后老人能够养成出门随身带药的习惯，及时清理家中的垃圾和障碍物，保持室内清洁卫生。

（5）运动：1周后老人自觉养成每日户外活动的习惯，2周后能够做到上午或晚饭后运动半小时，且学会自己评估运动的程度是否适宜。

3. 干预措施

（1）药物指导：①对于记忆力不好的老人，可设置闹钟提醒服药时间，并在闹钟旁边贴按时服药的提示卡片，让老人的服药行为与日常生活联系起来，逐步提高老人的服药依从性；指导老人及其家属每日将药物摆入有早、中、晚标识的药碗内，每日餐后检查药碗内的药物有无漏服，同时避免因记忆力不好而重复服药。②对于长期服用的药物，向老人充分解释其规律使用的方法及重要性，讲解出现漏服后的解决方案；若漏服1次不必加服，超过72小时并且血压升幅较大，则应加服1次，之后按正常周期服用。③帮助老人整理药箱，及时清理已过期或变质的药物；外用药可在盒子外贴红色标签，并解释说明外用药不可口服；经常使用的药物可单独放置在茶几或床头，以方便取用；也可将老人每日的用药放置在专用的塑料药盒内，每个小格标明服药的时间，放在醒目的位置，以促进老人按时服药。

（2）睡眠指导：①保证舒适的睡眠环境，调节卧室的光线及温度，嘱咐老人每日整理床褥，保持干净整洁；睡觉时可关窗关门，尽量维持卧室安静。②晚餐避免吃得过饱，睡前不饮咖啡、浓茶或大量水分，睡前喝一杯牛奶及温水泡脚均可提高睡眠质量；提醒老人睡前如厕，以免夜尿增多干扰睡眠。③告诉老人睡觉姿势应避免俯卧位和左侧卧位（易压迫心脏引起不适感），并注意保暖，预防夜间受凉感冒。④向老人宣传规律锻炼对促进睡眠的重要性，指导其坚持参加力所能及的户外活动；缩短白天卧床休息时间，限制或取消午睡习惯；晚餐时间可适当提前半小时，并增加1次饭后的散步运动，大约半小时。⑤夜间尿频的老人，可在床边放置拐杖，屋内设置夜灯，保证老人夜间行走的安全；床边放置老人随手可及的急救药品，如发生意外，可及时自救。

（3）饮食指导：①向老人口头宣教或发放宣传资料讲解过多摄入食盐对于高血压患者的危害。②指导老人正确使用盐勺，示范操作如何按规定适量摄入；介绍调味品及食物中存在的盐分，以及对身体的不良影响。③指导老人在低盐饮食的情况下，如何增加食物的口感，如在炒菜出锅时放盐、适当加入醋等调味品等；也可适量地摄入凉拌菜，以减少盐的摄入。④建议老人低盐、清淡饮食，多食富含维生素C的食物，避免去食堂买饭，尽量自己做饭；每人每日食盐量小于6g，多食蔬菜、水果。⑤嘱咐老人注意饮食卫生，前一日的剩菜剩饭尽量不要再加热食用，现吃现做；帮助老人定期整理冰箱内的食材，检查食材的质量和有效期，已过期或变质的食材要及时清理。⑥了解老人的儿女及各自家庭成员的饮食习惯，同样建议低盐饮食；解释合理饮食的重要性，并向老人及其子女发放高血压宣传手册。

（4）安全指导：①有老年痴呆或记忆力下降的老人可随身携带个人信息卡，注明个人信息、现有疾病及家庭成员的联系方式，当突发意外事故时可及时联系家属。②由于老人家里厕所面积狭小，通知老人儿女及时清理卫生间的杂物、桶盆等障碍物，在浴室门口铺防滑设施，坐便器旁安装安全扶手；在床头放置拐杖，房间里设置夜灯，以保证老人夜间如厕的安全；老人在家可穿胶底鞋防滑，户外活动时可穿运动鞋，避免穿凉鞋、拖鞋，以防跌倒。③嘱咐老人在从卧位到坐位再到立位的过程中，动作要缓慢，不要着急。④社区护士积极与老人的儿女沟通，在家中建立紧急呼救系统，出现危急情况时，可以一键呼救；建议儿女为老人购置一台老年专用座机电话，以保证老人与其他成员或外界的有效沟通。

（5）运动指导：①评估两位老人的身体状况，建议两位老人一同参加中等强度的活动，如散步、健身操等，循序渐进，持之以恒。②活动时间为每日早起和晚餐后各1次，每次半小时左右；每日早晨两人参加集体保健操半小时，晚餐后散步半小时，饭后40分钟开始运动，以免影响消化吸收。③活动宜选择空气新鲜、安静清幽的场地，如小区街心公园、老人单元楼下的空地等；夏季户外运动要注意防止中暑，冬季则要预防受凉和防止跌倒。④教老人评判运动量是否合理的方法，运动时，全身有热感或微微出汗，运动后感到轻松或稍有疲劳、食欲增进、睡眠良好，则表示强度适当，效果良好。⑤当运动中出现胸闷、气喘、心绞痛、心率减慢、心律失常等，应立即停止运动，并及时就医。⑥了解老人的儿女及各自家庭成员的运动情况，同样建议每人每日2次中等强度运动，解释坚持运动的益处和重要性。

（6）与老人子女的沟通和干预

1）子女对空巢老人的安全问题关注不足：两位老人有记忆力减退的问题，并且持续加重。告知子女问题的严重性，指导子女制作个人信息卡，老人外出时携带；清除室内杂物，购置防滑垫、防滑拖鞋、小夜灯，卫生间安装扶手，防止老人跌倒；安装紧急呼叫系统，并设置子女电话快捷键；增加看望老人次数，最好每日一次。

2）子女高血压用药知识不足：发放高血压用药及防治知识手册，指导子女每日看望老人时备好第二天的口服药，掌握高血压药物漏服时的处理方法，学会测血压。

4. 效果评价

（1）药物：1周后，老人坚持做到每日规律服药，并学会按护士指导的方法避免漏服及重复服药。老人能够正确地说出漏服时处理方法。

（2）饮食：1周后，老人能说出清淡饮食对于高血压的重要性；老人及其家庭成员能够自觉做到低盐饮食的习惯。

（3）安全：1周后，家中杂物已清理，安装夜灯和防滑垫；老人会正确使用呼救系统；外出时随身携带个人信息卡。

（4）睡眠：1个月后，老人形成了良好的睡眠习惯，起夜次数减少至1~2次。

（5）运动：老人养成每日户外活动的习惯，每日晨练半小时，每周晚饭后运动半小时3次以上。

【案例提示】

随着经济的发展，人们生活观念、住房条件得以改善，独生子女的父母开始进入老年期，“空巢”现象普遍存在，这一群体面临着慢性病、自我照顾能力减退、心理孤独、意外伤害等问题。社区是空巢老人的主要活动场所，作为社区护士应该关注此类群体。对患有多种慢性病和日常自理能力下降的空巢老人，社区护士要在生理和心理上给予关怀与照顾，提高其生活质量。

第十六节　社区高危人群护理案例

【评估】

（一）一般资料

患者，男性，68岁，已婚。初中文化，民间艺人，享受医疗保险。身高172cm，体重85kg，BMI 28.73kg/m^2。

（二）病史

1. 既往史　1990年诊断为十二指肠溃疡；2012年诊断为高脂血症。

2. 现病史　近期生化检查示，空腹血糖6.8mmol/L，低密度脂蛋白4.22mmol/L；其他均正常，未服调脂药。

3. 家族史　父亲已故，曾患十二指肠溃疡和高血压；母亲已故；哥哥、姐姐体健，弟弟患有高血压、气管炎。

4. 过敏史　无。

（三）生活方式评估

1. 饮食　嗜甜，嗜辣，无饮食控制。饮食时间不规律。盐量12g/d，油量42g/d。

2. 运动　每日散步1小时。

3. 吸烟史　每日10支，烟龄为20年；饮酒史无。

4. 饮水　每日1 000~2 000ml，白开水或淡茉莉花茶，喜饮碳酸饮料。

5. 睡眠　每日6~7小时，睡眠质量尚可，偶尔失眠，无须药物辅助，间断失眠。

6. 排便　大小便正常。

7. 相关疾病知识水平　有十二指肠溃疡病史，经内科治疗治愈，但近年来未进行定期检查，缺乏疾病的保健知识，饮食无禁忌，长期吸烟。

8. 情绪　该患者平素性格开朗，喜交际，兴趣爱好仅限于艺术类，如盆景、雕塑等。生活态度乐观积极，但因近年来老伴罹患慢性疾病，担心老伴病情，性格有所转变，容易烦躁、不安。经济负担加重，压力增大。

（四）家庭评估

1. 家庭状况

（1）家庭结构：育有二女，仅在周末时来探望。家庭中各角色基本能满足其成员的心理要求。

（2）家庭经济情况：已退休，经济条件较好。

（3）沟通形态：由于老伴患有高血压、冠心病、脑梗死等多种慢性病，患者不愿加重其心理负担，故所有压力都独自承担，有效的沟通交流较少。

2. 家庭环境

（1）居住环境：楼房，四层，无电梯。

（2）住房条件：二室一厅，$50.4m^2$，卧室光线较充足，家电齐全；卫生条件一般，环境杂乱，房间内有杂物堆放；交通便利，出行较方便。

（3）卫生间：未设防滑措施，未在必要位置安装扶手。

（4）厨房：物品摆放整齐。

3. 社会资源

（1）社会条件：文明社区，风气良好，尊老爱幼，邻里关系融洽。

（2）利用社区资源情况：社区的各项服务设施比较全，如超市、医院、药店等。住宅与社区卫生服务站距离很近，医生、护士可定期上门服务。

【护理问题及护理计划】

（一）慢性病个体护理问题及计划

1. 护理问题

（1）空腹血糖受损：与肥胖、缺乏运动锻炼、饮食不适量等有关。

（2）知识缺乏：缺乏有关十二指肠溃疡疾病相关知识，以及高血压、糖尿病预防知识和日常生活保健知识。

（3）焦虑：与妻子罹患慢性疾病有关。

（4）潜在并发症：十二指肠溃疡复发。

2. 护理目标

（1）1个月后，患者的血糖控制在6.3mmol/L；通过饮食和运动指导，患者在3个月内体重减轻6kg。

（2）3日内患者了解疾病病因和预防的有关知识。

（3）1周内患者学会缓解焦虑的方法，能有效放松心情。

（4）患者了解定期检查的重要性。

3. 护理措施与健康教育

（1）饮食指导（包括患者、家属）

①教会患者用五步法快速制定饮食计划。患者现身高为172cm，体重85kg，BMI $28.73kg/m^2$，属于肥胖。

第一步：计算理想体重，理想体重（kg）= 身高 −105。患者理想体重为67kg。

第二步：计算每日所需总热量，总热量（kcal）= 理想体重 × 每千克体重所需热量。患者现为肥胖，轻体力劳动。患者所需总热量 =67kg × 25kcal/kg=1 675kcal。

第三步：计算每日所需食物交换份数，每份热量大致相当于90kcal。患者所需食物交换份数 =1 675 ÷ 90=19份。

第四步：分配食物交换份，蛋白质、脂肪、碳水化合物比例合理。碳水化合物50%~60%，提倡用粗制米面和一定杂粮。蛋白质不超过15%，至少有1/3来自动物蛋白。脂肪约30%，胆固醇摄入量小于300mg。多食含可溶性纤维素高的食物。

第五步：制定饮食计划，将食物分配至各餐中，并依据患者口味按照交换份随意更换。一般早、中、晚餐的热量分别占总热量的30%、40%、30%为宜。患者可以为早餐5份，午餐8份，加餐1份，晚餐5份。

②指导患者正确的烹调方法：蒸、煮、炒、溜、焖、拌。

③指导患者使用称量工具：标准碗（直径10cm，深度5cm）。

④教会患者手掌法则：选择2个拳头大小的淀粉类食物作为一天的碳水化合物摄入量，选择1块掌心大小、小指厚度的肉类作为一天的蛋白质摄入量，每日宜摄入1个拳头大小的水果。

⑤该患者平日盐摄入超标，指导患者做饭时使用标准盐勺，告知逐步控制盐量。如果做饭时菜中放入过多调味料，如酱油、鸡精等，也应减少盐的使用；少食酱菜等腌制类食物，以及香肠、方便面等速食。

⑥食油量超标：选用多种植物油，经常更换烹调油的种类。使用控油壶，每人每日摄入油量不应超过25g。夏日可多食凉拌菜，多用蒸、煮烹调方法。

（2）运动指导：①协助患者制定合理的运动计划，帮助患者将体重控制在正常范围。以每月减少体重1kg为目标制定合理的减肥计划，争取在半年内使患者达到正常的体重，并帮助患者长期维持。②帮助患者选择合适的有氧运动方式，如散步、做广播操，或步行活动（最安全，且容易坚持）。③每周至少进行五次有氧运动，在早餐和晚餐后1小时开始活动，每次运动时间不少于40分钟。④教会患者判断适宜运动量的方法。⑤告知患者不宜空腹运动，运动过程中注意补充水分，若在运动中出现胸闷、胸痛、视物模糊，应立即停止运动，及时处理。

（3）完善知识：告知患者十二指肠溃疡的危险因素，提倡患者自我保健，避免吸烟、饮酒，慎用对胃有损伤性的药物，如非甾体抗炎药、咖啡因、泼尼松等。通过宣传材料和健康知识讲座使患者了解糖尿病和高血压病因及预防的相关知识。

（4）克服焦虑：教会患者放松心情的方法，如听轻音乐等。鼓励患者多和妻子、女儿、朋友、护士等交流想法，说出心中的焦虑。对待任何事情不要过于苛刻要求，张弛有度。

（5）防止疾病复发：①吸烟是十二指肠溃疡的危险因素，应帮助患者戒烟，降低疾病的复发率。嘱患者应立即停止吸烟行为，在烟瘾发作时，可转移注意力，以口香糖、水果等取代。同时，指导家属监督其戒烟，积极配合护理工作，定时向社区护士汇报成果。②告知患者合理安排工作和生活，劳逸结合，保持情绪稳定，祛除紧张、焦虑等不良情绪。③告知患者避免使用阿司匹林等药物，定期门诊检查。④建议每半年进行一次胃镜检查，如有腹部疼痛、黑便等体征及时到社区卫生服务中心或附近医院诊治。

4. 护理评价　①通过护士指导、发放健康材料、观看相关教育短片，患者掌握了部分日常生活保健知识，自行制定了健康生活计划，并依照计划执行。患者能够规律运动，合理膳食，血糖控制在6.3mmol/L，体重至少减轻5kg。②通过健康教育，患者基本了解了疾病病因和预防糖尿病、高血压的有关知识，并能回答护士的提问。③通过护士指导，患者学会了缓解焦虑的方法，并能有效进行自我疏导与放松。④通过护士讲解，患者了解了定期检查的重要性，并向护士表达出日后会按时体检的想法。

（三）家庭应对问题及护理计划

该家庭为空巢家庭，干预对象压力较大，鼓励其妻子一起维护患者健康，从生活、饮食、心理等多方面帮助其建立健康的生活方式。

【案例提示】

慢性病已经成为威胁我国居民生命和健康的主要疾病之一，并给社会和家庭带来沉重的负担。慢性病的发生发展与人们的不良生活方式及行为有着密切的关系。吸烟、酗酒、不合理膳食、缺乏运动等慢性病的高危因素在我国成年人中普遍存在。通过早期对高危人群进行有针对性地干预，就可能成功地防止、延缓甚至逆转疾病的发生和发展，从而实现维护健康的目的。

第十七节　功能社区人群健康管理案例

【评估】

（一）一般资料

某设计研究院在职职工167人。其中男性101人，女性66人；35岁以下50人，35~54岁69人，55岁以上48人；汉族153人，蒙古族2人，满族3人，回族6人，其他民族共3人；已婚124人，未婚36人，离异7人。高中或中专学历9人，大专及本科学历64人，研究生及以上学历94人；医疗费用类型为医疗保险。

（二）病史

1. 患病情况　该功能社区在职职工慢性病患病情况，详见表19-9。

表19-9　某单位在职职工慢性病情况（n=167）

慢性病	人数	百分比/%
高血压	25	14.97
冠心病	8	4.79
糖尿病	17	10.18
高脂血症	55	32.93
骨关节病	9	5.39

2. 家族史　该功能社区在职职工家族史情况，详见表19-10。

表19-10　某设计研究院在职职工家族史情况

单位：人

家族史	高血压	糖尿病	冠心病	卒中	高脂血症	精神病	肿瘤
父亲	14	9	4	3	15	0	3
母亲	8	12	7	1	11	0	1

（三）评估

1. 饮食情况　该功能社区由单位食堂提供早餐、午餐，多数职工饮食偏咸、偏油，在职职工中有约152人固定在食堂就餐，经统计食堂每日消耗食盐约1 300g，食用油约5 000ml，超出《中国居民膳食指南》建议。

2. 体育锻炼情况　该功能社区在职职工中139人没有规律的体育锻炼。

3. 吸烟　在职职工中，85人吸烟，其中30人吸烟量<10支/d，55人>10支/d。

4. 饮酒　77人有饮酒嗜好，其中51人为少量饮酒（白酒<50ml/d），18人为中量饮酒（白酒50~250ml/d），8人为大量饮酒（白酒>250ml/d）。

5. 体重　该功能社区中超重或肥胖（BMI>24kg/m^2）者有87人。

6. 心理健康　该功能社区中表示有工作压力者有115人。

7. 相关知识水平　多数在职职工缺乏慢性病防治的相关知识和对吸烟、饮酒危害的认知。

【护理问题及护理计划】

1. 护理问题

（1）该功能社区常见慢性病患者数为105人，其中高脂血症患病率最高。

（2）该功能社区不良生活方式问题明显，多数职工每日食盐及食油摄入量过多，缺乏规律体育锻炼者占83.23%，超重或肥胖者占52.10%，吸烟者占50.90%，饮酒者占46.11%。

（3）被调查者中表示有工作压力者占68.86%。

（4）疾病防治相关知识欠缺。

2. 干预措施

（1）健康教育：充分利用功能社区内的宣传栏，张贴海报；通过短信、微信等形式向职工推送健康知识，宣传不良生活方式及吸烟、饮酒的危害；定期访视功能社区，发放健康宣传材料和疾病防治小手册；定期在功能社区举办健康知识讲座，普及健康知识，培养健康行为。

（2）健康管理

1）饮食、运动管理：鼓励职工利用小程序上传膳食日记并完成运动打卡，坚持3个月使其形成良好的饮食、运动习惯。

2）职工保健员培训：在职工中筛选出13~16名职工保健员，针对该功能社区存在的问题，免费向他们发放相关培训资料，对其进行知识培训；经考核后的职工保健员再以小组的形式对其他职工进行二次培训。

3）社区义诊：建立咨询专线，为职工提供健康咨询服务。每月一次为职工提供免费测量血压、身高、体重、腰围等服务，并针对不同问题进行个性化的健康指导。

（3）生活方式干预

1）饮食指导

①减少烹调用盐：联系食堂工作人员，以及分管食堂的领导和厨师长，指导其做到烹调用盐定量化，使用定量化盐勺；还要警惕看不到的盐，如调味品、腌制品、熟食及方便快餐食品等。为他们提供一些烹调的小技巧，如在炒菜出锅时放盐、适当地加入醋等调味品，用葱、姜、蒜等提味，减少使用含盐的调料。

②减少食用油的摄入：食品烹调宜采取蒸、煮、炖、煨、烩等方式，少用煎炒、油炸等，从而减少食用油的摄入。制定食用油量登记制度，每月统计1次。食堂设置健康提示语展板。工会管理人员负责组织协调、监管食堂员工的执行情况。

2）增强锻炼：该功能社区邻近社区公园，鼓励职工在午休时间到公园进行健步走，上下午做工间操。充分利用功能社区内现有的运动器材，组织大家开展活动，如乒乓球比赛、踢毽子比赛等。运动强度以“自我感觉周身发热、出汗，但不是大汗淋漓；气喘吁吁，能说话，但不能唱歌”为宜。运动时不超过最高安全心率。

3）减重计划：该功能社区BMI $\geqslant 24kg/m^2$ 的人比例较高，除了开展团体干预，还要对重点人群实施减肥计划。正确的减肥速度要因人而异，以每周0.5~1.0kg为宜；初步减重不要超过原来体重的15%；不要采取极度饥饿的方法达到减重的目的。一日三餐应遵守“早吃饱，午吃好，晚吃少”的原则，特别是晚餐要控制高热量食品的摄入。加强运动，运动由低强度开始，循序渐进，逐步增加；每日安排至少1~2小时的活动时间，消耗剩余热量，避免体内脂肪堆积。设置减重计划本，记录减重后的体重变化情况，树立信心。

4）戒烟、限酒

①宣传吸烟的危害，让吸烟者产生戒烟的愿望；采取突然戒烟法，一次性完全戒烟；对烟瘾较大者逐步减少吸烟量；家人及同事应给予理解和支持；采用放松、运动锻炼等方式，防止复吸。

②《中国居民膳食指南》中建议男性每日摄入酒精不得多于25g，女性摄入酒精不得多于15g。成立限酒活动小组，进行自我教育及相互约束。

（4）心理健康指导：尽量了解职工压力来源，有针对性地对其进行心理疏导，缓解精神压力。除了教会职工正确认识压力，还要让其主动释放压力，如向身边的亲人、同事、朋友倾诉。

3. 效果评价

（1）通过为期3个月的健康知识、健康行为的宣传教育，使职工认识到不良生活习惯及吸烟、饮酒的危害。

（2）通过为期3个月的健康管理，已确诊的慢性病职工，依从性得到提高，不良生活方式和行为得到改善，疾病的发展得到控制，生活质量有所提高。

（3）通过开展各种形式的体育活动及对饮食习惯的干预，职工的运动量有明显增加，食盐量、食油量明显下降，不良生活习惯得到改善。

（4）通过开展3个月的减重计划，超重或肥胖的职工体重均有不同程度的下降，体重达标人数增加。

（5）通过为期3个月的戒烟、限酒宣传活动，吸烟、饮酒人数有所下降，人均吸烟量、人均饮酒量和频率也有所下降。

（6）3个月来，组织各种职工活动，丰富了职工的业余生活，职工的压力得到释放。

【案例提示】

功能社区是指职能相同或处境相似的人群所构成的社群共同体，如党政机关、企事业单位、学校和商业楼宇等。完善社区卫生服务网络，拓展和延伸社区卫生服务功能，提高服务可及性，探索开展功能社区卫生服务，对于落实“保基本、强基层、建机制”具有重要意义。

第十八节　小药箱管理案例

【评估】

随着人们生活水平的提高，医疗保障的普及，就医环境的不断改善，越来越多的患者选择在家附近的社区卫生服务站就诊。

（一）一般资料

患者，75岁，独居，室内格局为一室一厅，通风采光较好，所住小区环境好，邻里关系和谐融洽。老伴去世5年，一儿一女周末回来看望老人，孙子5岁，偶尔周末会留宿患者家。

（二）既往史

高血压、冠心病等慢性病病史10余年，长期服用的药物包括：硝苯地平控释片30mg，1次/d；阿司匹林肠溶片0.1g，1次/d。病情控制良好，生活能够自理，饮食正常。家中备有应急药物，以及感冒药、肠胃药、抗菌药、皮癣药、钙片、中药药材、营养补品、养生类补剂等。各类药物散放在家里各个角落，且很多药物已经没有了外包装和说明书。

对此情况，进行“家庭小药箱”管理干预，通过增加患者家庭用药的知识，达到合理用药，并正确管理家庭小药箱的目的。

【护理问题及护理计划】

1. 存在问题

（1）不能归类管理：药物种类繁多，混杂放置，不利于紧急情况下及时寻找，且有些药物老人无法分清药物名称和治疗作用。

（2）药物贮存不符合要求：药物未按照药物放置要求（如通风、避光及温度要求）放置，存在安全隐患。

（3）药物说明书缺失：一些不常用的药物包装盒说明书遗失，容易导致误服药物，或失去药物使用指导依据。

（4）药物效期问题：对过期药物未进行合理处置。

（5）规律服药与就医问题：长期服用慢性病药物，但有时忘记按时服用，或漏服药。

2. 管理干预　根据以上问题，对患者家中小药箱进行管理干预。具体措施如下：

（1）药物归类管理：建议患者准备1~2个家庭小药箱，最好选用塑料、密封性强的家庭药箱，也可以选择控温除湿的家庭电子药箱。

为患者建立药物登记表：设置序号、药物名称、规格数量、适应证、用法用量、有效期、注意事项、存放位置和消耗情况等，能够方便对药物进行管理和使用，以及高效定位。并根据药物的使用情况，每月进行补充。对于已经过期或变质的药物进行清理。

把患者家的药物进行归类，成人药与儿童药分开、急救药与常规用药分开、内服药与外用药分开、药物与营养补品分开。患者年龄大，视力和记忆力都不好，需要在药物外包装上醒目地写上药物的用途、适应证和使用方法等。尤其是经常服用的硝苯地平控释片和阿司匹林肠溶片，需要明确标明用药时间和用药量，以避免漏服。

（2）药物贮存管理：首先，要确保药物贮存在儿童碰触不到的地方。其次，需要密闭保存的药物，如颗粒类药物，需要用干燥玻璃瓶装好并用橡皮塞盖紧或蜡封，可以加入袋装干燥剂，开启后也要随时盖紧；对于气泡眼包装的药物要避免铝箔破损，一旦发现破损就不能再服用；有些药物开封后，瓶内的棉花容易吸附空气中的水分，使药物受潮，故应及时取走药瓶中的棉花；中药类药材怕潮，容易发霉、生虫和变质，需要用塑料密封袋密闭保存。

在药物贮存温度控制上，一般低温情况下药物的分解和变质速度会变慢，有利于药物管理。药物说明书中所指的环境温度要求分别为：阴凉，温度不高于20℃（家庭药物贮存条件）；常温，温度保持在0~30℃；冷库，温度保持在2~10℃（可放在家用冰箱干净处）。相对湿度：相对湿度保持在45%~75%。该患者家的药物基本常温保存即可。

药物贮存需要避光，需要将药物放在棕色瓶内或能够避光的容器内。一般需避光贮存的药物在出厂时都有避光措施，所以不能随便更换包装或撕毁药物外包装纸。患者家的药物有很多外包装都遗失，需要告知其不能随便丢弃药物外包装，家中已存药物，需要避光贮存。

避光、干燥、阴凉、密封是保存药物的四大要素，需教会患者及其家属药物贮存的常见办法，并告诫其不当的贮存方式会导致药效改变，提高其对药物贮存的重视。

（3）药物选择：可根据家庭成员组成和健康状况来选择药物。患者常年一人独居，每周儿女和孙子会来看望她，家庭成员可以看作三类：老年人、成年人和儿童。其中患者有慢性病，家里需要长期贮存疾病相关药物、硝酸甘油等急救药物，以及老年人经常会使用的药物，如外用止疼药、通便药、抗菌药物等。孙子也会偶尔留宿，可以在家里储备一些儿童常用药物。成年人用药主要是感冒药、肠胃药等。家庭药箱严禁混入家庭成员过敏的药物。

此外，适用于全家人的药物也需要常备，常见的药物包括：①解热镇痛药，如阿司匹林、乙酰氨基酚、布洛芬制剂等。②感冒类药，如酚麻美敏片、维C银翘片等。③止咳化痰药，如盐酸溴己新片、急支糖浆、川贝枇杷膏等。④助消化药，如多潘立酮片、多酶片、山楂丸等。⑤通便药，如甘油栓、开塞露等。⑥抗过敏药，如盐酸西替利嗪片、氯雷他定片等。⑦外用镇痛、消炎、消毒药，如风湿膏、红花油、碘酒、酒精、风油精、金霉素眼膏、创可贴等。

在药物类型上，尽量选择口服制剂、喷雾剂及外用药物，避免选择注射剂。严格遵照医嘱用药，每种药物说明书上都有严格的用药要求。①慎用：在服用之后，要细心地观察有无不良反应出现，如有就必须立即停用；如没有就可继续使用。②忌用：标明忌用的药，说明其不良反应比较明确，发生不良后果的可能性很大，但因有个体差异不能一概而论，故用"忌用"一词以示警告。③禁用：禁用就是禁止使用。

还可根据可能出现的紧急情况准备一些急救药、多发病药物，如硝酸甘油、卡托普利等，但需叮嘱老人按医嘱应用，必要时第一时间拨打120急救电话或联系家庭医生。

其他与疾病相关的工具也需要准备，如患者有高血压，建议其准备血压计，其他常见的工具如体温计、消毒棉签、纱布、胶布、医用脱脂棉等。

（4）药物效期管理：建立家庭小药箱后，需要每3个月检查1次，查看药物是否超过有效期或变质，根据建立的药物登记表来选择用药，并清除已过期的药物。

（5）过期或变质的药物处理：过期或变质的药物不要随意丢弃，最好交到药店或社区卫生服务站，委托其帮助销毁。

（6）杜绝滥用抗生素：出现感冒症状时不可自行服用抗生素，建议及时医院就诊。

3. 自我监测　患者有高血压，但家中没有血压计。建议其购置臂式电子血压计，按照医生建议监测血压，并做好记录。

4. 评价　2个月后家庭访视时，患者已经购入2个家庭药箱，且放置在干燥、避光、儿童不易碰触到的地方。药箱中的药物分类整齐，药物包装盒完好，醒目地标明药效和服用量。已购入一台血压计，按要求每日测量血压并记录数据。患者在短短几个月内，学会了家庭小药箱的管理和自我监测病情。

第十九节　为老服务健康促进活动案例

（一）背景

老年人的医疗卫生服务需求和生活照料需求叠加的趋势越来越显著，健康养老服务需求日益增高，医疗卫生与养老服务相结合，是社会各界普遍关注的民生问题，是积极应对人口老龄化的长久之计。加快推进医疗卫生与养老服务相结合，使医疗卫生和养老服务资源实现有序共享，有利于满足人民群众日益增长的多层次、多样化健康养老服务需求。

（二）目的

1. 健全养老服务，促进老年人的身心健康。
2. 推进社区养老，丰富老年人的业余生活。
3. 探索新型的养老模式，增进社区内老年人之间的沟通与交流。
4. 加快推进医疗卫生与养老服务相结合。

（三）活动主题

1. 九九重阳节，浓浓敬老情
2. 母亲节活动
3. 父亲节活动
4. 中秋节活动
5. 新春佳节活动

（四）活动意义

以我国的传统节日为契机，弘扬尊老、敬老、爱老、助老的传统美德。在社区范围内组织活动，在丰富老年人业余生活的同时，探索如何通过社区卫生机构的服务，来帮助老年人提升晚年生活质量，激发老年人自我价值的再现，使其感受到快乐、成就感与荣誉感。

（五）活动计划

1. 组织者　社区卫生服务机构医务人员；社区居委会主任、工作人员；社区志愿者；养老机构工作人员。

2. 参与者　①家庭医生服务签约居民；②社区家庭保健员；③辖区内功能社区单位职工；④空巢老人；⑤部分老人家属或照顾者；⑥养老机构内住养老人。

3. 通知方式　在社区宣传栏内张贴海报通知；电话通知；通过社区卫生服务机构网站通知；通过微信公众号通知；在社区卫生服务机构组织的健康教育课上通知。

4. 场地　社区居委会活动站、街心公园、养老机构内。

（六）活动方案与实施

1. 社区居委会活动站、街心公园、养老机构。

2. 活动内容

（1）照片展示：老人可展示本人各个年龄段的照片、旅游时的照片、子女的照片等，每一张照片配一段文字，也可以现场讲述一段照片背后的故事。

（2）手工艺品展示（限本人作品）：①绘画作品；②书法作品；③刺绣作品；④插花作品；⑤编织作品。作品需注明创作理念或创作方法，以便相互交流、学习。

（3）才艺展示：朗诵、诗词、舞蹈、乐器表演等。

（4）厨艺展示：备齐食材，现场操作，以便其他老人观摩，借鉴；讲述菜品适合哪些人群食用、富含哪些营养。

（5）健康生活方式分享：①运动；②饮食、养生；③心理健康；④旅游经验分享；⑤高血压小组活动；⑥糖尿病小组活动。

3. 游戏环节

（1）手指模仿动物：通过灯光的变换，使双手模仿出的动物（鸽子、老虎、狮子、天鹅、鸭子、兔子、孔雀、公鸡、狼）的图形打到白墙壁上。

（2）叉拐：见图19-5。

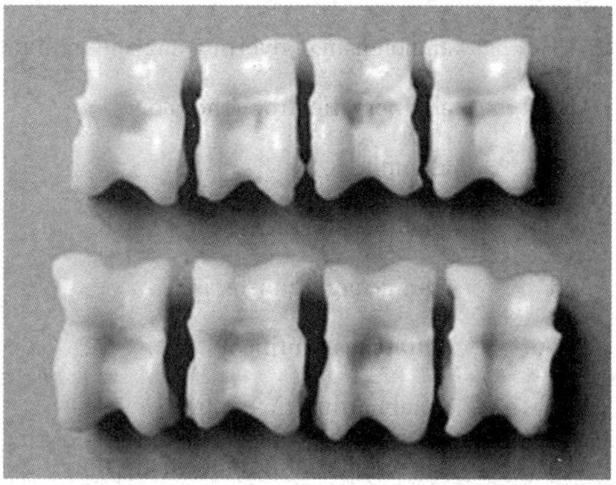

图19-5　叉拐

以上两项游戏，在唤回儿时记忆的同时，也加强了老年人动手、动脑的能力。

4. 开设老年大学　主要课程设置：①电脑、手机功能学习班，学习上网、微信操作等；②书法；③绘画；④舞蹈；⑤电子琴；⑥朗诵；⑦摄影。

5. 为养老机构住养老年人服务（义诊环节）　为住养老年人提供医疗健康管理、保健咨询、预约就诊、中医养生保健、康复护理等服务。

（七）评价

通过一系列活动的设置与安排，引导老年人享受阳光、享受自然、享受运动、享受生命，使老年人的接触面变宽，看问题的角度变广，心胸开阔，紧跟时代的步伐，晚年生活变得更加丰富多彩。组织社区内的老年人参加活动，要充分考虑到老年人的身体状况，做好安全及医疗保障，活动内容安排要关注老年人的兴趣爱好。

缩略词表

AFP	alpha fetoprotein	甲胎蛋白
ACEI	angiotensin converting enzyme inhibitors	血管紧张素转换酶抑制剂
ACTH	adrenocorticotropic hormone	促肾上腺皮质激素
ALB	albumin	白蛋白
ALP	alkaline phosphatase	碱性磷酸酶
ALT	alanine amiotransferase	丙氨酸转氨酶
ANA	antinuclear antibody	抗核抗体
ANP	atrial natriuretic peptide	心房钠尿肽
APTT	actived partial thrombolastin time	活化部分凝血活酶时间
ARB	angiotension Ⅱ receptor blocker	血管紧张素Ⅱ受体阻滞剂
AST	aspartate aminotransferase	门冬氨酸转氨酶
BNP	B-type natriuretic peptide	脑钠肽
BT	bleeding time	出血时间
BUN	blood urea nitrogen	血尿素氮
CCB	calcium-channel blocker	钙通道阻滞剂
CEA	carcinoembryonic antigen	癌胚抗原
ChE	choline esterase	胆碱酯酶
CK	creatine kinase	肌酸激酶
CK-MB	creatinine kinase isoenzyme-MB	肌酸激酶-MB型同工酶
CO_2CP	carbondioxide combining power	二氧化碳结合力
Cr	creatinine	肌酐
CRH	corticotropin releasing hormone	促肾上腺皮质激素释放激素
CRP	C reactive protein	C反应蛋白
CT	calcitonin	降钙素

续表

DBIL	direct bilirubin	直接胆红素
E_2	estradiol	雌二醇
ESBL	extended spectrum β lactamase	超广谱β-内酰胺酶
ESR	erythrocyte sedimentation rate	红细胞沉降率
FBG	fasting blood glucose	空腹血糖
FSH	follicle-stimulating hormone	卵泡刺激素
FT_3	free triiodothyronine	游离三碘甲状腺原氨酸
FT_4	free thyroxine	游离甲状腺素
GH	growth hormone	生长激素
GI	glycemic index	血糖指数
GLU	glucose	葡萄糖
Hb	hemoglobin	血红蛋白
HbA1c	glycosylated hemoglobin	糖化血红蛋白
HBcAb	hepatitis B core antibody	乙型肝炎核心抗体
HBcAg	hepatitis B core antigen	乙型肝炎核心抗原
HBeAb	hepatitis B e antigen	乙型肝炎e抗体
HBeAg	hepatitis B e antibody	乙型肝炎e抗原
HBsAb	hepatitis B antibody	乙型肝炎表面抗体
HBsAg	hepatitis B surface antigen	乙型肝炎表面抗原
HBV	hepatitis B virus	乙型肝炎病毒
hCG	human chorionic gonadotropin	人绒毛膜促性腺激素
HCT	hematocrit	血细胞比容
HDL-C	high density lipoprotein cholesterol	高密度脂蛋白胆固醇
HIV	human immunodeficiency virus	人类免疫缺陷病毒
HLA	human leukocyte antigen	人类白细胞抗原
HPV	human papilloma virus	人乳头瘤病毒
Ig	immunoglobulin	免疫球蛋白
INR	international normalized ratio	国际标准化比值
LDH	lactate dehydrogenase	乳酸脱氢酶
LDL-C	low-density lipoprotein cholesterol	低密度脂蛋白胆固醇
LH	luteinising hormone	黄体生成素

续表

MCH	mean corpuscular hemoglobin	平均红细胞血红蛋白
MCHC	mean corpuscular hemoglobin concentration	平均红细胞血红蛋白浓度
MCV	mean corpuscular volume	平均红细胞体积
NA	noradrenaline	去甲肾上腺素
OGTT	oral glucose tolerance test	口服葡萄糖耐量试验
P	progesterone	孕酮
PBG	postprandial blood glucose	餐后血糖
PG	prostaglandin	前列腺素
PLT	platelet	血小板
PP	pancreatic polypeptide	胰多肽
PRL	prolactin	催乳素
PRO	protein	蛋白质
PT	prothrombin time	凝血酶原时间
PTH	parathyroid hormone	甲状旁腺激素
PTT	partial thromboplastin time	部分凝血酶时间
RBC	red blood cell	红细胞计数
T	testosterone	睾酮
TBIL	total bilirubin	总胆红素
TC	total cholesterol	总胆固醇
TG	triglyceride	甘油三酯
TP	total protein	总蛋白
TSH	thyroid-stimulating hormone	促甲状腺素
TT	thromboplastin time	凝血酶时间
UA	uric acid	尿酸
UREA	urea	尿素
VLDL	very low-density lipoprotein	极低密度脂蛋白
WBC	white blood cell	白细胞计数

中英文名词对照索引

J

K

L

M

N

P

Q

S

T

W

X

Y

Z

推荐阅读文献

[1] 葛均波，徐永健，王辰. 内科学. 9版. 北京：人民卫生出版社，2018.

[2] 万学红，卢雪峰. 诊断学. 9版. 北京：人民卫生出版社，2018.

[3] 祝墡珠. 全科医生临床实践. 2版. 北京：人民卫生出版社，2017.

[4] 杜雪平，王永利. 全科医学案例解析. 北京：人民卫生出版社，2017.

[5] 于晓松，路孝琴. 全科医学概论. 5版. 北京：人民卫生出版社，2018.

[6] 王麟鹏，黄毅，刘明军. 社区中医适宜技术. 北京：人民卫生出版社，2018.

[7] 席彪，杜雪平. 乡村医生实用手册. 北京：人民卫生出版社，2020.

[8] 祝墡珠. 全科医生临床能力培养. 北京：人民卫生出版社，2012.

[9] 郝伟，陆林. 精神病学. 8版. 北京：人民卫生出版社，2018.

[10] 杨培增，范先群. 眼科学. 9版. 北京：人民卫生出版社，2018.

[11] 中华医学会骨科学分会关节外科学组. 中国骨关节炎疼痛管理临床实践指南（2020年版）. 中华骨科杂志，2020，40（8）：469-476.

[12] 中华医学会，中华医学会杂志社，中华医学会全科医学分会，等. 心搏骤停基层诊疗指南（2019年）. 中华全科医师杂志，2019，18（11）：1034-1041.

[13] 中华医学会神经病学分会，中华医学会神经病学分会脑血管病学组. 中国急性缺血性卒中诊治指南2018. 中华神经科杂志，2018，51（9）：666-682.

[14] 中华医学会，中华医学会杂志社，中华医学会全科医学分会，等. 稳定性冠心病基层诊疗指南（2020年）. 中华全科医师杂志，2021，20（3）：265-273.

[15] 中华医学会，中华医学会杂志社，中华医学会全科医学分会，等. 冠心病心脏康复基层指南（2020年）. 中华全科医师杂志，2021，20（2）：150-165.

[16] 中华医学会，中华医学会杂志社，中华医学会全科医学分会，等. 血脂异常基层诊疗指南（2019年）. 中华全科医师杂志，2019，18（5）：406-416.

[17] 中华医学会，中华医学会杂志社，中华医学会消化病学分会，等. 胃食管反流病基层诊疗指南（2019年）. 中华全科医师杂志，2019，18（7）：635-641.

[18] 中华医学会，中华医学会杂志社，中华医学会全科医学分会，等. 原发性骨质疏松症基层诊疗指南（2019年）. 中华全科医师杂志，2020，19（4）：304-315.